HYGIÈNE SOCIALE

La Prostitution clandestine

à Paris

PAR

Le Docteur O. COMMENGE

MÉDECIN EN CHEF
DU DISPENSAIRE DE SALUBRITÉ DE LA PRÉFECTURE DE POLICE

PARIS

LIBRAIRIE C. REINWALD

SCHLEICHER FRÈRES, ÉDITEURS

15, RUE DES SAINTS-PÈRES, 15

1897

LA

PROSTITUTION CLANDESTINE

A PARIS

DU MÊME AUTEUR

Recherches faites à Saint-Lazare sur la vaccination et la revaccination. Adrien Delahaye, Éditeur, 1862.

Du traitement à domicile dans le IVe arrondissement de Paris. Germer-Baillière, Éditeur, 1882.

Policlinique du bureau de bienfaisance du IVe arrondissement de Paris en 1883. Typographie Renou et Maulde, 1884.

Du traitement à domicile dans le IVe arrondissement de Paris en 1884. Asselin et Houzeau, Éditeurs, 1885.

L'assistance et le traitement à domicile à Paris. Corbeil, Impr. Crété, 1884.

Le service médical des bureaux de bienfaisance et le service médical de nuit. Imprimerie Levé, 1885.

Les médecins des bureaux de Bienfaisance et le nouveau règlement du traitement à domicile. Lecrosnier et Babé, Éditeurs, 1889.

La Prostitution devant l'Académie de médecine de Belgique. Asselin et Houzeau, Éditeurs, 1888.

Recherches sur les maladies vénériennes à Paris dans leurs rapports avec la prostitution clandestine et la prostitution réglementaire. G. Masson, Éditeur, 1890.

Syphilis et prostitution chez les insoumises mineures. G. Masson, Éditeur, 1895.

La question de la Prostitution devant le Sénat. Bulletin médical, 1895.

Les maladies vénériennes dans les armées anglaise, française et russe. G. Masson, Éditeur, 1895.

La Prostitution clandestine à Paris

PAR

Le Docteur O. COMMENGE

MÉDECIN EN CHEF

DU DISPENSAIRE DE SALUBRITÉ DE LA PRÉFECTURE DE POLICE

PARIS

LIBRAIRIE C. REINWALD

SCHLEICHER FRÈRES, ÉDITEURS

15, RUE DES SAINTS-PÈRES, 15

1897

PRÉFACE

Le livre que je publie aujourd'hui est le fruit de longues et minutieuses recherches ; il a pour but de faire connaître aux médecins, ainsi qu'aux philosophes, aux économistes et aux législateurs des points spéciaux qui n'ont pas été examinés, jusqu'à présent, avec tous les détails qu'ils comportent.

De nombreux travaux ont déjà paru sur la prostitution ; mais, trop souvent, la fantaisie a pris une large place dans ces œuvres. J'ai tenu à combler une lacune qui était manifeste pour tous ceux que préoccupent les questions de sociologie. J'ai voulu faire, pour la prostitution clandestine, ce que Parent-Duchatelet avait fait pour la prostitution réglementée.

J'ai apporté un soin particulier à compulser les documents qui étaient à ma disposition et je n'ai voulu accepter comme exact que ce que j'avais vérifié moi-même. Cette méthode dans les recherches, si elle demande beaucoup de temps et beaucoup de patience, a le grand avantage de ne rien laisser au hasard, et doit donner une autorité certaine à ce que l'on publie. Pour obtenir un résultat que je jugeais nécessaire, j'ai dû analyser et résumer près de dix mille dossiers concernant les femmes qui se livrent à la prostitution

a

clandestine, et consacrer, par suite, plusieurs années à ces investigations. Il m'a été possible de connaître des faits intéressants qui demeuraient dans l'ombre des archives ; ces faits m'ont fourni des notions précieuses pour juger des questions, en apparence bien obscures.

Dans l'étude fort complexe de tout ce qui touche à la prostitution clandestine, j'ai tenu à appuyer, par des exemples nombreux, les déductions auxquelles je suis arrivé. J'ai voulu mettre en pleine lumière la physionomie des personnages analysés, de façon à donner une *étude de choses*, ainsi qu'on dit maintenant. C'est donc un travail très documenté que je livre au public. A côté de la partie scientifique indispensable, il y a la partie anecdotique qui ajoute encore à l'importance des faits signalés.

Ce livre arrive à une heure qui me semble propice, puisque les pouvoirs publics sont préoccupés de la solution à donner au difficile problème de la prostitution. Le projet de loi qui a été voté, sur ce sujet, au Sénat, et celui qui a été déposé par M. Georges Berry à la Chambre des députés, paraissent donner raison à mon impression.

Après avoir étudié les causes de la prostitution et avoir montré par quelle suite d'événements les insoumises arrêtées et reconnues malades sont envoyées à Saint-Lazare, je les ai suivies, étape par étape, après leur guérison, pour savoir quelle est la destinée de ces malheureuses. En traçant cette odyssée, j'ai été amené à examiner successivement la question de la mise en liberté, le retour dans la famille, l'envoi dans les maisons de refuge ou de correction, et enfin le point culminant : la réglementation et l'inscription.

Le livre est divisé en neuf chapitres.

Dans le premier, j'étudie longuement, minutieusement, les causes si nombreuses qui ont poussé de très jeunes filles à se jeter, à corps perdu, dans la prostitution. C'est dans le milieu parisien que mon enquête a été plus particulièrement dirigée. Je passe en revue l'insuffisance rémunératrice du travail, la promiscuité dangereuse de certains ateliers ; je cherche les causes de la prostitution dans le milieu spécial où ont vécu certaines filles; je montre l'influence néfaste des camaraderies, le danger de certains bureaux de placement, le développement anormal des brasseries. J'ai trouvé indispensable de signaler l'action des proxénètes et des maisons de rendez-vous, qui ont pris un si large développement. Je me suis attaché à montrer les agissements des entremetteuses et des entremetteurs, et leur trop grande habileté à détourner de leurs devoirs d'innocentes créatures. J'ai dû indiquer, d'une façon caractéristique, le rôle du souteneur, qui est devenu un facteur important de la propagation de la syphilis. J'ai étudié, avec preuves à l'appui, le sens moral particulier, ou plutôt l'absence de sens moral, de certaines créatures qui, après avoir vécu dans un milieu social élevé, ont glissé progressivement dans la prostitution la plus basse. Il y a dans ces recherches et dans ces exemples mentionnés une source de grande tristesse pour le moraliste et pour le philosophe, qui sont forcés de constater des perversités difficiles à comprendre. Les développements dans lesquels je suis entré donnent à ce chapitre une importance de premier ordre.

Dans le chapitre II, je m'occupe des arrestations et de la façon dont elles se pratiquent, suivant qu'elles sont isolées ou qu'elles se font par rafle; je montre le rôle important du commissaire de police, qui n'envoie au dépôt la fille arrêtée, qu'après une enquête. Je me suis attaché, en même temps, à rechercher la période plus ou moins longue pendant laquelle l'insoumise se livrait à la prostitution, lorsqu'elle a été prise en flagrant délit de débauche, et aussi à signaler celles qui ont pratiqué le vol, en même temps qu'elles se livraient à la prostitution.

Il y avait une réelle utilité à examiner longuement les relations de la Préfecture de police avec les parents des insoumises. Il y a dans ces rapports et dans le soin apporté par l'administration dans la recherche des familles, des côtés fort intéressants qu'il fallait mettre en lumière, pour qu'on pût avoir une idée exacte des difficultés rencontrées. Il était nécessaire de montrer, par la correspondance échangée entre le père ou la mère et la Préfecture de police, tous les efforts tentés pour que les mineures soient accueillies dans la maison paternelle. On trouve dans cette correspondance un reflet caractéristique de l'état d'esprit des parents, en même temps qu'une photographie de l'état moral des jeunes filles dévoyées.

L'ensemble de ces relations fournit le moyen de constituer les dossiers qui forment un tout très important pour l'étude de la prostitution. Dans le chapitre III, après avoir mentionné les traditions du dispensaire et discuté l'utilité de dispensaires multiples, je démontre la nécessité d'une statistique spéciale pour distinguer les unités malades du groupe des maladies; j'examine en détail et par années, les affections diverses rencontrées chez les insoumises mineures.

Dans le chapitre IV, j'établis, pour les insoumises majeures, une classification analogue à celle qui a été adoptée pour les mineures. Je fais, en outre, la statistique générale de l'ensemble de ces deux grandes divisions. Plusieurs tableaux donnent le groupement des insoumises par catégories en suivant l'ensemble de la période analysée. Deux tableaux graphiques et une énumération générale des maladies comparées au nombre des arrestations complètent l'ensemble de ce chapitre.

Dans le chapitre V, je m'occupe de l'infirmerie de Saint-Lazare, en mentionnant les critiques dont elle a été l'objet; je signale les modifications qu'on pourrait apporter dans son régime. Je montre l'utilité du passage de l'insoumise au dispensaire, après la sortie de Saint-Lazare. Il m'a paru nécessaire d'insister longuement sur l'incurie déplorable des prostituées clandestines, en ce qui concerne leur santé, et leur peu de souci des maladies qu'elles peuvent transmettre. J'ai dû citer des exemples nombreux pour éclairer ceux qui supposent que la prostituée clandestine s'occupe de son état pathologique et réclame les soins qui lui sont nécessaires. Cette illusion, qui existe chez certains médecins, devait être signalée et combattue, parce qu'elle est dangereuse, au point de vue de l'hygiène publique.

Le chapitre VI est affecté à la recherche de l'origine des insoumises, de leur résidence et de leur degré d'instruction. Je donne des développements particuliers à tout ce qui regarde les insoumises du département de la Seine. J'ai soin d'indiquer, en examinant ce qui concerne la résidence des insoumises, l'influence détestable des marchands de vin.

J'ai consacré un chapitre spécial, le septième, à l'étude de la domesticité, dans ses rapports avec la prostitution. Les nombreuses recherches faites sur cette question montrent la gravité d'une situation méconnue. Il y a, dans l'extension extraordinaire de la prostitution parmi les domestiques, un danger social qu'il fallait signaler, afin d'éclairer les familles et les médecins sur les périls à éviter et sur les précautions à prendre, pour sauvegarder le foyer domestique. Les médecins russes se sont occupés, avec beaucoup de soin, de la propagation de la syphilis parmi les domestiques, en dehors des rapports sexuels. J'ai cité leurs opinions et mentionné les faits publiés dans leurs recueils scientifiques. J'ai dit ce qu'il m'a été permis de constater par moi-même, pour ne rien céler des risques que courent la santé publique et la vie de pauvres enfants.

On s'est beaucoup occupé de la transmission de la syphilis par les nourrices, mais on avait négligé de révéler, au moyen d'un ensemble de faits probants, le danger de la contamination syphilitique par les autres domestiques. J'ai tenu à combler cette lacune et à jeter un cri d'alarme.

En appelant l'attention de mes confrères sur la gravité d'une situation trop peu connue, j'espère provoquer des observations et des études nouvelles. Le résultat à obtenir, c'est l'organisation d'une ligue de défense sociale contre la syphilis.

Le chapitre VIII renferme les données qui ont permis de suivre les insoumises, à leur sortie de Saint-Lazare, et de connaitre leur destinée. J'étudie successivement la question de la mise en liberté ou de l'envoi chez les parents, à Paris comme en province, et les conditions dans lesquelles ces différentes opérations ont été faites.

J'examine toutes les difficultés rencontrées par l'administration avant qu'une décision soit prise sur le sort de la prostituée insoumise, selon qu'elle est majeure ou mineure. En suivant la prostituée clandestine au Bon Pasteur ou à l'Hospitalité du travail, j'ai montré l'organisation de ces établissements et les services qu'ils pouvaient rendre. Le fonctionnement de l'Hospitalité du travail m'a paru avoir des côtés particulièrement intéressants, au point de vue du relèvement de la femme tombée. J'estime qu'il y a là un moyen pratique qui doit permettre à beaucoup de jeunes insoumises, ayant conservé, malgré tout, quelques sentiments de moralité, de reprendre une vie honnête et une existence laborieuse. Il était donc absolument nécessaire d'indiquer cette ressource à des jeunes filles qui cherchent leur voie, pour échapper à la prostitution.

Le chapitre IX a exigé une ampleur exceptionnelle. Il s'agissait, en effet, d'étudier avec soin la question la plus importante, la plus grave et, je dois le dire, celle qui domine toutes les autres dans la solution des problèmes se rattachant à la prostitution ; je veux parler de l'inscription et de la réglementation. J'ai dû diviser ce chapitre en six points principaux, suivant le sujet traité.

Après avoir donné, dans une première partie, le tableau des inscriptions dans la période décennale, j'examine, dans une deuxième partie, l'âge adopté pour l'inscription, suivant les époques, la façon de procéder pour l'inscription, et les modifications qui me semblent utiles ; j'insiste particulièrement sur la nécessité de rendre les radiations plus faciles. Dans une troisième partie, je discute les opinions des différents auteurs en ce qui concerne la prostitution et la réglementation ; j'analyse les discussions qui ont eu lieu, sur ce sujet, à l'Académie de médecine et au Sénat et je fais connaître mon opinion relativement à l'âge adopté pour les inscriptions. Dans une quatrième partie, je cherche si les filles inscrites sont plus ou moins souvent malades que les insoumises ; je donne le nombre des malades syphilitiques envoyées à Saint-Lazare ; je signale la différence existant entre l'insoumise et la fille inscrite et, en constatant la diminution des maisons publiques, je fais ressortir l'augmentation des maisons clandestines; je cite la nombreuse série des victimes innocentes de la syphilis. Dans une cinquième partie, je montre, d'après les statistiques officielles anglaises, les désastres causés dans l'armée de cette nation, par l'absence de réglementation; j'établis une comparaison entre ce qui se passe en Angleterre, pays de la liberté de la prostitution, et ce qui se produit dans les armées des nations où la prostitution est soumise à des mesures hygiéniques. Ces recherches, très importantes, ont été nombreuses, en raison même de la nécessité d'une démonstration rigoureuse. Enfin, dans la sixième partie de ce chapitre, je me suis occupé de ce qui s'est produit en Italie sous l'influence de la loi Crispi, qui abolissait la réglementation. J'ai signalé l'augmentation progressive des maladies vénériennes et la nécessité où l'on s'est trouvé d'enrayer la marche ascendante de la syphilis, après un essai désastreux de la liberté de la prostitution.

Je ne saurais oublier que c'est dans les archives de la Préfecture de police que j'ai recueilli de très nombreux éléments pour mon travail. Je dois adresser tous mes remerciements à M. Lozé, ancien Préfet de police et à M. Lépine, Préfet actuel, pour la bonne grâce qu'ils ont mise, l'un et l'autre, à me laisser toute latitude dans l'étude de cette grave question.

En donnant la preuve d'un sérieux et sincère libéralisme, ils m'auront permis d'éclairer le public sur certains points et de montrer que la légende est souvent bien loin de la vérité.

Juillet 1896.

CHAPITRE PREMIER

Des causes de la prostitution en général
et de la prostitution clandestine en particulier.

Si le mot prostitution clandestine devait être pris dans le sens grammatical et absolu, un grand nombre des jeunes filles qui ont fourni les éléments de mon travail et de mes statistiques devraient être reléguées dans une catégorie spéciale ; beaucoup, en effet, quel que soit, du reste, leur âge, font de la prostitution, d'une façon non déguisée, en descendant dans la rue et en allant sans vergogne à la recherche des amateurs ; elles ont autant d'assurance que les prostituées soumises et ne cherchent, en aucune façon, à faire illusion sur l'industrie qu'elles exercent. Dans ces cas le mot prostitution non réglementée ou prostitution des insoumises conviendrait mieux à cette situation spéciale ; mais, comme dans les différentes catégories des femmes examinées, il en est qui font de la prostitution d'une façon moins brutale ; comme il s'en trouve beaucoup qui cherchent à se donner les apparences d'une demi-honnêteté sexuelle ; comme certaines ne vont ni dans les bals publics, ni dans certains théâtres spéciaux, endroits bien connus pour être le rendez-vous des femmes de bonne volonté et de vertu peu farouche ; comme d'autres se contentent de recevoir dans leur appartement, aux apparences plus ou moins discrètes, les clients recrutés par des manœuvres habiles, il nous a semblé qu'il convenait de conserver l'expression de prostitution clandestine, qui englobe toutes les variétés des prostitutions, autres que la prostitution réglementée ou prostitution des filles soumises.

Ceci dit, il semble nécessaire de donner une définition du mot prostitution. Le dictionnaire de l'Académie (édition de 1835) dit : Prostitution, substantif féminin, Abandonnement à l'impudicité. Le dictionnaire de Littré donne la même définition. Ce n'est pas là une explication claire et compréhensible et cette définition semble avoir été adoptée pour rester dans l'obscurité.

Parent-Duchatelet (1) adoptant les idées émises dans le message adressé par le Directoire exécutif au conseil des Cinq Cents (7 janvier 1796) dit « que les circonstances qui doivent, aux yeux des législateurs, constituer la fille publique sont : récidive ou concours de plusieurs faits particuliers légalement constatés, notoriété publique, arrestation et flagrant délit prouvé par des témoins autres que le dénonciateur et l'agent de police ».

Cette définition s'applique spécialement aux prostituées ou filles publiques et ne peut servir à caractériser la prostitution des filles insoumises, c'est-à-dire des filles non inscrites. Comme Parent-Duchatelet s'est occupé d'une façon spéciale des filles inscrites, une grande partie de la prostitution de Paris a échappé aux investigations de cet écrivain.

Pierre Dufour (2) donne la définition suivante : on doit entendre par le mot prostitution toute espèce de *trafic obscène* du corps humain en ramenant le mot à son étymologie (*prostitutum*). Cette définition, plus large que celle de Parent-Duchatelet, est cependant défectueuse, par l'emploi de l'épithète *obscène* qu'il ajoute au mot trafic du corps humain. Il peut y avoir des rapports sexuels entre un homme et une femme qui vend ses faveurs, sans que ces rapports soient nécessairement obscènes. Ce qu'il dit plus loin vient heureusement modifier cette définition et lui donner une interprétation plus complète et plus claire.

« La véritable prostitution a commencé dans le monde, du jour où la femme s'est vendue comme une denrée, et ce marché, de même que la plupart des marchés, a été soumis à une multitude de conditions diverses. Quand la femme se donnait, en obéissant aux désirs du cœur ou aux entraînements de la chair, c'était l'amour, c'était la volupté, ce n'était pas la prostitution *qui pèse et qui*

____

(1) *De la Prostitution dans la ville de Paris,* pages 24 et 25. J. B. Baillière, 1837.
(2) *Histoire de la Prostitution chez tous les peuples du monde.* Librairie universelle, Bruxelles, 1851.

calcule, qui tarifie et qui négocie. Comme la volupté, comme l'amour, la prostitution remonte à l'origine des peuples, à l'enfance des sociétés. »

Maxime du Camp (1) accepte la définition donnée par le Digeste (*Digeste*, lib. XIII, tom. 11) : *palam... sine delectu... pecunia accepta.* Il ajoute en parlant de la prostitution clandestine : « C'est par euphémisme qu'on dit prostitution clandestine ; elle n'a de clandestin que le mot ; elle procède, en effet, ouvertement, sans choix, pour de l'argent ; elle encombre les boulevards, les Champs-Élysées, le bois de Boulogne ; elle remplit nos théâtres, non seulement dans les loges, mais sur les planches où elle paye pour se montrer, comme sur une table de vente, au plus offrant et dernier enchérisseur. »

Le Dr Martineau (2) dit : « La prostitution est le commerce du plaisir. » Définition fort hasardée, nous semble-t-il ; mais il rentre dans la définition de la loi romaine, lorsqu'il ajoute : « *La prostituée est la femme qui se tient à la disposition de qui la paie.*

« Est prostituée publique, celle qui ne choisit pas son acheteur. Est prostituée encore assurément celle qui le choisit, mais ne l'est pas de la même façon. »

Je ferai remarquer qu'une prostituée publique peut très bien ne pas choisir son acheteur, mais qu'elle n'est pas forcée, néanmoins, d'accepter *quand même* l'acheteur qui se présente ; elle peut refuser, au besoin, qui lui déplaît ; l'expression *sine delectu* de la loi romaine peut ne pas être toujours exacte.

M. le Dr Reuss (3) donne de la prostitution la définition suivante : « C'est le commerce habituel qu'une femme fait de son corps » — définition exacte de tous points ; il dit ensuite : « Une prostituée est une femme qui, se tenant à la disposition de tout homme qui la paye, se livre à la première réquisition. » Je ferai ici la même réserve que pour le *sine delectu* de la loi romaine. On peut être une prostituée et faire commerce de son corps, sans cependant se livrer à la première réquisition du premier venu.

M. le Dr Reuss établit, avec juste raison, une démarcation entre

(1) *Paris, ses organes, ses fonctions et sa vie*, tome III, page 456. Librairie Hachette, 1872.

(2) *La Prostitution clandestine.* Adrien Delahaye, 1885.

(3) *La Prostitution au point de vue de l'hygiène et de l'Administration.* Paris, 1889. J. B. Baillière.

la femme débauchée et la femme prostituée. Je critiquerai le mot *femme débauchée* employé à propos des femmes qui acceptent un amant ou un protecteur et qui lui restent fidèles. Une femme peut prendre un amant par affection ou parce que les ressources de son travail lui sont insuffisantes et ne pas être cependant une femme débauchée, dans l'acception absolue du mot.

Émile Richard, ancien Président du Conseil municipal de Paris, dans son livre *La Prostitution à Paris* (1) trouve la définition de la loi romaine exacte; il dit ensuite :

« Doit seulement être réputée prostituée, toute femme qui, publiquement, se livre au premier venu, moyennant rémunération pécuniaire et n'a d'autres moyens d'existence que les relations passagères qu'elle entretient avec un plus ou moins grand nombre d'individus. »

Cette définition, qui embrasse la plupart des faits relatifs à la prostitution, ne s'applique pas cependant à la prostitution clandestine, à cause du mot publiquement qui complète l'acte accompli par la femme ; il devrait être retranché de la phrase, à moins d'ajouter un correctif qui en modifierait le sens. Je crois la définition suivante plus complète : La prostitution est l'acte par lequel une femme, faisant commerce de son corps, se livre au premier venu, moyennant rémunération et n'a d'autres moyens d'existence que ceux que lui procurent les relations passagères qu'elle entretient avec un plus ou moins grand nombre d'individus.

Cette définition embrasse toute espèce de prostitution et laisse de côté les femmes entretenues ou celles qui, ayant un amant, vivent des libéralités de cet amant, mais ne se donnent pas à d'autres individus moyennant rémunération; on a souvent demandé où commence et où finit la prostitution. La réponse est facile, lorsqu'on tient compte de la définition énoncée plus haut. Une femme peut avoir successivement plusieurs amants auxquels elle se donne par entraînement des sens ou par inclination du cœur sans rentrer dans la classe des prostituées; une femme entretenue peut être une prostituée, quel que soit son train de maison, si, en dehors de son protecteur en titre, elle constitue à côté une espèce d'association en commandite qui lui paye un tribut plus ou moins régulier

____

(1) Librairie J. B. Baillière et fils, 1890.

et se charge du supplément des dépenses exigées par la table, par les toilettes, par les écuries ou même par les simples fantaisies. Toute femme qui va dans certains bals, dans certaines réunions publiques ou dans certains théâtres pour rencontrer l'amateur qui, moyennant rémunération, acceptera ses faveurs, rentre dans la catégorie des prostituées, plus ou moins clandestines; il en est de même de celles qui choisissent le champ des courses comme champ de manœuvres et qui distribuent largement leur adresse à tous les gens disposés à grossir leur clientèle et à leur apporter le tribut de leurs hommages, mais surtout de leur porte-monnaie; sont également des prostituées les femmes qui n'allant pas elles-mêmes dans les théâtres, les bals, les promenades, ne quittant pas leur domicile, s'ingénient à faire connaître leur adresse à tous les voyageurs qui descendent dans les hôtels importants des quartiers riches de Paris; doit être rangée aussi dans la catégorie des prostituées, toute femme qui, ayant un mari ou un amant, ne se fait pas scrupule de se livrer plus ou moins souvent à des hommes qui consentiront à lui payer une robe, un bijou, un meuble dont elle a envie ou qui lui permettront de puiser dans leur bourse.

Après cette énumération, il est de toute nécessité d'étudier les causes multiples de la prostitution. Tous les auteurs ont indiqué : la paresse, la vanité et le désir de briller, l'abandon après une première faute et la grossesse qui en a été la conséquence, l'inconduite des parents, les mauvais traitements subis dans les familles, les mauvaises fréquentations, la détestable influence des camarades, l'insuffisance d'un travail rémunérateur et bien souvent aussi la misère qui en est la conséquence. Je pourrais examiner successivement tous ces motifs énumérés bien souvent, mais il m'a paru plus utile de rechercher dans l'histoire même de toutes les femmes arrêtées pour faits de prostitution, les causes qui ont déterminé leur abaissement. C'est dans l'analyse des dossiers de toutes ces femmes que j'ai trouvé le point de départ de toutes les chutes successives, les mobiles indéniables de leur vie déréglée. — Il y a lieu de dire immédiatement qu'il existe une série de causes spéciales pour les filles originaires de Paris, que nous ne retrouvons pas chez celles qui sont nées plus ou moins loin du département de la Seine; il sera donc nécessaire de faire des catégories, en tenant compte du lieu d'origine. Il sera utile, à mesure que j'énumérerai les causes initiales de la prostitution, de citer des exemples qui feront ressortir d'une façon bien manifeste, l'importance des faits signalés.

Bals publics, bals champêtres, fêtes locales. — Les bals publics sont l'origine de la chute de beaucoup de jeunes filles, aussi bien en province qu'à Paris. — A la campagne, c'est dans les bals et les fêtes locales que commencent les intimités entre les jeunes gens et les jeunes filles; c'est souvent au retour de ces réunions que de très jeunes filles, excitées par la danse et par la boisson, se laissent entraîner loin de leurs compagnes et cèdent aux désirs du cavalier qui a su leur plaire et qui a mis une insistance particulière à les distraire et à les flatter. Cette première chute amène des fautes successives et lorsqu'il n'y a plus de bals pour expliquer son absence de la maison paternelle, la jeune fille invente mille prétextes pour se trouver aux rendez-vous indiqués par son amant. Ces rendez-vous, d'abord discrets et peu fréquents, deviennent insensiblement plus nombreux et moins cachés; on cause au village et bientôt chacun sait que la fillette a un amant; dans certains cas, l'amant, mis en demeure par les parents de la jeune fille, consent à l'épouser ; mais combien plus souvent, il oppose un refus formel au désir exprimé par la famille ! C'est alors que commence pour la jeune fille une existence douloureuse accompagnée de reproches constants, qui vont quelquefois jusqu'aux sévices; fatiguée de la vie qui lui est faite, elle quitte la maison paternelle et se dirige vers une grande ville, pour trouver du travail ou pour entrer en place. Les déceptions qui l'attendent seront fort nombreuses. Nous aurons l'occasion d'insister sur ce point, lorsque nous examinerons la question spéciale de la prostitution chez les domestiques.

La jeune fille qui quitte son village dans ces conditions n'est pas encore la plus malheureuse; mais elle est autrement à plaindre, celle qui devient enceinte et qui ne peut plus cacher aux yeux de ses compagnes et de ses parents les résultats de sa chute. Celle-là, lorsque l'amant refuse de réparer la faute commise ou de légitimer l'enfant attendu, est l'objet du mépris de tous, car on n'est pas tendre au village et on n'a guère de pitié pour la fille tombée! Si elle ne trouve pas de miséricorde dans le cœur de ses parents, elle est forcée de quitter le village et de se diriger sur Paris où l'attendent des épreuves sans nombre. Combien, parmi ces malheureuses, ont roulé dans le ruisseau et sont devenues des prostituées ! Quelques-unes ont la bonne fortune, après leur accouchement, de trouver une place de nourrice, qui leur permet de faire des économies et d'élever leur enfant ; elles peuvent alors rentrer dans leur village et, avec le pécule ramassé, elles auront la chance de trouver un mari, qui sera quelquefois l'amant qui les avait abandonnées lorsqu'elles n'avaient pas d'argent et lorsqu'elles avaient besoin de protection.

Les inconvénients des bals champêtres ou des réunions des fêtes locales sont bien minimes comparées aux dangers de toutes sortes qui attendent les filles qui fréquentent les bals des grandes villes, notamment ceux de Paris. Dans ces bals, fort nombreux, se rencontrent des jeunes gens sans travail qui n'attendent qu'une occasion favorable pour exploiter la jeune fille, lorsqu'elle aura le malheur de les écouter : là se trouvent des hommes sans profession avérée, des déclassés de tous les états, des gens qui vivent de vol et de rapine et qui dépensent avec les filles qu'ils rencontrent le produit de leurs méfaits ; c'est dans ces bals que sont entraînées par des camarades plus âgées, des petites filles ayant à peine douze et treize ans ; elles vont là pour s'amuser et aussi avec l'espérance d'y rencontrer des hommes généreux qui leur offriront des rafraîchissements ou quelque objet de toilette ; c'est dans ce milieu fréquenté par de nombreuses filles qui vivent de la prostitution, que de jeunes ouvrières se laissent guider par celles qui ont déjà une longue expérience du vice ; elles acceptent les rendez-vous qui leur sont demandés et se livrent, pour quelque menue monnaie, à des hommes avec qui on les a mises en relation. Parmi les mineures de Paris qui ont quitté le domicile de leur famille pour tomber plus tard dans la prostitution clandestine, il en est bien peu qui n'aient débuté dans ces bals et qui n'y aient trouvé les camarades les mieux disposées à favoriser leur inconduite. Un certain nombre d'entre elles se livrent, pendant quelque temps, au seul plaisir de la danse, mais à mesure qu'elles fréquentent ces milieux interlopes, elles entendent les propos les plus graveleux, elles s'habituent à tout voir et à tout écouter sans rougir ; un pas encore et elles n'hésiteront pas à accepter toutes les propositions qui leur seront adressées. La plupart des mineures interrogées sur les causes qui ont déterminé la vie désordonnée qu'elles mènent avouent avoir été entraînées au bal par d'autres camarades qui les mettaient, au bout de peu de jours, en relation avec les individus qu'elles fréquentaient. Si l'occasion cherchée venait à faire défaut au bal, les camarades plus âgées conduisaient les plus jeunes chez des hommes toujours prêts à accueillir favorablement des recrues nouvelles. Voici, par exemple, une jeune fille de quinze ans et demi qui est arrêtée au mois de juillet 1891 et chez laquelle je constate un chancre de la fourchette. Cette jeune fille, qui n'a plus son père, s'est laissé entraîner par des camarades d'atelier, dans un bal public ; là, on lui fait faire la connaissance d'un ouvrier âgé d'une cinquantaine d'années, avec lequel ses camarades ont eu des rapports intimes. Il a pour habitude de donner 6 francs, c'est un tarif immuable, à celles qui ont consenti à se livrer à lui. Bien que cette jeune fille ne soit pas encore déflorée, il n'augmente pas sa rémunération et celle-ci se livre à cet homme pour cette modique somme ! Le cynique amateur de fruits tendres et verts continuera, après celle-là, à souiller d'autres jeunes filles qu'elles soient ou non déflorées, jusqu'au jour où la main de la justice s'appesantira sur lui. Voilà pour cette malheureuse enfant de quinze ans le point de départ des habitudes de prostitution clandestine. Ce premier pas franchi, elle abandonne tout travail et continue à fréquenter les bals ; elle se trouve bientôt en rapport avec des filles en carte habitant le haut du faubourg du Temple ; elle se lie avec elles, les accompagne dans leurs pérégrinations à la recherche des amateurs, et lorsqu'elle a rencontré des hommes de bonne volonté, elle les conduit dans le domicile d'une de ces prostituées de profession avec laquelle elle partage ses bénéfices. C'est après avoir fait ce métier pendant un mois, qu'elle est arrêtée et trouvée malade !

Un autre fait observé récemment m'a permis de constater, une fois de plus, le danger des bals publics. Au mois d'avril 1890, une jeune fille de seize ans est arrêtée pour s'être livrée à la prostitution clandestine. Cette jeune fille, qui a une tenue convenable et un air modeste, reconnaît qu'elle se livre à la prostitution depuis trois mois ; mais le côté bizarre de son histoire, c'est qu'elle a pour amant un ouvrier mécanicien, qui travaille et gagne largement sa vie ; cet ouvrier mécanicien, elle l'a connu dans un bal et elle s'est donnée à lui, alors qu'elle était encore vierge ; elle a continué à fréquenter les bals, entraînée par des camarades, et s'est livrée à la prostitution, sans que son amant lui fasse des observations; il pousse même la condescendance jusqu'à accepter de l'argent de sa maîtresse! Ce n'est pas le souteneur ordinaire, puisqu'il travaille assidûment; mais, il est sur la pente où il glissera fatalement pour devenir souteneur de profession! C'est aussi dans les bals que les jeunes filles rencontrent le vrai souteneur, qui est un facteur important dans la démoralisation des jeunes filles. Nous étudierons, plus loin, son influence déplorable.

Vagabondage. — Si les enfants vagabonds sont surtout nombreux à Paris, on les trouve également dans les grandes villes de province comme dans les petites localités. Lorsque l'enfant n'a plus sa mère pour prendre soin de son existence, la direction morale, qui lui est nécessaire, fait bien souvent défaut; le père est absent pour son travail et c'est une voisine qui est chargée des soins minutieux indispensables à l'enfance; ces soins sont donnés d'une façon plus ou moins intelligente et distraite et lorsque la fillette devrait se rendre à l'école, on la laisse, par insouciance, jouer avec des petites camarades; elle s'habitue progressivement à ne rien faire et passe son temps à jouer; ces premières habitudes la portent, plus tard, à courir dans les rues ou sur les routes et à tendre la main au premier passant qu'elle rencontre : elle trouve naturel bientôt d'avoir un peu d'argent qui ne coûte aucune peine à gagner et qui lui permet d'acheter des sucreries pour satisfaire sa gourmandise, des rubans pour satisfaire sa vanité et son désir de plaire. Si la petite fille est orpheline, si elle n'a plus des parents dévoués qui aient à cœur d'en faire une femme honnête et laborieuse, elle se laisse aller plus facilement encore à la paresse, à la nonchalance, au besoin de courir à l'aventure et de recueillir quelques sous dus à la générosité des passants. Il faut bien reconnaître qu'il n'y a pas, dans les campagnes, que les enfants orphelins ou ceux qui n'ont pas leur mère qui deviennent des enfants errants, se livrant facilement à la mendicité; bien des parents laissent leurs enfants errer au hasard et n'ont aucun scrupule de leur donner toute liberté pour solliciter la charité des voyageurs ou des étrangers. Qui n'a été témoin, dans les localités voisines des stations thermales, de la hardiesse de ces bandes d'enfants, garçons et filles de tout âge, qui courent après les voitures en psalmodiant, d'un air monotone, des cantiques ou des chansons, pour obtenir une légère aumône? A quelque moment de la journée que les voitures traversent ces localités, elles sont suivies des mêmes bandes d'enfants implorant la charité des malades ou des touristes; c'est ainsi que les enfants s'habituent à la mendicité et au vagabondage. A mesure que les jeunes filles grandissent, elles répugnent au rude labeur des champs, elles trouvent plus commode et moins pénible de solliciter les passants en leur offrant des fleurs, en attendant qu'elles s'offrent elles-mêmes à ceux que leur jeunesse peut tenter! C'est le point de départ de la prostitution qui sera exercée plus tard, sur une grande échelle, lorsqu'on quittera le village pour aller dans une grande ville.

Mais c'est à Paris surtout que le vagabondage devient une des causes importantes de la prostitution des jeunes filles.

Lorsqu'on visite les quartiers populeux, si on pénètre dans les faubourgs et sur les boulevards extérieurs, on est surpris de la quantité d'enfants des deux sexes qui circulent à tort et à travers, à l'heure où ils devraient être à l'école; ils passent leur temps à jouer; les parents sont souvent au travail, les enfants, fillettes et garçons, rentrent à l'heure des repas et laissent supposer qu'ils viennent de quitter la classe, alors qu'ils ont couru les rues, sont descendus souvent dans les quartiers du centre, les filles mendiant quelques sous, les garçons s'offrant pour faire une course ou ouvrir les portières d'une voiture. Rien de surprenant, dans ces conditions, qu'il se trouve encore à Paris des enfants qui ne savent ni lire ni écrire. Après les sacrifices considérables faits par la ville de Paris pour le développement et la diffusion de l'instruction, on constate avec douleur que beaucoup d'enfants de Paris et du département de la Seine sont restés sans instruction, parce que les parents n'ont pas tenu la main à ce qu'ils fréquentassent les écoles ou parce que les enfants ont déserté l'école pour vagabonder. Dans les recherches que j'ai faites pour connaître le degré d'instruction des jeunes filles trouvées malades, j'ai eu à constater combien étaient nombreuses celles qui ne savaient ni lire ni écrire ou qui, sachant seulement lire, ne savaient pas écrire! Les jeunes filles qui ont fui l'école et ont pris l'habitude de ne rien faire accompagnent, dans leurs escapades, les jeunes garnements qui, cherchant aventure, arrivent à la mendicité, puis au vol, lorsque la mendicité ne donne pas une rémunération suffisante. Ces jeunes filles, sous prétexte de vendre des fleurs dans les cafés, chez les marchands de vin, ou sur les trottoirs de nos rues, n'arrivent, en définitive, qu'à exercer un seul métier : la prostitution. Les garçons deviendront des cambrioleurs, des bonneteurs, des souteneurs. Le nombre des jeunes filles qui errent dans Paris, sans domicile fixe et sans moyens d'existence, va en augmentant de jour en jour et constitue une plaie sociale. Nous avons rencontré dans nos recherches une collection extrêmement nombreuse de très jeunes filles qui, étant sans domicile, s'étaient habituées à coucher sous les ponts, dans les escaliers des maisons en construction, sous le porche de certains hôtels; elles préféraient cette vie de vagabondage à l'asile tranquille qu'elles auraient trouvé dans un hôpital, lorsque leurs maladies exigeaient cependant une médication sérieuse et énergique. Elles trouvaient naturel de traîner pendant cinq ou six mois leurs infirmités plutôt que de renoncer à cette existence de bohème pour se plier à la vie régulière dans une salle d'hôpital.

La gravité de cette situation a appelé l'attention de beaucoup d'hommes qui voient dans le développement de la prostitution un danger sérieux pour notre cité; ils ont cherché les moyens d'atténuer ces dangers. M. George Berry, actuellement député de Paris, a lu, au Conseil général de la Seine, un mémoire très important pour empêcher l'exploitation de l'enfance. Ce rapport, rempli de renseignements très curieux, a montré les méthodes employées pour faire mendier les enfants, sous les formes les plus diverses. Ces procédés sont aussi odieux qu'innombrables. Lorsque les enfants n'ont pas cinq ans, on les voit dans les bras ou sur les genoux d'une femme, qui le plus souvent n'est pas la mère, et qui se tient sous une porte cochère pour solliciter la pitié des passants, à leur sortie des restaurants ou des théâtres; si l'enfant a plus de cinq ans, et qu'il soit garçon, on le dresse à éveiller l'attention du passant en le faisant jouer d'un instrument quelconque; si c'est une petite fille, elle est chargée d'offrir des fleurs. Quelques-unes de ces petites filles sont étrangères, mais la plupart sont Françaises et demeurent dans le quartier Mouffetard et dans les cités de Saint-Ouen et de Clichy; elles sont dirigées par des entrepreneurs qui prélèvent la moitié du produit de la vente. L'exploitation de ces enfants se complique de prostitution clandestine favorisée par ceux qui les mènent. La musique et les fleurs sont le prétexte qui permet à ces entrepreneurs de fournir à des amateurs vicieux, moyennant de fortes rétributions, des sensations nouvelles avec ces jeunes filles à peine développées. M. Berry donne des détails très circonstanciés pour montrer qu'il y a dans la mendicité et l'exploitation de l'enfance une cause sérieuse de développement de la prostitution. Il signale certains bureaux de placement comme des intermédiaires de la débauche, puisqu'ils fournissent le personnel des brasseries à femmes et des maisons de rendez-vous. Dans un très remarquable rapport qui résume les travaux du comité de défense des enfants traduits en justice, M. Adolphe Guillot, secrétaire-général, trouve dans le vagabondage une des causes de la prostitution. Il dit en effet : « La question de la prostitution des mineures de seize ans, sur laquelle M. Rollin a demandé à nous faire un rapport dans la séance du 1er mars dernier, se liait étroitement, comme nous l'avons vu, à celle du vagabondage.

« Une fillette de seize ans, qui fait de la prostitution clandestine, *est presque toujours une vagabonde*, de telle sorte qu'elle a des droits égaux, si l'on peut s'exprimer ainsi, à l'action judiciaire et à l'action administrative ; quel est le droit qui, dans son intérêt, doit primer l'autre ?

« Cette question qu'on n'avait jamais osé soulever, vous avez voulu la poser hardiment dans votre programme d'études ; vous avez commencé par faire décider en droit, par un arrêt de la Cour de Paris du 10 mars 1893, *que la prostitution n'excluait pas le vagabondage*, loin de là, et que le salaire de la corruption ne pouvait à coup sûr constituer des moyens d'existence. » L'éminent magistrat examine ensuite avec soin les moyens les meilleurs pour sauvegarder l'avenir de ces enfants ; mais ce n'est pas le moment d'étudier ce côté de la question.

Cette préoccupation spéciale du comité de défense pour préserver les enfants traduits en justice de toutes les causes démoralisatrices qui peuvent agir sur eux, a aussi inspiré le Conseil général de la Seine ; il a pris en main, avec une grande sollicitude, la cause des jeunes abandonnés, des orphelins, afin d'obtenir qu'ils fussent séparés des enfants ayant commis un délit. Dans la séance du 29 juin 1891, le Conseil général de la Seine a montré, après une importante discussion, qu'il y avait communauté d'idées parmi tous ses membres, en ce qui concerne la protection à accorder aux jeunes enfants orphelins ou abandonnés ; on a été d'accord pour ne pas laisser s'établir une promiscuité avec les enfants arrêtés pour des faits jugés délictueux et surtout avec les adultes conduits au dépôt. Le Conseil a voté à l'unanimité l'ordre du jour suivant déposé par M. Villain :

« L'administration de l'Assistance publique est invitée à faire toute diligence pour aménager à proximité du Palais de Justice un local où seront placés temporairement les enfants abandonnés ou orphelins, arrêtés ou perdus. »

Un amendement de M. Alpy a été également adopté à l'unanimité ; il est ainsi conçu : « J'invite, en attendant, l'administration de la Préfecture de police à assurer immédiatement la séparation absolue entre les enfants abandonnés ou orphelins et les enfants arrêtés sous l'inculpation d'un délit. »

Le vœu exprimé par le Conseil général a été réalisé ; en juin 1893 on a annexé au dépôt un petit quartier à l'usage des enfants abandonnés, égarés ou assistés ; c'est le vestibule de l'Assistance publique.

Ateliers, usines, grands magasins. — On a remarqué bien souvent que la prostitution était précoce dans les grands centres industriels ou manufacturiers : la raison en est bien simple : lorsqu'il y a dans des ateliers ou des usines une grande agglomération d'ouvriers des deux sexes, il s'établit une grande liberté d'allures, des conversations fréquentes sur les sujets les plus scabreux ; la jeune fille comme la jeune femme arrive progressivement à entendre les propos les plus salés, à écouter, sans rougir, les propositions les plus brutales ; insensiblement le sentiment de la pudeur s'affaiblit, pour faire place à une curiosité malsaine et bientôt on cède au désir du camarade d'atelier qui met une certaine persistance à solliciter des faveurs complètes après s'être contenté pendant quelque temps de quelques privautés. Les liaisons commencées, dans ces conditions, ne durent généralement pas très longtemps et après un premier amant, on en prend un second, puis un troisième, pour arriver ensuite progressivement à accepter les propositions d'hommes qu'on ne connaît pas. Si la promiscuité des sexes amène facilement entre ouvriers des liaisons aussi aisément rompues qu'elles sont formées, il faut bien dire que dans les ateliers où sont réunies des ouvrières, sans mélange avec les hommes, il y a également bien des causes de perversion morale. La réunion de jeunes filles et de femmes de tout âge présente bien des dangers. Dans ces milieux féminins et exclusivement féminins, les conversations épicées, les propos graveleux ou orduriers sont aussi fréquents que dans les ateliers où les hommes sont en majorité. Les ouvrières plus âgées semblent prendre à tâche de déniaiser, comme elles disent, les plus jeunes; elles racontent leurs aventures avec des détails très circonstanciés ; elles disent leurs impressions sur tous les sujets touchant aux rapports de l'homme et de la femme. Ces récits qui sont faits avec un cynisme qu'on ne trouve pas toujours dans les ateliers d'ouvriers arrivent à salir l'imagination des jeunes filles qui se font bientôt à l'idée d'imiter les camarades. Ainsi préparées elles se laissent facilement conduire à des rendez-vous où l'ouvrière plus expérimentée a convoqué son amant accompagné d'un ami ; cette première entrevue est suivie de beaucoup d'autres et la jeune fille a franchi le pas qui la conduira progressivement à la prostitution clandestine. La femme qui s'est chargée de faire son éducation n'en restera pas là ; il semble que les femmes qui ont perdu tous les sentiments d'honnêteté ont un besoin impérieux de pervertir celles qui se trouvent dans leurs relations et de les amener au degré d'abaissement où elles sont tombées elles-mêmes. Elle lui dira, qu'en dehors de l'amant qu'elle lui a fait connaître, il faut chercher des hommes généreux qui lui donneront pour sa toilette et pour ses plaisirs; après la journée de travail, elles chercheront ensemble des amateurs disposés à payer les faveurs qu'ils demandent. Elles trouvent normal de se créer ainsi des ressources spéciales, qui constituent un supplément de salaire. Nous avons vu des ouvrières, appartenant à des ateliers très connus de grands tailleurs pour dames, à des ateliers de grandes modistes, où elles avaient des journées largement payées, prendre l'habitude, après leur travail, de chercher sur les boulevards l'occasion de gagner une pièce de vingt francs; on continue cette existence, mi-partie de travail, mi-partie de débauche pendant quelque temps, puis on se lasse d'arriver régulièrement à l'atelier, on renonce à tout travail et on se consacre définitivement et exclusivement à la prostitution clandestine.

Indépendamment des camarades qui pervertissent les plus jeunes, il y a dans les ateliers d'autres causes de démoralisation qui ont été signalées par différents auteurs, notamment par Thouvenin. Ce médecin, après avoir étudié l'influence de l'industrie sur la santé des populations dans les grands centres manufacturiers, a publié des considérations intéressantes sur cette question. Il y a utilité à donner quelques extraits de son travail inséré dans les *Annales d'hygiène* (1) :

« On a malheureusement remarqué que plus les ouvriers entrent jeunes dans les ateliers, plus ils deviennent mauvais sujets, entraînés par des fâcheux exemples. C'est surtout dans les établissements où il y a mélange de sexes, comme dans les filatures de coton, les manufactures d'indiennes, que l'on voit le plus de débauchés, tandis qu'ils sont plus rares dans les ateliers qui n'emploient que l'un des sexes, comme dans les filatures de lin, chez les dentelières, les ouvrières en sarraux ou parmi ceux qui travaillent en famille. Dans les filatures de coton ou de laine, les ouvrières, vêtues très légèrement pendant l'été, en contact continuel avec les hommes, entendant fréquemment des discours licencieux, entraînées par les conseils, l'exemple de leurs compagnes, se laissent trop souvent séduire, et souvent dès l'âge de treize ou quatorze ans, ainsi qu'on le voit fréquemment à Lille, Rouen, Amiens, Reims. La débauche est portée à un si haut degré dans cette dernière ville, qu'un grand nombre de jeunes filles de cet âge s'abandonnent déjà à la prostitution sur la voie publique. Outre leur penchant naturel, les jeunes ouvrières se trouvent bien souvent victimes de l'influence que possèdent sur elles les fils des manufacturiers, les commis, les contre-maîtres ; on m'a cité un de ces derniers, qui, employé dans une manufacture de coton, avait rendu mères une vingtaine de jeunes filles en achetant leurs faveurs par quelques sous dont il augmentait leur salaire à la fin de chaque semaine, et en diminuant d'autant les ouvrières qui ne voulaient pas céder à ses désirs. »

On observe malheureusement à Paris, comme dans les villes manufacturières citées par Thouvenin, l'influence pernicieuse exercée par certains contre-maîtres ou certains patrons, sur la moralité des jeunes ouvrières qui sont sous leur dépendance. Nous avons trouvé au dispensaire de salubrité beaucoup de jeunes mineures se livrant à la prostitution clandestine après avoir été débauchées par les chefs de maison où elles travaillaient : voici, par exemple, une jeune fille arrêtée rue Bellefond, sur la réquisition du père, qui est

(1) *Annales d'hygiène*, 1847, tome XXXVII, pages 85 et suivantes.

trouvée malade ; elle a seize ans et demi et a quitté le domicile paternel, depuis quinze jours, pour se livrer à la prostitution ; elle avait travaillé dans un atelier de typographie et avait été déflorée quelques mois avant par le patron de l'établissement, qui avait l'habitude de choisir dans son personnel les jeunes filles les plus jolies ; une autre fille de seize ans travaillait dans un atelier de fleurs ; elle a cédé aux instances du patron qui a possédé successivement toutes les jeunes filles qui travaillaient chez lui. Celui-ci ne faisait pas de choix ; il tenait à ce que tout le personnel féminin qu'il occupait passât sous ses fourches caudines. Un autre chef d'atelier apportait moins de brutalité dans son immoralité : il était âgé de trente-cinq ans, avait femme et enfants ; il faisait de la sélection pour satisfaire ses passions ; il aimait les fruits verts et recherchait seulement les jeunes filles non déflorées : lorsqu'elles avaient quinze ou seize ans, et qu'elles étaient jolies, il les logeait, parfois, dans une chambre, non loin de son domicile et leur donnait, pendant quelques semaines ou quelques mois, suivant la fantaisie, les moyens de vivre sans travailler. Quelques mois après avoir quitté l'atelier, ces jeunes filles, qui avaient perdu l'habitude du travail et de la régularité, se livraient à la prostitution clandestine. Ces chefs de maison n'avaient la conscience, ni de leur immoralité ni de leur responsabilité, et c'est sans remords qu'ils ont lancé dans une vie de dévergondage certaines jeunes filles qui auraient pu rester honnêtes, si elles n'avaient cédé à l'influence délétère de ces tristes personnages.

Nous ne devons pas terminer ce qui concerne les grandes agglomérations sans signaler sommairement une variété spéciale de commerçantes : indépendamment des ateliers ordinaires, il y a des ateliers de contrebande qui se transforment, pour beaucoup de malheureuses jeunes filles, en maison de prostitution clandestine. Il existe, dans quelques quartiers riches de Paris, certaines couturières à façon qui occupent de dix à douze personnes. Ces ouvrières travaillent dans un atelier pour confectionner des robes, des manteaux, etc. Recrutées avec soin, elles sont très jolies, et ne sont pas exclusivement occupées à faire des travaux de couture ; elles sont destinées aussi à satisfaire les désirs d'un certain nombre de clients, qui ont accès dans la maison. On n'est reçu dans l'atelier qu'après avoir été présenté et recommandé. Lorsqu'on est classé parmi les habitués, on est admis à causer et à rire avec les ouvrières ; on leur offre des gâteaux et des rafraîchissements, puis, sans avoir l'air de rien, on passe dans une pièce voisine, avec une des demoiselles, qui elle-même n'a pas l'air de s'en apercevoir. Les camarades restent à leur travail et continuent leur besogne, l'ouvrière nouvellement arrivée ne se doute pas de ce qui se passe dans la pièce voisine ; ce n'est qu'après avoir vu ce manège se renouveler plusieurs fois, qu'elle s'informe et qu'elle apprend la vérité. Elle se laisse influencer par le milieu ambiant, écoute les conseils qu'on lui donne et bientôt se livre, comme ses compagnes, aux amateurs admis dans cet étrange milieu.

Cette variété d'atelier est très rare, mais très caractéristique ; la clientèle est composée principalement de vieux messieurs. Ce qui se passe dans les ateliers se rencontre aussi dans certains grands magasins où sont employées de nombreuses jeunes filles : là, ce sont les employés supérieurs, les chefs de rayon qui abusent de leur autorité pour obtenir les faveurs des personnes qui sont sous leurs ordres. C'est le droit seigneurial d'autrefois ; c'est le droit du seigneur qui s'est démocratisé et qui devient une des causes de la prostitution clandestine.

Séduction, grossesse, abandon. — M. Alexandre Dumas, dans une curieuse et remarquable préface du livre de M. Rivet, sur la recherche de la paternité, dit qu'il n'y a pas des filles *séduites*, mais bien des filles *entraînées ;* voici quelques extraits de sa dissertation humoristique : « Nous ne dirons plus filles séduites, mais bien filles entraînées. Il n'y a plus de séductions à cette heure, il n'y a plus que des entraînements. Tous les moyens de séduction sont connus, archiconnus de toutes les filles, avant même qu'elles soient en âge de les redouter ou de les appeler, grâce aux faits divers, aux romans, aux procès publiés par les journaux à un sou. Toute fille à qui on parle d'amour, sans parler mariage à ses parents, sait ce qu'on lui veut. C'est *elle* qui est séduisante, peut-être ; *lui* n'est qu'entraînant. La nature, le tempérament, l'occasion, l'ennui, la misère, la soli-tude, le découragement, l'époque de l'année, l'heure du jour, le temps qu'il fait se chargent du reste. »

Que la fille soit séduite ou qu'elle soit entraînée, le résultat est le même : elle est enceinte et aussitôt l'auteur de l'accident cherche à dégager sa responsabilité. Si elle a pu tenir ses rendez-vous secrets; si elle a pu, jusqu'à ce moment, faire illusion sur ses habitudes et laisser croire à sa vertu, elle n'a plus rien à cacher, puisque le résultat de sa faute est éclatant. Le plus souvent l'amoureux s'en va et la fille reste avec son déshonneur et l'enfant qui doit venir.

Lorsque les parents sont bienveillants ou s'ils ont à cœur de cacher le déshonneur de leur fille, on l'envoie chez une parente à la ville voisine; mais comme la grossesse est un empêchement à trouver une place de domestique, on lui fournit les moyens d'attendre l'accouchement. L'enfant venu, la fille-mère pourra trouver une place de nourrice. C'est encore le meilleur moyen de se tirer d'affaire. Quand les parents sont sans pitié pour la faute de leur malheureuse fille, elle est obligée de quitter le village et de chercher ailleurs le moyen de vivre, en attendant l'accouchement. Beaucoup de ces pauvres filles traînent péniblement leur existence jusqu'au jour où elles peuvent entrer à l'hôpital pour être délivrées. Beaucoup se dirigent sur Paris, qui est la ville la plus hospitalière et la plus tolérante pour les misères humaines; c'est encore là qu'on trouve le plus facilement les moyens de vivre, en attendant qu'on puisse chercher une place de domestique ou de nourrice. On accepte un travail quelconque; on fait n'importe quoi, pourvu qu'on puisse gagner quelques sous pour se nourrir jusqu'au jour de la délivrance (1). Pendant la période des couches, on est hospitalisé et on trouve, même à l'hôpital, l'occasion d'être placée comme nourrice. Celles qui obtiennent une situation de nourrice sont les plus favorisées; elles trouvent ainsi le moyen de faire des économies et d'élever leur enfant. On a même prétendu que, dans le nombre, il en est qui regardent la position de nourrice comme un métier fort lucratif et en font une profession. Celles-là, lorsqu'elles ont terminé l'élevage d'un enfant, rentrent au village avec le pécule ramassé, ne redoutant, en aucune façon, une nouvelle grossesse, et lorsqu'elle se produit, elles reviennent à Paris pour élever un nourrisson. Dans son rapport sur les mesures à prendre en vue d'empêcher l'exploi-

---

(1) La ville de Paris, qui a mis une si grande sollicitude à s'occuper de toutes les misères, est venue au secours des filles et des femmes enceintes. Elle a créé l'*Asile Pauline Rolland*, rue Fessard, 37, où les femmes enceintes sont recueillies jusqu'au huitième mois de leur grossesse, et l'*Asile Michelet*, rue de Tolbiac, où elles sont admises, à la sortie de l'Asile Rolland, et hospitalisées jusqu'au moment de leur accouchement.

tation de l'enfance (1), M. Georges Berry dit en parlant des filles accouchées dans leur pays et qui, venues à Paris pour trouver un nourrisson, sont en butte aux sollicitations des mendiants de profession qui veulent louer des enfants pour apitoyer les passants : « Chacun sait que les filles-mères auxquelles *l'accident* est survenu en province s'abattent par troupe à Paris pour y chercher le nourrisson qui leur permettra de ramasser la dot avec laquelle elles trouveront un mari. Mais, en attendant la place convoitée, il faut vivre, il faut se procurer les trente sous exigés par les placeurs pour obtenir un coin dans le dortoir commun. Dès lors, on comprend que ces jeunes filles soient une proie recherchée par les mendiants qui demandent des enfants à exhiber aux soupeurs des cabarets, aux fidèles des églises et qui leur paient la location de leurs petits jusqu'à 2, 3 et même 4 francs par nuit, suivant les époques. »

Certains départements passent pour avoir la spécialité de ces filles-mères qui exercent le métier de nourrice, comme on exerce une profession quelconque. — Cette catégorie de filles constitue l'exception. — Pour la plupart, après l'accouchement, il reste la difficulté de placer l'enfant qu'elles viennent d'avoir. Quelques-unes les mettent aux enfants assistés ; d'autres essaient de garder leur enfant et trouvent des personnes charitables qui leur accordent un appui salutaire ; mais combien restent sans ressources, après l'accouchement! On cherche une place de domestique, qu'on ne trouve pas ; on sollicite du travail, sans en obtenir. Que faire lorsque la misère est complète et que la faim pousse à toutes les extrémités? On descend dans la rue ; on fait de la prostitution clandestine. Celles qui ont pris cette détermination sont fort nombreuses. Dans le relevé des filles ayant eu des enfants en dehors du mariage et avant leur arrestation, pour s'être livrées à la prostitution clandestine, nous en comptons 700, dans une période de dix ans. Nous ne faisons pas figurer dans ce relevé les femmes mariées ayant eu des enfants, parce que leur condition est toute différente de celle de la jeune fille abandonnée à cause de sa grossesse. Les femmes mariées, qui se livrent à la prostitution obéissent à d'autres mobiles. 700 jeunes filles ont donc trouvé dans la grossesse et dans l'abandon, qui en a été la conséquence, les causes de leur abaisse-

____

(1) *Bulletin municipal officiel* du 21 mai 1892.

ment moral et de leur détermination à se livrer à la prostitution clandestine. Ce chiffre est très important, si on le compare au nombre total des insoumises malades en dix ans et qui est de 6,842 ; il prouve bien que les filles enceintes qui arrivent à se créer des ressources sont en petit nombre. Parmi ces filles-mères qui se sont livrées, plus tard, à la prostitution clandestine, quelques-unes avaient été nourrices, soit en province, soit à Paris, sans être arrivées à faire beaucoup d'économies. Dans l'ensemble de ces jeunes filles-mères, qui sont venues échouer dans la prostitution, le dixième, à peu près, appartenait à Paris et au département de la Seine ; les neuf dixièmes venaient des départements limitrophes, de certaines régions de la Bretagne, de la Picardie, de la Bourgogne et de la Nièvre.

Salaires insuffisants, misère. — Dans les grandes villes manufacturières, aussi bien qu'à Paris, le travail des femmes n'est pas rémunérateur ; il est insuffisant, le plus souvent, lorsque l'ouvrière n'est pas logée dans sa famille ou qu'elle n'est pas nourrie, en partie, par elle. Comment une jeune fille, si elle est seule, pourra-t-elle subvenir à son existence ? Il y a à se loger, à se nourrir, à se vêtir, à se blanchir, à s'éclairer et, pour obtenir ce résultat, l'ouvrière gagne 2 fr. 50, 3 francs et 3 fr. 50 et quelquefois 4 francs par jour. Celles qui ont un gain supérieur sont des ouvrières d'élite qui constituent une minorité. Nous ne devons pas raisonner d'après la minorité ; il faut examiner ce qui arrive chez l'immense majorité des ouvrières.

Ce motif de l'insuffisance d'un travail rémunérateur pour les femmes étant un des plus graves et des plus tristes parmi les causes de la prostitution clandestine, il nous semble indispensable d'étudier longuement ce sujet douloureux. C'est un des côtés de la question sociale qui s'impose, d'une façon impérieuse, aux méditations des philosophes, des économistes et des médecins.

L'étude sur les salaires des ouvrières a été faite par des hommes éminents, par M. J. Simon dans son livre *l'Ouvrière*, par M. d'Haussonville, dans son livre *Misère et remèdes*. Plus récemment, M. Charles Benoist, dans une série d'articles parus dans le journal *Le Temps* (1), a étudié la question avec beaucoup de soin et une

(1) Journal *Le Temps* numéros des 17, 19, 25, 29 août, 2, 4, 8, 19 septembre, 7 octobre, 21 novembre, 7 et 27 décembre 1893.

grande méthode ; il s'est livré personnellement à une enquête sérieuse en comparant les résultats obtenus à ceux qui avaient été signalés précédemment par MM. Jules Simon et d'Haussonville. Ces recherches faites sans parti pris, avec le sincère désir de trouver la vérité et d'être utile, dénotent un esprit juste joint à une âme compatissante. Bien qu'elles soient spécialement consacrées aux ouvrières de l'aiguille, elles peuvent être généralisées et s'appliquer, sans beaucoup de différence, aux ouvrières des autres professions. On trouvera, à peu près partout, les mêmes difficultés à équilibrer un budget. L'analyse de ces différentes enquêtes minutieusement poursuivies portera spécialement sur l'ouvrière isolée et non sur l'ouvrière mariée ; sur l'ouvrière qui n'a pas de famille, qui demeure seule et qui doit vivre uniquement de son labeur. La conclusion malheureuse sera, qu'en tout genre de travail, il arrive que le salaire de l'ouvrière tombe un peu plus bas que ce qui est indispensable pour lui procurer la subsistance. Comme le dit M. Charles Benoist « pour combler le vide, elle est trop souvent obligée de se rappeler qu'elle est femme ». Avant la loi du 2 novembre 1893, lorsque la journée légale de travail était de douze heures, la journée de travail la plus fréquente, celle qu'on pouvait dire la journée normale était de dix heures ; après celle-ci c'était la journée de douze heures et demie qui était la plus habituelle. Au-dessous de dix heures, l'ouvrière ne travaille pas assez ; au-dessus de douze heures et demie, elle travaille trop. Mais les journées de travail ne sont pas régulières, puisque le chômage et les mortes-saisons diminuent notablement le gain des ouvrières. Dans certains ateliers, le travail constant n'est que de cent trente-quatre journées : dans d'autres il est de cent cinquante journées. Une bonne ouvrière, dans une bonne maison, gagne en moyenne de 2 fr.45 à 3 francs par jour ; il est bien évident qu'il ne s'agit que des ouvrières et non des premières qui, ayant une spécialité, arrivent à gagner 6, 7 et 8 francs par jour.

Dans son livre *l'Ouvrière*, M. Jules Simon, en tenant compte des chômages et des mortes-saisons, indique, comme moyenne des salaires des différents métiers de l'aiguille, les chiffres suivants : Repriseuses 2 fr. 05 ; modistes 1 fr.98 ; brodeuses 1 fr. 71 ; couturières 1 fr.70 ; costumières 1 fr. 68 ; fabricantes de parapluies 1 fr. 60 ; équipements militaires 1 fr. 22 ; gantières en peau 1 fr. 34 ; gantières en tissus 1 fr. 06.

La moyenne générale du salaire pour les femmes aurait été de 1 fr. 63. Sur les 101,000 ouvrières auxquelles s'appliquait l'enquête de 1851, 950 auraient touché par jour moins de 0 fr. 60 ; 100,050 auraient touché de 0 fr. 60 à 3 francs ; 626 auraient touché plus de 3 francs. Les couturières auraient gagné, à l'atelier, 2 francs ; chez elles 1 fr. 42. Ces prix de 1847, enregistrés par l'enquête de 1851, ne sont plus les mêmes en 1893. En cinquante ans de profondes transformations se sont accomplies dans l'industrie et dans le commerce. Les salaires ont augmenté, mais la vie est plus chère. La création des grands magasins a eu son contre-coup en tout lieu et dans tout métier. Les chiffres donnés par M. Jules Simon dans *l'Ouvrière* sont utiles, comme point de comparaison, à cinquante années en arrière.

Les renseignements fournis par M. d'Haussonville remontent à une dizaine d'années. En laissant de côté les professions d'art, qui sont très lucratives, mais qui ne sont accessibles qu'à une élite, nous devons examiner surtout les professions ouvertes au plus grand nombre.

Une bonne fleuriste arrive à se faire de 5 à 6 francs par jour ; mais, de tous les métiers qui emploient des femmes, c'est celui qui a les plus longs chômages : huit mois sur douze. De même pour les brodeuses et les plumassières : le chômage est très long pour elles. Quand elles travaillent, elles font avec peine des journées de 5 francs : si elles sont très habiles, elles peuvent aller jusqu'à 6 francs. Une bonne giletière ou culottière, cousant à la machine, gagne environ 4 fr. 50 par jour. Les fleuristes en fleurs communes (n'était la morte-saison), les brodeuses ordinaires et raccommodeuses en tapisseries, les monteuses d'ombrelles et de parapluies, etc., peuvent gagner 4 francs. M. d'Haussonville évalue à 3 ou 4 francs le salaire des modistes, entre 4 et 5 francs le salaire des très bonnes couturières en robes, entre 2 fr. 50 et 3 francs celui de la masse des couturières aux pièces. Les brocheuses, les teinturières, les cartonnières (avec un chômage de huit mois), les brunisseuses, les polisseuses en bijoux et les bonnes repasseuses gagnent 3 francs. Les corsetières, les savonneuses, les raccommodeuses de dentelles, les passementières (qui subissent quatre mois de morte-saison) ne gagnent guère plus de 2 fr. 75. Avec les brodeuses en tapisserie, les raccommodeuses de cachemire, les piqueuses de bottines, les couseuses, brodeuses et piqueuses de gants, les lingères, le salaire tombe à 2 francs par jour et au-dessous. Il y a des lingères de fin, mais elles sont très rares, qui peuvent gagner de 3 à 4 francs. Plus couramment, elles gagnent de 2 à 2 fr. 50; mais celles qui travaillent pour les maisons d'exportation ne dépassent pas 1 fr. 75. Les peignoirs, camisoles et autres ajustements en linge que *le Louvre* et *le Bon Marché* vendent 2 fr. 75 ou 2 fr. 50 sont donnés à forfait à une entrepreneuse qui touche 0 fr. 60, fait une partie de l'ouvrage et distribue le reste à des ouvrières qui ne reçoivent d'elle que 0 fr. 50 la pièce. A deux peignoirs et demi par jour — pour les faire il faudra travailler d'arrache-pied et veiller avant dans la nuit — les malheureuses auront gagné 1 fr. 25; mais la morte-saison les attend comme les autres et la moyenne de leur salaire s'abaisse, de ce chef, à 0 fr. 80 ou 0 fr. 90 par jour.

De tous les chiffres qu'il a recueillis, M. d'Haussonville tire la conclusion que le salaire moyen des femmes en France oscille entre 2 et 3 francs, s'élevant rarement au-dessus de 3 francs et descendant souvent au-dessous de 2 francs.

Les recherches de M. d'Haussonville datent de 1883.

Voici maintenant les résultats de l'enquête personnelle de M. Benoist, enquête de 1893, dix ans, par conséquent, après les recherches de M. d'Haussonville.

L'ouvrière qui vient de terminer son apprentissage débute, comme petite ouvrière, avec un salaire moyen de 1 fr. 50 par journée de travail; quand l'ouvrière est devenue plus habile, elle gagne 2 fr. 50 par jour. Dans les maisons principales de la rue de la Paix, les meilleures ouvrières arrivent à gagner 3 francs et 3 fr. 70 par jour.

En ce qui concerne les ouvrières qui travaillent pour les grands magasins, la situation est mauvaise. Ceux qui ont entrepris de faire les costumes de femmes s'adressent à des entrepreneuses qui, à leur tour, ont recours à d'autres intermédiaires, pour arriver ensuite à l'ouvrière. Les intermédiaires absorbent le plus clair du bénéfice. Avec ce système, une ouvrière qui travaillera de sept heures du matin à neuf heures ou dix heures du soir, gagnera 1 franc, 1 fr. 25 ou 1 fr. 50 par journée de quatorze ou de quinze heures de travail.

Pour les ouvrières qui travaillent chez les couturières à façon, qui ont en général une clientèle de quartier qui fournit les étoffes, les résultats ne sont pas meilleurs. Ces couturières occupent, parfois, de cinq à six ouvrières dont le salaire ne dépasse pas 2 francs; un grand nombre travaillent pour 1 fr. 25 ou 1 fr. 50. Il faut ajouter que le travail est irrégulier et qu'il y a beaucoup de mortes-saisons.

Il y a aussi les ouvrières occupées par les entrepreneuses de confections ordinaires. Celles-ci font travailler pour des quantités de jupons de calicot, de matinées de satinette, de peignoirs de percaline, etc. La journée de l'ouvrière varie de 0 fr. 75 à 1 fr. 10; elle n'arrivera à 1 fr. 80 que lorsqu'il aura été possible de faire une douzaine de camisoles à trois sous la pièce; encore faut-il, avec le fil et les aiguilles, fournir la machine à coudre. Le salaire des ouvrières employées à ce genre de confections pour femmes peut atteindre 300 francs par an, 400 francs au plus, à condition qu'il n'y ait ni chômage ni morte-saison.

Parmi les ouvrières de l'aiguille, les moins malheureuses sont les modistes; mais l'apprentissage dure trois ans pendant lesquels on ne gagne rien. Dans ce métier, on vieillit vite et lorsque le goût et l'imagination s'en vont, le travail fait défaut.

Dans son livre *Misère et Remèdes*, M. d'Haussonville évalue entre 850 et 1,200 francs les dépenses d'une ouvrière parisienne et il décompose ce budget de la façon suivante :

Logement.	de 100 fr.	à	150 fr.
Nourriture.	de 550	à	750
Vêtements.	de 100	à	150
Chauffage, éclairage, blanchissage.	de 100	à	150
	de 850 fr.	à	1.200 fr.

Pour arriver à de pareils chiffres, il faut un salaire variant de 2 fr. 75 à 4 francs par jour, ce qui est bien rare.

M. Benoist présente des budgets d'ouvrières, variant avec le gain qu'elles font.

1re ouvrière ayant gagné 3 fr. 75 par jour; elle a eu 45 jours de chômage, fêtes et dimanches 60 jours, en tout 105 jours où elle n'a pas travaillé; il reste donc 260 jours de travail à 3 fr. 75, soit 975 fr. par an.

2me ouvrière. Elle gagnait 3 francs par jour; elle a eu 5 mois de chômage (150 jours), plus 60 jours de fêtes et dimanches, en tout 210 jours chômés; il reste seulement 155 jours de travail qui donnent 465 francs.

DÉPENSES :			DÉPENSES :	
Nourriture par an...	670 fr.		Nourriture par an....	511 fr.
Loyer..............	150 »		Loyer..............	120 »
Vêtem., robes, chap..	110 »		Vêtem. robes, chap..	55 »
Linge.............	33 60		Linge.............	33 »
Souliers (3 paires)..	29 »		Chaus. (3 p. souliers)...	30 »
Chauffage, éclairage.	12 65		Chauffage, éclairage..	25 »
Blanchissage.......	60 »		Blanchissage.......	48 »
Petits frais........	50 »		Petits frais........	40 »
Ensemble :	1.115 25		Ensemble :	862 »

Ce budget est en déficit de 140 fr. 25.

Ce budget est en déficit de 397 francs.

Une troisième ouvrière dont le gain annuel est de 821 fr. 75. a une somme de dépenses de 856 fr. 60, c'est-à-dire un déficit de 34 fr. 85. Comme ses camarades de la même catégorie, elle gagnait 3 francs par jour.

Voici une ouvrière chemisière qui gagne 2 francs par jour ; lorsqu'il n'y a pas de chômage, le gain annuel est de 600 francs. Elle établit son budget de la façon suivante :

DÉPENSES :

					Nourriture 0 fr. 90 p. jour		
			Report..	231 fr.	Soit 328 fr. 50 p. an.		
Loyer........	160 fr.	4 mouchoirs ..	2		Par jour :		
2 robes à 10 fr.	20	Draps (par an).	3		1 livre de pain.	0 fr.	20
1 confection ..	12	4 serviettes ...	3		Le matin, lait..	0	10
4 p. de chauss.	20	Éclairage.....	10		A midi, côtelette	0	25
2 chapeaux...	6	Chauffage	12		Vin	0	10
3 chemises ...	6	Étr. concierge.	5		Charbon......	0	05
3 paires de bas.	3	2 pct. tabliers.	3		Légumes......	0	10
2 camisoles...	4	1 jupon	2		Beurre........	0	10
A reporter.	231 fr.	Ensemble..	271 fr.		Ensemble..	0 fr.	90

328 fr. 50 de nourriture + 271 fr. = 599 fr. 50

C'est donc, cette fois, un budget en équilibre, mais que de privations !

Voici enfin un dernier budget dressé par une petite ouvrière en confections, qui gagne 1 fr. 25 par jour, ce qui fait 375 francs par an. Ce budget a été équilibré au prix d'efforts extraordinaires et en mangeant juste pour ne pas mourir de faim !

Loyer par an..........	100 fr.	Il reste 250 francs de nourriture par an.	
Une robe à 5 francs....	5 »		
Un fichu à 2 francs....	2 »	La nourriture par jour sera de 0 fr. 65.	
2 paires de bas.......	1 30	Le matin, lait..........	0 fr. 05
2 paires de souliers...	8 »	Pain pour la journée...	0 20
2 chemises...........	2 50	A midi, boudin........	0 10
1 camisole...........	1 25	Pommes de terre frites.	0 05
2 mouchoirs..........	0 80	Fromage.............	0 10
2 serviettes..........	0 80	Le soir, une saucisse...	0 10
Éclairage par an......	4 »	Pommes de terre frites.	0 05
Ensemble :	125 65	Ensemble :	0 65

N'y a-t-il pas de quoi être péniblement ému à la lecture de semblables budgets et en constatant de pareilles misères? Combien paraissent justes les réflexions de M. Charles Benoist lorsqu'il dit: « Et le budget est en équilibre, oui certes, en équilibre ! mais vienne l'hiver, c'est le froid ; le chômage, c'est la faim ; la maladie, c'est la mort. Voilà tout de même à quoi se résignent les saintes, celles qui savent se résigner. Les autres, celles qui ne se résignent pas, ne font que choisir une autre misère. Cette autre misère, c'est la série d'aventures et de chutes dont la première est le concubinage, et la prostitution la dernière ou l'avant-dernière (la série, parfois, ne s'arrête qu'au crime) et qui, comme une route honteuse et douloureuse, a pour première étape quelque hôtel meublé et pour dernier gîte l'hôpital, à moins que ce ne soit la prison. »

Cette triste perspective qui attend beaucoup d'ouvrières s'explique par le manque de travail et par la misère, qui en est la conséquence, lorsque personne ne vient à leur aide. Il faut donc que quelqu'un vienne au secours de l'ouvrière sans travail et ce quelqu'un n'étant pas un mari sera nécessairement un amant. Une liaison formée, dans ces conditions, peut avoir une certaine durée, mais combien, le plus souvent, elle est précaire ! Si ce premier amant disparaît, elle devra en prendre un autre, puis un troisième, puisque l'amant n'a été cherché que pour fournir quelques subsides indispensables. Ne pouvant pas faire des économies, il arrive un moment où l'ouvrière seule et sans ressources est bien forcée de se livrer à la prostitution, pour trouver quelque argent qui lui permette de ne pas mourir de faim. Dans l'examen que nous avons fait de la situation de l'ouvrière vivant uniquement de son travail, nous avons supposé que cette ouvrière était sans famille pouvant venir à son aide. Les ouvrières qui se trouvent dans de pareilles conditions sont nombreuses : quelques-unes sont orphelines de père et de mère ; d'autres ont perdu seulement leur mère. Dans l'ensemble des jeunes insoumises reconnues malades pendant la période de 1878 à 1887, nous avons trouvé 692 orphelines ; il y avait, en outre, 456 jeunes filles qui avaient perdu leur mère.

Nous examinerons plus loin les causes de la prostitution trouvées dans la situation spéciale de certaines familles ; mais, pour le moment, nous devions prouver, par des chiffres, que les ouvrières isolées, n'ayant pour vivre que le gain de leur journée, sont nombreuses. Pour celles-là, il est douloureux de le constater, la prostitution s'explique et s'excuse, jusqu'à un certain point. Autant celles qui ont une famille sont coupables de se livrer à la prostitution, autant sont à plaindre celles qui cherchent dans la vente de leur corps un moyen d'augmenter les ressources insuffisantes fournies par un labeur quotidien. Cette situation rend compréhensible la réflexion de beaucoup des insoumises interrogées par nous sur le motif qui les avait poussées à la prostitution : « Mon travail n'étant pas suffisant pour faire face à mes dépenses, j'ai bien été forcée de gagner ma vie autrement. »

Les deux exemples qui suivent montrent ce que peuvent l'abandon ou la misère, au point de vue de la prostitution.

Le 4 décembre 1878, la nommée M... Elvire, âgée de vingt et un ans, née à Milan (Italie), se présente à la Préfecture de police pour être inscrite sur les registres de la prostitution, afin d'entrer dans une maison de tolérance. L'examen médical ayant démontré que cette jeune fille n'était pas déflorée, elle fut signalée par une note spéciale à l'administration. On insiste pour qu'elle ne donne pas suite à sa détermination, en lui faisant comprendre toute la tristesse de la vie qu'elle veut embrasser. Les observations restent sans effet et M... qui était majeure, paraissant bien décidée à vivre de la prostitution, on ajourne l'inscription en décidant qu'elle passerait devant la Commission d'inscription. Ce répit fait réfléchir la jeune fille qui, rentrant en elle-même, modifie insensiblement ses dispositions et n'hésite plus à raconter son histoire. Elle avait perdu sa mère depuis quelques années et vivait avec son père en Italie ; mais à la mort de celui-ci, survenue récemment, elle a quitté Milan pour venir travailler à Paris, comme couturière. Elle est à Paris depuis vingt-deux jours, sans avoir pu, malgré de nombreuses démarches, obtenir du travail ; après avoir épuisé le peu d'argent qu'elle possédait, se trouvant sans ressources et ne voulant pas mourir de faim, elle avait écouté des conseils qui lui avaient été donnés et avait pris la résolution d'entrer dans une maison publique pour vivre de la prostitution. Cette pauvre fille, bien digne d'intérêt, ne fut pas inscrite. La Préfecture de police fit connaître cette situation spéciale au Consulat d'Italie, qui se chargea de la rapatrier et de la renvoyer auprès des parents qui lui restaient.

Dans l'autre cas, très récent, il s'agit de T... Emilie, âgée de seize ans et demi, née à Paris, qui est orpheline. Elle a une sœur, mariée à un ouvrier, chez laquelle elle a habité pendant quelque temps et à qui elle remettait le peu qu'elle gagnait, comme apprentie chapelière, c'est-à-dire 1 fr. 50 par jour. Le beau-frère trouvant que la présence de cette jeune fille chez lui augmentait les charges du ménage, lui fit comprendre qu'il ne pouvait la garder plus longtemps et qu'elle devait chercher une place. Elle quitte le domicile de sa sœur, fort triste, la bourse à peu près vide, ne sachant où aller se loger, ignorant où elle trouverait les ressources nécessaires pour se nourrir. Après quelques tentatives infructueuses pour avoir une place, elle fait la rencontre d'un monsieur qui lui offre 20 francs si elle consent à l'accompagner dans un hôtel. L'offre lui paraissant tentante, après une légère hésitation, elle accepte la proposition qui lui est faite et bien qu'elle fût encore vierge, elle se livre à cet inconnu qui lui donne des ressources pour plusieurs jours. Elle n'avait jamais vu de pièce de 20 francs ; aussi cette pièce d'or qu'elle touchait pour la première fois lui semblait-elle constituer une petite fortune ; elle s'empresse de louer un petit cabinet meublé dans un garni de la rue Royer-Collard, et vit pendant quelque temps avec ce qui lui reste de sa pièce d'or. Quelques jours après, elle s'en va, de nouveau, à la recherche d'une pièce de 20 francs ; mais, cette fois, elle éprouve une grande déception, la générosité du client n'allant pas au-dessus d'une pièce de 5 francs en argent. Sa troisième tentative à la recherche d'un louis d'or est encore plus malheureuse que la seconde, puisqu'elle

est arrêtée par les agents du service des mœurs au moment où elle
conduisait un amateur dans un hôtel. Dirigée sur le commissariat
de police du quartier, puis emmenée à la Préfecture de police, elle
passe au dispensaire de salubrité le 8 mars 1894.

L'abandon par sa famille de cette malheureuse petite fille, qui
était sans ressources, n'explique-t-il pas suffisamment qu'elle soit
tombée dans la prostitution et qu'elle n'ait pas repoussé les propositions d'un homme qui lui offrait de l'argent et lui permettait ainsi
de trouver, pour quelques jours, le coucher et le vivre ?

*Causes de la prostitution tenant à la situation particulière de
la famille.* — La jeune fille qui vit dans un milieu honnête, qui n'a
sous les yeux que l'exemple du travail régulier et de la moralité la
plus grande, a toutes les chances de rester vertueuse, à moins de
circonstances extraordinaires. Si on vit dans une famille d'honnêtes
gens, on s'imprègne du milieu dans lequel on est élevé ; on a le sentiment de la pudeur et de la dignité personnelle. La mère de famille,
jalouse d'inculquer de bons sentiments à ses enfants, saura éloigner
de sa fille les causes de dépravation que l'on rencontre si souvent
dans les grandes villes ; elle s'appliquera, avec la plus grande sollicitude, à la préserver des camaraderies suspectes qui deviennent,
presque toujours, des camaraderies dangereuses. La jeune fille
élevée dans un milieu sain, par une mère prudente, tendre et
dévouée, retrouvera au fond de son cœur le souvenir des leçons
reçues dans ses jeunes années, si elle a le malheur, plus tard, d'avoir
une conduite vicieuse. Il est bien rare qu'on ne trouve pas le moyen
de ramener au bien les jeunes filles qui ont eu une mère s'occupant
de leur enfance ; le souvenir de la tendresse et de l'honnêteté mater-
nelle imprime sur la jeune fille un cachet spécial qui ne s'efface
pas facilement. On s'assimile involontairement les idées et les façons
d'agir du milieu dans lequel on vit. Une jeune fille vertueuse peut
subir l'influence délétère d'un milieu malsain et oublier les leçons
de stricte honnêteté qu'elle a reçues autrefois ; mais le souvenir
qui lui en reste la ramène souvent au devoir.

C'est dans la famille qu'on puise les idées d'honnêteté et de
moralité, de même qu'on y trouve hélas, les germes d'une vie de
désordre.

On a malheureusement à constater trop souvent combien l'éducation morale a fait défaut chez les jeunes filles qui ont roulé dans la prostitution clandestine. Nous avons dit plus haut que nous avions trouvé 692 orphelines parmi les insoumises malades. Celles-là n'avaient pas eu pour les sauvegarder la tendresse d'une mère ou la sollicitude d'un père, soucieux de l'avenir de son enfant. Confiées à des parents, plus ou moins affectueux, elles ont été libres de courir à l'aventure, sans qu'on s'occupât autrement de leur éducation intellectuelle et morale. Ces jeunes filles abandonnées à elles-mêmes deviennent des vagabondes, pour passer progressivement de la mendicité à la prostitution. Dans bien des cas les jeunes filles ont perdu leur père ou leur mère ; leur situation dans la famille devient souvent difficile. Parmi ces jeunes filles. il y en a 811 qui avaient perdu leur père ; 174 avaient eu un père inconnu ou disparu ; 456 étaient orphelines du côté de leur mère, qui était morte dans les premières années de leur existence.

Si le père est veuf, et si le travail le tient en dehors de chez lui, il confie souvent ses enfants à des voisines qui, sous une apparence honnête, ont quelquefois des instincts plus ou moins pervers et qui leur donnent les conseils les plus mauvais ou les exemples détestables d'une vie d'immoralité. Combien de jeunes filles ont été poussées à la prostitution par des femmes auxquelles on avait cru pouvoir les confier ! L'énumération en serait longue ; mais un seul fait suffit pour montrer la perversité de certaines femmes. Le père, qui est veuf, habite la banlieue de Paris et va travailler tous les jours dans Paris. Pendant son absence il confie sa fille, âgée de treize ans et demi à une voisine ; celle-ci livre cette enfant à un jeune homme de vingt-trois ans moyennant une rémunération convenue. Ce marché honteux est le point de départ d'une existence vouée à la prostitution et nous retrouvons cette jeune fille, à l'âge de seize ans, au dispensaire de salubrité ; elle est malade et elle reconnaît qu'elle se livre à la prostitution depuis qu'elle a été déflorée, c'est-à-dire depuis deux ans et demi. Nous avons trouvé 49 jeunes filles dont les pères étaient veufs, mais remariés ; dans sept autres cas ils vivaient en concubinage.

Sur 811 femmes veuves, nous en avons trouvé 119 qui s'étaient remariées et 50 qui vivaient en concubinage. Dans les cas de remariage. comme dans les cas de concubinage, l'existence de la jeune fille subira un contre-coup funeste.

Lorsque le père est remarié, la marâtre n'est pas toujours tendre pour l'enfant de son mari. La pauvre fille, souvent rudoyée, accablée de besogne, mal nourrie, quelquefois battue, se lasse insensiblement de la situation qui lui est faite : elle quitte le toit paternel pour chercher ailleurs plus de tendresse ; mais, trop souvent, elle est réduite, manquant de ressources, à se livrer à la prostitution. Si le père vit en concubinage, il arrivera, presque toujours, que sa maîtresse sera encore plus mauvaise pour la jeune fille qu'une marâtre : le séjour à la maison paternelle devient intolérable et, pour échapper aux mauvais traitements, la jeune fille disparaît ; elle devient une recrue de la prostitution clandestine.

Si la mère est remariée ou si elle vit en concubinage, la situation de la jeune fille est encore plus triste. Bien souvent le mari ou l'amant de la mère sollicite les faveurs de la jeune fille ; elle est l'objet d'obsessions constantes ou de sévices lorsqu'elle repousse les avances qui lui sont faites ; elle est témoin des discussions violentes qui se produisent entre sa mère et le nouveau mari ou l'amant et, lorsque la réconciliation se fait, elle assiste à des scènes d'un réalisme cynique, peu propres à élever ses sentiments ; progressivement son esprit se pervertit, elle perd toute notion de pudeur et d'honnêteté ; elle quitte sans regret le domicile maternel et se lance dans la prostitution clandestine.

Il n'y a pas que ces ménages qui soient pour la jeune fille une cause de tristesse et de perversion morale. Il y a des ménages, réguliers en apparence, qui fournissent à la jeune fille des exemples de grande immoralité. Dans bien des cas, le père de famille, qui est un paresseux et un ivrogne, travaille irrégulièrement et ne fournit aucune ressource à la mère de famille ; celle-ci travaille, mais son travail est insuffisant : elle se fatigue des coups qu'elle reçoit et de la misère qu'elle endure, et après une discussion plus violente que d'habitude, elle quitte le mari en emmenant son enfant ; mais le travail de la femme est insuffisant pour élever sa fille, elle se décide à vivre en concubinage. Exemple déplorable donné à un enfant ! Quand la mère a l'énergie voulue pour rester quand même avec son mari, la jeune fille est bien souvent témoin attristé de discussions violentes, de scènes d'ivrognerie ; elle perd les sentiments d'affection et de respect qu'elle doit à ses parents ; elle voit s'affaiblir ses instincts d'honnêteté et de moralité ; elle prend en dégoût le domicile paternel et à la moindre occasion favorable qui s'offrira, elle s'en ira sans regrets.

La promiscuité qui existe dans certains ménages parisiens devient une cause d'immoralité. Lorsque le logis est exigu, lorsque l'espace fait défaut, on empile dans un même lit filles et garçons, sans trop se préoccuper s'ils grandissent et si leurs sens s'éveillent; on laisse continuer cette promiscuité indéfiniment et il arrive fatalement que le frère déflore sa sœur, quelquefois d'une façon inconsciente. Des monstruosités plus grandes se produisent, dans certaines circonstances, parce que le sens moral fait défaut chez certains individus : le père qui devrait se préoccuper de sauvegarder l'honnèteté de sa fille, devient l'agent principal de sa démoralisation; lorsqu'il rentre au logis, après des libations trop nombreuses, il cherche à posséder sa fille comme il chercherait à avoir une femme quelconque. Comment une jeune fille ne perdrait-elle pas tout sentiment d'honnèteté et de pudeur, lorsqu'elle est en butte aux poursuites incessantes du père? N'est-il pas naturel, en pareille occurrence, qu'elle se livre à un homme quelconque, pour échapper aux obsessions incestueuses de son père? Il n'y a pas que les pères qui aient une conduite monstrueuse; certaines mères apportent un cynisme analogue dans la direction de l'éducation de leur enfant; petites filles, elles les laissent vagabonder au hasard; plus tard, elles les poussent à se livrer à la mendicité. Lorsque l'enfant sera plus grande et en état d'attirer les regards des hommes, la mère lui enseignera à vendre des fleurs sur les boulevards et dans les cafés. Une telle mère suit son enfant et semble vouloir la protéger, mais elle cherche, en définitive, l'occasion la plus favorable pour la livrer à un amateur disposé à se montrer très généreux; elle débattra les conditions des rendez-vous demandés et lorsque sa fille, lancée dans la prostitution, lui amènera un amant de son choix ou un souteneur qu'elle s'est procuré, la mère les accueillera avec bienveillance. Dans certains cas, le père et la mère sont aussi misérables l'un que l'autre; ils se complètent dans l'immoralité la plus abjecte : le père veut abuser de sa fille et la mère cherche l'occasion de la vendre! Nous avons été à même de constater des faits se rattachant à ces différentes catégories de parents abominables. Nous avons eu à constater d'autres monstruosités : le mari qui pousse sa femme à la prostitution; la sœur qui entraîne sa plus jeune sœur à suivre son exemple et à chercher dans la prostitution clandestine les ressources qu'elle ne trouve pas chez ses parents. Parmi les faits observés, quelques-uns nous semblent mériter une mention spéciale.

B... Marguerite est orpheline ; elle a été abandonnée de très bonne heure à ses instincts; elle commence à se livrer à la prostitution à l'âge de douze ans et demi; arrêtée à plusieurs reprises, elle est envoyée en correction, deux fois à la Fouilleuse et une fois à la correction Duval. De 1885 à 1891, elle est arrêtée huit fois pour s'être livrée à la prostitution clandestine, sans qu'elle ait été inscrite, à cause de son jeune âge. Cette jeune fille, dépravée de bonne heure, parce que personne ne s'est occupé de son éducation, a cependant conservé des sentiments de dévouement fraternel; elle a un jeune frère de sept ans dont elle s'occupe avec sollicitude ; elle l'a envoyé à la campagne et paie 30 francs par mois pour son entretien. Il est bien certain que cette jeune fille aurait pu être une fille honnête, si elle avait eu des parents pour la diriger : c'est peut-être à l'amour fraternel, très vivace chez elle, qu'elle devra son relèvement.

La petite G... Ernestine est âgée de quinze ans, elle n'est pas orpheline, mais elle a une mère abominable qui la conduit sur les boulevards, sous prétexte de vendre des fleurs. Lorsqu'elle hésite à s'adresser aux messieurs qui passent, la mégère l'excite de la voix et du geste; elle la conduit dans les cafés et si sa jeunesse et sa gentillesse provoquent la sympathie des consommateurs qui lui offrent des rafraîchissements, l'enfant fait signe à sa mère, qui accepte tout ce qu'on veut lui offrir et qui profite de l'occasion pour discuter les conditions du marché qui livrera sa fille. Dans l'espace de quelques mois, cette malheureuse jeune fille est arrêtée quatre fois, pour actes de prostitution ; au dispensaire de salubrité, l'examen médical a démontré qu'elle n'était pas *déflorée*, bien que se livrant à la prostitution depuis une année au moins. En 1880, Ernestine G... est partie pour Londres en compagnie d'un Anglais à qui elle avait été vendue par sa mère.

Nous devons noter, en passant, qu'il n'est pas rare d'examiner au dispensaire des jeunes filles se livrant à la prostitution, depuis longtemps, sans avoir été déflorées, au point de vue physique, puisqu'il y a persistance de la membrane *hymen ;* mais elles étaient bien déflorées moralement et souvent nous avons constaté des accidents syphilitiques chez de très jeunes filles qui avaient encore matériellement les caractères de la virginité physique !

La petite C... Louise, née à Paris, a commencé à vendre des fleurs dans les cafés des boulevards à l'âge de treize ans ; elle était accompagnée par sa mère et ne rentrait au domicile maternel qu'à une heure du matin ; la vente des fleurs n'était plus bientôt qu'un prétexte pour se livrer à la prostitution et la mère débattait avec les amateurs le prix à donner. A la surveillance de la mère inté-ressée à recevoir l'argent de la prostitution de sa fille, succède, après quelques mois, la surveillance d'un souteneur avec lequel elle s'est décidée à vivre et qui l'exploite largement. Sa mère ne lui garde pas rancune et reçoit chez elle le souteneur en titre et les amateurs qu'elle veut bien lui conduire.

Depuis l'âge de treize ans jusqu'à l'âge de dix-sept ans, elle a été arrêtée six fois, trouvée plusieurs fois malade et atteinte notamment de la syphilis. Comme elle était mineure, elle a été rendue chaque fois, après guérison, à son indigne mère qui a continué à favoriser la prostitution de sa fille !

L'histoire de Jeanne D... est encore plus douloureuse, puisqu'à l'indignité de la mère s'ajoute l'immoralité du père. Cette jeune fille, née à Paris, qui paraît avoir de bons sentiments et a une tenue fort convenable, fait avec émotion et tristesse le récit de sa chute. Elle est fille d'ouvriers qui auraient pu gagner convenablement leur vie, mais le père, maréchal ferrant, est un ivrogne qui bat femme et enfant quand il rentre au logis. Lorsque la jeune fille a eu quinze ans, le père a essayé d'obtenir ses faveurs et devant la résistance de son enfant, il entrait dans une véritable fureur. La mère ne cherchait pas à s'interposer entre le père et la fille, elle laissait faire ! De son côté, elle a cherché à tirer parti de la jeunesse de son enfant. Elle a accepté, dans plusieurs circonstances, à déjeuner avec des hommes qui lui faisaient boire du champagne et lui offraient de l'argent pour obtenir les faveurs de sa fille. C'est ainsi que Jeanne D..., conduite par sa mère, a accepté après boire de se donner à un individu, qu'elle n'a pas revu plus tard et qui avait remis 10 francs à sa mère.

Maltraitée constamment par son père qui ne cessait de la pour-suivre de ses obsessions, en butte aux mauvais conseils de la mère qui cherchait des amateurs à qui la livrer, elle quitte le domicile paternel et se lance dans la prostitution clandestine, voulant au moins garder pour elle-même les bénéfices de son déshonneur. Cette malheureuse fille, arrêtée et trouvée atteinte d'accidents syphilitiques, est envoyée à l'infirmerie de Saint-Lazare où elle reste deux mois. Comme elle est encore mineure, elle est rendue à sa famille, après sa guérison. Malgré l'indignité de ses parents, elle accepte de rentrer auprès de sa mère, qu'elle sait malade et qu'elle désire soigner; elle espère que son père ne cherchera pas, de nouveau, à obtenir ses faveurs. Il est resté, malgré tout, dans le cœur de cette pauvre fille, un sentiment de piété filiale que la prostitution et l'inconduite de sa famille n'ont pu abolir.

Ce n'est pas seulement de nos jours qu'on voit cette monstruosité : une mère vendant sa fille et la poussant à la prostitution. Moïse n'a-t-il pas fait une loi pour défendre aux Hébreux de prostituer leurs filles?

Nec prostituas filiam tuam, nec contaminetur terra et impleatur piaculo.
(Liv., xix, 29.)

« Ne prostituez pas votre fille, de peur que la terre ne soit souillée et remplie de crimes. »

Dans l'antiquité romaine, cet abominable commerce était devenu une habitude chez certaines femmes. Ces mères dénaturées cherchaient dans la misère une excuse à leur odieuse conduite. Nous trouvons dans Plaute des citations caractéristiques à ce sujet.

... Neque ego hanc superbiæ causa.
Repuli ed meretricium quæstum, nisi ut ne esurirem.
(Plaut., *bistell.*, 44.)

« Si je l'ai poussée à la prostitution, ce n'est pas par dureté de cœur, c'est pour ne pas mourir de faim. »

Et plus loin :

Nam si hæc non nubat lugubri mihi fame familia pereat.
(Plaut., *bistell.*, 47)

« Si les hommes lui manquaient, il y aurait deuil et famine à la maison. »

Après la mère, c'est souvent aussi la sœur plus âgée qui joue un rôle analogue et entraine sa plus jeune sœur à la débauche, comme dans l'exemple suivant : Blanche B..., âgée de quinze ans, est née à Paris. Sa mère est concierge et son père journalier. Elle habitait avec ses parents, lorsque sa sœur plus âgée qu'elle de deux ans, la décide à quitter le domicile paternel. Celle-ci qui était fortement émancipée et se livrait à la prostitution clandestine depuis deux ans, avait été arrêtée à plusieurs reprises, et trouvée atteinte d'accidents syphilitiques. Après avoir déterminé sa jeune sœur à partager sa chambre, elle ne se cache pas pour se livrer, en sa présence, à tous les hommes qu'elle va recruter dans la rue; mais les mauvais exemples donnés ne suffisent bientôt plus, il faut que sa sœur fasse, de son côté, de la prostitution, de façon à augmenter le gain quotidien. Elle cherche et trouve un homme disposé à lui donner 20 francs pour lui livrer cette jeune fille de quinze ans. La sœur aînée fait la leçon à sa jeune sœur pour qu'elle n'oppose pas de résistance et sans se soucier autrement des plaintes et des gémissements que la pauvre enfant fait entendre, elle reste impassible auprès de sa fenêtre, lisant un journal pour se distraire, pendant que s'accomplit dans sa chambre cet acte de grossière immoralité. Après avoir été livrée plusieurs fois par sa sœur à différents amateurs, Blanche B... rentre chez ses parents où elle habite deux mois. Cela ne faisait pas le compte de sa sœur aînée qui perdait les bénéfices que lui rapportait la prostitution de sa sœur; de nouveau, elle l'entraine à quitter ses parents et elle recommence à la livrer aux amateurs qui rémunèrent convenablement son obligeance. Les deux sœurs sont arrêtées dans la rue, en compagnie de souteneurs; reconnues malades, elles sont envoyées à l'infirmerie de Saint-Lazare. C'est à son passage au dispensaire que la malheureuse jeune fille nous a fait le récit de son aventure.

Les exemples de sœurs entraînées à la débauche par leur sœur plus âgée sont très nombreux. Parmi les faits recueillis, nous avons trouvé dans une même famille quatre sœurs se livrant successivement à la prostitution clandestine à l'instigation de la sœur aînée; plus tard, elles ont été inscrites, toutes quatre, et faisaient partie du personnel de deux maisons publiques de Paris.

Nous avons eu l'occasion de constater un autre fait profondément douloureux, dans une des séances de la commission chargée de se prononcer sur l'inscription des insoumises : une personne mariée, âgée de trente-quatre ans, avait été arrêtée aux Champs-Élysées, pour actes de prostitution; elle avait été arrêtée une première fois déjà et rendue à son mari. Surprise de nouveau, au moment où elle conduisait dans un garni un homme racolé du côté de la rue Matignon, elle avait été amenée par les agents des mœurs chez le commissaire de police du quartier et, de là, dirigée sur la Préfecture de police. Devant la commission d'inscription, cette personne, qui avait une tenue convenable, avouait en pleurant qu'elle se livrait à la prostitution, à l'instigation de son mari, qui était sans place : elle ajoutait qu'elle avait un fils de quatorze ans, qui travaillait, et une fille de huit ans. Le mari, ancien employé de Ministère, appartenait à une famille honorable. Sans place depuis dix-huit mois, il avait vainement cherché d'autres occupations. Les ressources lui faisant défaut, il n'avait trouvé d'autre moyen de soutenir sa famille que de pousser sa femme à la prostitution ! Ne faut-il pas faire vivre ses enfants? Le mari s'était présenté devant la commission pour réclamer sa femme : c'était un homme de quarante-cinq ans, à l'aspect vigoureux, ayant toutes les apparences d'une bonne santé, mais paraissant alcoolique ; il écoutait sans émotion, avec une grande indifférence, le récit douloureux fait par sa femme qui, elle, semblait navrée de son arrestation, en pensant à ses enfants. Inutile de dire que cette malheureuse femme ne fut pas inscrite. Après des observations sérieuses qui s'adressaient plus à son mari qu'à elle-même, elle fut rendue à la liberté. N'est-ce pas un spectacle navrant que cette mère de famille, d'origine respectable, pleine de sollicitude pour les siens, se prostituant à l'instigation d'un mari qui ne travaille pas? N'est-il pas à craindre qu'elle n'ait la faiblesse de recommencer ses tristes manœuvres et qu'on ne la retrouve, une fois encore, parmi les insoumises arrêtées pour prostitution clandestine?

Comme les choses bizarres coudoient les faits les plus dramatiques, il n'est pas surprenant qu'on ait vu, dans la même séance de la commission, un mari jouant un rôle grotesque et sollicitant, pour sa femme, l'inscription sur les registres de la prostitution et l'entrée dans une maison publique.

Cette fois, il s'agit d'une femme B... Delphine, mariée depuis deux ans, qui n'a pas été arrêtée : elle s'est présentée, avec son mari, dans une maison de prostitution de 3e ordre, pour demander à faire partie du personnel de la maison. Comme on avait fait observer à ces époux que la femme ne pouvait être admise, même avec le consentement de son mari, sans avoir été inscrite sur les registres de la prostitution à la Préfecture de police, ils ont pris le chemin du bureau des mœurs et ont paru devant la commission de l'inscription.

Le mari, qui est cocher de fiacre, raconte qu'ayant été trompé par sa femme, il a pris la résolution de la faire entrer dans une maison de prostitution ; il pense que sa femme étant vicieuse trouvera dans une maison publique l'occasion de satisfaire ses besoins génésiques et qu'au bout de quelques mois elle sera absolument saturée ; alors, elle sera corrigée pour toujours et il la reprendra chez lui !

Que penser de l'état mental de cet homme qui ne trouve d'autre moyen de guérir une femme vicieuse qu'en l'obligeant à se plonger jusqu'au cou dans la fange? Les membres de la commission démontrèrent à cet étrange mari que le moyen qu'il voulait employer pour ramener sa femme au devoir conjugal était détestable. Il se laissa convaincre. La femme ne fut pas inscrite, la réconciliation se fit et les deux époux regagnèrent ensemble le domicile conjugal. Nous n'oserions pas affirmer que cette femme a été touchée par la bonté de son mari et qu'elle est devenue à tout jamais une femme vertueuse !

Nous pourrions citer de nombreux exemples de parents ou de maris poussant leurs enfants ou leur femme à la prostitution, mais nous serions obligés de reproduire des faits, analogues par beaucoup de côtés, à ceux que nous venons de mentionner ; il nous a semblé plus instructif de rechercher dans les causes judiciaires des exemples récents qui confirment, d'une façon tristement éloquente, les récits que nous venons de faire et qui montrent que ces histoires sont de tous les jours. Nous trouvons dans la *Gazette des Tribunaux* (8 et 9 février 1892) le résumé d'une affaire qui s'est déroulée devant la police correctionnelle et qui a eu pour conséquence la condamnation d'une mère qui encourage sa fille à la débauche ; nous copions textuellement : « Si, avec quelques lignes de la main d'un homme, on peut le faire pendre, on peut, d'une seule ligne imprimée dans un journal, tirer de grosses conséquences ; ça n'a l'air de rien, une ligne, mais pour ceux qui savent ce que parler veut dire, c'est quelquefois une révélation.

« Par exemple, celle-ci insérée dans le *Gil Blas* : « Mme Denis — massage — avec élèves » (suit l'adresse) n'est-elle pas pleine de révélations pour les vieux messieurs?

« Cette ligne, insérée dans plusieurs numéros dudit journal, appela l'attention de la justice et voici ce qui est résulté de l'enquête ordonnée par le Procureur de la République :

« Presque toutes les annonces du *Gil Blas*, paraissant sous la rubrique « Petite correspondance » sont faites par des personnes se livrant soit à la débauche, soit au proxénétisme, et, souvent même, pratiquant les deux.

« En ce qui concerne l'excitation des mineures à la débauche, la présente enquête n'a permis de relever que deux faits de cette nature, ce sont les suivants : l'insertion dans les numéros du 22, 23 et 26 novembre et 4 décembre 1892, contenant la ligne ci-dessus rapportée.

« L'autre annonce concerne une femme qui n'est pas en cause aujourd'hui. La masseuse avec élèves, traduite devant le Tribunal, est la femme Paganel, âgée de trente-huit ans, que son mari, professeur dans une institution, a quittée parce qu'elle se livrait à l'inconduite. Elle est prévenue d'excitation à la débauche de filles mineures, notamment de sa propre fille qu'elle aurait livrée à l'âge de quatorze ans et qui en a dix-sept aujourd'hui.

« L'annonce du *Gil Blas* attira donc à l'adresse indiquée des messieurs désireux de se faire masser par des élèves : ils en trouvaient toujours et, parmi elles, la jeune fille en question.

« La bonne même, âgée de dix-neuf ans, qui se bornait, dit-elle, à recevoir les visiteurs dans l'antichambre et à les introduire après autorisation de la maîtresse, est désignée comme une des mineures excitées.

« Ces demoiselles ont donc été entendues à l'audience.

« La fille de la prévenue, fort jolie petite personne, pas difficile à exciter, mais très difficile à intimider, répond carrément à M. le Président :

« Ce que j'ai fait, c'est parce que ça me convenait.

« M. le Président. — Et votre mère le tolérait ?

« La jeune fille. — Non, elle me grondait, mais je lui répondais : « Il y a longtemps que j'ai commencé, je continuerai. »

« C'est également le système de défense de la mère ; sa fille, dit-elle, est modiste, travaillait dans une maison de la rue Laffitte et pouvait vivre de cette profession ; si elle s'est débauchée, c'est qu'elle l'a voulu.

« Le Tribunal a condamné cette brave mère à quatre ans de prison, 1,000 francs d'amende et dix ans d'interdiction de ses droits civils. »

Plus récemment, plusieurs journaux ont rendu compte d'une affaire concernant une mère qui vend sa fille, âgée de dix ans, à une proxénète et celle-ci la met en rapport avec de vieux messieurs. Cette triste histoire se trouve notamment dans la *Gazette des Tribunaux* (8 avril 1894) et dans le journal *Le Temps* (9 avril 1894). Voici le récit de ce dernier journal : « Une lamentable affaire de mœurs s'est déroulée, hier, devant la 11e chambre correctionnnelle.

« Dans les premiers jours de décembre dernier, les agents de la sûreté arrêtaient sur les boulevards, au moment où elle « accostait » de vieux messieurs, une fillette âgée de dix ans. Conduite chez le commissaire de police, elle déclara, tout en larmes, au magistrat, que si, chaque soir à peu près, elle se livrait à ce manège, c'était pour nourrir sa maman, très malheureuse et trop âgée pour travailler.

« Maman, ajouta-t-elle, est une ancienne chanteuse. Elle a été au théâtre de Vienne, et ici à l'Opéra-Comique où elle a été brûlée pendant l'incendie ; elle donnait aussi des leçons de danse. Quand j'ai eu sept ans, elle m'a fait suivre les cours de danse à l'Opéra et les cours de solfège au Conservatoire ; j'y ai appris aussi le piano.

« Il y a un an, maman ayant perdu un ami qui la faisait vivre, s'est trouvée très gênée ; alors elle m'a expliqué que, pour vivre, il fallait aller chercher des messieurs, dans les rues et sur les boulevards et se laisser embrasser, me disant que, comme c'était par nécessité, il n'y avait pas de mal ; elle me faisait faire ma prière, matin et soir et m'envoyait à confesse ; un jour, j'ai dit à mon confesseur ce que maman me faisait faire ; il m'a dit que c'était très vilain, un gros péché et qu'il ne fallait pas recommencer ; mais j'ai recommencé tout de même, maman m'ayant dit que nous y étions forcées pour vivre.

« Une fois notamment elle m'a menée sur les boulevards et a fait signe à un monsieur très bien, qui nous a conduites chez nous en voiture et est monté dans notre logement.

« Puis la fillette donna sur la scène qui suivit des détails qui ont été redits à l'audience, mais qu'il nous est impossible de répéter, tant ils sont répugnants.

« A la suite de cette déclaration, celle que la pauvre enfant appelait sa maman fut arrêtée.

« — Mais je ne suis pas la mère de cette enfant, protesta-t-elle. Je l'ai prise et élevée par pure charité. Sa vraie mère me la confia, le 12 mai 1883, en vertu de l'acte suivant :

« Moi, Maria Bourdon. soussignée, je reconnais me désister,
« sans être contrainte, ni obligée, d'un enfant du sexe féminin,
« nommée Renée-Eugénie-Pol Bourdon en faveur de Mlle Eugénie
« Lautru, sa marraine, artiste lyrique ; renonce par cet acte à tous
« mes droits de mère et protectrice pour cette enfant, âgée de trois
« mois ; je fais donc l'abandon complet, en toute connaissance de
« cause et de ma propre volonté.

« Fait à Paris, etc.   Maria Bourdon. »

« L'enquête n'eut pas de peine à établir qu'Eugénie Lautru était une odieuse proxénète. Apprenait-elle qu'une femme ayant une petite fille était malheureuse, elle accourait et se faisait livrer l'enfant. La mère alors recevait quelque argent et disparaissait, à moins qu'elle ne préférât demeurer auprès de la misérable afin de suivre, de surveiller et d'encourager sa fille dans la vie de débauche qu'on se disposait à lui faire mener. — Tel était le cas de la femme Barbe, une mégère de cinquante ans, qui a comparu également hier, dans la même affaire, devant le tribunal correctionnel et qui avait *confié* sa fille, âgée de quatorze ans, aux bons soins de la femme Lautru. Sous les yeux de sa mère, la malheureuse gamine était obligée de se prêter aux fantaisies des vieux messieurs amenés par la proxénète.

« *Que voulez-vous ? déclara la femme Barbe, quand elle fut arrêtée. J'avais essayé de retenir ma fille. Je lui avais défendu d'aller trop loin. Seulement, dame ! une fois partie, n'est-ce pas, elle n'a pas pu se modérer, et ce qu'elle a fait de trop n'est pas de ma faute.*

« L'arrestation de la femme Barbe fut suivie de celle de la femme Fournier, la domestique d'Eugénie Lautru et surtout sa complice. Les faits sont suffisamment connus pour que nous n'ayons pas à parler des débats. Au reste, il nous serait impossible d'entrer dans de plus amples détails, on devine aisément pourquoi. Le jugement seul est intéressant à connaître.

« La femme Lautru a été condamnée à cinq ans de prison, 1,000 francs d'amende et à l'interdiction pendant vingt ans, de toute tutelle ou curatelle ; la femme Barbe à quatre ans de prison, 300 francs d'amende et même interdiction pendant vingt ans, et la fille Fournier à deux ans de prison et cinq ans d'interdiction du même droit.

« Quant à la jeune Barbe. poursuivie comme complice du délit d'outrage public à la pudeur, elle a été acquittée comme ayant agi sans discernement, mais elle sera envoyée dans une maison de correction jusqu'à vingt ans. »

Les condamnations prononcées par les tribunaux peuvent avoir une influence salutaire pour arrêter ou diminuer le commerce honteux que certains parents font de leurs enfants ; il est à souhaiter que les magistrats mettent une vigoureuse et persistante énergie à poursuivre ces parents dénaturés. Les exemples que nous venons de citer montrent à quel degré d'abaissement moral peuvent tomber certaines natures perverses ; mais si ces parents indignes ne sont pas une majorité, il faut bien reconnaître qu'ils sont encore bien nombreux ceux qui par incurie, par défaut de surveillance ou par absence d'éducation morale laissent leurs filles tomber dans la prostitution.

Il n'est pas inutile, après avoir mentionné les différentes causes de prostitution qui peuvent se rencontrer dans la famille, de relater la situation exceptionnelle dans laquelle étaient, sous ce rapport, un grand nombre des insoumises trouvées malades pendant cette période de dix ans.

Il y a 2,368 insoumises reconnues, au point de vue de leurs parents, dans des conditions particulières. Ces conditions, spécialement désavantageuses, ont pu contribuer à favoriser leur mauvaise conduite et la prostitution qui en a été la conséquence. Dans ce nombre il y a :

1° 692 orphelines ;

2° 184 filles naturelles ou dont les pères sont disparus ;

3° 811 filles avaient perdu leur père ;

4° 55 filles avaient vu leur père se remarier ou vivre en concubinage ;

5° 456 filles avaient perdu leur mère ;

6° 169 filles avaient vu leur mère se remarier ou vivre en concubinage.

Influence pernicieuse de certaines camaraderies et des mauvaises fréquentations. — Nous avons déjà signalé l'influence malsaine de certaines camarades plus âgées qui entraînent les plus jeunes à une vie de désordre, lorsque nous avons parlé des ateliers et des bals ; il est nécessaire d'insister sur l'influence pernicieuse de certaines camaraderies. Il semble que la fille dont le moral est malsain éprouve un besoin de pervertir les camarades qui vivent à ses côtés. Une fille a-t-elle un amant, elle cherche à entraîner ses jeunes compagnes à faire comme elle ; a-t-elle l'habitude de se livrer, pour de l'argent, à certains hommes, elle voudra entraîner ses amies dans les rendez-vous qu'elle accepte ; si elle fréquente des filles soumises, qui l'attirent chez elles, pour avoir des filles jeunes à offrir à leurs clients, elle n'aura de cesse qu'elle n'ait obtenu le consentement de ses jeunes amies à la suivre dans ces milieux dangereux. Il arrive alors que de toutes jeunes filles accompagnent les filles en carte dans leurs pérégrinations ; c'est l'appât inusité offert aux clients blasés qui espèrent trouver des sensations nouvelles avec des jeunes filles non expérimentées ; ces jeunes recrues augmentent la clientèle de la fille prostituée, qui partage avec elles les bénéfices obtenus. Beaucoup de jeunes filles demeurant dans leur famille ont été entraînées ainsi, à l'insu de leurs parents, à devenir les auxiliaires des filles publiques. C'est quelquefois à l'âge le plus tendre que la jeune fille se laisse entraîner par une camarade. Voici, par exemple, C... Céline, qui est âgée de douze ans et est née à Paris ; son père a disparu et la mère habite en garni. Cette petite fille, circonvenue par une fille en carte, se rendait chez elle le jeudi et le dimanche ; elle y trouvait de petites camarades qui étaient livrées aux hommes, clients de la fille publique. Une autre jeune fille P... Louise, arrêtée pour vagabondage à douze ans, a été arrêtée à treize ans pour complicité de vol. Elle a été entraînée à la prostitution par une de ses camarades âgée de dix-huit ans. Elle dépensait à s'amuser l'argent que lui donnaient les hommes qu'elle fréquentait et qu'elle conduisait chez un marchand de vin, logeur des environs de la place de la Bastille. Cette petite fille, qui était malade au moment de son arrestation, a été envoyée à l'infirmerie de Saint-Lazare, où elle a fait un séjour de cinq mois. Lorsqu'elle a quitté Saint-Lazare, elle a été rendue à la mère, qui n'a pas voulu consentir à ce qu'elle entrât au Bon Pasteur.

D... Marie, âgée de quinze ans, est née à Paris ; elle a pour camarade une fille de seize ans, qui se charge de faire son éducation. Elles vont ensemble dans les rues de Paris, cherchant aventure. Elles rencontrent un individu qui lui offre 2 francs, si elle veut satisfaire ses désirs. Influencée par sa camarade plus âgée, cette petite fille, qui n'est pas déflorée, accepte la proposition qui lui est faite et elle se livre pour 2 francs à un homme qu'elle ne connaissait pas et qu'elle ne reverra jamais !

Voici un autre exemple de ce que peut être l'influence pernicieuse des camarades.

L... Céleste est âgée de seize ans ; elle habite Paris depuis deux ans et loge chez ses parents, avenue des Ternes ; elle est blanchisseuse, et comme elle a été chargée plusieurs fois de porter du linge chez une fille en carte, elle se lie avec elle. Écoutant les conseils de cette femme, elle abandonne le domicile paternel et se réfugie chez elle. Pendant deux jours, elle habite avec sa nouvelle amie, sans qu'il se produise aucun événement particulier ; mais le troisième jour, dans une promenade aux environs de la gare de Sceaux, elles rencontrent un jeune homme que la fille en carte dit être son frère ; ils rentrent tous les trois au logis et les deux femmes couchent dans le même lit en compagnie du jeune homme qui, après avoir possédé sa prétendue sœur, essaie, sans résultat, de déflorer la jeune L... qui, du reste, se laisse faire sans protestation et sans résistance. Voilà donc une jeune fille de seize ans, non déflorée, qui a si peu le sentiment de la pudeur qu'elle consent sous l'instigation d'une camarade, à partager le premier lit venu avec elle et un homme ; après avoir assisté sans étonnement et sans émotion aux ébats de ce soi-disant frère avec sa prétendue sœur, elle ne se révolte pas lorsque celui-ci, changeant de rôle, sollicite ses faveurs et veut assouvir sa brutalité sur elle ! Le lendemain, elle est arrêtée avec sa compagne, au moment où elles cherchaient ensemble de nouveaux amateurs.

A côté de ce fait brutal, voici deux jeunes filles originaires de Paris ayant l'une treize ans et l'autre quatorze ans : elles sont arrêtées dans le bois de Vincennes en compagnie de deux jeunes gens de dix-huit et dix-neuf ans, mécaniciens de leur état ; elles ont quitté le domicile maternel, n'ont pas de domicile fixe et se livrent à la prostitution, depuis plusieurs semaines. La plus jeune qui a été entraînée par sa camarade de quatorze ans, n'est pas encore déflorée; elle est rendue à sa famille, tandis que son amie, qui est reconnue malade, est envoyée à l'infirmerie de Saint-Lazare.

Dans l'exemple qui va suivre, nous voyons l'influence pernicieuse de certaines fréquentations sur une fille majeure, qui est intelligente et a reçu une instruction élevée, — il s'agit d'une institutrice munie du brevet supérieur qui se rend *spontanément* à la Préfecture de police pour se faire inscrire et pour entrer dans une maison publique.

A la fin du mois de décembre 1893 a été examinée au dispensaire de salubrité une jeune fille de vingt-quatre ans, L. A... qui s'est présentée *spontanément* pour se faire inscrire et pour entrer dans une maison publique fréquentée spécialement par les étrangers. Cette personne, qui a une excellente tenue, qui s'exprime très correctement et même avec une certaine élégance, est jolie et distinguée; elle est vêtue convenablement, mais sans prétention et avec bon goût. Interrogée sur le motif qui la pousse à se livrer à la prostitution, elle dit être institutrice et avoir cherché vainement, depuis deux ans, une place soit dans une institution, soit dans une maison particulière; ayant épuisé toutes les ressources dont elle pouvait disposer, elle ne trouve d'autre moyen de vivre que d'entrer dans une maison de prostitution. En prenant cette résolution, elle suit le conseil qui lui a été donné par une femme qui a agi de la même façon autrefois, et qui a maintenant une très belle situation. Elle espère arriver au même résultat! Cette jeune fille qui a toutes les apparences et le langage d'une demoiselle bien élevée a passé ses examens et a obtenu le brevet supérieur; elle est bonne musicienne et parle très bien l'anglais. Elle a séjourné pendant deux ans en Angleterre pour se perfectionner dans la langue du pays; elle avait occupé une place dans une institution de demoiselles où elle donnait des leçons de français. Lorsqu'elle a eu une connaissance complète de la langue anglaise, elle est revenue à Paris pour trouver une place d'institutrice. Ses recherches auraient été vaines et pendant deux ans et demi, elle aurait frappé inutilement à la porte de toutes les agences de placement; c'est en désespoir de cause qu'elle a pris la résolution qui la conduit aujourd'hui au dispensaire. Il y a dans le récit de cette jeune personne une particularité qui semble étrange : elle a eu un amant, qui serait dans une bonne situation de fortune et auquel elle n'a jamais voulu demander de l'argent, parce qu'elle trouvait quelque chose de répugnant dans une semblable demande ; par contre, elle trouve normal d'entrer dans une maison publique et de se livrer au premier venu qui payera la rétribution exigée par la maîtresse de maison ! Nous sommes en présence d'un motif inconnu qui nous échappe ou qu'on désire cacher ; mais, ce qui ressort très clairement de ce fait, c'est l'influence délétère des fréquentations de quelques femmes galantes, dont les conseils ont perverti progressivement le sens moral d'une personne qui est instruite et qui paraît très intelligente. Elle connaît une femme qui a débuté par la prostitution dans une maison publique achalandée et qui a maintenant une riche situation ! Cet exemple semble être le mirage qui l'attire et la rend inconsciente de sa détermination ; elle rêve d'une situation brillante et suit aveuglément la route parcourue par celle qui, partie du même point de départ, est arrivée à avoir de l'argent, sinon de la considération !

N'est-ce pas le même phénomène de fascination spéciale qui s'empare de l'esprit de certaines jeunes ouvrières, lorsqu'elles lisent dans les journaux à la mode : « Mlle X..., pensionnaire de l'Académie de musique, vient d'acheter dans l'avenue du bois de Boulogne, pour le prix de 450.000 francs, un terrain pour y faire construire un hôtel. » Une pareille révélation fait travailler toutes les jeunes têtes qui rêvent d'hôtels, de chevaux, de protecteurs généreux ! C'est après de pareils rêves qu'on fait les premiers pas dans la prostitution !

Dans le cas de cette jeune institutrice, l'aberration mentale qui se produit paraît encore plus étrange : elle est instruite, elle semble appartenir à une famille honnête à laquelle elle veut cacher sa décision ; elle s'est donnée sans calculer à un homme qu'elle aime ou du moins qu'elle estime ; elle n'a fréquenté ni les bals ni les lieux de plaisir, où elle aurait eu l'occasion de rencontrer des amants de passage, plus ou moins généreux ; elle n'a pas suivi la pente progressive qui, après la prostitution clandestine, mène à la prostitution publique et brusquement, sans transition, elle prend la résolution d'entrer dans une maison publique où elle appartiendra au premier amateur venu ! Il y a là une espèce d'hypnotisme spécial qu'il est difficile d'expliquer autrement qu'en admettant la fascination subie au récit qu'on lui a fait de la possibilité de conquérir la fortune! C'est la démonstration éclatante du danger de certaines fréquentations et de l'influence qu'elles ont sur le développement de la prostitution! Bien que cette fille fût majeure et eût la libre disposition de sa personne, sa détermination paraissait si extraordinaire que le sous-chef du bureau des mœurs ne voulut pas ordonner immédiatement son inscription; elle fut renvoyée devant la Commission spéciale chargée de délibérer sur certaines inscriptions. Malgré les observations qui lui furent faites et les conseils qu'on lui donna, L. A... persista dans sa résolution : elle fut inscrite et entra dans la maison publique qu'elle avait choisie! Elle n'y resta pas longtemps.

Nous pourrions arrêter là le récit concernant cette personne si dans toute cette histoire il n'y avait quelque chose d'exceptionnel. Quelques jours après son inscription, L. A... adressa à la Préfecture de police la lettre suivante :

Paris, 14 janvier 1894.

Monsieur,

Je suis entrée le 2 janvier dernier dans la maison de la rue ..... ; j'en sors aujourd'hui pour n'y jamais rentrer ni là ni dans aucune autre maison.

Je sollicite d'être rayée des contrôles de la prostitution, s'il y a possibilité de répondre à mon désir. Je suis prête à remplir pour cela les formalités nécessaires pourvu qu'aucun scandale ne rejaillisse sur ma famille qui a tout ignoré, que tout scandale soit évité et toute démarche faite avec discrétion.

Je garde tout espoir, Monsieur, que vous réservez à ma demande une réponse favorable et je vous prie de croire à la sincérité de mes regrets.

Appelée à la Préfecture de police, elle dit être rentrée chez sa mère, ce qui est confirmé par un rapport du service de la sûreté qui, à la date du 8 mars, ne signale rien d'irrégulier dans sa conduite. Mandée de nouveau à la Préfecture de police, elle répond la lettre suivante :

Monsieur,

S'il vous faut des renseignements, je suis, mieux que tout autre, à même de vous les donner. Si je ne l'ai pas fait lundi, c'est que je ne vous ai pas vu bienveillant et j'ai préféré me taire, une voix qui tremble ne saurait être ni persuasive ni éloquente. Vous devez comprendre d'ailleurs combien il est pénible de révéler à un étranger les drames intimes d'une existence.

Je n'étais et je ne suis pas folle ni malade. J'ai agi sous l'influence d'un profond désespoir. Toute autre que moi peut-être eût mieux aimé la mort; mais je suis jeune, pleine de vigueur et de force et j'ai peur de l'anéantissement. La justice humaine doit-elle être plus sévère que la justice divine qui enseigne que celui qui se repent est plus grand que celui qui n'a jamais péché? Pourquoi tenterai-je de vous affirmer que ma conduite, jusqu'au 2 janvier dernier, a été irréprochable? Pourquoi vous aurais-je dit, lundi, que je ne quitte pas ma mère? Vous ne me croiriez pas et ce serait une humiliation de plus. Celle de me trouver entre les murs d'une Préfecture de police n'est-elle pas un assez sévère châtiment d'avoir faibli dans un moment d'angoisse? Épargnez-moi, Monsieur, d'en repasser le seuil; s'il vous faut des détails, je vous les enverrai par lettre; vous les ajouterez à ceux que vous avez entendus et qui, peut-être, vous paraissent obscurs. Soyez miséricordieux, Monsieur; le Christ pardonna bien à la Madeleine et j'ai beaucoup moins péché qu'elle. A cette objection que vous pourriez faire que quinze jours ont suffi pour me corrompre, je pourrais vous répondre (mais vous en souririez d'incrédulité) que le cachet de mon éducation, à cet endroit où l'on ne porte pas le respect de la femme, en imposait assez pour que l'on agît avec moi, avec une très grande générosité d'âme. Mais vous ne croyez pas plus cela que vous ne croyez le reste et je n'ai pas à vous en vouloir. Je ne sollicite plus d'être rayée, peu m'importe à présent que j'en ai fait la demande; je réclame seulement que si vous exigez une explication claire, vous croyiez à son exactitude. Je n'ai pas droit à vos égards, mais je vous en prie. Monsieur, si vous me répondez, que ce soit par lettre ne portant pas le cachet de la Préfecture de police. Je vous serai éternellement reconnaissante d'avoir compris qu'il vaut mieux m'engager à me relever de ma chute que de m'abaisser encore.

Ces deux lettres sont certainement intéressantes, à bien des points de vue; elles indiquent, dans tous les cas, que celle qui les a écrites est une personne intelligente, instruite et capable d'écrire d'une façon très convenable; mais, est-elle aussi sincère qu'elle est intelligente? Les sentiments exprimés sont élevés; sont-ils éprouvés d'une façon réelle? On est en droit de se le demander, lorsque les renseignements recueillis sont en contradiction avec les assertions émises. Son éducation morale a pu surprendre et étonner les habitués de cette maison de prostitution; on a pu être intrigué par une tenue réservée, un langage correct et une absence absolue de tout cynisme, mais de là à admettre qu'elle soit restée indemne de toute souillure au milieu des vierges folles, ses compagnes, il y a tout un monde! Nous pouvons croire qu'elle n'a joué son rôle qu'en partie, mais elle n'en a pas moins rempli, d'une façon plus ou moins discrète, l'office qui lui était dévolu. Nous savons, au reste, que ce n'est pas spontanément qu'elle a quitté cette maison; on l'a remerciée, parce que sa façon d'être n'était pas suffisamment en rapport avec les habitudes des autres femmes. Sa résolution de ne plus se trouver dans un lupanar n'a donc été prise qu'après coup. N'y a-t-il pas aussi quelque chose d'étrange à voir cette personne exagérer les sentiments de délicatesse au point de se trouver humiliée lorsqu'on lui demande de se rendre dans les bureaux de la Préfecture de police, elle qui n'avait pas hésité à vivre dans une maison de prostitution? Il est possible que sous le toit maternel et sous l'influence salutaire d'un milieu sain, les sentiments de délicatesse et d'honneur se soient réveillés; mais, pour combien de temps? Elle va être rayée des contrôles de la prostitution; mais après? N'y a-t-il pas à redouter que de nouvelles influences mauvaises n'agissent sur cette nature mal équilibrée et ne déterminent encore des résolutions étranges! Quand une personne de vingt-quatre ans, intelligente, instruite, ayant reçu une éducation honnête, subit l'influence pernicieuse de certaines fréquentations, au point d'entrer dans une maison de prostitution, il y a lieu de craindre pour son avenir et de redouter le peu de consistance de ses résolutions de vertu et de moralité. A côté de ce fait, étrange sous tant de rapports, nous pouvons raconter l'odyssée lamentable d'une jeune fille élevée comme une personne du meilleur monde, par le caprice d'une grande dame, et qui est venue échouer dans une maison publique de Paris. Ici, ce n'est pas la camaraderie qui a été la cause de la prostitution, c'est l'influence néfaste d'une femme vicieuse qui a pris une jeune fille dans un milieu pauvre et honnête, pour en faire un être sans nom destiné à assouvir ses passions contre nature. Cette grande dame, qui devait être la protectrice de l'enfant qu'elle avait promis d'élever avec soin, a commis le crime de la pervertir, de la corrompre, alors qu'elle était inconsciente, et de la lancer dans une vie de désordre, qui devait finir par la prostitution publique. Il y a dans l'histoire de cette jeune personne beaucoup d'analogie avec la vie de l'héroïne que Balzac a étudiée avec tant de soin et tant d'habileté dans sa *Fille aux yeux d'or*. C'est une preuve que la réalité brutale fournit un vaste champ d'observation au romancier, qui n'a plus qu'à ajouter quelques touches légères pour présenter un tableau sincère de toutes les aberrations des sens et de toutes les perversions dans la passion.

La comtesse X..., de nationalité étrangère, avait toujours refusé de se marier et repoussé les hommages des hommes les plus distingués et les plus élevés par le rang et par la fortune ; elle vivait en célibataire, avec des allures un peu bizarres, qui lui donnaient une réputation d'excentrique et de fantasque ; mais on excusait sa manière de faire, à cause de sa grande fortune. Elle passait habituellement l'hiver en Égypte où elle possédait un beau palais à Alexandrie, puis résidait, pendant quatre mois de l'année, dans son palais de Vienne ; elle consacrait le reste de son temps à des voyages à Bucharest, à Paris, en Italie. En 1882, à Venise, en descendant de gondole, elle remarque sur le quai des Esclavons une enfant de douze ans, si jolie qu'elle s'informe de son nom et de sa demeure. Elle va trouver immédiatement ses parents, de très pauvres boutiquiers, à qui elle propose d'emmener l'enfant, de l'élever pour en faire sa demoiselle de compagnie et de se charger de son avenir. Les parents consentent à confier leur fille Lilia à cette grande dame, dont tout le monde à Venise connaissait l'immense fortune, avec l'espoir secret qu'elle aurait une large part dans ses libéralités.

Lilia reçoit les leçons des professeurs les plus en renom : on lui enseigne l'histoire, la musique, les langues étrangères ; elle est habillée par les meilleurs faiseurs et traitée comme si elle était la fille de la maison. A mesure qu'elle grandit et se développe, sa beauté s'accentue : elle est fine, mignonne, avec de grands yeux voilés, une expression mélancolique et une voix remarquable ; de l'aveu de tous ceux qui l'ont connue, c'était une personne absolument charmante. Mais hélas ! dès les premiers temps de son séjour chez la comtesse, Lilia avait reçu les leçons de cette femme vicieuse ; elle avait été entraînée à satisfaire ses goûts contre nature et à calmer la passion brutale qui la dévorait. Pendant près de dix ans, elle a servi d'instrument à la sensualité perverse de cette femme, sans se douter du rôle monstrueux qu'on lui faisait jouer. Lilia ne quittait pas la comtesse d'une minute ; elle l'accompagnait dans les dîners et les bals chez les plus grands personnages, ce que l'on admettait, la comtesse étant classée parmi « les originales ». En 1891, à Vienne, la comtesse meurt tout à coup, sans testament, laissant Lilia seule, sans ressources. Si la comtesse passait aux yeux des hommes (souvent naïfs) pour une personne fantasque et incompréhensible, les femmes ne se trompaient pas sur ses goûts ; elles avaient compris l'intimité spéciale qui existait entre Lilia et elle, aussi plusieurs des amies de la grande dame s'empressèrent-elles de recueillir Lilia. Elle accepta l'hospitalité qui lui était offerte par la femme d'un général. A peine installée chez la générale, Lilia trouva très naturel que cette dame lui demandât de faire avec elle ce qu'elle faisait avec la comtesse. N'était-ce pas normal puisque ces pratiques rentraient dans l'éducation qui lui avait été donnée? La générale étant mère de famille, Lilia se trouvait très libre, aussi allait-elle souvent chez plusieurs autres grandes dames qui l'accueillaient avec empressement. Il lui arriva ainsi de satisfaire les désirs de celles qui lui montraient de l'amitié et de céder à leurs caprices. Quant aux hommes, elles les repoussait avec terreur.

Un soir que la générale dînait en ville avec toute sa famille, Lilia, restée seule au logis, fut surprise par le fils du général qui, rentré à l'improviste, la prit de force et la viola. Elle avait alors vingt-deux ans. Elle a raconté que c'était le souvenir le plus affreux de sa vie : affolée, honteuse, dégoûtée de tout, elle reste plusieurs jours sans idées, ayant une vague impression que sa vie passée est une monstruosité et une erreur épouvantable. Peu à peu elle se calme et comme son caractère est net et résolu, elle prend résolument son parti d'être une fille perdue. Elle s'enfuit à Bucharest, puis revient à Vienne, se livrant successivement à des débauches de femmes et à des débauches d'hommes. Bientôt l'idée de Paris l'obsède ; elle a entendu parler de certaines maisons publiques en renom et dont la réputation est connue à l'étranger ; cédant à sa nature impulsive, elle part pour Paris, descend dans une des maisons publiques les plus achalandées ; elle n'y reste que cinq jours, après avoir éprouvé une désillusion aussi atroce que celle qu'elle a ressentie après son viol. Mais, où aller? Elle est à peu près sans argent et ne connaît rien de Paris ; elle écoute les conseils d'une de ses compagnes et se fait inscrire dans une nouvelle maison, en attendant mieux...

Un écrivain de talent qui a eu l'occasion de la voir à cette époque et qui a recueilli les détails que je viens de transcrire, reconnaît qu'il y avait chez cette malheureuse jeune fille un charme étrange joint à une tristesse profonde lorsqu'elle disait les tortures morales ressenties. Elle avait instinctivement des sentiments de délicatesse et de loyauté, aussi éprouvait-elle souvent des moments d'affolement. Ayant très nettement conscience de son existence misérable et irrémédiablement perdue, elle comprenait que le passé était irréparable et que jamais l'affection d'un homme délicat ne viendrait la consoler. Sa vie dans une maison de prostitution lui paraissait monstrueuse ; elle quitte Paris, quelques semaines après et part pour l'Amérique.

Cette pauvre fille aurait pu être une femme honnête et distinguée, si elle n'avait pas eu le malheur de rencontrer une grande dame vicieuse qui en a fait une fille publique !

Dans les autres causes pernicieuses des mauvaises fréquentations doivent figurer les bureaux de placements et les logements destinés aux domestiques sans place. Dans ces milieux où se trouvent réunies les natures les plus diverses et souvent les plus perverses, lorsqu'on attend, depuis plusieurs jours ou plusieurs semaines, une place qui n'arrive pas, il n'est pas extraordinaire qu'une fille honnête subisse l'influence d'une fille vicieuse et se laisse entraîner, lorsque les ressources lui font défaut, à descendre dans la rue et à se livrer à la prostitution clandestine. Dans ces différents établissements et spécialement chez les logeuses, il existe une promiscuité très dangereuse : dans une pièce aux proportions souvent restreintes, on entasse plusieurs lits et chaque lit est occupé par deux ou trois femmes. Lorsque, la journée terminée, on rentre au logis et qu'à la fatigue de nombreuses courses infructueuses se joint la crainte d'épuiser les minces ressources dont on dispose, les langues se délient, les plaintes s'exhalent, les confidences se produisent. La conclusion de toutes ces conversations est toujours la même : on ne peut pas cependant mourir de faim ; puisqu'on ne trouve pas de place de domestique, il faut essayer, en attendant, de gagner de l'argent par un moyen quelconque. La plus audacieuse ou plutôt la plus vicieuse d'entre ces femmes dira qu'elle a eu, dans d'autres circonstances, l'occasion de rencontrer des hommes généreux, qu'elle connaît des endroits propices et qu'elle est sûre de faire gagner de l'argent à celle qui voudra l'accompagner. Ce n'est ni difficile, ni dangereux et c'est un moyen commode de se procurer des ressources en attendant la place espérée ! Les conseils donnés sont écoutés ; on se décide à faire un premier pas dans la prostitution et, plus tard, on trouve très naturel, lorsqu'on sera sans place, de descendre dans la rue et de faire marchandise de son corps, tant qu'on n'aura pas trouvé un emploi qui convienne. Il n'est pas extraordinaire que ces femmes ainsi entraînées continuent plus tard ce métier qu'elles trouvent lucratif et qu'elles se livrent à la prostitution, alors même qu'elles sont attachées comme domestiques à des familles très honnêtes! Il arrive aussi, parfois, qu'elles font alternativement de la prostitution et de la domesticité; c'est une question d'intermittence. Nous examinerons plus longuement ces différents détails dans le chapitre spécial que nous consacrons aux domestiques. La bonne sans place rentre trop souvent dans la catégorie de celle qui a été citée par le Dr Celso Pellizarri : « Une bonne syphylisée est renvoyée par ses maîtres, si elle avait pu rentrer à l'hôpital, comme pour la variole ou la fièvre typhoïde, elle se fût soignée et eût pu, pendant ce temps, chercher une nouvelle place; mais elle ne fut pas admise et la voilà courant à la recherche de gens capables de lui assurer le couvert et un gîte, semant la vérole partout pour payer sa bienvenue. »

A côté des logeuses pour domestiques, il y a des bureaux de placement où se rencontre un grand nombre des filles qui forment le personnel habituel des brasseries. Ces établissements qui, depuis une vingtaine d'années, sont devenus plus nombreux, ne sont en général que des lupanars déguisés; les clients habituels y absorbent de très mauvaises consommations et y contractent toute la variété des maladies vénériennes. M. le Dr Barthélemy(1) qui a consacré une importante et très intéressante étude aux différentes variétés de femmes qui composent ces établissements s'exprime avec une rare vigueur sur leur compte. « Sans sortir des attributions médicales, nous croyons pouvoir réclamer au nom de l'hygiène morale et de l'hygiène matérielle, la suppression ou la transformation des brasseries servies par les femmes. Telles qu'elles sont aujourd'hui, ce sont des établissements insalubres au premier chef. » Et plus loin : « Les industriels qui les dirigent ne sont pas tellement intéressants qu'il faille tenir compte de leurs récriminations. Les femmes qui les desservent feront ce qu'elles voudront, mais rien de pire assurément. On n'y perdra rien, pas même de bonnes consommations. On ne peut qu'y gagner. La santé publique surtout s'en trouvera bien. En effet, la prostitution clandestine qui va sans cesse croissant doit être considérée comme une des sources les plus excessives de la

____

(1) *Syphilis et Santé publique*, J.-B. Baillière, page 25 et suivantes.

propagation et de la persistance de la vérole dans la société moderne. » Pour atténuer leur danger, il faudrait que toutes ces femmes fussent soumises régulièrement à un examen médical. « Toutes les brasseries de femmes et tous les établissements similaires devront être astreints à l'inspection sanitaire. Les inviteuses, les verseuses, les servantes devraient être munies de certificats de santé valables pour trois jours seulement. » C'est avec juste raison que M. le Dr Barthélemy sollicite des mesures rigoureuses contre ces établissements d'autant plus dangereux qu'ils inspirent moins d'appréhension. Les élèves des écoles et des lycées, les tout jeunes gens ne craignent pas de s'y aventurer, l'aspect extérieur étant celui de toutes ces brasseries qui ont envahi tous les quartiers de Paris : ils en franchissent le seuil sans être retenus par un sentiment de convenance ou par crainte d'y être vus, attirés aussi par l'attrait du fruit défendu. Combien de ces malheureux jeunes gens ont été victimes de leur curiosité ! On prétend que la prospérité de ces établissements diminue et que leur vogue subit un temps d'arrêt ; nous voulons l'espérer ; mais combien ils sont encore nombreux !

On a bien voulu nous communiquer le recensement des brasseries servies par des femmes, recensement fait à la fin de juin 1894.

Les brasseries ont été classées par arrondissements et par nombre de femmes servant dans ces établissements, au moment du recensement. On a également indiqué le maximum des femmes qui s'y trouvent à l'époque de la plus grande vogue. Il est utile de faire remarquer que le personnel des brasseries, comme celui des maisons publiques, est plus nombreux l'hiver. Dès que le temps devient doux, beaucoup de filles quittent les maisons publiques, pour faire de la prostitution en chambre ou vont chercher fortune ailleurs ; il en est de même des filles de brasserie qui, aux beaux jours, sont prises d'envie d'aller respirer l'air extérieur.

État des Brasseries desservies par des femmes

Juin 1894

Arrondissements	Nombre de Bra-series	Nombre de Propriétaires, Gérantes et Caissières	Nombre de femmes	
			Actuellement	Maximum
1er arrondiss[t]	4	6	17	18
2e —	12	20	55	58
3e —	5	5	16	21
4e —	5	5	20	31
5e —	13	16	50	63
6e —	18	22	54	68
7e —	7	7	28	32
8e —	1	1	1	2
9e —	9	14	24	28
10e —	18	33	77	84
11e —	3	5	9	12
12e —	5	5	17	25
13e —	0	0	0	0
14e —	0	0	0	0
15e —	6	6	20	22
16e —	0	0	0	0
17e —	2	2	11	11
18e —	6	6	20	21
19e —	1	1	4	5
20e —	0	0	0	0
	115	154	423	501

Il ressort de ces documents qu'il y a, dans les brasseries, plus de 600 femmes se livrant à la prostitution clandestine, sous prétexte de servir des consommations quelconques. On y rencontre des filles mineures, aussi bien que des filles majeures, les industriels qui exploitent ces établissements ne se préoccupent guère de l'âge de leurs pensionnaires ; il y a là cependant des agissements qui tombent sous le coup de l'article 334 du code pénal, puisqu'on excite les mineures à la débauche et qu'on favorise leur prostitution. L'attention de la Préfecture de police a été appelée sur la présence, dans ces établissements, de jeunes filles mineures, aussi une ordonnance a été rendue en 1888 ; la voici :

<table>
<tr><td>N° 4</td><td>PRÉFECTURE DE POLICE</td></tr>
<tr><td>1re DIVISION
2° BUREAU</td><td>Ordonnance concernant l'interdiction de l'emploi des filles mineures dans les débits de boissons de toutes sortes.</td></tr>
</table>

Paris, le 24 février 1888.

Nous, Préfet de Police,

Vu la loi des 16 et 24 août 1790 ;

Vu la loi du 28 pluviose, an VIII ;

Vu l'arrêté des consuls du 12 messidor an VIII ;

Vu la loi du 10 juin 1853 ;

Ordonnons ce qui suit :

ARTICLE PREMIER.

Aucune fille mineure ne pourra être employée, à titre quelconque, dans les cafés, cabarets, brasseries ou autres débits de boissons.

ART. 2.

Les contraventions à la présente ordonnance seront constatées par des procès-verbaux et poursuivies conformément aux lois.

ART. 3.

Le secrétaire général, le chef de la police municipale, les commissaires de police et tous les agents de la Préfecture de Police, sont chargés, chacun en ce qui le concerne, de l'exécution de la présente ordonnance, qui sera imprimée, publiée et affichée.

Le Préfet de Police :

LÉON BOURGEOIS.

Pour le Préfet de Police :

Le Secrétaire général
L. LÉPINE.

L'instruction qui a dicté cette ordonnance était des plus louables, mais la mise en pratique en était difficile. Il eut fallu tenir la main rigoureusement à son exécution et pour cela il était indispensable qu'un agent de la Préfecture de police, désigné à l'avance, eût la mission spéciale de contrôler, au moins une fois par semaine, dans chaque arrondissement, le nombre des femmes présentes dans les brasseries en exigeant une pièce officielle indiquant exactement l'âge de la personne employée. En disséminant les responsabilités, on diminuait l'action et la volonté des agents chargés d'une pareille exécution. Qu'est-il arrivé par suite? C'est que les contraventions ont été insignifiantes ; il y a eu en effet :

13 contraventions en 1888
5 — — 1889
2 — — 1890
7 — — 1891
3 — — 1892
2 — — 1893
0 — . — 1894 (juillet).

Le nombre des contraventions n'étant que de 32 en six ans et demi, il faut convenir que le résultat a été fort mince. Si nous faisons remarquer, en outre, que, dans ces différents cas, l'amende a été de 5 francs, il y a lieu de penser que les tenanciers de ces brasseries se sont préoccupés fort peu des contraventions faites, et qu'ils auront continué à garder dans leurs établissements des jeunes filles non majeures, si ces mineures avaient du succès et augmentaient le nombre des consommateurs.

Des mesures plus radicales seraient indispensables pour assainir ces établissements. Je me range à l'opinion de M. Barthélemy, qui demande la transformation, voire même la suppression des brasseries à femmes. Dans un livre, publié en 1893 (1), j'ai indiqué des mesures rigoureuses prises par certains maires contre ces établissements similaires; j'ai signalé spécialement un arrêté du maire d'Antibes qui interdit aux débitants de boissons d'employer pour le service de leurs établissements des femmes ou filles ne faisant pas partie essentielle de leur famille. Cet arrêté s'appuie sur la loi du 5 avril 1884 et sur un arrêt de la Cour de cassation, en date du 22 mai 1885, qui sanctionne une décision du maire d'Avignon, interdisant le service des femmes dans les buvettes, cafés, brasseries, etc. La loi du 5 avril 1884 qui fait connaître les droits des municipalités et l'arrêt de la Cour suprême sanctionne ces mêmes droits, permettent aux municipalités en province, et au Préfet de police à Paris, d'interdire le service des femmes dans les brasseries. Le jour où de semblables arrêtés seront pris à Paris, on aura rendu un éminent service à la santé publique.

(1) *Syphilis et prostitution chez les insoumises mineures.* Masson, éditeur.

Dans la séance du Sénat du 17 avril 1894, M. le sénateur Bérenger a déposé une proposition de loi sur la prostitution et les outrages aux bonnes mœurs (1). Dans les considérations qui précèdent cette proposition M. Bérenger s'occupe des brasseries à femmes et du rôle qu'elles jouent dans le développement de la prostitution clandestine. Il nous paraît utile de citer ce que l'honorable sénateur dit à ce sujet : « Le nombre des établissements, la plupart desservis par des femmes, dans lesquels, à côté de la salle des consommations, se pratique à peu près ouvertement la débauche, s'est notablement accru. Leur audace a pris les plus inquiétantes proportions.

« A l'heure qu'il est, certains d'entre eux ont un personnel chargé de recruter au dehors. C'est particulièrement dans le voisinage des établissements d'éducation qu'ils opèrent. Nous tenons d'un membre élevé de l'Université que, sur ses plaintes, la Préfecture de police a dû faire défense à certaines maisons, sous menace de fermeture, de recevoir des lycéens. Mais cette mesure n'a pas tardé à être éludée et l'on a vu certains débits établir des vestiaires destinés à transformer, avant leur entrée, ces collégiens en consommateurs ordinaires, par un simple changement de vêtements. »

Les prospectus les plus explicites sont en même temps distribués sur la voie publique. En voici quelques exemples :

Brasserie orientale. Venez voir les sultanes fin de siècle. Aujourd'hui, inauguration du temple de Vénus. Tout le monde voudra admirer les merveilleuses déesses dans la gracieuseté de leurs costumes.

(Ceci était jeté au public par les déesses elles-mêmes du haut d'une voiture de masques qui suivaient l'année dernière la cavalcade de la Mi-Carême.)

Voici qui est plus précis encore :

Brasserie du..... Les dames sont costumées....

Suit une poésie.....

> Sur leurs lèvres mutines
> Sont des baisers joyeux
> Que peuvent, on le devine,
> Cueillir les amoureux.

(1) Ce projet de loi, discuté au Sénat dans plusieurs séances, a été adopté, après modifications, le 27 juin 1895.

Auberge de Cupidon... Le service est fait par les prêtresses du dieu de l'amour en costume des plus original (*sic*). Une fois encore venez sacrifier à ses autels.

Ces prospectus indiquent, d'une façon non déguisée, que ces brasseries sont des lupanars et le personnel qui les compose devrait être soumis, au moins, aux visites réglementaires. Puisque cette mesure n'est pas appliquée, il y a lieu d'interdire ces maisons. M. Bérenger, dans sa proposition de loi, arrive à la même conclusion, puisque dans les pénalités applicables aux débitants de boissons à consommer sur place, aux cabaretiers, etc., qui fournissent aux femmes ou filles la possibilité de se prostituer, il joint, en cas de condamnation, la fermeture des établissements. L'honorable sénateur arrive aux mêmes conclusions que nous, mais il admet qu'une loi est nécessaire, alors que nous soutenons que le Préfet de police, en vertu des pouvoirs qui lui sont conférés par la loi du 5 avril 1884, peut, par un arrêté, interdire le service des femmes dans les brasseries.

A côté des logeuses pour domestiques, à côté des bureaux de placements fournissant des domestiques et des filles de brasseries, il existe des agences, non autorisées, qui se chargent spécialement de procurer des jeunes filles à certaines maisons de prostitution clandestine. Les propriétaires de ces agences font appel, par la voix des journaux, aux jeunes filles sans place leur promettant un emploi facile et lucratif; on les envoie dans des magasins de lingerie, de confiserie, de parfumerie qui ne sont, sous des apparences d'établissement de commerce, que des maisons de prostitution clandestine. Ces bureaux de placements qui ont parfois l'apparence de bureaux d'abonnement de musique, de cabinets de lecture, d'agences théâtrales, d'agences pour institutrices, sont des maisons de rendez-vous dirigées par d'anciennes filles ou anciennes maîtresses de maisons publiques. Quelques-unes de ces femmes ont dans différents quartiers de Paris plusieurs maisons analogues, mais exploitant un genre spécial, suivant le quartier. Ainsi, la veuve B... tenait, rue de la Victoire, un magasin de cravates et rue de Rome une agence théâtrale, maison de cravates et agence théâtrale n'ayant qu'un seul but, la prostitution clandestine. A la mort de la veuve B... en 1886, l'agence théâtrale a continué à fonctionner et a été exploitée par une de ses nièces, qui était son héritière.

Ces différents bureaux de placements fictifs, ces agences théâtrales interlopes nous amènent, tout naturellement, à étudier le rôle des proxénètes et leur influence déplorable, au point de vue de la prostitution parisienne.

Proxénètes, maisons de rendez-vous, magasins de ganterie, de parfumerie, de cravates, de confiserie, etc. — L'entremetteuse est l'agent le plus important de la prostitution clandestine. Elle déploie dans ce métier une science extraordinaire de ruses, de pièges et de mensonges ; elle a toutes les audaces et fait litière de tout scrupule pour arriver à ses fins. Tout lui est bon pour attirer les jeunes filles chez elle et les jeter dans la prostitution en même temps qu'elles s'ingénient à tromper les hommes qui ont la naïveté de lui accorder quelque confiance. On peut distinguer plusieurs variétés d'entremetteuses : la professionnelle, la fausse commerçante, l'entremetteuse élégante, la tireuse de cartes, la femme du monde veuve, ou demi-artiste.

La professionnelle. — Elle pratique son métier ouvertement, mais dans une maison bourgeoise sans signe extérieur. Elle reçoit facilement quiconque est bien mis et est connu des interprètes des hôtels riches, qui peuvent lui amener des étrangers capables de dépenser de l'argent. Elle ne diffère de la maîtresse de maison que par la prime qu'elle réclame et parce qu'elle n'a pas chez elle des pensionnaires ; elle n'en conserve qu'une qui a l'habitude d'arriver à la première heure ; les autres femmes sont des auxiliaires qui arrivent de trois à six heures de l'après-midi et reviennent de neuf heures à onze heures du soir, pour se mettre à la disposition des visiteurs, sans parti pris. Passé minuit, elle n'ouvre qu'aux clients connus personnellement. On n'y couche pas en général. Indépendamment de la clientèle des étrangers, chaque entremetteuse a ses habitués, gens mariés, gens graves qui cachent leurs vices, gens de cercles paresseux, tous gens riches aimant le changement sans se déranger. Voilà pourquoi une entremetteuse habile renouvelle sa troupe tous les mois, quitte à reprendre de temps en temps telle ou telle jolie fille, pourvu qu'elle modifie la couleur de ses cheveux ; quelquefois même elle garde plus longtemps certaine fille parce qu'un client aura eu la fantaisie de prendre un abonnement pour avoir la même femme, pendant une période déterminée. L'entremetteuse se charge de procurer la femme qu'on lui désigne et il est rare qu'elle réponde que c'est impossible. Elle demande de la patience de huit à quinze jours, et plus ou moins d'argent. Quelquefois, elle réussit réellement, mais, le plus souvent, il se passe quelque chose d'étrangement simple et où s'épanouit toute la candeur masculine; on fournit au client une *ressemblance* sans qu'il se doute de la supercherie. Sous prétexte de pudeur ou de timidité, on s'arrange pour que la chambre soit peu éclairée, la dame est muette; le monsieur part enchanté! Un des talents de l'entremetteuse habile consiste à découvrir et à composer des *ressemblances*. Quelques-unes ont des albums de photographies vraiment extraordinaires et lorsqu'on ne connaît que de loin le sujet demandé, rien n'est plus aisé que cette duperie de près. Beaucoup d'étrangers quittent ainsi Paris, persuadés qu'ils ont eu les faveurs de telle actrice ou marquise. Beaucoup de Parisiens inintelligents se font la même douce illusion.

Certains individus, très vaniteux, ont la prétention de n'avoir des rapports qu'avec des femmes du monde; l'entremetteuse qui saisit promptement le travers de ces gens-là trouve moyen d'exploiter leur vanité. « J'ai en ce moment dans mes relations, dit-elle, une délicieuse petite femme du monde qui a fait des dettes et qui a bien peur des reproches de son mari; si vous vouliez être bien discret et bien délicat, peut-être arriverai-je à lui faire accepter un rendez-vous et à la décider à faire un premier faux pas; ce sera très difficile, mais en vous montrant très généreux, je ne désespère pas du succès! » On se laisse toujours prendre à de telles promesses et on ne doute pas que la femme présentée ne soit une femme du vrai monde! C'est ainsi que M. X..., un riche et vieux viveur parisien, a des rapports fréquents, depuis deux ans, avec une « femme du monde » qu'il paye très largement, en raison de la situation sociale, et qui n'est autre qu'une jeune femme de Montmartre, habituée du Moulin Rouge et autres lieux! Elle est d'une habileté extraordinaire à se transformer en mondaine élégante et ceux qui ont assisté à ce déguisement étaient émerveillés de cet art prodigieux de comédienne qui arrivait à donner, l'air, le geste, le regard, la voix, la tenue distinguée d'une femme bien élevée. Pour accentuer la ressemblance, elle manque quelquefois le rendez-vous promis et l'entremetteuse s'envoie à elle-même un télégramme qu'elle montre au monsieur désolé ! Le viveur parisien n'en reste que plus convaincu de sa bonne fortune !

Cette question des ressemblances est arrivée, parfois, à causer les erreurs les plus graves ; nous pouvons citer le fait suivant qui a produit un grand scandale : Le lieutenant X..., feuilletant l'album d'une entremetteuse, est tout à coup stupéfait en croyant reconnaître une jeune personne du monde qu'il fréquente. « Comment ! vous avez Mlle...? Pouvez-vous me la procurer demain? (C'était la fille de son général !) — Parfaitement, venez à deux heures. »

Le rendez-vous a lieu à son gré ! Quelques semaines après, il rencontre la jeune demoiselle dans un bal. En dansant avec elle, il lui tient un langage plein d'allusions passionnées, lui rappelant les heureux moments passés ensemble, peu de jours avant. La jeune fille ne comprend rien aux allusions concernant le rendez-vous donné, mais comme le lieutenant insiste, elle sent qu'on l'offense et sous le coup d'une violente indignation, ne pouvant maîtriser ni son émotion ni sa colère, elle soufflette l'officier en plein salon. Un grand tumulte se produit. Pendant que le père est mis au courant de ce qui vient de se passer, le lieutenant entraîné par des amis fait le récit de son aventure ; une enquête sérieuse s'ensuit et on reconnaît que le portrait vu chez l'entremetteuse était la photographie d'une modiste de la rue de Richelieu, qui avait quelque ressemblance avec la fille du général et qui avait l'habitude de fréquenter les maisons de rendez-vous !

La fausse commerçante. — Cette entremetteuse se présente sous prétexte de placer des liqueurs ou des objets d'art. Pour se faire une clientèle, elle prend des adresses dans le Bottin. Afin de ne pas compromettre les hommes à qui elle s'adresse, lorsqu'ils sont mariés, elle écrit des lettres sur du papier commercial ; le style est en rapport, l'écriture est vulgaire et un observateur analyse instantanément le motif de la convocation qu'il reçoit; mais beaucoup de naïfs vont voir. Selon leur figure, la dame leur propose une occasion d'excellent cognac ou bien leur demande, sans hésitation, leur goût en femmes, leur offrant ses services pour leur trouver ce qu'il y a de mieux dans les prix doux.

Quelques-unes ont des spécialités d'ouvrières, des demoiselles de magasin ou des mineures déflorées ou non déflorées.

L'entremetteuse, qui est mal logée, va faire l'article à domicile et l'entrée en matière est souvent un bronze de Clodion qu'elle désire vendre. Pour les entrevues, elle donne rendez-vous dans un café. Il en est qui, malgré leur manque d'éducation, arrivent à un degré de pénétration extraordinaire; l'une d'elles, d'aspect très commun, mais d'une rare intelligence avait trois noms et trois domiciles. Dans le premier, elle était *professionnelle;* dans le deuxième, fausse négociante, et dans le troisième (une villa dans la banlieue) elle était une rentière très estimée et très respectée. Particularité étrange, bien que relativement fréquente, elle avait une fille de quinze ans très sévèrement élevée. Elle a quitté Paris en 1893, à cause de sa fille et vit bourgeoisement en province. Cette entremetteuse, qui avait une mémoire prodigieuse, connaissait littéralement tous les dessous de la galanterie parisienne.

L'entremetteuse élégante. — Elle a toutes les apparences de la femme du monde la plus distinguée. C'est généralement une ancienne fille entretenue, très élégante, instruite et intelligente ou même une vraie mondaine dévoyée, frisant la quarantaine et qui veut maintenir son train de maison. Elle pratique encore très volontiers elle-même, mais elle a toujours de petites amies très jeunes qu'elle présente, sans jalousie, si on ne veut pas d'elle. Pour se créer de nombreuses relations, utiles à ses vues, elle se procure l'annuaire des cercles riches sur lequel un ami complaisant pointe les noms des gens qu'il juge accessibles et la dame leur écrit sur du joli papier armorié un billet comme celui-ci :

Cher monsieur,

J'arrive de Nice où j'ai vu une de vos amies qui garde de vous un si excellent souvenir qu'elle m'a chargée d'une petite commission personnelle. Si vous voulez bien prendre la peine de passer me voir, vous me trouverez sûrement de quatre à cinq heures.

Veuillez agréer mes meilleurs sentiments.

Vicomtesse de Z...
Rue, etc.

Le procédé intrigue et flatte beaucoup de gens. Au moins deux sur dix vont voir. Le salon est fleuri et élégant; la dame est aimable et souriante et d'un naturel charmant. Vous ne connaissez pas l'amie dont elle vous parle, mais on oublie bien vite cette amie, en causant ; elle vous trouve plein d'esprit et si sympathique qu'elle vous prie de venir prendre, sans façon, une tasse de thé avec une de ses amies, qui est, dit-elle, un peu timide mais ravissante. On accepte naturellement une invitation si gracieuse. Les deux amies rivalisent d'amabilité et la tasse de thé se solde par une dépense de vingt-cinq à trente louis !

Il est utile de faire connaître la physionomie de quelques-unes de ces entremetteuses, très connues dans le monde de la galanterie parisienne et qui ont eu leur heure de célébrité. Voici J. D... qui arrive à Paris à l'âge de seize ans ; elle travaille comme modiste pendant quelques mois, puis devient actrice ; elle voyage en Amérique et en Italie et devient directrice de concert à Milan. En 1878, elle est très richement entretenue. Elle a un hôtel dans le quartier des Champs-Élysées, des domestiques nombreux, cocher, valet de pied, etc. ; elle a plusieurs voitures et quatre chevaux dans ses écuries. Les dépenses exagérées qu'elle fait l'obligent à contracter des dettes et son mobilier est vendu ; elle est condamnée à un mois de prison pour détournement d'objets saisis. Obligée de fréquenter, de nouveau, les maisons de rendez-vous, elle habite rue de la Chaussée-d'Antin un appartement au loyer mensuel de 800 francs ; elle cherche, par tous les moyens, à recruter des clients et se tient au courant par l'entremise des garçons et des gérants de certains hôtels, des étrangers de distinction, ou plutôt, pour rester dans l'exacte réalité, des étrangers riches qui descendent dans ces hôtels ; elle sollicite leur visite en leur adressant des lettres conçues de la façon suivante :

> Monsieur,
>
> Des miniatures et objets d'art, tout à fait exceptionnels, sont en ma possession ; voulez-vous être assez aimable pour m'honorer d'une visite. Je désirerais avoir votre appréciation, à ce sujet.
>
> Je vous salue.   J. D...
>
> Rue de la Chaussée d'Antin.
>
> De trois heures à quatre heures après midi et de neuf heures à onze heures du soir.

Ces lettres obtiennent le résultat cherché et sa clientèle va en augmentant rapidement, ce qui ne l'empêche pas d'être d'une grande âpreté et de faire, au besoin, du chantage pour obtenir de l'argent. On nous a communiqué, à ce sujet, deux télégrammes caractéris-

tiques envoyés à un homme honorablement connu à Paris. Ces télégrammes sont ouverts, de façon à pouvoir être lus par tout le
monde.

Paris, juin 1883. — Monsieur, jusqu'à ce jour, j'ai regardé votre parole
comme sacrée, mais, ce matin, vous étant permis de mettre ma domestique
à la porte, lorsqu'elle venait réclamer mon dû, je n'ai plus aucun égard à
garder. Je vous fais savoir que si, d'ici à lundi, vous ne m'avez pas fait parvenir les 500 francs que vous me devez, tout ce que Paris contient de viveurs le
saura ! et en même temps je vous ferai sommation pour voir jusqu'où votre
valeur d'honnête homme s'arrêtera. Je tiens à vous montrer que vous vous
trompez tout à fait à mon égard.
Je vous salue.   D...

Le monsieur l'ayant menacée du commissaire de police, reçoit
le nouveau télégramme suivant :

Samedi soir, 7 heures. — Monsieur, votre lettre que je reçois à l'instant ne
m'étonne nullement ; c'est toujours ainsi que les mauvais payeurs agissent ;
vos menaces sont d'un grotesque et d'un ridicule que rien n'égale. Vous me
devez 500 francs, payez-moi, voilà tout et alors je ne vous écrirai plus ; mais
jusqu'alors, je vous réclamerai mon dû, entendez-vous bien. Du reste, je vous
le répète, si, demain dimanche, vous ne m'avez pas fait parvenir les 500 francs
que vous me devez, lundi, vous recevrez une lettre d'invitation au juge de paix
et si vous ne vous présentez pas, j'irai jusqu'au bout ; je veux vous montrer
que quand on réclame son dû, on est fort de son droit. Vous me devez
500 francs, payez-moi. — D.....

Le malheureux persécuté n'a plus qu'une ressource : c'est de
s'adresser au commissaire de police pour avoir aide et protection !
L'intervention de ce magistrat eut pour résultat de calmer l'ardeur
guerrière de Mlle D.... De la rue de la Chaussée-d'Antin, elle passe
successivement rue d'Anjou-Saint-Honoré et boulevard de la Madeleine. L'appartement est loué au nom d'un de ses amants. A partir
de cette période, elle n'opère plus seule, elle commence son rôle
d'entremetteuse. Elle fréquente les bals publics, les théâtres, le
boulevard des Italiens, à la recherche de jeunes filles mineures pour
les livrer à la prostitution ; elle se promène, parfois, avec des
hommes qui lui indiquent une fille à leur convenance et elle se
charge d'aller lui proposer un rendez-vous et de l'entraîner dans
son domicile. Elle attire chez elle des ouvrières jeunes et jolies, qui
passent une partie de leur journée boulevard de la Madeleine, tandis

que les parents les croient à leur travail. C'est ainsi qu'une toute jeune fille de seize ans, gentille et charmante enfant très choyée par ses parents, qui travaillait dans une maison de couture, a été entraînée par une de ses camarades chez cette femme et mise en rapport avec des hommes. La mère ayant surveillé les agissements de sa fille, l'a vue sortir de cette maison suspecte et son enfant a dû lui avouer qu'elle passait ses après-midi dans cette maison, depuis quelque temps, qu'elle recevait 100 francs chaque fois. La pauvre mère désespérée n'a pu qu'adresser une plainte au commissaire de police. Les nombreuses réclamations des voisins, qui signalent cette officine de prostitution clandestine, obligent D... à quitter le boulevard de la Madeleine, mais elle ne renonce pas à son métier pour cela ; elle se contente d'être plus prudente. On la retrouve, deux ans plus tard, aux Champs-Élysées ayant une maison de passe des plus achalandées. Cette fois, elle occupe un hôtel entier, avenue d'Antin. Cette maison de rendez-vous, luxueusement meublée, lui est louée au prix de 18,000 francs ; elle est bien située et très propice au but qu'on cherche à atteindre, ayant une entrée rue de Ponthieu et l'autre, rue d'Antin. Elle a fait, à cette époque, des affaires importantes, réalisant des bénéfices considérables, ce qui lui permettait de mener la vie à grandes guides. Elle recevait un grand nombre d'hommes riches appartenant à toutes les classes de la société : hommes politique, hommes de finance, voire même des magistrats, qui arrivaient en équipage. Les femmes qui fréquentaient sa maison étaient recrutées spécialement dans les théâtres, où elle avait toujours conservé des relations avec les actrices ; il lui était donc très facile de servir d'intermédiaire entre les hommes d'un monde riche qui désiraient obtenir les faveurs de certaines actrices disposées elles-mêmes à tirer profit de leurs charmes. Les femmes qui se rendaient chez elle frappaient à la porte, tandis que les hommes sonnaient ; on savait toujours ainsi si c'était un homme ou une femme qui se présentait. Les femmes se tenaient dans la salle à manger de l'hôtel ; elles n'étaient appelées au salon que lorsque l'amateur qui avait jeté son dévolu sur l'une d'elles arrivait pour la demander. Les hommes n'étaient admis dans la salle à manger que lorsqu'il leur prenait fantaisie d'offrir un dîner qui ne leur coûtait jamais moins de 3 ou 400 francs. Pendant cette période l'entremetteuse semble avoir été très prudente au point de vue des mineures, et n'avoir attiré chez elle que les femmes de théâtre majeures ; mais le succès qu'elle obtient dans ce monde spécial et le désir de gagner une forte somme d'argent lui fait commettre une grosse faute. Cédant aux instances d'un amateur très riche qui désirait posséder une actrice très connue, elle lui écrit et l'attire chez elle, sous prétexte d'affaires importantes la concernant. Cette artiste très distinguée introduite dans le salon de l'avenue d'Antin, se trouve, tout à coup, en présence d'un individu qui lui offre une grosse somme d'argent si elle veut se donner à lui. Cette femme, qui était une vraie artiste, se révolte et dit son fait à ce faquin, mais elle a beaucoup de peine à s'enfuir. Sous le coup de la violente émotion ressentie, après avoir échappé à ce guet-apens, elle court indignée se plaindre à la Préfecture de police. Un commissaire de police reçoit un mandat spécial pour faire des investigations avenue d'Antin, à deux reprises différentes, mais comme on ne constate pas la présence de mineures, il n'y a pas eu de sanction spéciale, sinon de rendre D... très circonspecte. A partir de ce moment, elle ne reçoit plus chez elle, mais elle va se promener au Bois de Boulogne et donne aux personnages qu'elle rencontre les adresses des femmes galantes qui avaient, avant, l'habitude de fréquenter sa maison. Elle abandonne l'avenue d'Antin pour s'en aller rue de Chateaubriand où elle prend un grand hôtel richement meublé et dont la location est de 25,000 fr. par an. Elle recommence sur une nouvelle échelle à exercer son industrie, jusqu'au jour où des plaintes nombreuses adressées à la Préfecture de police l'obligent à aller chercher fortune à l'étranger.

— La femme L... est mariée ; le mari paraît s'occuper de la vente de diamants, tandis que sa femme se livre au proxénétisme ; en réalité, ils s'entendent admirablement et exploitent la même industrie. Ils ont figuré l'un et l'autre dans le procès de la rue de Surène et ont été condamnés pour excitation des mineures à la débauche, le mari à huit mois de prison et la femme à trois ans de la même peine. Ce malheur ne les corrige pas. Ils vont s'installer rue Caumartin, mais les allées et venues y sont si nombreuses que les voisins s'en préoccupent ; tous les jours, de trois à sept heures du soir, des voitures s'arrêtent devant la porte et on en voit descendre des hommes paraissant appartenir à un monde riche et de jeunes femmes élégantes qui ne concourent ni pour le prix de chasteté ni pour le prix de vertu. Des plaintes nombreuses se produisent, on crie au scandale et le propriétaire de l'immeuble se pourvoit en référé pour résiliation du bail. Le tribunal fit droit à sa demande et prononça la résiliation du bail (juillet 1877). La femme L... occupe successivement un appartement rue Neuve-des-Capucines et rue de Rome où elle continue à exercer son industrie, qui provoque les mêmes plaintes des voisins, habitant le même immeuble. Elle se décide alors à prendre une maison en totalité, qu'elle loue en meublé; cette maison située rue Duphot devient, en peu de temps, la plus connue et la plus achalandée des maisons de prostitution clandestine : on y loge en garni; on y procure des femmes de toutes les conditions et de tous les âges ; on y prête même de l'argent; on semble avoir la spécialité des filles mineures, mais si cette spécialité rapporte beaucoup d'argent, elle est grosse de dangers; les plaintes des parents se succèdent au Parquet et à la Préfecture de police, où une instruction judiciaire a lieu, tant contre la femme L... que contre les personnes qui lui ont amené des jeunes filles mineures; une descente de police est ordonnée et le scandale n'est plus un scandale de quartier : tout Paris est au courant en 1880 et 1881 de ce qui se passe rue Duphot. M. Andrieux, l'ancien Préfet de police (1), s'étend longuement sur le conflit survenu entre un juge d'instruction et le Préfet de police au sujet d'une perquisition faite dans cette maison ; il parle de la condamnation d'un garçon de café qui avait proposé une jeune fille mineure à la femme L...; mais il est très réservé sur ce qui se passait dans cette maison. Il est à supposer que le conflit survenu entre le Préfet de police et le juge d'instruction a permis à la femme L... d'échapper à des poursuites.

Le suicide d'un général, portant un nom illustre dans les annales militaires, s'étant produit à cette époque, un journal étranger a prétendu qu'il fallait en chercher la cause dans les scandales de la rue Duphot. Menacé par un père de famille dont la fille mineure lui avait été procurée par la femme L... et qui voulait adresser une plainte au Procureur de la République, s'il ne lui remettait pas une somme de 600,000 francs, le général pour échapper à une poursuite judiciaire ou au chantage, a cherché la tranquillité dans la mort. M. Andrieux, sans révéler la cause de ce suicide, assure qu'il est dû à des faits n'ayant aucun rapport avec le récit du journal belge.

(1) *Souvenir d'un Préfet de police*, tome II, pages 34 et suivantes.

Après les perquisitions de la rue Duphot et le récit qui en fut fait dans les journaux, la femme L... croit habile de passer la main à une matrone de ses amies au prix de 180,000 francs, dit-on ; de son côté, elle va monter une nouvelle maison dans un quartier moins en vue. Pour éviter les difficultés avec les propriétaires d'immeubles, qui réclament souvent la résiliation du bail, elle achète une maison rue Lavoisier. Propriétaire, elle a la liberté de disposer de son immeuble, à sa fantaisie ; elle garde, pour l'exercice de son industrie, le rez-de-chaussée et le premier étage et loue, à des prix peu élevés, les autres parties de la maison. Des locations accordées dans des conditions de très bon marché doivent rendre les locataires bienveillants pour leur propriétaire, pleins d'indulgence pour ses faiblesses et tout disposés à fermer les yeux sur ce qu'ils peuvent trouver d'anormal dans les nombreuses visites reçues. Il faut reconnaître, du reste, que la femme L... est devenue très prudente, qu'elle cherche à éviter le scandale et qu'elle se tient sur ses gardes ; elle reçoit toujours, cela va sans dire, des femmes galantes et des amateurs avec lesquels elle les met en rapport, mais ces rendez-vous ont lieu, d'une façon assez discrète et seulement de trois à sept heures du soir ; elle part ensuite pour coucher à la campagne où elle possède une propriété et ne rentre à Paris que le lendemain, vers une heure après midi. Pendant longtemps, elle s'est interdit de recevoir des mineures, aussi les voisins n'ont-ils pas eu l'occasion de se plaindre. Cette réserve extraordinaire ne pouvait pas durer : les visites deviennent plus nombreuses et de toutes jeunes filles sont attirées rue Lavoisier. En 1884, on a beaucoup parlé, dans les coulisses de l'Opéra, de l'audace extraordinaire de la femme L... et de ses émissaires qui ne craignaient pas de s'introduire dans certaines familles pour exciter les mineures à la débauche ; on a cité notamment un fait qui s'est produit pour une jeune fille de seize ans, danseuse à l'Opéra, qui avait été l'objet, pendant plusieurs mois, d'obsessions fréquentes d'une proxénète en sous-ordre, qui agissait pour le compte de la femme L..... Cette émissaire avait cherché à attirer la jeune fille dans la maison de la rue Lavoisier, où elle devait rencontrer un abonné de l'Opéra fort riche qui, étant très amoureux d'elle, était disposé à ne reculer devant aucun sacrifice d'argent pour obtenir ses faveurs ; après lui avoir offert, à plusieurs reprises, des sommes importantes pour une simple entrevue, alors même qu'elle ne consentirait pas à céder aux désirs de son amoureux, l'entremetteuse a eu le cynisme de se présenter chez les parents de la jeune fille et a demandé à lui parler en particulier. C'est à la suite de cette dernière démarche que le Procureur de la République a été saisi d'une plainte des parents. Des lettres parviennent au Parquet et à la Préfecture de police, pour signaler l'existence de cette maison et plusieurs autres analogues. En voici une qui nous a semblé intéressante, à plusieurs points de vue.

> Monsieur le Préfet,
>
> Veuillez permettre à un de vos administrés de vous adresser un avis. J'ai appris que vous étiez disposé à sévir contre toute cette tourbe infâme de femmes, de filles et de souteneurs qui peuplent les rues de Paris; or, c'est à ce sujet que je me permets de vous écrire.
>
> Il est une espèce de femmes qui livrent des filles, presque des enfants, à des individus avec lesquels elles ont traité à forfait. Cet immonde tripotage, cette traite des blanches se fait sur une vaste échelle, presque à la vue de tous et ce serait une indignité de tolérer cela plus longtemps, d'autant plus qu'on est sujet dans ces maisons à attraper les plus horribles maladies; c'est ce qui est malheureusement arrivé à mon fils et c'est par lui que je suis parvenu à connaître l'adresse de quatre de ces femmes que l'on nomme, je crois, des entremetteuses, les voici... (suit la nomenclature).
>
> Espérant, monsieur le Préfet, que vous voudrez bien prendre ma lettre en bonne part et donner, de votre poigne vigoureuse, un coup de balai dans tout cela, je me dis votre dévoué serviteur.
>
> X...

Nous avons cité cette lettre parce qu'elle fait connaître certaines entremetteuses et qu'elle montre, d'une façon bien évidente, les dangers que courent, au point de vue de leur santé, les habitués de ces maisons; ils se croient à l'abri de la contamination des maladies vénériennes, parce qu'ils dépensent des sommes importantes; dans ces conditions, ils pensent avoir le droit de compter sur une sécurité absolue. Quelle naïveté et quelle désillusion! La maison de la rue Lavoisier est, dit-on, toujours prospère. La femme L..., qui passe pour être très riche, séjourne pendant l'hiver dans le midi et fait des voyages d'agrément. Pendant son absence elle délègue ses pouvoirs à une gérante en qui elle a toute confiance et qui est intéressée à la bonne réputation de la maison. L'immeuble n'a plus de locataires et est occupé, dans sa totalité, par Mme L... et ses protégées.

Voici un autre type et une autre façon d'agir :

La femme D..., arrivée à Paris à l'âge de vingt ans, a été arrêtée plusieurs fois pour prostitution clandestine et envoyée à Saint-Lazare pour des maladies vénériennes. Tant qu'elle a de la fraîcheur et de la jeunesse, elle continue à faire de la prostitution clandestine pour son propre compte ; dès qu'elle constate une diminution sérieuse dans ses recettes, elle s'empresse de s'adjoindre des aides qui puissent maintenir sa clientèle et amener des clients nouveaux. Elle a eu successivement, un magasin de cravates rue Vignon et place de la Madeleine, un magasin de parfumerie et de ganterie rue Tronchet, un magasin de confiserie rue Roquépine et une maison de rendez-vous rue Saint-Honoré. Dans ces différentes rues, le commerce n'est que l'enseigne qui cache la maison de prostitution clandestine. Elle a avec elle deux ou trois femmes vêtues de façon à attirer l'attention des passants ; l'une se tient au comptoir, l'autre près de la devanture, tandis que la troisième fait le guet. Des clignements d'yeux, des sourires provoquants engagent les passants à entrer et lorsque cette pantomime n'est pas suffisante, on y joint des signes de main, des signes de tête qui indiquent suffisamment qu'on peut laisser toute timidité de côté et s'aventurer, sans crainte d'erreur, dans ces magasins où l'accueil le plus gracieux est fait à tout individu disposé à sacrifier une pièce de 20 francs.

Des plaintes se produisent successivement, les voisins crient au scandale et la femme D... est obligée de quitter les différents magasins installés par elle. C'est alors qu'elle loue des appartements où son industrie est moins apparente, mais qui n'en attirent pas moins l'attention des voisins et, plus tard, déterminent leurs plaintes.

A la fin de 1887, elle avait encore une maison de rendez-vous rue Saint-Honoré et une maison de cravates rue Vignon ; un malheureux père de famille dont la fille avait été entraînée à la débauche écrit de province au Préfet de police, pour lui signaler cette entremetteuse, et demander une répression. Cette lettre montre la tendance générale du public et le désir instinctif de voir l'autorité sévir contre toutes ces pourvoyeuses de la débauche et de la prostitution clandestine.

Monsieur le Préfet,

Par ces temps agités que nous venons de traverser, je comprends que la police ait pu négliger le service des mœurs, mais les journaux m'ont prouvé combien vous avez néanmoins à cœur de réprimer le vice, surtout lorsqu'il s'étale au grand jour. Je crois de mon devoir de vous signaler une ignoble proxénète qui se livre à son ignoble commerce dans deux officines qu'elle possède à Paris, l'une située rue Saint-Honoré et l'autre rue Vignon, sous la rubrique de magasin de cravates; là, cette créature a trafiqué de ma pauvre fille qui, dans un moment d'affolement, avait eu la faiblesse de s'enfuir dans la capitale où elle était tombée dans la misère noire. Ma fille étant majeure, vingt-huit ans, et m'ayant caché sa vie, je ne pouvais hélas déposer une plainte en vos mains, mais depuis son retour chez moi, j'ai reçu ses confidences et ai appris les trafics que faisait son ignoble matrone. Donner des femmes majeures ne serait que peccadille pour elle, mais sa spécialité est d'encourager la pédérastie, oui, je dis le mot, et de corrompre de malheureuses enfants de douze à quinze ans qu'elle soudoie pour leur faire quitter leur famille; c'est ainsi, qu'il y a cinq mois, elle vendait, paraît-il, à un riche financier, la fille d'un concierge, âgée de quatorze ans, moyennant la somme de 3,000 francs. De telles infamies méritent un châtiment. J'en appelle donc à votre justice, monsieur le Préfet, pour faire fermer les tavernes d'orgie de Mme D... et, au besoin, pour châtier cette gueuse, comme elle le mérite.

Veuillez agréer, etc.   X...

La femme D... n'en continue pas moins son trafic habituel; en 1889, elle s'est installée rue Pasquier et occupe deux appartements dans une belle maison. Ses opérations paraissent se spécialiser au recrutement de femmes galantes majeures qu'elle met en rapport, moyennant rétribution, avec les individus qui recourent à ses bons offices. Elle décrit volontiers sa façon de procéder de la manière suivante : un homme vieux vient lui demander une femme pour un jour et une heure qu'il fixe ; elle procure la personne demandée, en se conformant, autant que possible, au goût de l'amateur; pour sa rémunération, elle prélève le tiers de la somme laissée pour la femme, et cette somme ne doit jamais être inférieure à trois louis. Malgré la bonté d'âme de la femme D..., ses opérations n'ont pas le don de plaire à tout le monde : des plaintes sont adressées au Parquet et à la Préfecture de police; un commissaire de police chargé de faire une perquisition rue Pasquier trouve quatre femmes dans le costume le plus rudimentaire et deux amateurs que leurs charmes avaient séduits. Les femmes ne cachent pas le but de leur visite rue Pasquier et elles avouent, sans rougir, qu'elles s'y rencontrent fréquemment avec des hommes. Conduites au dispensaire de salubrité, deux d'entre elles sont trouvées atteintes d'accidents syphilitiques. Parmi celles-là, il en est une qui se rend rue Pasquier, par intermittence : elle a deux amis qui lui donnent régulièrement par mois, l'un 500 francs et l'autre 400 francs. Le piquant de l'affaire, c'est qu'ils ont la conviction, l'un et l'autre, d'être l'unique protecteur, ignorant que le protecteur rival a ses entrées libres, à des jours différents. Chacun d'eux est sûr de la fidélité de sa maîtresse : il répond de sa vertu et il n'hésite pas à faire les démarches les plus pressantes pour obtenir la mise en liberté d'une personne victime d'une erreur et digne d'estime et de tendresse!

En voici une qui a la spécialité des jeunes gens mineurs; elle travaille pour son propre compte, le plus souvent, mais elle ne néglige pas les profits qu'elle peut retirer de son intervention pour procurer d'autres femmes ; volontiers, elle pratique aussi le chantage.

La fille Marguerite, de son nom de guerre, était âgée vers 1884 de trente à trente-cinq ans ; elle habitait avenue d'Antin un appartement dont la location, avec les écuries, était de 8,000 francs ; elle avait trois chevaux et deux voitures dans ses écuries. Le personnel domestique se composait : d'un cocher, d'un valet de pied, d'une femme de chambre et d'une cuisinière. Elle se livre à la galanterie sur une grande échelle, se dit entretenue et ne l'est pas. L'appartement qu'elle habite est un lieu de rendez-vous qui reçoit un nombre très considérable d'amateurs : négociants, banquiers, employés, officiers, élèves de Saint-Cyr et de l'École polytechnique, élèves des grandes institutions et des lycées. Les visiteurs sont admis par catégories distinctes et reçus par ordre d'arrivée.

Elle va se promener régulièrement au bois, tous les jours; elle recrute là de nouveaux clients qu'elle se fait présenter par ceux qui ont déjà été admis chez elle; l'été, elle se rend à Trouville, où elle fait de nouvelles connaissances. Elle est très habile et passe pour être très dangereuse. Elle a trop le respect de sa réputation pour quitter Paris avant le Grand Prix; c'est, du reste, une réunion exceptionnelle dont elle profite pour soigner ses intérêts et agrandir ses relations; elle y trouve l'occasion de rechercher et de se faire présenter de tout jeunes gens appartenant à des familles ayant un nom connu et beaucoup de fortune, mais, qui sont encore sur les bancs de l'école. L'année 1884 semble avoir été pour elle une année supérieure au point de vue du succès obtenu; elle a eu l'habileté, le jour du Grand Prix, de recruter quatre tout jeunes gens, appartenant à de grandes familles et dont l'âge varie de seize à vingt ans. Elle a su inspirer, en particulier, une vive passion à un jeune homme de dix-neuf ans qui est encore sur les bancs du collège; elle le poursuit de ses obsessions et n'hésite pas à lui envoyer des télégrammes, au domicile même de son père, lorsqu'elle désire qu'il vienne déjeuner avec elle. Ce collégien a eu la faiblesse de lui souscrire des billets et il n'a pas l'énergie nécessaire pour échapper à ses manœuvres.

Cette intrigue, qui durait depuis plusieurs mois, préoccupait, à juste titre, les parents de ce jeune homme. Après avoir essayé, mais en vain, de faire rompre une liaison très dangereuse, le père sollicite l'intervention du commissaire de police, qui pouvait agir d'autant plus facilement qu'il s'agissait d'un mineur. L'entretien de la fille Marguerite et du commissaire de police ne pouvait rouler que sur l'excitation de mineurs à la débauche, délit prévu par l'article 334 du Code pénal; elle essaya de se disculper en prétendant qu'elle avait cru le jeune homme majeur, en état, par suite, de disposer de sa personne; elle ne lui aurait pas permis de lui faire la cour et elle n'aurait pas cédé à ses désirs, si elle ne l'avait pas cru âgé de vingt-deux ou vingt-trois ans; elle promet, du reste, qu'il ne sera plus reçu chez elle; elle affirme, en outre, qu'il ne lui a pas souscrit des billets et après avoir pris connaissance de l'article 406 du Code pénal, elle assure qu'elle ne se servirait jamais de pareils billets, s'ils avaient été souscrits. C'est grâce à l'intervention du commissaire de police que se termina cette aventure, qui avait causé les plus sérieuses appréhensions à une famille des plus honorables et des plus distinguées.

Ce n'est que quelques années plus tard, en 1888, que des plaintes assez nombreuses sont adressées à l'autorité contre la fille Marguerite. Il y a notamment une menace de chantage qui se produit dans des conditions assez étranges. Un jeune homme de bonne famille, étant venu passer quelques jours à Paris, a des relations avec cette fille; il fait avec elle de fortes dépenses d'argent et lui fait espérer un cadeau, avant son départ pour B... où réside sa famille. Rappelé par télégramme, il oublie entièrement le cadeau vaguement promis; il s'agissait d'une chaîne de montre. La fille Marguerite n'oublie pas, et si elle n'a pas la chaîne de montre elle veut au moins obtenir de l'argent; elle écrit tous les jours des lettres de menaces et, pour qu'elles ne s'égarent pas, elle les fait recommander. Au bout d'un mois, son amoureux lui répond qu'il est malade ; mais Marguerite ne se tient pas pour battue ; elle recommence sa correspondance, avec cette circonstance aggravante, qu'elle écrit sur des cartes postales dont tout le monde peut prendre connaissance ; voici un spécimen de ces missives avec l'orthographe de l'auteur.

28 mai 1888. — Je vous ai écrit dix lettres sans réponse. Je suis absolument décidée, mon cher, à faire connaître à Paris et à B..., la façon ignoble dont vous vous êtes servi avec moi. Soyez tranquille, je ne me découragerai pas, et le voyage de B... ne m'effraiera pas, au besoin, vous m'avez berné avec vos promesses. Je saurai vous rattraper.

Marguerite.

30 mai 1888. — Comme mes moyens ne me permettent pas du papier et des timbres poste, je me vois obligée de vous écrire sur carte postale. Si je vois qu'elle ne vous arrive pas, j'en enverrai à votre cercle et autre part encore qu'on m'a indiqué. Vous vous êtes mal conduit avec moi. Je veux l'argent que vous me devez et ferai tout ce que je pourrai pour cela. Au moins si je perds mon temps, tout le monde saura la manière ignoble dont vous vous êtes servi avec moi.

Je vous salue.

Marguerite.

Ces lettres successives, arrivant coup sur coup, pleines d'insultes et de menaces, troublent profondément M. X... qui ne sait plus comment se débarrasser de la persécution obstinée dont il est victime. Il s'adresse au commissaire central et plus tard à la Préfecture de police, ennemie des chantages. On fait entendre raison à la fille Marguerite qui laisse désormais en paix son ex-amoureux et qui recommence ailleurs ses intrigues de raccrocheuse et d'entremetteuse.

La baronne d'Ange a eu une certaine célébrité à Paris de 1880 à 1884. Son nom était des plus roturiers et sa baronnie était des plus fantaisistes, mais c'est surtout sous ce nom aristocratique qu'elle était connue. Elle avait de très beaux équipages que l'on remarquait aux Champs-Élysées et au bois ; elle conduisait souvent elle-même une voiture à deux chevaux très fringants : voiture, chevaux et femme ne passaient jamais inaperçus ; elle savait à peine écrire, estropiait la langue française et était absolument brouillée avec l'orthographe. Ces qualités négatives ne l'ont pas empêchée d'arriver à la fortune et d'épouser, après une vie des plus accidentées, un homme appartenant à une famille honorable !

Elle arrive à Paris à l'âge de vingt ans et se livre immédiatement à la prostitution clandestine; elle est arrêtée à plusieurs reprises pour faits de prostitution clandestine : elle est traduite deux fois en police correctionnelle, pour excitation de mineures à la débauche et est inscrite, comme fille publique, en 1868, à l'âge de vingt-quatre ans. Pendant neuf ans, elle reste sur les contrôles de la prostitution et est arrêtée un nombre incalculable de fois, pour racolage par les fenêtres, puis elle est entretenue et obtient sa radiation. Pendant une période de trois ans elle se surveille et ne fait pas trop d'excentricités; mais, bientôt, elle s'installe rue Saint-Georges et sa maison devient une maison de rendez-vous aux allures tapageuses : les voisins se plaignent et des observations lui sont faites. Pendant plusieurs années, la maison de la rue Saint-Georges reçoit de nombreux amateurs et des femmes de toutes les catégories et la baronne d'Ange gagne beaucoup d'argent. Mais le scandale causé dans le quartier provoque des plaintes incessantes et un commissaire de police reçoit la mission de faire une perquisition. Plusieurs femmes sont arrêtées et elles avouent qu'elles se livrent à la prostitution. Parmi celles-là se trouvaient deux femmes originaires de la Belgique, qui furent expulsées du territoire français : l'une d'elles qui habitait rue Saint-Georges, depuis six semaines était entretenue richement, puisque son protecteur lui donnait 1,000 francs par semaine, ce qui ne l'empêchait pas d'aller aux rendez-vous procurés par la baronne. Après qu'il eut été prouvé que la baronne avait recommencé à se livrer à la prostitution, elle fut inscrite de nouveau.

De 1884 à 1887, la maison de la rue Saint-Georges a toujours beaucoup de clients, mais la baronne veut faire une fin; elle se marie, à l'âge de quarante-quatre ans, avec un individu de vingt-six ans, se disant journaliste. A ce moment, elle possédait la maison de la rue Saint-Georges et un autre immeuble important dans le quartier des Champs-Élysées. Elle meurt six mois après son mariage, et laisse sa fortune à son mari ! N'est-ce pas la juste récompense du dévouement de cet homme... généreux ? A l'encontre de la plupart de ses pareilles, qui, après avoir dépensé beaucoup d'argent, meurent dans la misère, celle-ci meurt en pleine prospérité, en pleine fortune. C'est évidemment le cas de dire : la vertu est toujours récompensée !

Quelques entremetteuses se sont fait une spécialité pour l'expédition des femmes en province, soit pour figurer dans des parties fines, soit pour entrer dans des maisons publiques. Une entremetteuse connue, actuellement en prison pour la cinquième ou sixième fois, pour avoir livré des jeunes filles mineures, avait des rapports avec des officiers de l'armée et, dans les vingt-quatre heures, elle procurait les femmes qu'on lui demandait ; de Rouen, de Lille, de Tours, on s'adresse à elle. Le langage conventionnel, par télégramme était ceci : « Madame X. Veuillez m'envoyer, demain, en gare, train de six heures quinze, deux bouquets violettes et trois roses. » Traduction : deux blondes et trois brunes.

L'entremetteuse A... qui séjourne à Paris trois jours par semaine, et le reste du temps dans une belle propriété qu'elle possède à Meaux, n'envoie jamais en province que des filles majeures ; ce qui ne l'empêche pas d'exploiter les filles et les maisons qu'elle fournit. Pour commettre ses tromperies, elle n'emploie que des filles à sa dévotion qu'elle déplace à volonté, d'une localité dans une autre, selon les demandes qui lui sont faites. On l'a accusée de connivence avec les femmes qu'elle expédie, après avoir reçu des sommes plus ou moins importantes, et qui disparaissent après quelques jours de séjour dans les localités où elles avaient été envoyées. Lorsque les demandes de province ne sont pas nombreuses, elle les provoque en écrivant des lettres conçues dans ces termes :

Paris, octobre 1880. — Madame Alice, je vous écris ces quelques lignes pour vous demander si vous avez besoin de dames. J'ai dans ce moment trois belles filles très grandes, dont une belle Anglaise et deux Belges, toutes les trois vingt-quatre ans, avec leurs papiers. Voici ce qu'elles doivent : l'Anglaise 250 francs, et les deux autres 150 francs chacune. Voyez, si vous en avez besoin et répondez par dépêche. En attendant, je vous salue.   A...

Deuxième lettre. — Paris, 25 octobre 1880. — Madame Alice, je vous demande pardon de ne pas vous avoir répondu, de suite, à votre aimable dépêche, mais votre dépêche qui devait arriver à midi n'est parvenue qu'à cinq heures ; elles étaient sorties en attendant le dîner ; je les ai attendues en vain ; elles se sont fait arrêter à l'entrée de la nuit et ne sont sorties que ce matin ; voyez si vous êtes toujours décidée à les prendre, si c'est oui, il faut les faire partir lundi matin. Je serais plus contente si vous veniez les chercher ; vous pourriez les mettre en chemin de fer toutes seules ; vous voyez que vous n'avez rien à craindre, elles se rendront toutes seules ; elles doivent 10 francs en plus chacune que ce que je vous avais écrit, l'Anglaise 260 francs, les deux autres 160 francs chacune, bien entendu commission à part. Dans l'attente d'une réponse, aussitôt que vous aurez reçu ma lettre, je vous salue.   A...

P. S. — Vous ferez un beau voyage, car c'est de grands et beaux colis ! ! !

Tout commentaire serait superflu et ne pourrait qu'affaiblir le côté brutalement réaliste de cette correspondance.

Le nombre des maisons de rendez-vous a été en augmentant depuis quelques années. Les maisons publiques tendent à disparaître, alors que les maisons où s'exerce la prostitution clandestine ont une marche ascendante très prononcée. L'autorité ne connaît pas très exactement leur nombre, parce que beaucoup de ces maisons restent ignorées, tant qu'elles gardent un certain décorum et qu'il n'y a pas de scandale. M. Georges Berry (1) a prétendu qu'il y en avait 400, qui étaient connues de la Préfecture de police et 2,000 qui n'avaient pas attiré l'attention de l'autorité. D'après les renseignements pris aux meilleures sources, il semble démontré que les chiffres cités par M. Berry ne sont pas conformes à la situation réelle des maisons clandestines, à cette période.

Il est nécessaire, tout d'abord, de bien préciser la question et de dire exactement ce que l'on entend par maison de rendez-vous, maison de passe, maison clandestine, etc.

Lorsque ces maisons sont organisées dans le but spécial de mettre les femmes en rapport avec les hommes et qu'on sait pouvoir s'y rendre, à des heures déterminées, avec la certitude absolue d'y rencontrer des femmes de bonne volonté ; c'est alors la maison de rendez-vous. A l'époque où M. G. Berry a fait son rapport, il n'y en avait pas plus de 100 connues à la Préfecture de police. Depuis, le chiffre a beaucoup augmenté. Nous en dirons le motif plus loin. A côté de ces maisons de rendez-vous se trouvent d'autres maisons qui reçoivent accidentellement des couples sollicitant l'hospitalité, pour quelques heures ou pour une nuit. Dans cette classe se trouvent : des maisons meublées, des restaurants, des marchands de vins avec garnis, des hôtels peu rigides, qui accueillent tous ceux qui se présentent, sans souci de demander l'état civil des passagers et sans préoccupation d'inscrire leurs noms. On peut

____

(1) *Bulletin municipal officiel* du 21 mars 1892.

estimer que le nombre de ces maisons hospitalières est de 10,000.

Quant aux maisons de passe, ou maisons de rendez-vous organisées, d'une façon spéciale, le nombre s'en est élevé, dans ces derniers temps (juin 1894) à 500.

La progression ascendante a pris un grand essor, lorsque certains journaux peu scrupuleux ont accepté d'insérer des annonces indiquant, d'une façon plus ou moins voilée, l'existence de ces maisons instituées pour venir en aide aux faiblesses humaines. Ces annonces, qui se reproduisaient quotidiennement dans certains journaux, ont souvent attiré l'attention du Parquet; elles ont été l'origine de poursuites et de condamnations analogues à celles que nous avons déjà indiquées précédemment. Les insertions dans les journaux variaient à l'infini. C'était, parfois, une femme isolée qui faisait connaître, en termes discrets, le désir qu'avait une personne distinguée et jolie de causer art et littérature avec un gentleman bien élevé auquel on réservait un accueil gracieux à une heure et à un jour déterminés. L'une d'elles, jolie personne, très instruite, très intelligente et d'une tenue très correcte, se signalait par une particularité spéciale, dans sa façon de faire. Elle avait adopté une méthode ingénieuse pour donner les rendez-vous qu'elle proposait avec beaucoup d'esprit : elle changeait de domicile, tous les trois jours, et, tous les trois jours, par suite, elle insérait une annonce nouvelle. C'était une façon habile d'échapper à toute surveillance. Pour ne pas perdre le bénéfice de ses premières annonces, elle installait une autre femme, à sa place, dans l'appartement qu'elle quittait et où elle avait séjourné pendant trois jours. La femme qui lui succédait lui donnait la moitié des bénéfices.

Malgré de brillants résultats pécuniaires obtenus, cette personne prit tout à coup l'énergique résolution de renoncer à cette vie de débauche. Elle se mit résolument au travail, pour effacer un passé qui lui faisait horreur. Après des efforts sans nombre et une volonté des plus opiniâtres, elle est arrivée à faire de la littérature et du journalisme et est devenue un écrivain d'un réel talent.

L'existence des maisons de rendez-vous n'est révélée le plus souvent, à l'autorité, que par les plaintes qui sont adressées au Parquet, aux commissaires de police du quartier, ou directement à la Préfecture de police. Nous avons cité plus haut quelques-unes de ces lettres. En voici encore deux curieuses, à des points de vue différents, et signalant, à deux mois de distance, une entremetteuse tenant une maison de rendez-vous rue de la Victoire.

Voici, par exemple, un très honnête négociant, qui écrit dans les termes suivants :

Septembre 1880. — Monsieur, j'ai l'honneur de porter à votre connaissance le fait suivant : hier matin, je recevais à mon bureau une lettre personnelle ainsi conçue : « Monsieur, j'ai une communication à vous faire de la part d'un de vos amis que j'ai rencontré en voyage. Si vous voulez bien passer chez moi, j'y suis de trois à six heures. G..., rue de la Victoire, deuxième étage ». Après quelques hésitations, ne connaissant absolument pas ce nom de G..., je me rendis néanmoins à cette adresse et après m'être assuré, auprès du concierge de la maison, que Mme G... y habitait véritablement, je montai les deux étages.

Je fus introduit par la bonne dans un salon et vis apparaître aussitôt une femme d'environ 65 ans, grande et sèche, véritable type de la proxénète, qui me demanda aussitôt si j'étais amateur de beau sexe, ajoutant qu'elle avait à ma disposition des petites filles charmantes et que, quoique marié, on pouvait bien de temps à autre, etc...

Je suis en effet marié, et père de trois enfants, mais je me demande où cette femme a pu le savoir ? Si je vous dénonce ce fait, d'une évidente immoralité, c'est que depuis trois ou quatre mois, je suis, pour la seconde fois, dupe de ma naïveté. Veuillez agréer...   X...

La seconde plainte est rédigée dans un style rabelaisien.

Décembre 1880. — Monsieur le Préfet, il existe rue de la Victoire, chez Mme G... une réunion de femmes plus ou moins saines. La réunion a lieu tous les jours, de deux heures de l'après-midi à six heures du soir, dimanche et fêtes exceptés. Ce qui me décide à dénoncer ce tripot, c'est que deux de mes amis et moi nous avons été poivrés de la belle manière ; donc, pour la salubrité publique, attention !

De trois à quatre heures de l'après-midi, vous trouverez le sérail complet. Pour trois louis, vous avez un empoisonnement complet.

Don Basile.

La femme G... recevait des filles mineures qu'elle livrait à ses clients et des femmes du monde ayant des passions contre nature dont elle facilitait les rendez-vous avec des filles de maison et des filles en carte.

Une perquisition du commissaire de police du quartier, décida la femme G... à vendre sa maison, pour aller installer rue de Rome, sous le nom d'agence théâtrale, une nouvelle maison de prostitution clandestine.

La femme Lo., qui a tenu une maison de rendez-vous successivement rue de Rivoli, rue de Provence et rue de Richelieu, sous prétexte de vendre des plumes métalliques, reçoit notamment des élèves de Saint-Cyr et de l'École polytechnique qu'elle met en rapport avec des femmes qui passent la journée chez elle. Après des plaintes nombreuses, une perquisition est faite rue de Richelieu (1884) et on arrête huit femmes qui avouent se livrer à la prostitution, chez la femme Lo., les unes depuis un et deux ans, les autres depuis quelques mois. Parmi ces huit femmes, il y avait deux filles mineures et l'une d'elles avait des accidents syphilitiques contagieux et très graves.

La femme Lo. a été condamnée à six mois de prison (juin 1884).

La fille C... avait aménagé rue Boudreau, près de l'Éden, un appartement où elle réunissait des femmes de bonne volonté, se tenant à la disposition des amateurs. Quelques-unes allaient à l'Éden où elles donnaient leur adresse aux hommes, d'autres se laissaient accoster dans la rue et acceptaient un rendez-vous dans la même maison. Séduits par l'imprévu, beaucoup d'hommes croyaient avoir rencontré des femmes qui n'accordaient un rendez-vous que par occasion; c'étaient, pensaient-ils, des actrices de petits théâtres, des employées, voire même des personnes arrivant de la province et que leur éloquence avait séduites; ils étaient bien persuadés qu'aucune de ces femmes ne faisait de la prostitution. Le mystère attire volontiers bon nombre d'amateurs, qui ne se doutent pas que beaucoup de maisons de rendez-vous sont peuplées, en grande majorité, de filles en carte ou en maison. Des plaintes ayant été adressées au Parquet et à la Préfecture de police, une perquisition a été faite au mois de février 1890. Le commissaire de police a trouvé, indépendamment de la propriétaire de l'appartement, la fille C..., femme en carte, six autres femmes, sur lesquelles quatre étaient des filles en carte en recherche, pour manquement à leur visite; deux étaient des femmes insoumises.

L'une des insoumises était mariée et mère de deux enfants. Elle allait régulièrement dans cette maison, depuis un mois; elle se livrait à la prostitution pour se procurer certaines ressources qui faisaient défaut dans son ménage.

L'autre était une institutrice âgée de vingt-cinq ans. Sans place depuis six mois, elle se livrait à la prostitution, bien qu'elle eût, de son propre aveu, un amant qui était marié et fournissait à ses besoins. Les amateurs d'imprévu, à la recherche de femmes novices, à vertu vacillante, se trouvaient en présence de femmes à vertu très facile, pour qui le vice n'avait plus de mystère et qui étaient tributaires du dispensaire de salubrité publique. Quelle désillusion pour ceux qui cherchent l'inédit !

C'est encore à la suite de plaintes des voisins qu'une perquisition est faite rue de Rome, que neuf femmes sont arrêtées et que l'entremetteuse et ses complices passent en police correctionnelle. Un journal politique important (1) rend compte de cette affaire de la façon suivante :

« *Maison de retraite pour jeunes filles.*

« En mars dernier, une lettre anonyme dénonçait à la Préfecture de police l'existence, rue de Rome, d'une maison de retraite pour les jeunes filles mineures désireuses de s'émanciper. Une descente eut lieu et amena, en effet, la découverte d'un établissement luxueusement installé et fort bien achalandé, sous la direction d'une veuve Pommereau. Mme Pommereau était encore, peu de jours avant, aidée dans ses délicates fonctions par une ancienne actrice dramatique, Mlle Francine Bordier dont elle s'était séparée à la suite d'une très vive discussion motivée par la jalousie.

« Mme Pommereau protégeait un jeune homme, M. Jules Lévy. Malgré les attentions de sa protectrice, M. Jules, comme on l'appelait dans la maison, n'était pas resté insensible aux charmes de Mlle Francine. Mme Pommereau avait fini par apprendre la dure vérité et avait chassé l'ex-artiste dramatique.

« Elle était encore sous le coup de l'émotion que lui avait causée cette exécution nécessaire, quand la police s'était avisée d'opérer chez elle une descente.

« Elle en apprit de belles, la police !

« Quinze fillettes étaient à ce moment les pensionnaires de Mme Pommereau : danseuses à l'Opéra, modèles, apprenties modistes et parmi elles une demoiselle Janet, âgée de dix-sept ans, dont le père concierge, par l'intermédiaire d'un cocher nommé Victor

____

(1) Journal *Le Temps* du 20 juillet 1889

Couillard, lui avait déjà fait faire la connaissance d'un prince siamois.

« L'établissement avait des succursales sous la direction spéciale de Mmes Mathias mère et fille.

« Le tribunal correctionnel (9me chambre) saisi du dossier de l'affaire a prononcé hier les condamnations suivantes :

« Veuve Pommereau, huit mois de prison; Janet, quinze mois et cinq ans d'interdiction des droits mentionnés dans l'article 43 du Code civil; Couillard, trois mois de prison; Jules Lévy, par défaut, huit mois; Francine Bordier, deux mois; Eulalie Mathias, dite la petite bouchée, quatre mois; veuve Mathias, dite Tirelire, par défaut, huit mois. »

Parmi les filles arrêtées et conduites au dispensaire de salubrité, il y avait quatre filles insoumises majeures et cinq insoumises mineures. Trois de ces insoumises reconnues malades furent envoyées à l'infirmerie de Saint-Lazare le 25 mai 1889. Comme dans toutes les arrestations faites pour cause de prostitution, les sollicitations, en faveur des femmes arrêtées, furent nombreuses; on est disposé à accuser la police d'erreur ou tout au moins de maladresse; les femmes sont d'innocentes victimes surprises, par un accident fortuit, dans une maison de rendez-vous. Voici à ce sujet une lettre curieuse, à beaucoup de points de vue :

26 mai 1889. — Monsieur, j'ai l'honneur d'appeler votre attention sur le fait suivant : ma maîtresse, Marie L..., a été arrêtée samedi soir dans une maison de rendez-vous. Qui l'y a conduite? Pour quelle raison a-t-elle accepté de s'y trouver? Voilà ce que je ne m'explique pas.

Depuis six mois que je connais Marie L..., je me suis toujours efforcé de lui être agréable. Employé aux appointements fixes de 300 francs par mois, lesquels s'élèvent environ à 400 francs par des travaux supplémentaires, je lui remettais régulièrement cette somme à la fin de chaque mois. Jusqu'ici je n'avais pas à me plaindre d'elle et j'étais loin de supposer qu'elle profiterait un jour de mes absences forcées pour entretenir d'autres relations.

A mon avis, elle a agi sous l'influence de mauvais conseils de quelques femmes qui, jalouses de lui voir mener une vie tranquille, ont fait miroiter à ses yeux je ne sais quel avenir si elle voulait faire ceci ou cela.

Après avoir ainsi abusé de ma confiance, j'aurais pu refuser à Marie L... toute protection, mais je vous avoue que je n'en ai pas le courage. Et certes ce n'est pas sans appréhension que je fais aujourd'hui une telle démarche. Je m'adresse à vous, Monsieur, en toute confiance, vous priant de me recevoir afin de vous confirmer, de vive voix, les renseignements ci-dessus, de vous donner d'autres explications, si besoin était, et enfin de vous fournir toutes les références possibles, qui puissent vous permettre d'être exactement renseigné sur mon compte.

Veuillez agréer.....

Cette lettre annonce un excellent cœur chez celui qui l'a écrite, mais quelle dose de naïveté! Le pauvre diable sacrifie tout ce qu'il gagne à une fille qui est une habituée des maisons de rendez-vous et il suppose qu'elle va s'amender et renoncer à ses habitudes!

Une affaire récente a produit au barreau et au Palais une impression des plus douloureuses. Un avocat a été poursuivi en police correctionnelle pour avoir eu des relations avec des jeunes filles mineures qui lui étaient fournies par des entremetteuses. Les médecins qui ont suivi ce procès étaient stupéfaits du degré de perversion morale et de cynisme éhonté observé chez ces mineures que l'avocat était censé avoir excité à la débauche! Il y avait bien des mois qu'elles avaient fait litière de leur pudeur et qu'elles étaient fortement émancipées, lorsqu'elles ont été mises en rapport avec l'avocat H...; mais son immoralité personnelle a plus fait pour sa condamnation que la situation fort peu intéressante de ses prétendues victimes. Voici le récit de cette triste aventure fait par un journal (1) du soir : « Une déplorable affaire de mœurs s'est déroulée, cet après-midi, devant la 9ᵐᵉ chambre correctionnelle, affaire tirant uniquement son intérêt de la personnalité de l'un des prévenus, un homme de trente-six ans, M. H..., avocat stagiaire à Paris, poursuivi pour excitation de mineures à la débauche. M. H... n'est pas seul sur le banc des prévenus. Il est flanqué d'une veuve Vilaine, logeuse d'occasion, d'une fille Belair, proxénète d'habitude et d'un certain Henri Gérard, qui répond dans le monde de la débauche de tout dernier ordre au surnom euphonique de « Riri ». Nous n'avons pas à insister sur les détails scandaleux mis en lumière par les débats.

« Nous rappellerons seulement ce détail qu'il fut saisi au domicile de M. H..., quelques jours après son arrestation, un volumineux carnet sur lequel il avait méthodiquement mentionné, avec l'âge et la couleur des cheveux des jeunes filles dont il s'était fait accompagner, les dépenses faites, tant en principal qu'accessoirement. Ce

____

(1) *Petit Temps* du 27 mai 1894.

triste procès devait être plaidé il y a une quinzaine, mais sur la demande de Mᵉ Maurice Tézénas, le défenseur de M. H..., le tribunal avait renvoyé l'affaire afin que les médecins, chargés par la famille du prévenu de procéder à son examen mental, aient eu le temps de déposer leur rapport. Dans ce rapport, MM. les docteurs Motet, Ballet et Magnan déclarent en substance que M. H... dont l'enfance a été des plus maladives, est un débile intellectuel, dépourvu de sens moral, et atteint d'une profonde dégénérescence mentale.

« M. le substitut Lecherbonnier a soutenu la prévention.

« La défense des prévenus a été développée par Mᵉˢ Maurice Tézénas, Bérard, de Brugière et Martini.

« H... est condamné à trois mois de prison, et les femmes Vilaine et Belair à huit mois de la même peine. »

Les poursuites et les condamnations ne corrigent pas toujours les entremetteuses. Elles recommencent l'exercice de leur profession, dès leur sortie de prison, en ayant soin cependant de mettre plus de prudence dans leurs agissements.

Nous ne devons pas terminer ce qui concerne les entremetteuses, sans mentionner deux variétés : 1º *la femme du monde, veuve, demi-artiste*. Elle a généralement beaucoup de relations très mêlées et pas de préjugés; elle ménage à volonté des mariages et des unions libres ! 2º *la tireuse de cartes*. Celle-ci est très importante dans les dessous de la vie parisienne. Elle est très consultée par des femmes *de toutes les classes* qui lui demandent des philtres pour s'attacher leurs amants, et aussi par les hommes de la petite bourgeoisie. Ils réclament le moyen de se faire aimer de telle ou telle dame qu'ils ont vue venir dans la maison. La tireuse de cartes leur promet tout ce qu'ils veulent; elle ménage des rendez-vous et persuade à la dame en question que les cartes *exigent* qu'elle appartienne au premier homme blond qu'elle apercevra en descendant l'escalier. Il se trouvera naturellement que l'homme blond sera le monsieur qui avait demandé conseil à la tireuse de cartes !

Comment se compose la troupe d'une entremetteuse? C'est variable suivant que l'entremetteuse est plus ou moins richement installée et que sa clientèle est plus ou moins riche. On y voit : des femmes entretenues, ou vivant en concubinage, et qui n'hésitent pas à tromper leurs amants, à peu près sans danger d'être surprises; parfois des femmes mariées, affolées par une dette criarde, se présentent résolùment chez l'entremetteuse ; assez souvent de vraies dames mariées et de grande situation y viennent poussées par un tempérament ardent, par caprice ou par vice. Celles-là laissent toujours le prix entier à l'entremetteuse; elles ont soin d'examiner le client, sans être vues de lui, dissimulées sous un rideau, et au moyen d'une glace devant laquelle il passe; elles veulent voir si le monsieur leur plaît et surtout s'il n'est pas de leurs relations mondaines. Chez presque toutes les entremetteuses, il y a un certain nombre de femmes en carte ou en maison ; dans beaucoup de maisons de rendez-vous, le personnel est composé, en grande majorité, de femmes en carte ou en maison. Nous pouvons citer sur la question qui nous occupe, l'opinion d'un ancien Préfet de police (1). Ce fonctionnaire exprime des idées fort judicieuses sur ce qui se passe dans ces maisons. Ce qu'il dit de la maison de la rue Duphot pourrait s'appliquer à toutes les maisons similaires. « Les femmes qui fréquentaient cet établissement étaient, pour la plupart, des filles entretenues, cherchant à occuper lucrativement les loisirs que leur laissaient des protecteurs aveugles ou complaisants. Avec elles se rencontraient quelques étoiles de diverses grandeurs, voulant briller ailleurs qu'à la scène et enfin, il faut bien le dire, quelques personnes qu'on pourrait appeler *déclassées* sans leur faire offense, et devant lesquelles s'ouvrent encore les salons du monde. Les unes venaient pour répondre à des rendez-vous galants ménagés par la femme L...; les autres attendaient l'hôte inconnu que pouvaient amener, à toute heure, les défaillances de la chair, qui est faible, ou les fantaisies de l'esprit, qui est prompt.

« Cette maison était, pour la police des mœurs, comme la maison de verre. Les archives lui empruntaient des renseignements nombreux et parfois utiles.

« C'est un curieux et piquant phénomène que le besoin qu'ont certains hommes de traiter en amies les procureuses, de leur livrer non seulement le secret peu intéressant de leurs dévergondages, MAIS ENCORE LA CONFIDENCE DE LEURS AFFAIRES PRIVÉES ET MÊME DE LEURS DESSEINS POLITIQUES. »

Cette dernière phrase de M. Andrieux nous rappelle qu'il ne faut pas laisser dans l'ombre une variété de femmes, qui fréquentent les

____

(1) *Souvenirs d'un Préfet de police*, tome II, pages 34 et 35.

maisons de rendez-vous, alors même qu'elles ont un salon et un train de maison des plus importants ; c'est l'*espionne*, *femme galante*, en relation avec les entremetteuses très achalandées.

Il y en a, en moyenne, une cinquantaine dans Paris, venant de tous les pays, mais elles sont plus particulièrement Allemandes, Autrichiennes ou Russes. Les unes sont officiellement espionnes pour leur gouvernement ; les autres le sont officieusement, dans le but d'être protégées par leur ambassadeur ou consul, et de devenir ensuite espionne officielle. Presque toujours ces femmes, instruites, distinguées, séduisantes, sont très jolies et jouent à la femme du monde. Les unes sont installées plus ou moins richement avec leurs maris et ont des maisons très mondaines et très courues où on donne des dîners et des soirées musicales. Mais l'espionne qui nous intéresse plus spécialement est celle qui vit librement, soit comme voyageuse ayant son mari dans son pays, soit comme veuve, soit franchement et exclusivement comme femme galante. L'une d'elles, Mme X..., personne fort jolie, se disant Américaine, alors qu'elle était originaire de la Prusse, mais ayant épousé un Américain, fixé en Allemagne comme industriel, habitait Paris pendant huit à dix mois de l'année. Très lancée dans le monde intelligent, elle recevait les hommages des notabilités de la Presse et des Lettres. On racontait qu'elle était la maîtresse du fils d'un ambassadeur français avec lequel elle avait vécu, dans l'intimité, pendant deux ans et qui ne pouvait pas avoir de secrets pour une femme si charmante et si adorablement jolie. Il en était si amoureux, disait-on, que plusieurs fois, quand la dame était obligée de rester quelques semaines en Allemagne, il est allé de Paris à Stuttgard, rien que pour passer quelques heures avec elle, dans l'intervalle de deux trains. On dit que l'amoureux ne s'est jamais douté de rien ; mais le Préfet de police, plus fin, a fini par expulser la dame, sans tapage.

Avant de terminer ce qui concerne les entremetteuses, les maisons de rendez-vous et les femmes qui les fréquentent, il nous semble réconfortant de pouvoir dire que l'argent n'est pas un mirage qui attire toutes les jeunes filles. Il en est, même dans les milieux les plus pauvres, qui veulent et savent rester vertueuses et résistent à toutes les tentations. Au milieu des tristesses que nous venons de révéler, nous sommes heureux de pouvoir citer le fait suivant qui est très caractéristique et console de beaucoup de turpitudes.

Un vieux viveur très riche, de la rue de la Paix, était devenu amoureusement fou d'une ouvrière, rencontrée plusieurs fois à la sortie de son travail. Il charge Mme B..., entremetteuse des plus habiles et des plus dangereuses, de la lui procurer à n'importe quel prix. Pendant plus d'un mois, Mme B... a eu recours aux ruses les plus adroitement combinées pour tenter la jeune fille ; elle s'est même adressée à la mère (concierge rue de Montholon) et a été jusqu'à étaler sur sa table 10,000 francs en or. La mère et la fille ont constamment refusé les offres qui leur étaient faites : La jeune fille répondait qu'elle voulait rester honnête pour se marier honnêtement !

Les entremetteurs. — Après avoir étudié les entremetteuses, il faut mentionner le rôle des entremetteurs. — S'ils sont moins connus que les entremetteuses, ils n'en sont pas moins également dangereux. Nous n'avons pas à nous occuper des garçons de café ou de restaurant qui transmettent, plus ou moins adroitement, un billet à une femme ou qui connaissent les adresses des personnes désireuses d'accepter un souper et le reste; nous ne parlerons pas davantage des guides ou interprètes toujours à l'affût des étrangers et enclins par état à leur rendre tous les services, même de les conduire chez une « jolie et aimable Parisienne ». Tout cela est trop connu pour mériter de nous arrêter longuement. Il s'agit surtout de ce qui se passe dans quelques-uns des très grands hôtels de Paris et du rôle joué par certains fonctionnaires importants de ces hôtels.

Il est une classe de viveurs, gens de cercles, blasés, désœuvrés, riches, d'une immoralité notoire et d'un égoïsme renforcé qui ne cherchent que les aventures d'hôtels. Les uns y passent tous les jours, soit à l'arrivée des principaux express, soit de midi à deux heures ; ils s'installent dans le salon, la salle à manger ou au café pour voir et étudier les nouvelles figures. Plusieurs ont une chambre louée au mois ou à l'année. Comme ils ont une grande audace, une tenue élégante, l'habitude du monde et un grand bagoût, ils profitent de la moindre occasion pour entamer une conversation et tâter le terrain. Ce premier point acquis, ils ont recours aux bons offices du maître d'hôtel X... qui sait, avec une grande dextérité et une habileté merveilleuse, faire accepter par la personne recherchée un billet contenant les déclarations les plus enflammées, mais les plus respectueuses; on demande seulement un moment d'entretien,

puis les bons offices du maître d'hôtel X... aidant, on sè rencontre ;
on cause et un rendez-vous est pris ! L'esprit curieux et aventureux
de la femme, surtout loin de ses relations et de son pays, se laisse
facilement entraîner à des relations qui doivent rester mystérieuses,
ignorées de tous !

Le rôle du maître d'hôtel X... ne se borne pas là. Il est en relations avec un grand nombre de vieux viveurs très riches qui le rémunèrent largement et à qui il envoie, tous les jours, un rapport pour
leur faire connaître l'arrivée de dames ou de jeunes personnes des-
cendues à l'hôtel avec leur famille et qui peuvent leur plaire ; il est si
bien au courant de leurs goûts qu'il n'hésite pas, à l'avance, à retenir
d'office la chambre à côté de celle de la dame ou de la demoiselle, en
ayant soin qu'il y ait une porte de communication ; c'est le comble de
la précaution et de la discrétion. Les batteries ainsi dressées, il arrive
fréquemment que de charmantes jeunes filles se sont livrées à ces
viveurs sans scrupule, sans que rien ait éveillé l'attention des parents.
On cite, à ce sujet, des histoires douloureuses de malheureuses
jeunes enfants qui ont abandonné leur famille, après une aventure
d'hôtel, et se sont lancées dans la galanterie, pour finir dans la prostitution. Il est triste de reconnaître que les scandales que nous signalons se passent dans des hôtels qui ne sont ni les moins importants
ni les moins achalandés de Paris. Il y a lieu, par suite, pour les
familles honorables, de se mettre en garde contre les dangers que
peuvent courir les jeunes femmes ou les jeunes filles.

A part quelques anciens hôtels qui ont conservé leurs traditions
d'honnêteté et de sévérité, presque tous reçoivent « à la soirée » sans
bagages et sans inscription de nom, tout passant accompagné d'une
femme. Ce que nous disons des hôtels, d'un rang élevé, qui
deviennent une cause de prostitution, nous l'avons signalé, d'une
façon spéciale, quand nous avons parlé, ailleurs, des garnis qui
accueillent les insoumises mineures et leur facilitent les moyens de
se livrer à la prostitution. Nous devons reproduire ce que nous avons
écrit précédemment à ce sujet (1).

« Les insoumises mineures logent, presque toutes, dans des
hôtels garnis tenus par des marchands de vin. C'est dans ces garnis,
groupés dans certaines rues ou certains quartiers spéciaux, que la

____

(1) *Syphilis et prostitution chez les insoumises mineures.* G. Masson éditeur.

mineure qui loge encore chez ses parents peut trouver une hospitalité facile pour conduire le client qu'elle a rencontré dans la rue.
Beaucoup de jeunes filles, que leurs parents croient à l'atelier,
trouvent tantôt dans un arrondissement, tantôt dans un autre, les
portes des garnis largement ouvertes; dès l'heure la plus matinale ou
la plus tardive, elles sont certaines de pouvoir s'y rendre, sans qu'on
se préoccupe de leur personnalité ou de leur âge. Ce sont ces garnis
qui donnent asile à toutes les mineures, qui sont cause, en raison de
la liberté qu'on leur accorde, de leur peu d'hésitation à abandonner
le domicile paternel; elles savent qu'elles trouveront un refuge facile
dans une habitation tolérante où il n'y a aucune contrainte à subir.
C'est en raison de la liberté qui leur est octroyée que les mineures
peuvent facilement voyager d'un quartier dans un autre et se soustraire ainsi aux recherches de leurs parents. Il y a donc bien là une
cause principale du développement de la prostitution plus ou moins
clandestine des mineures..... »

Les marchands de vin et les maîtres des garnis jouent le rôle
d'entremetteurs, comme le font dans certains grands hôtels quelques
domestiques ou maîtres d'hôtel.

Souteneurs. — Les souteneurs à Paris constituent une corporation spéciale qui contribue, pour une large part, au développement
de la prostitution et à la propagation de la syphilis. Il y a quelque
douze ou quinze ans que l'on signale l'augmentation du nombre des
souteneurs; aussi la police a-t-elle été obligée d'exercer une surveillance spéciale sur ce monde interlope. En 1891, pendant les
mois de septembre et d'octobre, des arrestations nombreuses ont été
faites, mais les résultats ont été plus que médiocres; sur 350 arrestations, le Parquet a fait relaxer un certain nombre d'individus,
faute d'un texte de loi précis; le juge d'instruction, à son tour, a
ordonné la mise en liberté de quelques-uns d'entre eux; il n'y a eu,
en définitive, que quatorze individus condamnés par les tribunaux.
Cette indulgence est de tous points regrettable. La Préfecture de
police n'en a pas moins continué ses arrestations.

Les souteneurs ont été étudiés, d'une façon remarquable, par
M. Louis Puibaraud (1) dans un livre paru en 1893 et qui a eu un

____

(1) *Les Malfaiteurs de profession.* Ernest Flammarion, 26, rue Racine. Pages 91 et
suivantes.

très grand succès. Nous ne saurions mieux faire que de lui emprunter quelques détails caractéristiques.

Il y a trois catégories de souteneurs : 1° les souteneurs de bas étage; 2° les souteneurs d'apparence correcte qui exhibent leur contrat de mariage, à la façon d'un revolver en cas de danger; 3° les souteneurs du monde brillant.

Né le plus souvent dans une famille vouée au désordre, où la mère se livre à l'inconduite et le père à la boisson, le souteneur grandit au milieu des disputes, des mots obscènes, des coups échangés. Il a vu ses sœurs aînées quitter de bonne heure le logis maternel, y revenir de temps en temps en toilettes tapageuses, les mains pleines d'un argent aisément gagné et dont toute la famille bénéficiait sans vergogne. Il n'ignore pas qu'on peut avoir de l'argent sans travail. A son tour il quitte l'atelier avant la fin de son apprentissage. Dès l'âge de quinze ans, il sert d'avertisseur à sa sœur et aux filles du faubourg. C'est lui qui les prévient du passage des agents des mœurs. Il en tire un profit spontané en attendant que, ce profit, il l'exige. Le récit suivant qui nous est fait par un jeune détenu de la Roquette montre comment on devient souteneur : « J'avais treize ans quand j'ai commencé LE MÉTIER. Je revenais un soir de l'école quand j'ai trouvé tout le monde en ribote chez nous. Ma grande sœur était venue voir ma mère avec une de ses amies, qui me prit à part et me dit : Sais-tu si le quartier est bon? nous y viendrons ce soir. Je répondis que je ne savais pas ce qu'elle me demandait. Elle m'expliqua que je n'aurais qu'à les prévenir lorsqu'il passerait des agents. Je fis ce qu'elle désirait et, le soir, elle me donna vingt sous. Je n'allai pas à l'école le lendemain et je jouai avec mes camarades jusqu'à la nuit où je recommençai, comme la veille, à les prévenir en courant, dès que je voyais un sergent de ville. J'appris ensuite à connaître les agents des mœurs, et je touchais des pièces de toutes ces dames.

« J'avais des camarades qui faisaient comme moi. Un jour, j'ai volé au bazar de l'Hôtel-de-Ville une ceinture de cuir. J'ai été arrêté... Je ne voulus pas revenir à la maison, parce que mon père me battait quand je ne rapportais pas la moitié de ce que me donnait ma sœur. »

Voici le récit d'un autre jeune condamné :

« J'ai dix-huit ans. Je suis condamné à six mois de prison pour vol d'argent à mon patron. Je n'ai été arrêté qu'un an après l'avoir commis. C'est une fille A... qui m'a dit de voler pour s'acheter une broche. Mais, depuis, elle m'a aidé à vivre et moi je me baladais avec elle pendant la journée. Le soir, je guettais et sifflais pour la prévenir. Elle me donnait tantôt plus, tantôt moins, mais toujours cent sous pour le moins. »

Les jeunes garçons qui se livrent au vagabondage et que l'on rencontre si fréquemment sur les boulevards extérieurs et du côté des fortifications, à l'heure où ils devraient se trouver à l'école ou à l'atelier, deviendront, plus tard, des souteneurs. Ils ont à peine de douze à treize qu'on les trouve déjà se promenant, dans la journée, le cigare à la bouche, en compagnie de jeunes filles de leur âge, qu'ils conduisent au bois de Vincennes ou dans les fêtes foraines ; le soir venu, ils parcourent les faubourgs étudiant les manœuvres savantes des filles publiques et se mettant en relations avec elles ; ils gagnent quelques sous à faire leurs commissions, puis deviennent, plus tard, des indicateurs précieux au point de vue des rondes de police ; ils fréquentent les bals publics où ils conduisent leurs jeunes camarades et voisines. Sous leurs auspices, leurs jeunes amies sont mises en rapport avec les filles qui vivent de la prostitution et qui se chargent volontiers de faire progressivement leur éducation. A mesure qu'ils grandissent, leurs instincts se développent et leur avenir est tout tracé : les garçons deviennent des souteneurs ; les jeunes filles se livrent à la prostitution clandestine. Le métier de souteneur définitivement adopté, les jeunes garçons sont les hôtes assidus des bals publics : c'est dans ce milieu qu'ils viendront recruter une nouvelle victime si la fille qu'ils exploitent est à Saint-Lazare, ou a trouvé le moyen de leur échapper en quittant Paris. Il y a des souteneurs qui n'ont jamais travaillé ; d'autres ont une profession, mais l'ont abandonnée ; quelques-uns travaillent deux ou trois jours par semaine, mais ils se réservent leur soirée pour accompagner leur amie dans ses pérégrinations. Pendant qu'elle fait de la déambulation, à la recherche d'un amateur, ils vont chez les marchands de vin, d'où ils peuvent voir ce qui se passe. Si les agents des mœurs font des rondes, ils s'empressent de donner l'éveil. Ils connaissent à peu près tous les agents des mœurs, en sorte que ces derniers éprouvent souvent des difficultés à remplir leur mission. Ils peuvent, dans plus d'une circonstance, dépister les poursuites de la police, parce qu'ils sont aidés par les logeurs et les tenanciers de débit de tabac, avec annexes de débit de liqueurs, où ils vont consommer. Lorsqu'ils sont recherchés par la police, ils deviennent très prudents et se dissimulent le plus qu'ils peuvent dans les débits de vin; on ne les voit plus dehors; ils n'accompagnent plus la fille ni quand elle sort de son domicile ni quand elle y rentre; ils se retrouvent au logis, qu'ils regagnent chacun par un chemin différent. Pendant quelque temps, ils cessent d'habiter avec leurs compagnes, jusqu'au moment où les recherches se ralentissent; ils reprennent alors leur audace et deviennent les maîtres du pavé. Ces souteneurs-là exercent leur industrie du côté des boulevards extérieurs. Dans l'intérieur de Paris, on trouve un autre genre de souteneurs; ce sont les souteneurs du demi-monde. Ceux-là habitent le centre de Paris; ils fréquentent les établissements du faubourg Montmartre, les spectacles à promenoirs, les bals, certains cafés ouverts une partie de la nuit. Ils sont toujours fort bien vêtus et mènent l'existence à grandes guides; ils se recrutent parmi les employés de commerce, les chanteurs de café-concert, les garçons de café, les bookmakers, etc.; ils ne se bornent pas à vivre de la prostitution, ils pratiquent aussi le vol et c'est parmi eux qu'il faut rechercher les auteurs de ces vols commis avec tant d'adresse dans la banlieue de Paris. Ils vivent largement et certains d'entre eux ont jusqu'à 2,000 ou 3,000 francs de revenus mensuels. Ces souteneurs sont souvent les pourvoyeurs des maisons de tolérance; ils racolent les malheureuses qui vont figurer dans ces lieux de débauche.

Parmi les souteneurs du demi-monde, il y a une catégorie spéciale; ce sont les lanceurs. Nous citons volontiers intégralement ce que M. Puibaraud a écrit à ce sujet : « Il ne faut pas croire qu'il suffise à une jeune personne, même très jolie, d'avoir une envie folle de se mal conduire pour arriver, du jour au lendemain, à posséder une clientèle d'adorateurs. Il faut quelques apprêts. On parle sans cesse de gardeuses de dindons venues en sabots à Paris, et qui, l'année suivante, ont chevaux et voitures. Avant d'arriver au luxe, elles passent par une période d'entraînement. Ce sont les lanceurs qui se chargent de produire ces nouvelles arrivantes sur le turf de la galanterie. Deux choses sont indispensables : les toilettes provocatrices et un appartement luxueux. Le lanceur avance l'argent pour acheter les unes et pour répondre de l'autre. A quels intérêts, on le devine. Ce n'est pas seulement le prêt à la petite semaine : les échéances sont plus rapprochées encore. Il y a tel de ces ruffians qui, chaque matin, va faire sa recette. Il récupère ses débours, dans des conditions telles que les plus vilains usuriers de la capitale les trouveraient exorbitantes. Quelques milliers de francs sont décuplés en peu de mois. Des comptes fantastiques de dépenses faites au dehors viennent s'ajouter au prix initial. Et comme l'appartement et les meubles sont au nom de ces honnêtes messieurs, le moindre retard, la plus petite hésitation, aboutit à une expulsion instantanée où les huissiers n'ont rien à voir. Qu'il ait les mains gantées ou nues, le souteneur ne connaît que la poigne et il en use. Le type du lanceur est le rastaquouère au teint mordoré, à la chevelure huileuse, aux bagues aveuglantes. Au fond, c'est la même race que le souteneur de barrière. Quand le lanceur a perdu au jeu (d'où sort le premier argent) tout ce qui lui a été remboursé par la femme, il devient menaçant ou terrible. Les exemples sont là, encore présents à toutes les mémoires : Prado et Pranzini étaient des lanceurs decavés. Souteneurs en habit noir, ayant même une instruction variée — Prado ne manquait pas de lettres — ils ont fini comme des souteneurs de barrière, par l'assassinat. Le crime est au bout de cet abominable métier. C'est le dénouement fatal. Prado, après avoir lancé la fille Aguétan, l'a tuée pour lui enlever quelques sous et Pranzini a égorgé la fille Régnault, dite Mintelle, pour lui voler ses bijoux qu'il connaissait bien. L'un et l'autre avaient promené ces femmes à leur bras et elles devaient être fières de ces types de sauvages parfumés qui répondaient à leur idéal. Entre eux et le souteneur à casquette de soie, il n'y avait point de différence. »

« Dans tout souteneur, il y a un assassin », dit avec juste raison M. Puibaraud. Il n'y a, du reste, qu'à consulter les annales de la Cour d'assises de la Seine, dans les vingt dernières années, pour voir que plus de cent souteneurs ont été condamnés à la peine de mort ou aux travaux forcés à perpétuité. Parmi les plus jeunes et les plus scélérats, il y a, en 1879 : Abadie et Knobloch, assassins du garçon épicier Lecercle ; Gille, âgé de seize ans à peine, assassin de la femme Bassegrand, de complicité avec Abadie ; en 1880, Ferrey, bonneteur et souteneur, assassin d'une logeuse, la femme Gouge ; en 1881, métrot et Marier, âgés de quinze ans, qui déjà servaient d'indicateurs aux prostituées, assassins d'une femme de quatre-vingt-trois ans, la femme Bahu; en 1882, six souteneurs, les nommés Lipps, Robert, Jen, Grosjean, Lauwery et Depovre, assassins de Mme Gastener.

Les malheureuses filles qui tombent dans les mains des souteneurs sont exposées à tous les sévices; elles sont rivées à ces bandits et ne peuvent pas s'en débarrasser.

Lorsque le produit de la journée n'est pas en rapport avec ce que leurs souteneurs espéraient, lorsqu'elles cherchent à échapper à leur odieuse tyrannie, elles sont battues et souvent assassinées. Dans la période que nous examinons, il y a eu une vingtaine de jeunes femmes qui ont été assassinées par leurs souteneurs, sous les prétextes les plus futiles. Tout récemment encore, au mois d'avril 1894, une fille publique a été tuée par son souteneur. Nous en trouvons le récit dans un journal du soir (1) : « Hier matin, un assassinat a été commis sur le boulevard de la Chapelle, à la porte d'un marchand de vin. Un souteneur, Jean Morse, était sorti la veille de Mazas où il avait purgé une condamnation pour vol. Il s'était mis aussitôt à la recherche de sa maîtresse, qu'il découvrait chez le marchand de vin, en compagnie d'un rival. Morse accosta cette femme et lui dit : « J'ai besoin d'argent, donne-m'en. — Je n'en ai pas, et f... la paix. » Le malfaiteur sortit alors un grand couteau de sa poche et le plongea par trois fois dans la poitrine de cette femme. Celle-ci eut la force de faire quelques pas, puis tomba inanimée au milieu de la chaussée. Des gardiens de la paix arrêtèrent l'assassin qui avait pris la fuite et le conduisirent chez M. Labat, commissaire de police. Le magistrat l'interrogea, puis l'envoya au dépôt.

« Quant à sa victime, transportée à l'hôpital Lariboisière, elle y est morte ce matin. »

Le souteneur qui exerce une influence étrange sur la malheureuse fille qu'il tyrannise, obtient qu'elle le seconde dans les vols qu'il pratique ou les assassinats qu'il commet.

Si le souteneur est souvent un voleur et un assassin, il est presque toujours un syphilitique; il répand, sans scrupule, cette terrible maladie partout où il passe. Les filles examinées au dispensaire sont unanimes à déclarer que les souteneurs sont des agents très actifs de la dissémination de la syphilis. Celles de ces filles qui ont été trouvées saines, bien qu'elles se livrassent à la prostitution

______

(1) Journal *Le Temps* du dimanche 15 avril 1894.

depuis plusieurs années, affirmaient n'avoir jamais été malades, parce qu'elles n'avaient jamais été sous la dépendance d'un souteneur; elles déclaraient que le souteneur, dangereux sous tant de rapports, était par surcroît atteint d'affections vénériennes et syphilitiques. La raison en est bien simple : le souteneur ne se pique pas de fidélité : il court volontiers et passe de la brune à la blonde; dans ses pérégrinations successives, il ne fait pas de la sélection hygiénique et arrive fatalement à contracter la syphilis. Sans souci de son état pathologique, il continue l'exercice de sa profession et contamine les malheureuses victimes de sa rapacité et de sa lubricité. Le rôle du souteneur dans la propagation de la syphilis n'a pas attiré l'attention de Parent-Duchatelet, qui est muet sur ce point. Le Dr Martineau (1) a remarqué, comme nous, l'importance de ce facteur dans la transmission des accidents spécifiques, voici ce qu'il dit à ce sujet : « Quand le souteneur a des relations avec la femme ou les femmes qu'il exploite, il peut devenir un agent très actif de la transmission de la syphilis, agent alors d'autant plus coupable qu'il est absolument conscient du mal qu'il cause et des ravages considérables que ce mal peut entraîner.

« J'ai eu dans mon service de Lourcine six femmes syphilisées par le même individu. »

Le souteneur doit figurer, à juste titre, dans les causes de la prostitution, puisqu'il y entraîne toutes les filles qu'il connaît, et aussi dans les causes du développement de la syphilis.

Ce parasite n'est pas un produit de l'état social actuel, puisqu'il était connu dans l'ancienne Rome et qu'il vivait familièrement avec les personnages du plus haut rang; il en a été de même chez les Hébreux et en Grèce. Restif de la Bretonne en parle dans son *Pornographe* imprimé en 1770; dans un mémoire adressé à un lieutenant de police, à la fin du siècle dernier, on s'exprime sur son compte de la façon suivante (2) : « Les prostituées ne peuvent se passer d'un protecteur. Ordinairement leur choix tombe sur le plus scélérat afin d'inspirer plus de terreur aux autres et d'avoir un soutien envers et contre tous... Lorsqu'une fille a fait choix d'un souteneur, elle n'est pas maîtresse de s'en défaire; il faut qu'elle l'entretienne dans sa paresse, dans son vin, dans son jeu et dans ses débauches avec

(1) *La Prostitution clandestine*, page 123, Adrien Delahaye et Lemonnier.
(2) Parent-Duchatelet.

d'autres filles ; car il est de ces hommes qui, sur leur réputation, en ont plusieurs à la fois ; et si elle ne peut plus résister à la tyrannie de cet homme, il faut, pour s'en débarrasser, qu'elle en trouve un autre plus redoutable encore et par cela même plus despote et plus tyran. Presque tous les soldats aux gardes appartiennent à cette classe, beaucoup même ne s'engagent dans ce corps que pour y vivre aux dépens de quelques malheureuses filles. »

Nous devons montrer, comparativement à ce portrait du souteneur d'il y a cent ans, comment procède le souteneur actuel pour conduire une malheureuse fille à la prostitution, au vol et quelquefois à la complicité d'assassinat. Voici le récit d'une de ses victimes (1) : « Je suis arrivée à Paris, venant de Bretagne, pour me mettre en place. J'avais eu le malheur d'avoir un enfant dans mon pays. J'appartenais à une famille de cultivateurs honnêtes. Mon père, indigné de ma conduite, me chassa. A Paris, je ne pus trouver de condition. La petite somme que j'avais emportée disparut dans les bureaux de placement. Sortant d'un de ces bureaux, je fus abordée, un soir, par un jeune homme d'apparence aisée portant veston et petit chapeau, qui me causa, s'intéressa à mon sort et me fit dîner. Je l'accompagnai chez lui. Pendant plus de huit jours, je me suis promenée avec lui dans les environs de Paris, et, le soir, il me menait dans les bals où il connaissait toutes les femmes. Il m'avait nippée assez bien, avec des affaires qu'il avait et qu'il prétendait lui avoir été laissées par sa sœur morte. Bientôt il me dit qu'il ne pouvait plus me garder parce qu'il était à bout de ressources. Mais, si je voulais me tirer d'affaire toute seule dans la journée, il m'assurerait le coucher le soir. Il m'expliqua ce qu'il attendait de moi, et comme je me révoltais, il me déshabilla, m'enlevant à poignées les effets dont il m'avait fait cadeau, me menaçant de me jeter toute nue dans la rue. Folle de désespoir, je cédai. Chaque soir il m'indiquait le quartier où je devais provoquer les clients. Il me donnait l'adresse des garnis où je pouvais les ramener, et, lui, il m'atttendait chez un marchand de vin avec des camarades. J'allais l'y retrouver et il me réclamait mon argent, me menaçant de me battre si je ne le lui donnais pas. Dans la journée, il n'était pas méchant. Nous passions le temps à boire ensemble et à jouer aux

____

(1) Louis Puibaraud, *les Malfaiteurs de profession.*

cartes. Durant les foires du Trône et de Neuilly, on allait chacun de son côté. Parfois, il ne rentrait que le matin, avec de l'argent. Il me disait qu'il avait joué. Un jour il me dit : « Veux-tu que nous nous mariions au sang? » Je ne savais pas ce qu'il entendait par là. Il me l'expliqua. Il s'agissait d'attirer un homme chez moi, un vieux bonhomme riche, qu'on dévaliserait ensemble. Il avait toujours de l'or sur lui, me dit-il, le samedi soir, et, avant de rentrer à Courbevoie il faisait la fête. Je lui répondis : « Tu ne lui feras pas de mal? — C'est selon. S'il est gentil, ça ira bien. Mais, tu sais, tant pis, s'il renâcle! » Je résistai. Il me battit si fort que, pour me tirer de ses poings, je dis oui. Le samedi soir, à la porte Maillot, il aborda ce vieux monsieur et il me l'amena au café, où j'attendais. Il me le présenta comme s'il était un ami. Bientôt le vieux monsieur, qui avait trop bu, m'accompagna dans un hôtel du voisinage. La suite vous le devinez. Mon souteneur grimpa, à pas de loup, dans la chambre et voulut exiger du vieillard une grosse somme. Il résista. L'autre le saisit à la gorge et il allait l'étrangler quand les voisins, effrayés par ses cris, enfoncèrent la porte. Nous avons été arrêtés tous deux. Moi, je n'y suis pour rien et je suis bien heureuse d'être délivrée de cet homme qui m'aurait tuée un jour ou l'autre. »

Être délivrée du souteneur, que l'on a eu le malheur d'associer à son existence, n'est pas chose facile; combien de malheureuses filles, pour échapper à cette odieuse tyrannie, se font arrêter, sous un prétexte quelconque, pour passer quelques jours de tranquillité dans la prison de Saint-Lazare; combien, pour ne pas traîner sans cesse après elles ce boulet rivé à leur existence, quittent Paris et fuient à l'étranger! Malgré toutes les précautions prises, elles n'échappent pas toujours à la vengeance et comme dans tout souteneur, il y a un assassin, les attentats commis par des souteneurs sur les filles qui veulent échapper à leur ignoble domination sont fréquents; c'est dans le sang versé qu'ils assouvissent leur rancune et leur vengeance. N'est-ce pas naturel? Le souteneur, étant persuadé que la femme doit le nourrir, estime qu'elle manque à son devoir strict, si elle ne l'entretient pas; il trouve donc normal de lui faire expier le manquement à son devoir !

A côté du souteneur vulgaire, qui est le compagnon assidu des filles soumises et insoumises, qui vivent de la prostitution, il y a le souteneur marié, le souteneur que l'on peut rencontrer dans le monde ; il appartient à toutes les nationalités et quelle que soit son origine, il emploie les mêmes procédés. Il est absent de son logis ou de son hôtel, pendant les heures que sa femme utilise à recevoir des clients recrutés savamment, à moins que, jouant double jeu, il ne fasse en même temps du chantage ; dans ce dernier cas, il fait irruption brusquement dans la chambre où sa femme se trouve en conversation criminelle ; il exhibe son acte de mariage, fait du scandale, et ne se tait qu'après avoir été largement rémunéré pour son silence et son indulgence !

Nous avons dit plus haut les scandales qui se passent dans certains hôtels ; nous devons ajouter que les hôtels les plus importants de Paris sont choisis par des couples, venus de la province ou de l'étranger, pour exercer leur double industrie. A certaines périodes, on voit arriver dans ces hôtels des couples ayant des bagages nombreux et une tenue très élégante. La femme est très jolie et le mari a les apparences d'un homme du monde correct. Le monsieur est un souteneur, quoique marié, et la femme se livre à la prostitution ! Les premiers jours, le mari et la femme ne se quittent pas ; ils vont au bois, au théâtre, et rentrent de la façon la plus régulière ; bientôt, monsieur sort de bonne heure, pour aller à ses affaires et ne rentre que fort tard ; la femme, pour occuper ses loisirs, reçoit des visites, qui deviennent plus fréquentes à mesure que le séjour à Paris se prolonge. Au moment où j'écris ces lignes (juillet 1894), il y a dans deux des hôtels les plus importants et les plus achalandés de Paris, un double ménage venu uniquement pour faire une large moisson de billets de banque. Ces deux ménages ne se connaissent pas, mais ils procèdent de la même façon. De nationalité différente, une des femmes est une jolie blonde des plus ravissantes, tandis que l'autre est une Méridionale aux grands yeux noirs et à la chevelure ondoyante. Grandes toutes les deux, avec une taille fine et beaucoup de distinction dans les manières, elles ont un succès analogue, chacune dans l'hôtel qui lui donne l'hospitalité. Dans l'un comme dans l'autre hôtel, les visites se multiplient, qu'il s'agisse de Mme X... ou de Mme Z... ; elles sont si fréquentes qu'elles attirent l'attention du personnel, fort peu farouche cependant, et le Directeur s'en émeut. Il est évident, pour tous, que ces deux très jolies femmes se livrent à la prostitution et que les visiteurs sont des amateurs du beau sexe. On délibère, dans les deux hôtels, et on se dispose à expulser ces deux ménages interlopes, lorsque, des deux côtés, le même phénomène se produit : des clients habituels de l'hôtel, des hommes riches et importants, font une démarche auprès du Directeur, en faveur de la jolie Mme X... et de la ravissante Mme Z..., menaçant d'abandonner l'hôtel, si on fait de la peine à ces charmantes personnes. Devant cette phalange de solliciteurs qui ont des arguments péremptoires vis-à-vis des administrateurs de ces deux hôtels, les Directeurs se rendent à merci et toute liberté est laissée à ces honnêtes ménages qui s'entendent si bien pour exploiter les passions humaines ! Nous pourrions citer d'autres exemples ; mais à quoi bon ?

Il nous semble impossible de dire, même d'une façon approximative, le nombre des souteneurs qui vivent à Paris. Maxime du Camp (1) admet qu'il y a 120,000 femmes qui vivent de la prostitution clandestine et autant de souteneurs. Chaque femme vivant de la prostitution aurait donc son souteneur ? Dans un article spécial, paru dans le journal *Le Temps* du 24 octobre 1891 et consacré aux souteneurs et aux mesures gouvernementales prises contre eux, on admet que le chiffre des souteneurs de Paris est de 50,000. Quelles sont les bases de ces estimations ? Un haut fonctionnaire de la Préfecture de police calculant que le nombre des filles en carte ou en maisons est à peu près de 5,000 et qu'il peut y avoir, dans la prostitution clandestine, un nombre analogue de filles ayant un souteneur, pense que le chiffre des souteneurs ne doit pas dépasser 10,000.

Il est difficile avec des estimations si contraires de fixer un chiffre exact. Il nous semble aussi impossible de donner le nombre des souteneurs qu'il est impossible de donner exactement le nombre des prostituées clandestines.

Qu'il nous suffise de dire que le développement extraordinaire de ce parasite, dangereux à tant de points de vue, a éveillé l'attention de tous les gouvernements.

En 1891, l'Empereur d'Allemagne a cru nécessaire de s'occuper de cette question. Dans un rescrit daté du nouveau palais (22 octobre) et adressé au ministre d'État, l'Empereur appelle l'attention sur les révélations regrettables qui ont été faites au cours d'un procès récent et insiste sur l'application de la législation en vigueur afin de combattre énergiquement le scandale des souteneurs :

(1) *Paris, ses organes, ses fonctions et sa vie,* tome III, page 469.

« La police devra se montrer sans pitié dans la répression des écarts commis par les individus de cette catégorie ; chaque fois qu'elle interviendra énergiquement, elle pourra compter sur la reconnaissance et l'appui du souverain.

« Il y aura lieu d'examiner éventuellement les moyens de compléter les prescriptions du code pénal, en ce qui concerne la répression.

« Les tribunaux ne devraient pas se laisser guider dans leurs jugements par de faux sentiments d'humanité : dans les cas sérieux, ils devraient, autant que possible, infliger le maximum de la peine. Il y aura aussi des mesures à arrêter afin d'empêcher l'avocat de contribuer par des moyens frivoles à assurer le triomphe de l'injustice.

« De même, il y aura lieu de faire en sorte que la dignité du tribunal ne soit pas compromise et que la publicité des débats soit interdite dans les affaires de ce genre.

« Dans son rescrit, l'Empereur constate comme un symptôme réjouissant, l'unanimité avec laquelle l'opinion publique a ressenti la nécessité de mettre un terme, par des moyens efficaces, aux fâcheux inconvénients qui ont été constatés. »

En France, M. le garde des sceaux Fallières a présenté, le 31 octobre 1891, un projet de loi visant les individus qui facilitent la prostitution des femmes et des filles ; un des articles du projet de loi concerne les souteneurs ; il est ainsi conçu :

Art. 4. — Sont considérés comme gens sans aveu, et seront punis des peines portées à l'article 277 du code pénal, tous individus, ayant ou non un domicile certain, qui tirent habituellement profit du fait de faciliter la prostitution d'autrui sur la voie publique.

Ce projet de loi est resté à l'état de lettre morte.

Dans le projet de loi sur la prostitution déposé par M. le sénateur Bérenger et discuté par le Sénat en 1895, on s'est occupé d'atteindre les souteneurs. Le Sénat a adopté un article qui condamne les souteneurs à un emprisonnement allant de trois mois à deux ans et à une amende de 100 à 1,000 francs. Les tribunaux peuvent, en outre, prononcer la rélégation.

État moral spécial de certaines femmes. — Il nous reste à étudier les dispositions particulières qui poussent certaines femmes

à la prostitution, d'une façon presque inconsciente. Pour beaucoup
de jeunes filles, le mot pudeur n'existe pas ; elles n'éprouvent
aucune émotion à se montrer dans le déshabillé le plus absolu et à
se livrer au premier individu qu'elles rencontrent et qu'elles ne
doivent pas revoir. Elles n'attachent aucune importance à leur virginité ; elles sont déflorées dans les conditions les plus étranges, sans
qu'elles aient la moindre préoccupation ou le moindre souci de l'acte
qu'elles accomplissent. Ce n'est même pas un sentiment affectif qui
les pousse dans les bras d'un homme ; ce n'est pas le calcul qui les
guide. Elles se laissent aller, sans réflexion, sans motif, d'une façon
quasi bestiale et se livrent par insouciance et sans plaisir. Nous
avons eu l'occasion d'interroger un certain nombre de jeunes filles
déflorées d'une façon prématurée ; leur âge était compris entre douze
et dix-sept ans. Ces jeunes filles n'ont pu nous donner aucune raison
pour expliquer leur conduite. Nous en avons trouvé 45 dans les
mêmes conditions. Elles ont été déflorées, par hasard et sans motif
plausible, par des individus de passage, rencontrés fortuitement et
qu'elles n'ont jamais plus revus. L'absence absolue du sentiment de
la pudeur chez les jeunes filles explique seul le peu d'importance
qu'elles attachent à la perte de leur virginité et à la conservation
de ce que M. Alexandre Dumas appelle leur capital. Puisque le nom
de cet écrivain célèbre est venu sous notre plume, nous pouvons
citer l'opinion qu'il a exprimée à ce sujet et qui vient à l'appui de ce
que nous venons de dire : « Dans les grands centres manufacturiers
où la promiscuité est si grande, où la débauche est si précoce,
OÙ LA VIRGINITÉ TOMBE LE PLUS SOUVENT AVEC LES DENTS DE LAIT, comment
trouverez-vous un père légal à l'enfant parmi tous les pères naturels qu'il aura eus (1) ? »

C'est bien, en effet, aussi facilement qu'elles perdent leurs dents
de lait que certaines jeunes filles perdent leur virginité. N'est-ce
pas le cas de la jeune D... Marie. Elle est née à Paris et habite chez
ses parents, qui subviennent à ses besoins. Elle a quinze ans à peine
lorsqu'elle rencontre dans la rue un individu qui lui offre 2 francs
si elle veut se donner à lui. Cette jeune fille qui n'est pas déflorée
n'hésite pas ; elle suit bénévolement cet amateur de rencontre et se
donne à lui pour avoir 2 francs ! C'est le premier pas ; mais,

____

(1) Préface du livre de M. Rivet, *Sur la recherche de la paternité.*

quelques jours après, elle cherche elle-même des clients et se fait arrêter pour racolage.

La jeune M... Louise, originaire du département de Seine-et-Oise, est déflorée à treize ans, par un individu rencontré dans la rue et qui lui a offert 3 francs.

K... Marie, qui est née à Paris, se livre à la prostitution à treize ans, après avoir abandonné ses parents ; elle n'a jamais travaillé et dans l'espace de trois ans, elle est envoyée sept fois en correction. Rien ne modifie ses instincts vicieux et, après la correction, elle est condamnée à six mois de prison pour vol !

Parmi les jeunes filles arrêtées en 1887, il y en a deux âgées l'une et l'autre de quinze ans, qui ont été surprises toutes nues dans la chambre d'un jeune collégien de seize ans. Ces deux jeunes filles sont déjà fort émancipées, puisqu'elles se livrent à la prostitution depuis six mois ; il n'y a donc rien d'étonnant si elles n'ont pas le moindre sentiment de la pudeur. N'est-ce pas un instinct spécial qui pousse cette jeune fille de quatorze ans à se livrer non déflorée à un individu qu'elle rencontre à la foire au pain d'épice et qui lui offre un verre de bière ? Elle ne revoit pas l'homme qui a eu sa virginité, mais elle ne tarde pas à se lancer dans la prostitution. Bien qu'elle habite chez ses parents, qui fournissent à ses besoins, elle accompagne les filles publiques dans leurs pérégrinations ; elle est arrêtée à quinze ans et à seize ans elle est atteinte de syphilis. Comment expliquer en dehors d'un état moral spécial et d'instincts particuliers la conduite de la jeune M... Catherine ? A douze ans, elle quitte le domicile paternel pour se livrer à la prostitution. De douze à treize ans, elle abandonne six fois le logis de sa famille, refusant de travailler et vivant de la prostitution. Le 19 septembre 1887, elle est arrêtée, à l'âge de treize ans, pour provocation à la débauche et envoyée à l'infirmerie de Saint-Lazare pour y être traitée d'accidents syphilitiques secondaires, très graves. N'est-ce pas une impulsion inconsciente et un oubli absolu de tous sentiments de pudeur et de dignité qui poussent deux jeunes filles, l'une de quatorze ans et l'autre de quinze, à se livrer, à peu près dans les mêmes conditions, à deux individus inconnus qui ne les sollicitent même pas ? L'une est allée à la fête locale de Montmorency. Elle examine attentivement les chevaux de bois et le jeune homme qui les fait tourner. Elle reste en contemplation devant ce spectacle pendant une demi-heure, puis au moment où tout est au repos, elle demande à monter sur un cheval de bois et offre de se livrer à cet employé s'il lui accorde la faveur de la faire tourner pendant quelques instants. Elle perd sa virginité avec un individu qu'elle n'a plus revu et pour le seul plaisir de tourner, pendant quelques instants, sur un cheval de bois! Pour l'autre, qui était allée à la fête du lion de Belfort, et qui, comme la première, n'était pas déflorée, les chevaux de bois ont produit le même phénomène et c'est pour qu'on la laissât tourner pendant quelques minutes sur les chevaux, qu'elle s'est livrée au domestique de ce manège!

N'y a-t-il pas encore une disposition spéciale chez la jeune fille que nous avons vue au dispensaire de salubrité, au mois de janvier 1891, et qui a été arrêtée sur la réquisition de son père? Cette personne, qui a dix-huit ans, est une grande et belle fille qui a quitté la maison paternelle depuis cinq jours, après avoir subi une vive remontrance de la part de ses parents. Elle abandonne sa demeure à sept heures du soir, ne sachant trop où diriger ses pas. Elle marche un peu au hasard et se dirige ensuite du côté des boulevards. Accostée par un jeune homme, elle écoute ses aimables propos et, sans hésitation, elle se décide à l'accompagner dans un hôtel. Elle se livre à lui, après lui avoir déclaré qu'elle était vierge. Ce monsieur, voyageur de commerce, amateur probablement de primeurs, lui donne 200 francs et l'installe dans une chambre meublée; mais comme il est obligé de faire une absence de quelques jours, il lui donne ce qu'il lui faut pour vivre jusqu'à son retour. Le père ayant eu recours à la Préfecture de police, pour retrouver son enfant, la jeune fille est arrêtée dans le nid qui lui avait été préparé. Voilà donc une jeune fille de dix-huit ans, appartenant à une bonne et honnête famille, qui, par un coup de tête, se livre à un inconnu rencontré dans la rue; elle perd sa virginité, sans remords et sans beaucoup d'émotion!

Dans un milieu plus élevé nous trouvons encore des exemples caractéristiques de l'absence de sens moral, de pudeur et de dignité personnelle chez certaines femmes du monde que leur éducation et le milieu dans lequel elles ont vécu auraient dû préserver de chutes lamentables.

Pendant l'année 1878, on a beaucoup connu à Paris la baronne de B..., dite de L..., très répandue dans le monde de la galanterie et qui était une des habituées les plus fidèles des maisons de rendez-vous.

Cette personne, de nationalité étrangère, appartenait au grand monde. C'était une vraie baronne et son mari occupait une situation importante dans son pays. Élégante, distinguée, blonde et gracieuse, la baronne de B... était très recherchée dans le monde élégant qu'elle fréquentait. Elle commence par avoir un premier amant, puis un second et passe successivement des uns aux autres à mesure qu'elle éprouve le besoin d'argent et de luxe; ses amants ne pouvant pas suffire à ses dépenses et à ses caprices, elle frappe à la porte de toutes les maisons de rendez-vous. Elle se rend tous les jours au bois de Boulogne et distribue à profusion ses cartes de visite indiquant son adresse et ses heures de réception; elle se fait connaître tantôt sous un nom de fantaisie, tantôt sous son vrai nom de baronne de B... Elle gagne beaucoup d'argent, mais elle en dépense encore beaucoup plus, de sorte qu'elle est toujours réduite aux expédients. Sa vie scandaleuse attire l'attention de son gouvernement et un arrêt d'expulsion allait être exécuté, lorsqu'elle se décide spontanément à céder aux instances de sa belle-mère qui, malgré tout, avait été constamment bienveillante et affectueuse pour elle et qui la détermine à quitter Paris pour aller résider à Bruxelles. En Belgique, elle se résigne à une vie de calme et de repos; mais, quelques mois après son arrivée à Bruxelles, elle est prise de la nostalgie de Paris et pour ne pas céder à la tentation, elle se tire un coup de revolver dans la région du cœur. A-t-elle cru, par sa mort, expier les désordres de sa vie? — Un état moral détestable et des instincts pervers se montrent d'une façon bien plus manifeste, chez l'héroïne de la triste odyssée que nous allons faire connaître; un procès retentissant a mis le Paris élégant au courant de cette histoire.

En 1881, un riche Américain, homme du monde distingué, épouse à Londres une très belle personne, originaire des États-Unis, âgée de vingt-neuf ans. Cette personne avait eu un premier mari, mais elle était divorcée depuis onze ans, et la sentence de divorce avait été prononcée contre elle, pour cause d'adultère. M. X..., le nouveau mari, avait probablement pensé qu'en offrant à cette belle personne une fortune considérable, un grand train de maison, des relations mondaines honorables, il obtiendrait sa gratitude et son affection. Par le fait de son divorce, prononcé à son préjudice, n'avait-elle pas vu

bien des portes se fermer devant elle? M. X... que la grande beauté
de sa femme avait séduit eut bientôt à regretter sa générosité et
son imprudence. Il avait installé sa femme dans un bel hôtel des
Champs-Élysées qu'il avait meublé avec beaucoup de goût et où il
avait réuni des objets d'art précieux; il avait plusieurs voitures,
six chevaux dans ses écuries et un personnel nombreux de domestiques ; il recevait, donnait des grands diners et des soirées où on
rencontrait les femmes les plus élégantes de la colonie étrangère,
des hommes du monde, des littérateurs, des artistes. On menait une
vie large et confortable et tout semblait réuni pour que Mme X... se
trouvât heureuse dans cet hôtel qui satisfaisait ses goûts de femme
élégante, et où son mari s'étudiait à combler ses moindres désirs.
Mme X... était une femme sans cœur et une nature vicieuse. Elle oublie
bientôt tout ce qui a été fait pour lui être agréable ; elle n'a aucun
scrupule à tromper son mari avec un secrétaire d'ambassade. Il n'y
avait pas un an qu'elle était remariée. Sans souci du chagrin qu'elle
devait causer, elle se conduit avec tant de légèreté que son mari
est informé des relations nouées par sa femme. M. X..., bien que profondément affecté, mais conservant quelque tendresse pour celle
qu'il a vivement aimée, lui déclare qu'elle ne peut pas vivre sous
son toit, tant que sa conduite ne sera pas modifiée. Il lui fournit une
pension de 2,500 francs par mois pour qu'elle puisse vivre sans
préoccupation et il consent à payer une dette de 29,800 francs pour
fournitures faites, dans l'espace de quelques mois, dans une maison
de confection. Loin de s'amender, Mme X... se compromet de plus en
plus; elle s'affiche avec son amant, au bois, dans les restaurants à
la mode. Dans ces conditions, le mari croit nécessaire de quitter
Paris et il fait sommation à sa femme de se rendre aux États-Unis.
Elle refuse. M. X... supprime la pension faite à sa femme et le
10 mai 1883 la cour supérieure des États-Unis prononce le divorce.
Malgré le divorce prononcé, M. X... a la bonté de faire offrir, à celle
qui a été sa compagne, une pension pendant toute son existence, si
elle consentait à rentrer dans son pays ; elle refusa de quitter Paris.

Pendant les premières années qui suivirent le divorce, Mme X...
peut continuer à mener une existence assez élégante, grâce aux
nombreux admirateurs de sa beauté; mais aux premiers amants
succèdent des amants nouveaux, qui se renouvellent fréquemment,
à mesure qu'ils se multiplient; bientôt elle devient une assidue des

maisons de rendez-vous et elle finit enfin, à l'âge de trente-six ans, par frapper à la porte d'une des maisons de prostitution en vogue de Paris et à se rendre *spontanément* à la Préfecture de police pour se faire inscrire sur les registres de la prostitution. Dans cette maison de prostitution elle a été vue, et a appartenu à beaucoup de ceux qui avaient fréquenté ses salons à l'époque de sa splendeur, et dont elle avait dédaigné les hommages. Après un séjour de trois mois, dans cette maison, Mme X... a disparu. Le simple récit de l'existence de cette femme qui, après avoir occupé une situation sociale élevée, tombe progressivement jusqu'à devenir une fille publique, parle plus éloquemment que toutes les réflexions que nous pourrions ajouter. Il nous semble nécessaire de faire remarquer cependant qu'il y a dans cette chute si profonde, la preuve d'une organisation particulière et d'instincts spéciaux qui obscurcissent le sens du vrai et de l'honnête. Doit-on admettre que c'est pour satisfaire une ardeur génésique insatiable que cette personne est devenue une pensionnaire d'une maison de tolérance ? Nous ne le pensons pas ; nous admettrions volontiers qu'il y a eu là un désir malsain de connaître la prostitution publique après avoir connu, pendant longtemps, la prostitution clandestine. Puisque nous avons prononcé le mot d'ardeur génésique, nous pouvons dire notre pensée sur cette cause qui a été admise par quelques auteurs comme poussant les femmes à la prostitution. Nous ne croyons pas que la satisfaction des sens et le besoin d'avoir des rapports sexuels avec les hommes doivent être classés parmi les causes sérieuses de la prostitution. Nous avons interrogé des milliers de femmes sur ce sujet et il n'y en a qu'un très petit nombre qui nous aient dit avoir été poussées à la prostitution par une ardeur génésique qu'elles tenaient à satisfaire. Beaucoup, dira-t-on, n'ont pas voulu avouer ce motif ? Bien que les filles qui se livrent à la prostitution manquent souvent de sincérité, nous croyons que, sur ce point, elles ne cherchent pas à tromper. Lorsqu'elles ont des besoins génésiques, elles ne s'en cachent pas ; elles mettent, au contraire, un certain amour-propre à le constater ; elles semblent trouver dans cette affirmation un motif suffisant pour expliquer la vie qu'elles mènent. Si l'infime minorité seulement avoue ce motif, c'est qu'il n'existe pas, pour le plus grand nombre. Avant nous, Parent-Duchatelet avait émis une opinion analogue, lorsqu'il dit : « Il est des filles qui se livrent à la prostitution par suite d'un dévergondage qu'on ne peut expliquer chez elles que par l'action d'une maladie mentale qui diminue beaucoup la culpabilité aux yeux de celui qui les observe et qui les étudie de près, mais, en général, ces Messalines sont rares. »

Nous terminerons là l'étude des causes de la prostitution ; comme beaucoup d'auteurs, nous pourrions citer encore la lecture de certains journaux pornographiques, de certains feuilletons et romans, de certains spectacles où les héroïnes sont des femmes galantes, des prostituées de marque, mais ce serait allonger inutilement une énumération déjà bien considérable. Dans cette étude, qui nous a paru des plus importantes, nous avons tenu surtout à mentionner les causes qui ressortent, d'une façon bien manifeste, des nombreuses et minutieuses recherches auxquelles nous nous sommes livré.

CHAPITRE II

Arrestations.

Les insoumises qui se livrent à la prostitution sont plus ou moins habiles à dépister la surveillance des agents chargés de la police des mœurs; beaucoup ne sont arrêtées qu'après avoir vécu, depuis longtemps, de la prostitution. Lorsqu'elles débutent, elles sont très prudentes et agissent avec une certaine discrétion, de sorte qu'elles passent des mois et quelquefois des années sans être arrêtées; plus tard, elles se laissent facilement aller à leurs fantaisies et sont arrêtées parce qu'elles commettent des imprudences et se signalent elles-mêmes à l'attention des agents par leurs excentricités. Les arrestations se font dans la rue et les lieux publics; dans les garnis ou les maisons meublées lorsque les commissaires de police reçoivent une délégation spéciale du Préfet, pour faire des perquisitions, et aussi dans les maisons de rendez-vous ou maisons clandestines. Il y a aussi les arrestations individuelles et les arrestations par groupes, lorsqu'on procède par rafles. Nous allons examiner successivement les différentes manières de faire, puis, nous suivrons l'insoumise, depuis le moment où l'agent lui signifie son arrestation, jusqu'au moment où elle arrive au dispensaire de salubrité.

La répression de la prostitution est chose très difficile et très délicate; elle demande de l'attention, de la prudence et beaucoup de tact. Lorsque les agents se conforment aux instructions données, ils ne peuvent commettre d'erreur. Nous ferons connaître plus loin ces instructions.

La prostitution est surveillée partout où elle s'exerce, mais c'est surtout sur la voie publique que la répression se produit.

Cette répression est confiée à des agents en bourgeois qui, n'étant pas trahis par l'uniforme, sont confondus avec les passants, avec les promeneurs et peuvent ainsi observer à loisir les agissements des femmes dont les allures leur paraissent suspectes.

Ces agents marchent par deux, au moins, pour qu'ils puissent échanger des avis, des conseils, éviter les emballements et les compromissions. S'ils remarquent à une heure et en un lieu suspects une fille insoumise ayant été déjà surprise en flagrant délit de provocation à la débauche, ils n'attendent pas, pour agir, la réunion de toutes les circonstances que la prudence leur commande, lorsqu'il s'agit d'une femme qu'ils remarquent pour la première fois. Cette insoumise récidiviste, ils l'arrêtent après constatation de racolages bien caractérisés et au moment où elle entre dans un hôtel avec l'individu racolé. Les provocations de la fille qui n'est plus une débutante, sont généralement plus précises, plus caractérisées et laissent moins de doute que les agissements d'une novice.

Il faut beaucoup de circonspection pour toucher à une femme insoumise, ou connue seulement pour avoir été vue, même plusieurs fois, sur un point suspect. Cette femme peut avoir des rendez-vous avec des personnes de ses relations, avec des parents ou des amis; il n'y a pas lieu de voir le mal partout et quand même. Elle peut se trouver à l'entrée d'un monument, près d'un magasin ou d'une station d'omnibus; elle trompe l'attente en examinant les objets étalés aux devantures des magasins ou en se promenant autour des stations. Pendant ce temps, des chercheurs d'occasion, comme il en existe beaucoup dans Paris, s'approchent de la femme et lui parlent. Celle-ci peut ne pas relever l'offense qui lui est faite, prêter une oreille curieuse aux propos qui lui sont adressés et laisser son provocateur perdre simplement son temps et son éloquence. Il peut arriver néanmoins qu'une femme veuille pousser la moquerie jusqu'à laisser croire à ce coureur d'aventures qu'elle mord à l'hameçon qui lui est tendu : celle-ci se laisse aller à répondre à ses propos et, ayant du temps à perdre, elle quitte l'endroit où elle stationnait pour cheminer volontairement ou machinalement avec son interlocuteur. Toutes ces circonstances réunies, bien que suspectes, sont loin d'établir que cette personne a accepté les propositions de l'individu, qu'elle se livre à la prostitution ou qu'elle profite, du moins, d'une occasion qui l'a séduite.

Les rencontres d'une femme et d'un individu, inconnus des agents, peuvent varier dans les formes et les procédés, mais, en pareilles circonstances, la femme et l'homme ainsi réunis doivent être respectés, rien ne démontrant qu'il y a provocation à la prostitution. Quand il y a doute, les agents filent (c'est le mot consacré) le couple sur un certain parcours, puis ils l'abandonnent lorsqu'il sort du quartier. Les agents ne s'occupent plus de ces personnes quand elles entrent dans une maison particulière ; il n'en est pas de même quand elles pénètrent dans un hôtel ; dans ce cas, ils attendent leur sortie pour observer comment elle s'effectue. Si l'homme et la femme sortent ensemble, ils les suivent pendant quelque temps pour voir comment se fait leur séparation et tirer de ces circonstances un renseignement. Ces détails pouvant ne pas être suffisamment instructifs, les agents reviennent sur leurs pas, dans la direction de l'hôtel d'où sont sorties les personnes surveillées ; l'un d'eux seulement y entre, sous prétexte d'une vérification du livre de police, et se procure, sur l'affaire qui l'occupe, tous les renseignements possibles.

En supposant que cet homme et cette femme soient entrés à l'hôtel pour faire une passe (expression consacrée dans le langage de la prostitution), il est indubitable que la femme reviendra le lendemain ou très prochainement dans le quartier et procédera d'une façon analogue. Dans cette hypothèse, on la laisse entrer dans l'hôtel et on l'appréhende à sa sortie. Quand c'est la première fois que les agents voient un homme accompagner dans un hôtel une femme, dans les circonstances que nous venons d'indiquer, l'homme et la femme sortant séparément, il est permis de croire qu'ils viennent de faire une passe, mais comme, dans ce cas même, une erreur est possible, il vaut mieux attendre une nouvelle occasion. C'est, du moins, l'avis de beaucoup de commissaires de police.

Il semble que le moyen le plus naturel de savoir pourquoi sont réunies dans l'hôtel, où on les a vues entrer, des personnes qui se sont rencontrées sur la voie publique consisterait à se renseigner auprès du maître d'hôtel ; c'est souvent une erreur. Il n'est pas toujours facile d'obtenir un renseignement sérieux de la part de l'industriel qui ouvre son hôtel aux couples désireux de satisfaire leurs passions ; l'argent n'ayant pas d'odeur spéciale, il tient à gagner de l'argent ; les agents sont considérés par lui comme des ennemis, des rapports desquels tombent l'amende et la prison, aussi s'ingénie-t-il, du moins dans le cas spécial qui nous occupe, à les tromper et à leur faire manquer une constatation. Lorsqu'au cours de leur surveillance les agents ont recueilli un ensemble de faits démontrant la provocation à la prostitution, ils arrêtent la femme et la conduisent au poste du quartier. Dans l'immense majorité des cas, les agents n'éprouvent aucune des difficultés que nous venons de mentionner pour établir la provocation à la prostitution. Beaucoup d'insoumises font de la déambulation dans un certain nombre de rues d'un quartier déterminé ; il est donc facile de constater, à plusieurs reprises, qu'elles conduisent des hommes dans les mêmes hôtels ou les mêmes garnis, qui ont leur préférence. Dans ces cas, pas de doute et l'agent ne peut commettre aucune erreur, s'il ne fait pas de zèle et s'il se conforme aux instructions qui lui ont été communiquées.

Les instructions données le 15 octobre 1878, par M. Albert Gigot, Préfet de police, sont celles qui doivent être observées. Il nous semble utile de les faire connaître.

Instruction réglementaire concernant les diverses opérations du service des mœurs.

I

PROSTITUTION CLANDESTINE.

§ 1er. — *Perquisitions et visites dans les maisons particulières, dans les hôtels garnis et dans les cabarets et débits de boissons.*

Les inspecteurs du service actif des mœurs, à qui une maison particulière ou un hôtel garni aura été signalé comme lieu clandestin de prostitution, en informeront immédiatement leur officier de paix, qui adressera un rapport au chef de la police municipale. Le chef de la police municipale fera procéder à une information précise et scrupuleuse dont il sera rendu compte au Préfet de police par le chef de la première division, qui lui proposera, s'il y a lieu, de décerner un mandat de perquisition.

Ce mandat délivré en vertu de l'article 10 de la loi du 22 juillet 1791 et exécutoire à toute heure du jour et de la nuit, dans le cas de notoriété, sera ensuite transmis au chef de la police municipale avec une note contenant les indications propres à en faciliter l'exécution.

Les inspecteurs chargés de l'opération se rendront chez le commissaire de police du quartier pour l'avertir de leur mission, afin qu'il soit prêt au moment où son intervention sera réclamée.

L'autorisation de loger en garni, accordée aux filles publiques qui, en raison de leur âge ou de leurs infirmités, ne peuvent se placer en maison de tolérance, et n'ont pas d'ailleurs le moyen de loger dans leurs meubles, n'a d'autre but que de leur assurer un asile et ne peut les soustraire aux conséquences de la contravention qu'elles commettraient en se livrant à la prostitution dans le garni qu'elles habitent.

Il y aura lieu, dès lors, d'arrêter ces filles si, par suite de visites opérées en vertu de mandat, elles étaient trouvées avec des hommes qu'elles auraient provoqués, fait qui constituerait d'ailleurs à la charge des logeurs la contravention à l'article 5 de l'ordonnance du 6 novembre 1778; mais il n'en devrait pas être de même à l'égard des filles trouvées avec des hommes dont elles partageraient le logement, à titre de concubines, circonstance qu'il serait facile d'établir par le relevé du registre de police.

Ils pourront visiter les locaux réservés au public afin de constater, au besoin, les infractions à l'article 14 de l'ordonnance du 8 novembre 1780.

Les inspecteurs qui, dans le cours de leur surveillance, remarqueraient des faits constituant ces infractions devraient en avertir le commissaire de police du quartier.

§ 2. — *Des filles insoumises*.

Les inspecteurs doivent agir avec la plus grande circonspection à l'égard des filles insoumises qu'ils rencontrent sur la voie publique et ne les arrêter qu'à la suite d'une surveillance et après la constatation de faits précis et multipliés de provocation à la débauche.

Il y aura lieu de procéder à l'arrestation d'une fille insoumise dans un lieu public notoirement ouvert à la prostitution, lorsqu'il y aura trace de flagrant délit ou aveu de la part de la fille ou de l'homme trouvé avec elle, que cette fille a provoqué à un acte de débauche.

Dans quelques circonstances qu'elles aient été arrêtées, les filles insoumises seront conduites, dans le plus bref délai, au bureau du commissaire de police du quartier où l'arrestation aura eu lieu, conformément aux prescriptions de la circulaire du 24 mars 1837, pour y être interrogées sans retard.

Les inspecteurs observeront toujours vis-à-vis de ces femmes les convenances que commande la dignité de l'administration, sauf à faire constater juridiquement les outrages ou les voies de fait dont ils auront été l'objet de leur part. Ils s'abstiendront, de la manière la plus absolue, de tout moyen de provocation.

Les inspecteurs qui mettront une fille insoumise à la disposition d'un commissaire de police, déposeront entre les mains de ce fonctionnaire, à moins qu'il ne reçoive leur déclaration circonstanciée, un rapport détaillé énonçant les faits imputés à cette fille.

Les inspecteurs qui auront mis une fille insoumise à la disposition d'un commissaire de police ou qui auront assisté un commissaire de police dans l'arrestation d'une fille insoumise, en vertu d'un mandat, dans un lieu public, vérifieront immédiatement si cette fille est réellement domiciliée à l'adresse qu'elle aura indiquée et si elle est connue des personnes chez lesquelles elle aura déclaré avoir servi ou travaillé.

Ils prendront, avec soin, des renseignements sur sa conduite et ses moyens d'existence et en rendront compte, par un rapport spécial, au chef de la police municipale qui transmettra ce rapport au chef de la première division.

Les inspecteurs ne perdront jamais de vue que l'objet des perquisitions et visites faites, en vertu de mandats, est la recherche des femmes ou des filles qui se livrent à la prostitution publique, et non de celles qui n'ont à se reprocher qu'un fait de débauche privée, lequel, pour être répréhensible, ne doit pas cependant exposer celle qui s'en rend coupable aux conséquences qui ne doivent atteindre que les vraies prostituées.

Ainsi, de ce qu'une femme est trouvée dans une maison garnie ou dans un lieu public, en état flagrant de débauche, il ne résulte pas contre cette femme imputation suffisante de prostitution, si elle est en relations habituelles avec l'homme qu'elle accompagne, et s'il n'est articulé aucun fait de provocation à la débauche moyennant argent. Il est expressément recommandé, lorsque des femmes sont trouvées couchées seules, même dans des maisons mal famées, de ne point procéder à leur arrestation, à moins que les circonstances ne donnent au commissaire de police la conviction que ces filles viennent de se livrer à un acte de prostitution. Les commissaires de police devront examiner, avec soin, et dans le plus bref délai, les circonstances qui ont donné lieu à l'arrestation des filles insoumises; ils décideront, après avoir entendu la personne arrêtée, si l'arrestation doit être maintenue. Dans le cas où ils jugeraient utile de procéder d'urgence à certaines vérifications, ils pourront y pourvoir en faisant adresser un télégramme au chef de la police municipale par le poste de l'officier de paix de l'arrondissement.

Ils dresseront procès-verbal de l'interrogatoire auquel ils auront soumis les personnes arrêtées.

Il leur est expressément interdit de se servir, pour cet interrogatoire, de formules imprimées.

Ces instructions pleines de prudence et de modération devraient être un guide salutaire pour tous les agents. En se conformant à ces indications, ils ne courent pas le risque de commettre des erreurs; ils peuvent faire un service utile sans compromettre l'administration sur laquelle rejaillissent toujours les impressions mauvaises résultant d'une arrestation arbitraire (1). D'une façon

_____

(1) En regard des instructions de M. Gigot, je puis signaler une circulaire plus ancienne, adressée par M. Delessert, Préfet de police, indiquant la manière de procéder à l'égard des femmes trouvées dans les maisons garnies signalées comme lieux clandestins de prostitution. Cette circulaire, qui est du 21 janvier 1840, est pleine de sagesse et de prudence et montre avec quelle circonspection on a agi, à toutes les

générale, il faut bien le dire, ce n'est pas dans les arrestations isolées que les erreurs signalées par la presse ont pu se produire ; un inspecteur qui ne doit arrêter une femme qu'après plusieurs tentatives certaines de provocation à la prostitution, ne peut pas se tromper. Les erreurs sont possibles lorsque les arrestations se font en masse, quand, dans un quartier déterminé, on opère ce que l'on a qualifié du nom de rafle. C'est généralement après des plaintes nombreuses et successives des habitants d'un quartier, qui protestent contre l'envahissement et l'encombrement des rues par les prostituées de toutes les catégories, qu'on se décide à prendre des mesures énergiques, pour leur donner satisfaction. Presque toujours ces plaintes sont appuyées par les conseillers municipaux de l'arrondissement, qui demandent que les habitants de leurs circonscriptions puissent circuler librement dans les rues avec leur femme et leurs enfants, sans craindre d'être molestés par les filles et leurs souteneurs. Quand on a résolu de nettoyer un quartier, il se forme, autour de l'endroit suspect où se tiennent

époques, dans cette délicate question de la prostitution ; elle mérite d'être mise sous les yeux du public. La voici :

Paris, le 21 janvier 1840.

A MM. les commissaires de police,

Messieurs, par ma circulaire du 21 mars 1837, je vous ai tracé la marche que vous avez à suivre à l'égard des femmes et des jeunes filles non inscrites comme femmes publiques, qui peuvent être arrêtées dans les maisons de tolérance ou dans les lieux publics notoirement ouverts à la prostitution. La prudence que cette instruction vous recommande et la latitude qu'elle vous donne, dans l'intérêt des familles et pour soustraire au contact des prostituées, des femmes qui ne peuvent être rangées dans cette catégorie, vous ne devez pas hésiter à les mettre en pratique dans tous les cas analogues.

Je veux parler ici de l'exécution des mandats que je décerne en matière de prostitution clandestine, et notamment contre les logeurs qui me sont signalés comme donnant asile à des femmes de mauvaise vie dont ils favorisent les habitudes de débauche.

J'ai remarqué que plusieurs d'entre vous, Messieurs, ne se livrent pas à l'examen des femmes qu'ils croient devoir envoyer à ma préfecture, à la suite de ces opérations.

Cependant, c'est surtout dans ces circonstances qu'il importe de procéder avec une grande circonspection, afin de ne pas s'exposer à des méprises qui feraient tomber un juste blâme sur l'administration.

En effet, des femmes et même des filles mineures, peuvent vivre en état de concubinage, sans que cette conduite, quelque répréhensible qu'elle soit, puisse les faire considérer comme des prostituées et motiver, envers elles, l'emploi des mesures de police qui sont prises à l'égard de ces dernières.

Vous ne devez donc diriger vos recherches et exercer votre action que sur les femmes qui, par l'habitude qu'elles ont de la prostitution, doivent inspirer des craintes, dans l'intérêt sanitaire.

Je ne puis que vous rappeler, à ce sujet, les dispositions de la circulaire susrelatée et vous inviter à la consulter toutes les fois que vous exécuterez un mandat que j'aurai décerné pour cause de prostitution clandestine.

Le Conseiller d'État, Préfet de police,
G. DELESSERT.

d'habitude les prostituées, un cordon d'agents des mœurs obéissant à un de leurs chefs ; espacés les uns des autres, perdus dans la foule, dissimulés du mieux qu'ils peuvent, ils resserrent insensiblement leur cercle où se trouvent bientôt enfermées les femmes qu'ils poursuivent. Beaucoup des professionnelles de la prostitution, qui ont reconnu les agents, s'échappent dès les premiers moments, mais elles sont poursuivies, à travers la foule, surprise de cette course folle. Les agents poussent devant eux, pêle-mêle, le troupeau de femmes arrêtées, qu'ils dirigent vers le poste de police voisin. Il n'est pas certain que, dans cette chasse à la femme, on ait arrêté toutes les filles qui scandalisaient le voisinage, mais il se peut que dans la mêlée on ait appréhendé des femmes ou des jeunes ouvrières qui n'ont rien de commun avec des filles publiques. La rafle permet de retrouver des filles publiques qui ont, depuis longtemps, négligé de se rendre à leurs visites, et qui sont atteintes d'accidents syphilitiques ; c'est certainement un résultat qui a sa valeur ; mais, du moment qu'une personne honnête peut être englobée, par erreur, dans ce tohu-bohu général, c'est un moyen de répression détestable. La rafle, dont le but est d'arrêter exclusivement des filles publiques, et qui ne doit même pas être appliquée aux insoumises qui font de la prostitution clandestine, devient un moyen aveugle et inintelligent qui ne donne pas tout le résultat cherché ; mais, en revanche, il compromet l'autorité de la police. Il est bien évident que le public, même lorsqu'il souhaite l'éloignement des prostituées du quartier qu'il habite, se montrera hostile à la Préfecture de police, quand on lui fera le récit, presque toujours dramatisé, de l'arrestation d'une honnête femme, qui a été confondue avec une fille publique, et qui a passé des heures plus ou moins nombreuses dans la compagnie de toutes ces Vénus du trottoir. Quoi de plus humiliant et de plus douloureux, pour une personne honnête, qu'une arrestation sans motifs, alors qu'elle se rend à ses affaires, et une cohabitation forcée avec le ramassis de toutes les filles perdues ? Quelle poignante émotion pour les parents qui sont à la recherche d'une fille ou d'une sœur, lorsqu'ils sont instruits des conditions de l'arrestation et du milieu dans lequel a dû passer la nuit la victime d'une erreur des agents ! Personne ne cherchera une excuse à ces erreurs, et chacun applaudira à la campagne des journaux qui profitent de l'occasion pour attaquer la Préfecture de police. Tout le monde a présente à la mémoire l'arrestation de Mlle Fernandez en 1891, pendant que M. Lozé était Préfet de police et, plus récemment, l'arrestation de Mlle Leymarie au mois d'avril 1894. Les journaux, même ceux qui défendaient l'administration, ont été tous d'accord pour s'élever contre la rafle, qui est un moyen brutal et sauvage, et qui amène beaucoup trop souvent des erreurs regrettables, que la Préfecture de police est la première à déplorer.

En dehors des arrestations faites dans les conditions que nous venons de mentionner, il est assez rare que des erreurs soient commises lorsque les agents procèdent à des arrestations individuelles, pour peu qu'ils soient prudents et se conforment aux instructions reçues. Il n'y en a pas moins eu cependant des récits d'arrestations arbitraires et des violentes campagnes de presse contre la Préfecture de police, à propos de soi-disant erreurs commises par les agents des mœurs. Dans les mémoires de M. Andrieux, on peut lire la réfutation des accusations adressées à son administration à propos de l'arrestation d'une artiste du théâtre Ballande. Pendant que M. Camescasse était Préfet de police, il y a eu également une campagne de presse des plus violentes contre son administration à l'occasion de l'arrestation d'une femme P... qui ne méritait pas le bruit qu'on a fait en sa faveur. Il s'agissait d'une femme mariée, âgée de vingt-deux ans, arrêtée dans une perquisition de garnis de la rue Montmartre, le 17 mars 1882 et trouvée couchée avec un individu qui n'était pas son mari, et qu'elle avait raccroché dans la rue. Une enquête minutieusement faite avait démontré que cette personne n'avait jamais été employée dans une brasserie, comme elle le prétendait et qu'elle avait l'habitude de se livrer à la prostitution ; de l'aveu même de son mari, on avait su qu'elle avait, dans une autre circonstance, abandonné le domicile conjugal pendant trois mois, en enlevant 1,500 francs. La femme P... avait été trouvée malade au dispensaire de salubrité et envoyée à l'infirmerie de Saint-Lazare où elle a séjourné jusqu'au 11 avril. A côté de l'histoire vraie, certains journaux (*l'Indépendant, le Mot d'Ordre, la Lanterne, l'Événement, le Radical*) avaient présenté au public une légende qui devait l'émouvoir : il s'agissait dans leur récit d'une honnête mère de famille, récemment accouchée, qui avait été arrêtée en venant de ses affaires, enlevée à l'affection de son mari et de ses enfants ; on ajoutait que cette mère de famille était une femme vertueuse, n'ayant jamais fait acte de prostitution et que c'était par un abus monstrueux de pouvoir qu'on l'avait envoyée à l'infirmerie de Saint-Lazare, alors qu'elle n'était pas malade, etc., etc. Lorsqu'on lit les journaux de cette époque, on constate qu'ils présentent les faits de la même façon, à peu près tous, en se copiant les uns les autres, mais en accentuant la note indignée. Cette agitation, où avait été mêlé le nom d'un avocat qui avait pris en main la cause de la femme P... ne se termina qu'après une communication de la Préfecture de police, qui établissait les faits dans leur vrai jour et c'est le journal *l'Événement* du 13 avril qui donne, pour la première fois, une physionomie à peu près exacte de toute cette affaire. Il n'en resta pas moins certain, pour beaucoup, qu'il y avait eu, dans ce cas, une erreur grave et un abus de pouvoir de la part de la Préfecture de police. Combien de ceux qui avaient eu connaissance de la légende présentée par les journaux furent-ils au courant des rectifications faites et informés de la vérité? Un très petit nombre évidemment. Si les arrestations faites à propos et dans les conditions régulières peuvent donner lieu, sous l'influence de certains mobiles politiques ou autres, à des attaques contre l'autorité, combien il est utile de ne pas fournir aux citoyens honnêtes et de bonne foi l'occasion légitime de critiquer la Préfecture de police pour des erreurs consécutives à la rafle ! — Examinons maintenant ce qui se produit lorsqu'une femme a été arrêtée.

Elle a été conduite au poste du quartier ; elle reconnaît ou nie les faits qui lui sont reprochés. Dans les premiers moments, la tendance générale est la négation de tout acte de prostitution et la protestation contre l'arrestation. Dans beaucoup de dossiers, on constate que les filles qui ont protesté le plus énergiquement de leur innocence au poste ou chez le commissaire de police, avouent, au contraire avec la plus grande facilité, chez le commissaire de police interrogateur, à la Préfecture de police, qu'elles ont l'habitude de se livrer à la prostitution; il en est d'autres, par contre, qui avouent leur culpabilité chez le commissaire de police, tandis qu'elles disent vivre de leur travail, lorsqu'elles se trouvent dans le bureau du commissaire interrogateur. L'amour de la vérité n'est pas la vertu dominante de cette classe de femmes, ainsi que l'avait déjà observé Parent-Duchatelet. Lorsque la femme reconnaît les faits qui lui sont imputés, aucune difficulté ne s'élève. Son récit est presque toujours alors analogue au rapport des agents qui ont consigné, par écrit, la relation des circonstances ayant motivé leur intervention.

Si l'arrestation a lieu pendant les heures de service du commissaire de police du quartier, la femme, après avoir été dirigée sur le poste de police, est conduite, sans délai, au commissariat et est, après interrogatoire, ramenée au poste, pour attendre la voiture cellulaire qui doit la porter au dépôt. Lorsque la femme nie les faits qu'on lui reproche, il y a lieu d'analyser les divers cas qui peuvent se présenter.

1° Adoptons d'abord le cas le plus simple : Il n'est pas encore cinq heures du soir ; le commissaire de police est à son poste ; on amène la femme devant lui ; les agents, auteurs de l'arrestation, se transportent eux-mêmes au commissariat.

Le commissaire de police prend connaissance du rapport écrit et questionne les agents ; il étudie avec soin les circonstances de l'opération, puis il interroge la femme. Si elle est coupable, avec un peu d'habileté et en tirant parti de tous les détails de l'affaire, le commissaire de police arrivera, le plus souvent, à obtenir ses aveux. Quand le magistrat n'obtient pas les aveux de la femme, il s'agit, pour lui, de décider sans retard, au moyen des détails fournis par les agents ou à l'aide des explications données par la personne arrêtée, sur le motif de sa présence dans l'endroit de son arrestation, s'il doit la remettre immédiatement en liberté ou s'il peut la garder à sa disposition, en attendant, tout au moins, qu'il fasse recueillir des renseignements plus complets sur son compte.

Quand le commissaire de police s'est décidé à garder la femme, il y a lieu de se préoccuper de l'heure exacte où on a résolu d'avoir des détails plus circonstanciés, de l'éloignement plus ou moins considérable du domicile de cette femme et de la possibilité d'avoir les détails nécessaires, avant dix heures du soir, heure de la fermeture des commissariats. La demande des renseignements ne pouvant, en général, avoir lieu que par dépêche télégraphique, elle passe par le service de la police municipale, pour parvenir au commissariat du quartier sur lequel est situé le domicile de la femme. Ce commissariat prend les renseignements et les transmet par la voie par laquelle ils ont été sollicités. Souvent des demandes d'enquête transmises vers cinq heures du soir ne sont pas parvenues à dix heures. Dans ce cas, un commissaire de police prudent remet la femme en liberté, ne voulant pas assumer la responsabilité de la maintenir à sa disposition dans les chambres de sûreté du poste de son quartier, sans nécessité absolue. En matière de prostitution, lorsqu'il y a doute sur les agissements d'une femme, il est sage de la laisser bénéficier de ce doute et de ne pas prendre la responsabilité d'une arrestation qui ne serait pas suffisamment motivée. Pour les réponses qui parviennent avant la fermeture du bureau, si elles sont vagues, laconiques, insuffisantes pour servir de base à une décision ferme, dans une matière aussi délicate que celle de la prostitution, le commissaire agira sagement en mettant la femme en liberté.

2° Examinons le second cas. Il est plus de cinq heures.

La femme nie se livrer à la prostitution et elle proteste énergiquement contre les allégations des agents qui l'ont arrêtée. Elle est, ou n'est pas conduite au commissariat. Si l'idée de faire recueillir des renseignements sur son compte vient à l'esprit des agents, comme ils ne prennent jamais l'initiative de cette mesure, ils saisissent le commissariat en la personne de l'inspecteur de service. Celui-ci questionne la femme et s'il n'est pas plus heureux que les agents, il demande des renseignements en procédant comme il a été dit plus haut. L'inspecteur, moitié agent, moitié scribe, principalement agent de renseignements, n'a pas qualité pour apprécier une affaire de la nature dont il s'agit. Il ne peut que prévenir immédiatement le commissaire de police de *service*, si l'affaire le comporte, comme il le fait pour toute affaire grave nécessitant une solution immédiate. La femme est gardée jusqu'à huit heures du soir, heure à laquelle son cas est soumis au commissaire de police qui statue, comme il a été dit précédemment.

Le commissaire de police peut être mal servi pour l'appréciation d'une affaire dans de semblables circonstances. Il est de service pour deux quartiers : l'arrestation a eu lieu dans son quartier ou dans celui de son collègue alternant. Si elle a eu lieu dans son quartier, il a la femme à sa disposition au poste le plus voisin ; il la fait venir sans retard et la questionne. Les agents, auteurs de l'arrestation, ne sont plus de service ou sont sur la voie publique, ce qui ne permet pas de les appeler ; le commissaire doit se passer de leurs explications, ce qui est souvent une cause d'embarras. La femme profite de la situation, non seulement pour nier plus énergiquement qu'elle ne l'avait fait, jusqu'alors, les faits relatés sur le rapport des agents, mais encore pour accuser ces agents de manque d'égards, de brutalités, etc. Lorsque l'arrestation s'est passée dans le quartier du commissaire de police alternant, l'examen de l'affaire est plus difficile et plus long : il faut faire conduire la femme devant le commissaire de police. Parfois, elle refuse de se déranger ou elle fait du tapage, pour occasionner des rassemblements ; dans ce cas, le commissaire de police doit se déplacer; mais, si ce magistrat est occupé dans son commissariat ou si une affaire plus sérieuse l'appelle ailleurs, il donne ordre de mettre la femme en liberté ou d'établir le procès-verbal d'envoi au dépôt, selon le doute ou la conviction qu'il aura.

3° Des femmes sont arrêtées pendant le service du soir entre huit et dix heures. Elles sont conduites au commissariat de police du quartier où a eu lieu l'arrestation. Si elles reconnaissent les faits relevés à leur charge, il est établi des procès-verbaux qui sont portés à la signature du commissaire de police de service, pour l'envoi au dépôt. Si elles nient, elles sont conduites avant ou après rédaction des procès-verbaux, devant le commissaire de police de service. Dans ce cas, les agents qui ont opéré les arrestations accompagnent les femmes, et le commissaire de police prend une décision, après avoir entendu les explications des agents et des femmes.

Dans presque tous les cas d'arrestations des filles insoumises pendant la soirée, les renseignements complémentaires faisant défaut, le commissaire de police ne peut guère prendre de décision, lorsque les filles nient les faits qui leur sont reprochés, qu'après mûre réflexion et suivant son inspiration et sa sagacité.

La situation des filles ou des femmes insoumises varie à l'infini et les difficultés peuvent être nombreuses pour certains cas spéciaux; mais dans l'immense majorité des cas, le commissaire de police trouvera parmi les personnes arrêtées : des bonnes sans place, des jeunes filles, ouvrières d'ateliers dont les parents habitent Paris, mais qui ont quitté leur famille et demeurent dans les hôtels meublés. Quelques-unes font de la prostitution, le soir, après leur travail, pour augmenter leurs bénéfices ou suppléer à un gain insuffisant; d'autres ont renoncé à tout travail pour vivre de la prostitution. Les unes et les autres ont souvent des amants, à l'insu ou avec le consentement desquels elles se livrent à la débauche. Il y a

également des jeunes filles qui demeurant encore chez leurs
parents, vont à la recherche des amateurs, alors que les parents les
croient à leur travail ou chez des personnes de leurs relations; des
jeunes filles qui se livrent à la prostitution avec le consentement
tacite ou explicite des parents — de la mère en particulier — et sur
la moralité desquels il faut avoir un rapport; des femmes mariées, à
l'abri du besoin, par suite du travail du mari, qui cherchent clandestinement dans la prostitution l'argent nécessaire pour satisfaire
certains caprices; des femmes mariées poussées à la débauche par
un mari paresseux; des femmes veuves, avec ou sans enfants, qui
cherchent dans la prostitution les ressources nécessaires aux exigences de la vie quotidienne.

Lorsque les filles sont mineures et qu'elles habitent chez leurs
parents, le commissaire de police prévient ces derniers et leur rend
leurs filles une première et une seconde fois, après les observations que les circonstances comportent.

Les femmes veuves, qui ont des enfants en bas âge à leur
charge, et se trouvent dans leur logis, sont remises en liberté une
première fois au moins; si elles se font arrêter de nouveau, elles
sont envoyées au dépôt, même avec leurs enfants qu'on fait prendre
à domicile, si personne ne peut s'en charger. Le commissaire de
police renvoie aussi souvent les femmes mariées, à moins qu'il n'ait
acquis la conviction que les maris tolèrent la prostitution de leurs
femmes ou en vivent, auquel cas il fait une enquête des plus
sérieuses. Quand les femmes mariées sont arrêtées plusieurs fois et
que les maris paraissent ignorer leur inconduite, il y a lieu de prévenir ces femmes que le mari sera instruit de leur façon d'agir si
elles se font arrêter de nouveau. Dans certains cas, lorsqu'il ne s'agit
pas de femmes vicieuses, mais bien de femmes conservant de bons
sentiments et momentanément égarées, les observations du commissaire de police suffiront à les faire rentrer dans le devoir et à
conserver la paix du ménage. D'une façon générale, la plupart des
commissaires de police sont enclins à l'indulgence. Lorsqu'il y a
doute dans leur esprit, ils n'hésitent pas à rendre à la liberté la
femme arrêtée, avec la persuasion absolue que cette femme sera
reprise, si elle est une habituée de la prostitution. Il résulte de
cette tendance que la femme arrêtée et envoyée au dépôt est
presque toujours une prostituée clandestine. Avant de dire ce qui

se passe au dépôt, nous devons signaler encore quelques points spéciaux concernant les arrestations.

Arrestations 1878–1887

Conditions de ces arrestations.

Rues et places	5,986
Jardins publics et bois	477
Dans perquisitions de garnis	445
Sur dénonciation de l'état-major	140
Pour ivresse, vagabondage, coups, blessures, outrages	414
Pour vol (condamnées ou non)	435
Pour excitation de mineures à la débauche	9
Se présentent spontanément pour être inscrites	413
Sur réquisition d'amateurs, de parents, de logeurs, etc.	50
Dans débits de boissons	31
Dans maisons de rendez-vous	25
Dans postes de pompiers	15
Dans une cave	1
Dans une écurie	1
Dans un grenier	1
Dans les carrières de Montrouge	1
Dans magasins (cravates, lingerie, parfumerie, etc.).	20
Racolant par la fenêtre	12
	8,476

Ce nombre de 8,476 indique le chiffre des visites faites chez les insoumises trouvées malades. Le nombre des arrestations, pendant cette même période de dix ans et le chiffre des visites pratiquées sur la totalité des filles insoumises, malades ou saines, a été de 27,007.

Arrestations par quartiers

Quartier de la Madeleine	49	*Report*...	2,347
— de l'Opéra	208	Quartier de Clichy	288
— de la Chaussée-d'Antin	28	— du Temple (place de	
— des Champs-Élysées	140	la République)	239
— du faub. Montmartre	242	— de Montrouge	34
— de la Bastille	326	— Montparnasse	92
— Latin	205	— du Trône	48
— de l'École militaire,		— de la Monnaie	5
Grenelle	505	Quartier et gare Saint-Lazare	260
— du Palais-Royal	106	Bois de Vincennes	110
— St-Honoré, Louvre	142	— de Boulogne	200
— des Halles	396	Jardin du Luxembourg	7
TOTAL...	2,347	TOTAL...	3,630

Arrestations par quartiers (*suite*).

Report . . . 3,630		*Report* . . . 6,729	
Jardin des Tuileries	52	Rue Turbigo	5
— du Palais-Royal	49	Gares Nord et Est	15
— de l'Exposition	2	Gare Montparnasse	3
— des Plantes	46	— de Lyon	3
Faubourgs St-Denis, St-Martin	54	— d'Orléans	1
Faubourg St-Antoine	20	Square Montholon	1
Boulevard Montmartre	104	Place Maubert	30
— Bonne-Nouvelle	177	Aux Buttes-Chaumont	4
— Magenta	54	Parc St-Cloud	6
— Clignancourt, Rochechouart	215	Bercy	13
— de la Villette, Chapelle	346	A St-Ouen	2
		Auteuil	2
— de Belleville	137	Levallois-Perret	3
— Richard-Lenoir	217	Vincennes	27
— Sébastopol	665	St-Denis	3
— de Strasbourg	89	Neuilly	2
— St-Michel	153	Gentilly	3
— du Palais	8	Camp St-Maur	8
— St-Germain	73	Au fort du Mont Valérien	2
— St-Denis, St-Martin	108	A Clamart	1
— Denain	3	Pantin	1
— Poissonnière	7	Au Point-du-Jour	5
— Diderot	16	A la plaine de Châtillon	1
Rue St-Antoine	144	Montreuil	1
— de Rivoli	269	Fontenay-sous-Bois	1
— St-Denis	62	l'Ile des Cygnes	3
— St-Martin	32	Au fort de Romainville	2
		Carrières de Montrouge	1
TOTAL . . . 6,729		TOTAL . . . 6,878	

Nota. — Dans ce tableau ne figurent pas : 1° les insoumises qui se sont présentées spontanément au dispensaire ; 2° celles qui ont été arrêtées sur la dénonciation de l'état-major ; 3° celles qui ont été arrêtées pour vols ou dans les perquisitions de garnis, etc..... Nous n'avons par conséquent que les insoumises malades arrêtées, sur la voie publique, ce qui explique la différence des chiffres des deux tableaux.

L'examen de ce tableau montre que les arrestations les plus nombreuses ont été faites sur le boulevard de Sébastopol et dans les quartiers de l'École militaire, ce qui prouve que les insoumises appartenaient à une classe inférieure de la prostitution. Les *boulevards de la Madeleine*, *des Capucines* et *des Italiens* ne figurent pas sur cette liste, bien que la dénomination *de quartier* de la Madeleine, de l'Opéra et de la Chaussée-d'Antin signifie que la prostitution plus élégante de ces quartiers a fourni un contingent assez important.

Les arrestations ont lieu, en général, dans les environs de ces boulevards, parce que les agents hésitent à arrêter une femme sur les boulevards mêmes, à cause du nombre des promeneurs, à cause du nombre d'individus qui sont dans les cafés. Les promeneurs, comme les habitués des cafés, ont une tendance étrange à protester contre les arrestations des prostituées ; ils sont disposés à donner tort aux agents et à soutenir et protéger les filles qui cherchent à les apitoyer par leurs cris, par leurs lamentations et en faisant intentionnellement le plus de scandale possible. Ce n'est guère qu'à une heure très tardive de la nuit qu'il se produit des arrestations sur ces boulevards.

A propos des arrestations, M. Lépine, Préfet de police, a donné au Sénat (1) les explications suivantes qui font connaître comment se passent les choses sous son administration :

« Un mot d'abord de l'état antérieur, de l'ère des « rafles » dont il a été beaucoup question dans la précédente séance et même dans celle-ci. Je reconnais qu'il y a quelques années la répression de la prostitution consistait essentiellement dans les opérations intermittentes que je vais dire.

« Il y avait, antérieurement à 1878, sous le préfectorat de M. Gigot, une brigade d'une centaine d'agents. Depuis, sous l'influence des campagnes de presse, des votes de blâme et de flétrissure du Conseil municipal et de beaucoup d'autres raisons encore, cette brigade est successivement et progressivement tombée à une quinzaine d'agents. Je l'ai conservée en l'épurant et je lui ai donné une mission toute spéciale, celle de rechercher les insoumises malades ou les soumises en retard de leurs visites et de les emmener au dispensaire dans un but de salubrité. Cette brigade qui ressortit au service de la Sûreté, n'a pas d'autre mission et n'a, par conséquent, rien à faire avec la répression du racolage proprement dit.

« Quant au racolage, je me suis rendu compte que le système des rafles, c'est-à-dire de ces expéditions nocturnes qui générale-

(1) *Journal Officiel*. Séance du Sénat du 30 mai 1895.

ment avaient lieu entre minuit et une heure du matin sur les boulevards, et qui consistaient à barrer la voie publique et puis, par un immense coup de filet, à ramener dans les bras des agents toutes les malheureuses filles qui se trouvaient dans le périmètre, je me suis rendu compte, dis-je, que cette pratique, outre qu'elle affectait un aspect et une allure un peu sauvages, exposait l'administration à être accusée, quelquefois très justement, de regrettables erreurs. On comprend, en effet, que lorsque la bande des inspecteurs de la Sûreté était lancée avec de grands cris au milieu des malheureuses femmes qui se trouvaient là, il pouvait s'y rencontrer d'honnêtes femmes que l'on ne distinguait des autres que trop tard. J'ai absolument renoncé à ce système, et c'est ce qui me faisait dire, dans une dernière séance, par une interruption dont je demande pardon au Sénat : « Il n'y a plus de rafles. »

« Comment procède-t-on? J'ai remarqué que les gardiens de la paix attachés toujours aux mêmes arrondissements, quelquefois depuis quinze, vingt ou vingt-cinq ans, finissent par connaître admirablement les êtres de leur quartier. Je les ai fait mettre en bourgeois et j'ai constitué dans chaque arrondissement une petite brigade de huit à dix gardiens de la paix, pères de famille, gens honorables — je n'ai pas besoin de faire leur éloge ici, — connaissant une par une, de la façon la plus complète, toutes les filles publiques qui fréquentent leur quartier et ne pouvant se tromper sur leur identité. Eh bien, ce sont ces dix agents qui sont chargés de la répression du racolage, — de ce que j'appelle la prostitution scandaleuse, — je ne m'occupe pas de l'autre.

« Je n'ai pas mission de poursuivre la prostitution, qui est un vice, un vieux vice, mais qui n'est pas un délit; j'ai mission de procurer « le libre passage » selon les termes de la loi de 1790. J'ai mission de proscrire, de réprimer le racolage scandaleux, celui qui se traduit par des allures brutales, celui qui blesse les yeux et qui alarme la pudeur des passants. Je n'ai pas mission de réprimer les allures plus ou moins engageantes, les œillades assassines, les manœuvres savantes des demoiselles du boulevard. Je ne m'en occupe pas et je recommande bien à mes agents de les laisser passer sans rien dire ; mais je dis, conformément à ce qu'avait déjà pensé M. Debelleyme, — et il était dans le vrai, — que si la prostitution, si le racolage scandaleux sur la voie publique doit être

I proscrit en plein jour dans les rues de Paris, dans toutes sans aucune exception, « à l'allumage des réverbères » suivant l'expression de 1830, et jusqu'à minuit, il faut bien donner à ces filles errantes quelque lieu de refuge, quelques ruelles obscures et écartées, loin des grandes voies, où elles puissent se cacher. Eh bien, alors, qu'est-ce que je demande à mes agents? Je leur demande, avec la connaissance exacte et précise qu'ils ont du personnel de leur quartier, de garantir le libre passage dans les grands boulevards, dans les rues qu'éclaire le soir la réverbération des boutiques, celles où le promeneur va de préférence prendre l'air en famille et où le racolage pourrait être particulièrement scandaleux; mais partout ailleurs je tolère, suivant l'expression consacrée, parce qu'on ne peut faire autrement. »

Depuis quelle époque les insoumises se livraient-elles à la prostitution quand elles ont été arrêtées ?

Cette question n'est pas sans importance, puisqu'elle permet de constater que les insoumises, qui se livrent à la prostitution clandestine, ne sont pas arrêtées pour avoir fait de la prostitution par occasion. L'immense majorité a abandonné depuis longtemps tout travail, et ne vit plus que des bénéfices qu'elle se procure en se vendant au premier passant venu. La plupart des insoumises sont arrêtées lorsque déjà, depuis plusieurs mois, elles n'ont cessé de se prostituer. Les renseignements cherchés sur ce point spécial ne sont pas toujours très précis et dans les documents étudiés, ce n'est que dans un certain nombre de cas qu'il m'a été possible de trouver des faits incontestables. Dans mes recherches, j'ai cru pouvoir accepter comme se rapprochant de la vérité les aveux faits par les insoumises elles-mêmes. Dans certains cas, et dans les interrogatoires qu'elles ont subis, il en est cependant qui avouent se livrer à la prostitution, alors qu'elles répondent aux demandes du commissaire de police, tandis qu'elles nient ce fait, chez le commissaire interrogateur ou réciproquement. Ce n'est que lorsque la déclaration est absolue, que j'ai consigné l'aveu de l'insoumise arrêtée. C'est ainsi que j'ai dû négliger des demi-aveux, pour n'accepter qu'une déclaration faite, d'une façon ferme. Je suis arrivé, par suite, à éliminer beaucoup de dossiers pour m'en tenir seulement à ceux où j'ai trouvé une réponse qui semblait sincère. De nombreux dossiers ne contenaient aucun renseignement sur ce point. Il m'a été possible d'avoir des renseignements à peu près précis chez 3,064 des insoumises reconnues malades.

En analysant les réponses faites par les insoumises, je trouve :

1° 619 insoumises ont déclaré ne pas se livrer à la prostitution, bien qu'elles aient été arrêtées pour faits de prostitution ;

2° 387 ont déclaré se livrer à la prostitution, sans préciser depuis quelle époque ;

3° 498 ont avoué se livrer à la prostitution depuis un mois ;

4° 525 ont reconnu se livrer à la prostitution depuis deux mois ;

5° 396 ont dit vivre de la prostitution depuis plus de deux mois et moins de quatre mois ;

6° 291 ont assuré se livrer à la prostitution depuis une période comprise entre quatre et six mois ;

7° 205 ont affirmé vivre de la prostitution depuis huit mois au moins et un an au plus ;

8° 81 vivaient de la prostitution depuis un ou deux ans ;

9° 62 ont avoué se livrer à la prostitution depuis plus de deux ans.

Déduction faite des 619 insoumises qui ont dit ne pas se livrer à la prostitution, il y en a 2,445 sur 3,064, qui ont reconnu ne plus travailler et vivre de la débauche depuis un temps plus ou moins long ; mais dans les aveux qui ont été faits, il y a lieu d'observer que la plupart des insoumises ont diminué la période depuis laquelle elles ont abandonné tout travail ; lorsque leur arrestation a eu lieu, elles étaient devenues, en quelque sorte, des prostituées de profession.

En ce qui concerne les 619 insoumises qui ont nié se livrer habituellement à la prostitution, les renseignements pris, à ce sujet, ont confirmé, pour un petit nombre d'entre elles, leurs assertions ; mais, la plupart ont dit le contraire de la vérité (1). Parmi ces dernières, il y en a qui prétendent ne pas se livrer à la prostitution, lorsqu'elles ne descendent pas dans la rue, à la recherche des amateurs. Celles-là se contentent de recevoir dans leur domicile les clients qui se présentent, quel qu'en soit le nombre. Elles ne vivent que de la vente de leurs charmes, mais du moment qu'elles s'abstiennent de des-

_____

(1) Les renseignements ont été recueillis par des agents n'ayant aucun rapport avec les agents du service des mœurs.

cendre dans la rue, elles disent volontiers ne pas se livrer à la prostitution. D'autres s'en vont chercher des amateurs dans certains cafés des boulevards ou dans certains restaurants spéciaux, mais elles ne vont pas à la recherche des clients dans la rue, elles croient ne pas se livrer à la prostitution ! Un grand nombre enfin se rendent dans certains théâtres ou certains bals publics, uniquement pour recruter des clients et cependant elles affirment ne pas vivre de la prostitution ! Quelques-unes ont un amant en titre, ce qui ne les empêche pas de chercher des hommes de bonne volonté dans toutes les directions ; elles n'en sont pas moins convaincues qu'elles ne se livrent pas à la prostitution, l'amant étant assimilé au pavillon qui couvre la marchandise ! Il y a donc les réserves les plus sérieuses à faire sur l'affirmation des insoumises qui ont déclaré ne pas se livrer habituellement à la prostitution. Il en résulte, par suite, que l'immense majorité des insoumises arrêtées ne se livraient pas à la prostitution, d'une façon accidentelle, mais qu'elles étaient, d'une façon générale, des prostituées de profession, avec cette seule différence qu'elles n'étaient pas inscrites sur les registres de la Préfecture de police et qu'elles n'étaient pas soumises aux visites hygiéniques !

Après avoir signalé la période pendant laquelle les insoumises trouvées malades se livraient à la prostitution au moment de leur arrestation, il est utile de voir la relation qui existe entre la prostitution et le vol.

Prostitution et vol. — Parent-Duchatelet (1) dit : « La prostitution n'est, pour une certaine classe de filles, qu'un voile qui leur sert à cacher une autre industrie : leur véritable métier est de voler et de favoriser les voleurs et filous de toute espèce. » Et plus loin : « Quelques prostituées ne craignent pas de prendre, dans le gousset de ceux qui les abordent, la bourse ou autre chose ; mais elles ne regardent pas ceci comme un vol ; c'est une liberté qui leur est permise ; elles disent alors qu'elles font leurs affaires. » Mme Tarnowski, docteur en médecine, a publié un livre sur les prostituées et les voleuses ; elle nous semble admettre trop facilement les tares héréditaires et les fatalités, aussi les conclusions qu'elle tire de ses

____

(1) *Loco citato* page 182.

recherches s'éloignent-elles, parfois, de ce que nous avons observé, il nous suffira de citer une de ses conclusions pour donner une idée de ses opinions : « L'anomalie psychique se signale par *une débilité de l'intelligence* plus ou moins prononcée, ou par une *constitution névropathique,* ou par une absence notoire de sens moral. » Analysons maintenant ce que nous avons remarqué nous-mêmes sur les rapports de la prostitution et du vol chez les insoumises.

Beaucoup d'insoumises ne se contentent pas de se livrer à la prostitution ; elles cherchent en même temps à se procurer d'autres ressources en dépouillant ceux qui ont eu la mauvaise idée d'accepter leurs propositions. Pour celles-là le vol et la prostitution vont de pair et doivent se compléter. Elles déploient une grande habileté pour enlever le porte-monnaie, la montre ou la chaîne de montre, quelquefois même les vêtements, aux naïfs qui se sont laissé séduire par leurs charmes et les ont suivies dans un garni quelconque. L'amateur qui passe quelques heures, ou seulement quelques instants avec une de ces femmes, doit être sans cesse sur le qui-vive et défendre son argent. Les journaux quotidiens sont remplis des récits des aventures décevantes de quelques provinciaux ou même de certains Parisiens qui, après un bon dîner, se laissent entraîner par des minois plus ou moins provoquants, acceptent de faire avec une jeune fille une promenade en voiture au Bois de Boulogne ou qui n'hésitent pas à aller causer, dans l'intimité, dans un garni quelconque. Si par malheur ce Lovelace naïf éprouvant quelque lassitude, après l'échange de propos aimables, se laisse aller au sommeil et penche la tête sur l'épaule de sa Dulcinée, il est sûr d'être promptement dépouillé de son portefeuille bien garni ou de son porte-monnaie, et la promenade au Bois de Boulogne ou le séjour, plus ou moins prolongé, dans un hôtel, se change en un véritable désastre. L'infortuné est réduit, le lendemain, à aller conter sa mésaventure au commissaire de police du quartier qui ne retrouve pas toujours l'argent qui a été volé.

Parmi les insoumises reconnues malades, il y en a 390 qui ont été condamnées pour avoir volé des sommes plus ou moins importantes. Quelques-unes d'entre elles ont été condamnées plusieurs fois pour ce méfait ; 36 ont été condamnées deux fois à la prison ; 24 ont été condamnées trois fois : 9 ont été condamnées quatre fois ; 2 ont été condamnées cinq fois ; 1 a été condamnée six fois ; 3 ont été condamnées huit fois, et 1 a été condamnée onze fois. Il y a donc 76 filles insoumises récidivistes, condamnées plusieurs fois dans la même année, ou dans la période de dix ans. Quelques-unes ont commencé par voler leurs parents, avant de dérober le porte-monnaie aux amateurs qui avaient été séduits par leur amabilité. Parmi celles-là, il y a deux sœurs qui enlèvent 3,000 francs à leurs parents, se rendent à Paris, pour se livrer à la prostitution, et lorsqu'elles sont arrêtées et envoyées à l'infirmerie de Saint-Lazare, parce qu'elles étaient malades, elles écrivent à leurs parents pour solliciter leur retour dans la famille ; n'est-il pas naturel qu'un refus ait été opposé à leur demande ? Une autre force le bureau de son père et lui enlève 1,000 francs ; une troisième, qui était orpheline, est recueillie par une tante qui lui prodigue sa tendresse et son dévouement ; pour la récompenser, elle profite d'une absence de cette parente qui lui sert de mère, fait ouvrir, par un serrurier, une armoire et enlève 150 francs que cette malheureuse femme avait amassés bien lentement ! Il n'est pas surprenant qu'avec de semblables dispositions ces filles profitent de toutes les occasions pour voler les hommes qui les fréquentent. Elles vivent de la prostitution et du vol, sans souci de la honte qui s'attache à leurs actes et qui rejaillit sur leurs familles. Chez elles, tout sentiment délicat est éteint ; elles ne sortiront plus de la fange dans laquelle elles sont tombées ; elles deviendront fatalement la proie des souteneurs qui les battront et les exploiteront, pour finir en Cour d'assises et en maison centrale, après avoir accompli les méfaits les plus graves.

Ces insoumises, habituées au vol et à la prostitution, ne passent au dispensaire de salubrité qu'après l'expiration du temps de prison auquel elles ont été condamnées pour les vols commis ; c'est alors qu'on constate leurs maladies et qu'on les envoie à l'infirmerie de Saint-Lazare, pour les soigner. Ces femmes, punies comme voleuses, doivent être examinées au dispensaire puisqu'elles cumulent le vol et la prostitution et qu'elles ont été surprises en flagrant délit de prostitution et de vol ; elles sont atteintes de maladies contagieuses, et sont tributaires, par conséquent, de la maison de Saint-Lazare, qui est à la fois une infirmerie et une prison. C'est donc à l'expiration du temps de prison qu'elles retournent à Saint-Lazare, mais, cette fois, elles rentrent à l'infirmerie, afin d'y être traitées pour leurs maladies spéciales.

Ce mode de faire est-il meilleur? Je ne crois pas. Il serait préférable, il me semble, lorsqu'une personne a été condamnée pour un vol connexe à la prostitution, qu'elle subît, préalablement à l'envoi en prison, l'examen médical au dispensaire. Il serait constaté alors un état pathologique exigeant des soins spéciaux et le temps passé à l'infirmerie pourrait être compté en déduction de celui qu'elle doit accomplir en prison. En agissant ainsi, on soignerait immédiatement des accidents spécifiques graves, qui peuvent être le point de départ, si on les abandonne à eux-mêmes, de manifestations contagieuses se répandant de proche en proche. Si l'incurie de ces femmes pour ce qui regarde leur santé n'était pas aussi étrange qu'inexplicable, elles pourraient trouver facilement dans l'infirmerie spécialement consacrée aux prisonnières les soins exigés par leur maladie; mais comme elles n'ont aucun souci de leur santé, elles ne se rendent pas à la consultation du médecin de la prison, et c'est seulement à l'expiration de leur peine qu'on constate au dispensaire un état pathologique souvent très grave. Qu'arrive-t-il alors ? C'est que cette femme qui a fait un séjour de plusieurs mois à la prison, y retourne comme malade et passe à l'infirmerie destinée aux prostituées un temps aussi long, et quelquefois même plus long, que celui fixé pour la durée de sa peine.

J'ai trouvé des insoumises qui ont été envoyées à Saint-Lazare, pour affections syphilitiques, après avoir fait un séjour de six et huit mois à la prison, et le temps nécessaire à leur guérison a été de plusieurs mois. J'ai noté spécialement une jeune fille qui, après avoir accompli les six mois de prison auxquels elle avait été condamnée pour vol, est renvoyée à l'infirmerie atteinte d'accidents syphilitiques, pour la guérison desquels elle a subi un traitement de six mois. Elle est donc restée douze mois en prison, alors qu'elle ne devait subir qu'une peine de six mois. Il y a dans cet exemple, et dans les faits analogues, un double inconvénient : 1° Retard dans la guérison des manifestations syphilitiques, qui ont été, au contraire, en augmentant d'intensité; 2° aggravation dans la peine subie. Cet inconvénient disparaîtrait, pour beaucoup de ces insoumises condamnées pour vol, si elles passaient au dispensaire avant d'être envoyées dans la section des prisonnières. Si, après examen médical, on ne trouvait aucun symptôme de maladie contagieuse, l'insoumise prendrait rang dans le groupe des prisonnières et subirait la peine à laquelle elle a été condamnée pour vol. A sa sortie de prison, elle serait soumise à un nouvel examen médical, comme cela se pratique en ce moment, et serait rendue à la liberté, si elle était trouvée saine. Il y aurait même utilité, dans l'intérêt de la santé de ces femmes, qu'elles fussent soumises, pendant leur séjour à la prison, à un examen médical minutieux, au moins tous les mois. Parmi celles qui seraient reconnues indemnes de tout accident spécifique, au moment de leur entrée en prison, il s'en trouvera néanmoins un certain nombre en puissance de syphilis. Si les manifestations spécifiques n'ont pas fait leur apparition, à ce moment, elles pourront se montrer pendant que les insoumises font leur temps de prison ; comme il y a une utilité incontestable à ce que les accidents spécifiques soient soignés plus tôt que plus tard, il serait nécessaire de constater la maladie, dès qu'elle se montre. Dans ces conditions, l'examen médical répété semble s'imposer.

Il y a là une réforme utile à réaliser. Il suffira de signaler les inconvénients que je viens de mentionner pour que l'administration apporte une modification salutaire à l'état de choses actuel. Au reste, ce serait revenir à ce qui se pratiquait autrefois : j'ai gardé le souvenir qu'à l'époque de mon internat à l'infirmerie de Saint-Lazare, les condamnées étaient soumises à l'examen médical en entrant à Saint-Lazare et au moment de leur sortie.

En revenant en arrière, nous devons suivre l'insoumise au moment où le commissaire de police a signé le mandat de dépôt : elle est reconduite au poste de police où elle attend la voiture administrative qui la portera à la Préfecture de police dans le local spécial destiné aux personnes arrêtées, quel que soit le sexe. Ce local particulier porte le nom de dépôt de la Préfecture de police.

Les voitures qui ont ramassé dans les différents postes de police les filles arrêtées, pour les conduire au dépôt, entrent par une porte donnant sur le quai de l'Horloge ; cette porte est placée entre la Conciergerie et le bâtiment de la Cour de cassation ; les voitures s'arrêtent dans la cour, à côté de l'infirmerie et du dispensaire : les filles descendent des voitures, puis elles sont conduites dans un bureau spécial appelé *la permanence*. On inscrit sur une feuille le nom de la femme arrêtée, son état civil et le motif de l'arrestation, le nom du commissaire de police qui a signé l'ordre d'envoi et le nombre des pièces jointes au procès-verbal. Cette formalité accomplie, les filles sont conduites au dépôt.

Le Dépôt. — Le dépôt de la Préfecture de police est une prison qui se trouve près de la Sainte-Chapelle, à côté de la nouvelle façade du Palais de justice et non loin du dispensaire de salubrité. C'est là que sont conduits tous les individus arrêtés, enfants, jeunes filles, hommes ou femmes, quels que soient, du reste, les motifs de l'arrestation. D'un côté se trouvent des cellules, des salles et des préaux séparés destinés aux jeunes garçons, aux jeunes gens et aux hommes. Dans une autre direction se trouvent les femmes, les filles publiques et les insoumises. Bien que nous n'ayons pas à nous occuper de ce qui concerne les hommes arrêtés, nous devons signaler cependant une amélioration importante apportée dans la partie de la prison qui leur est consacrée. Cette amélioration, qui date de 1893 et qui est consécutive à l'épidémie de typhus qui a régné au dépôt, consiste dans les soins spéciaux dont on entoure les individus arrêtés. Dès leur entrée au dépôt, on leur fait prendre des douches générales d'eau chaude et pendant qu'ils accomplissent les ablutions hygiéniques indispensables, on fait passer les vêtements à l'étuve pour les désinfecter.

Cette mesure, excellente sous tous les rapports, n'est pas mise en pratique pour les femmes. Cette lacune est regrettable.

Ceci dit, examinons ce qui se passe dans la section consacrée aux femmes, en laissant de côté celles qui sont arrêtées pour d'autres motifs que des faits de prostitution.

Dès leur entrée au dépôt, les filles soumises sont séparées des filles insoumises; ces dernières sont isolées les unes des autres et mises dans des cellules spéciales.

En ce qui concerne les filles inscrites, il y a parmi elles des filles de maison aussi bien que des filles en carte, mais ce sont les filles en carte qui fournissent l'élément principal de cette catégorie. Leur arrestation a pour motif : le manquement aux visites, la violation de certains règlements, le scandale dans les rues, l'ivresse et les injures aux agents. C'est cette catégorie de femmes que nous avons désignées dans un travail antérieur (1) sous le nom *de filles arrêtées*

____

(1) *Recherches sur les maladies vénériennes à Paris.* G. Masson, éditeur.

ou filles du dépôt et qui, conduites au dispensaire pour la visite médicale, sont spécialement caractérisées par le nom de *femmes du dépôt*. Ce sont ces filles qui constituent le groupe des irrégulières parmi les femmes inscrites; elles évitent les visites et se livrent à tous les excès. Elles forment une classe à part, qui pourrait être considérée comme un complément de la prostitution clandestine. Quelques-unes sont arrêtées plusieurs fois dans une année et, bien souvent, plusieurs fois dans un mois. Comme je l'ai dit dans le travail cité plus haut, on trouve, parmi elles, beaucoup de malades, à cause de leur vie irrégulière et du soin qu'elles mettent à ne pas se conformer au règlement. Le fait suivant donnera une idée de la persistance qu'elles apportent à ne pas se rendre à la visite médicale. Une fille F..., arrêtée le 30 octobre 1889 et examinée au dispensaire le 31 octobre, est trouvée atteinte d'angine syphilitique, de papules muqueuses des lèvres, de papules muqueuses hypertrophiées de la vulve et de l'anus.

Cette fille, inscrite comme fille soumise, le 21 décembre 1888, ne s'était jamais rendue à la visite. Elle avait vécu de la prostitution clandestine pendant dix mois, ne voulant rien changer à ses habitudes d'autrefois. Elle reconnaissait être malade depuis plusieurs mois, ce qui ne l'avait pas empêchée, jusqu'au moment de son arrestation, de voir régulièrement trois ou quatre amateurs par jour. Comme beaucoup de malheureuses de son espèce, elle vivait avec un souteneur. C'est là incontestablement un des faits les plus curieux d'une fille inscrite faisant de la prostitution clandestine et n'ayant pas plus souci de sa maladie que des accidents qu'elle peut communiquer.

Cette digression sur les filles dites femmes du dépôt était nécessaire, pour qu'il n'y ait pas confusion entre cette catégorie et les insoumises qui, malgré leur séjour au dépôt, conservent toujours le nom d'insoumises et ne doivent pas avoir de rapport avec les filles inscrites.

Les filles insoumises ne font pas, en général, un séjour prolongé au dépôt; elles attendent là le moment où elles doivent être conduites chez le chef de bureau, commissaire interrogateur, pour passer ensuite à l'examen médical au dispensaire de salubrité. Après la visite du dispensaire, elles sont ramenées au dépôt et envoyées, plus tard, à l'infirmerie de Saint-Lazare, si elles ont été reconnues malades; si elles ont été trouvées saines, elles sont reconduites également au dépôt et rendues ensuite à leur famille ou à la liberté, suivant que leur situation spéciale est parfaitement connue et à l'abri de toute surprise. Dans tous les cas, même lorsqu'elles ont été reconnues saines, elles ne recouvrent la liberté que lorsque leur dossier est complet et qu'on a pu reconstituer, d'une façon précise, leur état civil.

Lorsque les arrestations des insoumises sont la conséquence d'actes de prostitution et de provocation à la débauche, sans qu'il y ait des faits pouvant se rattacher à des questions connexes et demandant un supplément d'instruction ou des investigations nouvelles, il est d'usage que les personnes arrêtées soient extraites du dépôt et conduites devant le chef du bureau des mœurs ou le sous-chef, le lendemain matin qui suit l'entrée au dépôt; c'est généralement de dix heures à midi qu'a lieu l'interrogatoire des insoumises arrêtées.

Si l'insoumise a été déjà arrêtée antérieurement et qu'elle ait été reconnue saine ou trouvée malade, il existe un dossier relatif aux faits qui lui étaient reprochés lors de ses premières arrestations. Ce dossier relate sa maladie, lorsqu'elle a été envoyée à l'infirmerie de Saint-Lazare et l'époque de sa guérison; il indique, dans d'autres cas, que l'insoumise était saine et il signale dans quelles conditions elle a été rendue à la liberté. Que la fille soit reconnue saine ou malade, le dossier contient les renseignements sur les motifs de l'arrestation, le rapport des agents, l'interrogatoire du commissaire de police, les détails sur son origine, sur ses parents, sur son degré d'instruction, etc., en un mot, tout ce qui a été nécessaire pour constituer, d'une façon à peu près certaine, l'état civil de la personne. Il arrive cependant qu'une insoumise a pu être arrêtée plusieurs fois, qu'elle ait déjà un dossier révélateur et, cependant, si sa dernière incarcération remonte à une époque éloignée, elle peut ne pas être reconnue immédiatement si elle veut tromper l'administration. Dans ce cas, elle change d'âge, de nom et de prénom; elle se dira orpheline, bien que ses parents soient vivants; elle affirmera être née dans un département du Midi ou du Nord, alors qu'elle sera originaire du département de la Seine. Ces mensonges obligeront l'administration à de nombreuses démarches, mais on arrive cependant à connaître la situation exacte et à reconstituer la vérité.

Lorsqu'il s'agit d'une première arrestation, il faut pour constituer le dossier, connaître exactement le nom et le prénom, l'âge et
le lieu d'origine de l'insoumise; il faut savoir si elle a encore ses
parents et quelle est leur résidence actuelle; quelle est sa profession et quel est son degré d'instruction, etc. L'insoumise est interrogée et mise au courant des actes qui lui sont reprochés; on lui
donne lecture du procès-verbal rédigé par le commissaire de police
et signé par elle; on établit un nouveau procès-verbal qu'elle sera
appelée à signer, ainsi qu'elle l'a fait pour celui du commissaire de
police. Les insoumises qui se livrent à la prostitution, pratiquent
le mensonge sur une large échelle; aussi arrive-t-il souvent qu'il y
a contradiction entre les déclarations reçues par le commissaire de
police et celles qui sont faites chez le commissaire interrogateur.
Ces contradictions sont fréquentes, spécialement en ce qui concerne
l'aveu des habitudes de prostitution ou la négation des circonstances
concernant l'arrestation des filles. Quelques-unes ont nié chez le
commissaire de police tout ce qui est contenu dans le rapport des
agents et ont affirmé énergiquement vivre exclusivement de leur travail, alors que chez le commissaire interrogateur, elles n'hésitent pas
à déclarer qu'elles vivent de la prostitution et que le rapport des
agents est l'expression de la vérité. Il est, parfois, difficile d'être
renseigné exactement sur le nom patronymique, sur le lieu de
naissance et sur l'existence des parents. Quelques-unes cachent
sciemment la vérité pour dépister les recherches de la police et
pour que les parents ignorent leur arrestation; d'autres, sans parti
pris, n'attachent aucune importance à la question de leur naissance
et par négligence ou indifférence, n'ont pas de données certaines
sur les renseignements qu'on leur demande; elles ont quitté leur
famille depuis deux ou trois mois, et elles ignorent où demeurent
leurs parents, au moment où on les interroge; ceci s'applique,
d'une façon spéciale, aux insoumises de Paris. Les recherches
nécessaires pour établir l'état civil des insoumises arrêtées sont
multiples et souvent difficiles. Si elles déclarent être nées à Paris,
il est indispensable de s'adresser successivement à plusieurs mairies de Paris, les premières informations étant défectueuses; si elles
sont originaires de la province, elles indiquent volontiers une localité et un département où les parents n'ont jamais vécu. Rien de
surprenant si les investigations doivent être nombreuses et si on

n'obtient un résultat définitif qu'après beaucoup de démarches stériles. Il faut reconnaître que l'administration de la Préfecture de police met un soin spécial, un zèle infatigable pour arriver à la connaissance de la vérité. Il faut avoir étudié les dossiers des insoumises pour savoir la sollicitude méticuleuse qu'on déploie pour parvenir à retrouver l'origine et les parents de ces jeunes filles. Le public ne peut pas savoir les difficultés que rencontre l'administration et nous devons avouer que, pendant bien des années, nous avons été, comme beaucoup de médecins du dispensaire, dans l'ignorance absolue des efforts multiples de l'administration pour rechercher les parents de l'insoumise prise en flagrant délit de prostitution et des tentatives faites pour obtenir qu'elle soit reçue dans la famille qu'elle avait abandonnée.

Nous ferons connaître, plus loin, les rapports de la Préfecture de police avec les familles des insoumises arrêtées et les correspondances intéressantes échangées à ce sujet; pour le moment, nous devons ajouter, au point de vue de la constitution du dossier, qu'il arrive fréquemment que les renseignements demandés ne sont pas envoyés immédiatement; il peut se passer plusieurs semaines avant d'avoir toutes les données absolument certaines. Lorsque les insoumises sont saines, elles peuvent, sans inconvénient, être rendues à la liberté, ce qui a lieu toujours, lorsqu'elles sont majeures; mais lorsqu'elles sont mineures, l'administration attend la réponse des parents avant de leur rendre une liberté dont elles abuseront trop souvent; ce n'est qu'à bout de patience et lorsque la famille garde un silence obstiné qu'elle les relaxe et leur permet de rentrer dans la libre circulation de la vie parisienne, les jeunes filles ayant déclaré vouloir renoncer à la débauche pour reprendre une vie régulière et de travail honnête.

Si les insoumises sont malades, c'est pendant leur séjour à l'infirmerie de Saint-Lazare qu'il sera possible de continuer l'enquête pour avoir les renseignements nécessaires et former un dossier complet; il est alors permis de prendre une décision ferme, après la constatation certaine de la guérison. Que les insoumises soient saines ou qu'elles aient été reconnues malades au dispensaire de salubrité, les sollicitations en leur faveur sont innombrables. Le lendemain de l'arrestation, le bureau des mœurs aussi bien que le cabinet du Préfet, lorsqu'il s'agit bien entendu d'une prostituée clandestine d'un degré un peu élevé, jeune et jolie, est assiégé par des hommes de tous les mondes et de toutes les professions ; ils protestent énergiquement contre l'arrestation de Mlle X... ou de Mlle Y..., personnes charmantes et d'une vertu indéniable, qui, par une malechance extraordinaire, se sont trouvées arrêtées en compagnie d'autres jeunes personnes, aussi charmantes, mais ayant l'habitude de vivre de la prostitution. Tous se portent garants de la moralité de ces donzelles et si, après la visite du dispensaire, on leur confie discrètement qu'elles vont être envoyées à Saint-Lazare pour cause de maladies vénériennes ou syphilitiques, ils protestent contre l'injustice des hommes et l'ignorance des médecins ! N'a-t-on pas vu, maintes fois, telle de ces demoiselles qui avait su constituer autour d'elle un syndicat d'amateurs, être réclamée successivement par chacun des membres de ce syndicat, qui répondait de sa moralité et de son honnêteté ? Chacun d'eux affirmait qu'il était seul dans les bonnes grâces de cette personne et que seul il fournissait à ses besoins ! N'y a-t-il pas eu d'autres démarches étranges de la part d'hommes connus ayant une situation en évidence et qui venaient réclamer leur maîtresse ou tout au moins demander le motif de son envoi à l'infirmerie de Saint-Lazare ? Il peut se produire telle circonstance où un supplément d'informations étant nécessaire, il y a lieu de surseoir à la visite corporelle ; une mesure analogue peut être prise si la jeune fille arrêtée appartient à une famille honorable, à qui on veut éviter le désespoir d'un emprisonnement prolongé et qui promet de surveiller, d'une façon ferme et efficace, la conduite de la jeune fille. Ces exceptions sont prévues par le règlement promulgué par M. Albert Gigot. Il est dit, en effet, au paragraphe V, service administratif :

« Préalablement à toute opération, le commissaire interrogateur, chef du bureau des mœurs, devra procéder à l'examen des pièces relatives à l'arrestation des filles insoumises, afin de rechercher les cas où il y aurait lieu *de surseoir à la visite corporelle.* »

Si le Préfet de police, auquel les cas exceptionnels sont soumis, décide de rendre une insoumise arrêtée à sa famille, sans la soumettre à la visite médicale, il n'y a là qu'un fait isolé sans importance absolue au point de vue pathologique. Il y aurait, au contraire, un inconvénient très sérieux à mettre en liberté, même pour la rendre à sa famille, une insoumise que la visite médicale aurait fait reconnaître malade. Dans ce cas, les camarades d'arrestation connaissant l'état morbide de la jeune personne rendue à la liberté, protesteraient en criant à l'injustice et à l'arbitraire. Et puis, où serait la logique, si on rendait à la liberté une jeune fille atteinte d'accidents syphilitiques transmissibles, le dispensaire de salubrité n'ayant d'autre raison d'être que d'empêcher la dissémination des manifestations syphilitiques? La famille à qui on aurait rendu une insoumise malade pourrait, dira-t-on, la faire soigner chez elle; c'est possible; mais la négligence est telle, au point de vue de ces états pathologiques spéciaux, qu'on se lasserait bientôt de continuer la médication sérieuse, indispensable pour combattre cette terrible affection. La malade rendue à la liberté risquerait de devenir involontairement la source d'une contamination parmi ses parents ou ses amies. Le renvoi, avant l'examen médical, d'une fille arrêtée est une mesure administrative qui s'explique; la mise en liberté, après la visite corporelle qui aurait fait constater des symptômes d'affections transmissibles, serait une faute.

Après l'interrogatoire des insoumises arrêtées et la constitution d'un dossier, qui peut ne pas être encore complet, le chef du bureau des mœurs envoie au dispensaire de salubrité celles qui doivent être soumises à l'examen médical. C'est au médecin en chef ou, en son absence, au médecin en chef adjoint qu'incombe le soin de cette visite. Avant de faire connaître le fonctionnement du dispensaire en ce qui concerne les insoumises, il nous semble utile, au préalable, de donner des détails sur les rapports de l'administration avec les familles des jeunes filles arrêtées et de citer quelques-unes des lettres échangées à ce sujet. C'est le moyen d'éclairer le public sur la sollicitude de l'administration, sur l'état d'esprit de certains parents et sur des situations morales spéciales qui ressortent, d'une façon très claire, de la lecture des lettres envoyées à la Préfecture de police. C'est une étude sérieuse et topique de psychologie morale.

La Préfecture de police communique avec les familles des insoumises arrêtées, par l'intermédiaire des maires des localités où résident les parents. Ces magistrats transmettent aux intéressés les lettres de l'administration. C'est le moyen le plus pratique pour que les lettres envoyées ne s'égarent pas et pour avoir la certitude qu'une réponse sera faite à l'administration.

Voici la formule de la lettre adressée au maire :

1re DIVISION

2e BUREAU

3e SECTION

PRÉFECTURE DE POLICE

Paris, le   188

N°

Monsieur le Maire,

J'ai l'honneur de vous transmettre la lettre ci-jointe, dont je vous serai obligé de m'accuser réception, après l'avoir fait parvenir, le plus promptement possible, à son adresse.

Agréez, Monsieur le Maire, l'assurance de ma considération distinguée.

LE PRÉFET DE POLICE.

Pour le Préfet et par autorisation

P. LE CHEF DE LA 1re DIVISION,

X...

Si l'insoumise arrêtée n'est pas malade, la formule usitée pour avertir sa famille et connaître ses intentions est la suivante :

1re DIVISION

2e BUREAU

3e SECTION

PRÉFECTURE DE POLICE

Paris, le   188

N°

Monsieur,

Mon Administration s'occupe en ce moment de votre fille Joséphine, âgée de dix-neuf ans, sur le compte de laquelle j'aurais intérêt à être renseigné.

Interpellée dans mes bureaux, cette mineure a déclaré qu'elle désirait retourner auprès de vous.

Je vous prie, en conséquence, de me faire parvenir d'urgence en un mandat de poste, la somme nécessaire à son voyage.

Je vous serai obligé de me faire connaître, dans le plus bref délai possible, vos intentions à son égard.

Recevez, Monsieur, l'assurance de ma considération.

LE PRÉFET DE POLICE.

Pour le Préfet et par autorisation

P. LE CHEF DE LA 1re DIVISION,

X...

Si l'insoumise, trouvée malade, a été envoyée à l'infirmerie de

Saint-Lazare, la lettre adressée au père est libellée de la façon suivante :

1re DIVISION
—
2e BUREAU
—
3e SECTION

N^o

PRÉFECTURE DE POLICE

Paris, le   188

Monsieur,

Mon Administration s'occupe en ce moment de votre fille Marie, âgée de dix-huit ans, sur le compte de laquelle j'aurais intérêt à être renseigné.

Interpellée dans mes bureaux, cette mineure que j'ai dû faire placer dans une maison spéciale pour y être traitée d'une affection dont elle est atteinte, a déclaré qu'elle ne voulait pas retourner auprès de vous.

Je vous serai obligé de me faire connaître, dans le plus bref délai possible, vos intentions à son égard, notamment si vous consentez à ce qu'elle soit mise en liberté, après sa guérison, ainsi qu'elle le demande.

Dans le cas où vous voudriez qu'elle fût renvoyée à Tulle il faudrait me faire parvenir d'urgence en un mandat de poste, la somme nécessaire à son voyage.

Recevez, Monsieur, l'assurance de ma considération.

> LE PRÉFET DE POLICE.
> Pour le Préfet et par autorisation
> P. LE CHEF DE LA 1re DIVISION,
> X...

Nous examinerons plus tard ce qui se passe après la réponse des parents, mais nous pouvons dire, dès maintenant, que lorsqu'ils n'ont pas les ressources nécessaires pour fournir l'argent du voyage, ils envoient à l'administration un certificat d'indigence. Dans ces cas, la Préfecture de police fait parvenir l'insoumise auprès de sa famille, au moyen d'une réquisition de transport.

II

DES RAPPORTS DE L'ADMINISTRATION AVEC LES FAMILLES DES INSOUMISES ARRÊTÉES

Il arrive habituellement que les parents sont disposés à recevoir chez eux les insoumises arrêtées, pour la première ou seconde fois; mais, lorsque les arrestations sont plus nombreuses, ils refusent de recevoir leur fille ou gardent vis-à-vis de l'administration un silence obstiné. Dans bien des circonstances, cependant, le père ou la mère, qui a dit ne pas vouloir recevoir sa fille, revient sur cette première décision, devant l'insistance de l'administration. Les lettres envoyées par les parents font connaître les dispositions et les sentiments qui les animent, de même qu'elles expliquent des résolutions qui sembleraient brutales si elles n'étaient basées sur la conduite déplorable des enfants, sur leurs instincts vicieux et sur les nombreux déboires qu'ils ont causés à leur famille.

Donner des extraits de cette correspondance c'est montrer l'état moral de certains parents aussi bien que de beaucoup d'enfants.

Nous avons pensé qu'il fallait transcrire les lettres adressées à l'administration, avec leur style naïf, avec toutes les défectuosités et les fantaisies de l'orthographe. Les licences grammaticales pourront être extrêmement nombreuses, sans qu'il nous arrive d'essayer de les atténuer. Nous allons donc reproduire, sans changement, le style et l'orthographe des missives envoyées; c'est encore le plus sûr moyen de juger de l'état d'esprit des personnages qui les ont écrites.

Une insoumise du nom de P... Julienne, originaire du département de l'Aisne, âgée de dix-neuf ans, est arrêtée au mois d'avril 1878, place Cambronne, pour actes de prostitution. Elle reconnaît les faits qui lui sont reprochés, avoue se livrer à la prostitution depuis quinze jours qu'elle n'a pas de place et qu'elle est sans domicile fixe; elle était précédemment domestique.

L'administration ayant écrit au père de cette jeune fille pour lui demander de faire connaître ses intentions au sujet de son enfant, il envoie la lettre suivante :

Saint-Quentin, 16 avril 1878.

Monsieur,

Je comprends quel sera le chagrin de ma fille en aprenant que je ne veut pas la recevoir, mais comme elle n'a jamais voulu écouté mes bons conseils que j'ai toujours voulu lui donner, je me trouve obligé de vous la confier. Je ne refuse pas cependans de recevoir de ses nouvelles et je compte même sur votre obligence pour vouloir bien m'en doner.

Recevez, Monsieur, l'assurance de ma considération.   P...

Après un séjour de six semaines à l'infirmerie de Saint-Lazare, cette insoumise est recueillie dans un des refuges dirigés par les religieuses de Saint-Lazare.

Le 27 avril 1887, l'insoumise L... Jeanne qui a quitté le département des Côtes-du-Nord pour être domestique à Paris, où elle se trouve depuis cinq ans, a été arrêtée sur la dénonciation d'un militaire à qui elle avait communiqué une maladie vénérienne. Elle a, du reste, été arrêtée sur le talus des fortifications, derrière le bastion n° 46. Elle avoue se livrer à la prostitution et avoir des relations avec des militaires, depuis un mois qu'elle est sans place. Pendant son séjour à Saint-Lazare où elle est traitée pour une maladie vénérienne, la Préfecture de police écrit au père qui répond de la façon suivante :

G. (Côtes-du-Nord), 7 septembre 1887.

Monsieur,

J'ai reçu votre lettre dans laquelle vous me dites que ma fille Jeanne est atteinte *d'une maladie de Paris* et que vous me dites de vous envoyer l'argent pour son voyage. J'aime mieux la laisser libre après qu'elle sera guérie, car je ne veux pas d'elle à la maison. Encore j'ai reçu une autre lettre le même jour que j'ai reçu la vôtre et que j'ai à adresser à l'infirmerie de la prison de Saint-Lazare.

Je vous salue,

L...

Ce Breton n'a pas évidemment la note tendre, et c'est sans émotion qu'il abandonne sa fille qui a eu, suivant son expression pittoresque, une maladie de Paris. Il n'a pas l'air de se douter que ces maladies de Paris se rencontrent aussi, trop souvent, à la campagne.

Après la guérison de l'affection qui l'avait fait envoyer à l'infirmerie de Saint-Lazare, sa fille est entrée au Bon Pasteur. Ce qui prouve que ce n'était pas une personne absolument pervertie, c'est qu'elle a subi l'influence morale du milieu où elle a vécu, depuis sa guérison. Elle a déjà fait un séjour de sept années au Bon Pasteur (septembre 1894) et elle ne veut pas quitter la maison où elle a été recueillie et qui a remplacé la famille qui l'avait repoussée.

Voici un autre père, originaire du Pas-de-Calais, et qui fait un contraste frappant avec le précédent; il a pour son enfant autant de sollicitude et de tendresse que le premier en avait peu. Sa fille G... Berthe a quitté sa famille, pour se placer comme domestique à Paris; elle avait quatorze ans. Elle a été d'abord recueillie par un oncle et une tante, puis est entrée en place; mais elle se laisse bientôt entraîner par des camarades, devient fille de salle dans différentes brasseries et se livre à la prostitution. Elle ne va plus voir ses parents de Paris et n'écrit que fort rarement à son père et à sa mère.

Inquiet sur le sort de sa fille, le père adresse *spontanément* au Préfet de police la lettre suivante :

> Monsieur le Préfet de police,
>
> Vous m'excuserez si je prends la liberté de vous écrire, c'est au sujet d'un de mes enfants, petite fille de 15 ans et 2 mois, qui court Paris ne prenant plus la peine de nous écrire, ne voulant plus rentrer au pays, menant mauvaise vie ; étant pauvre ouvrier mineur ne pouvant aller à Paris, j'espère monsieur le Préfet que vous voudrez avoir la bonté de nous la renvoyer en écoutant les larmes d'un père et d'une mère désolé de voir leur enfant perdu à cet âge.
>
> Dans l'espoir que vous voudrez bien vous occuper de ma demande, je suis votre humble serviteur,
>
> G..., mineur à B... (Pas-de-Calais).

La dernière fois qu'elle nous a écrit le 3 juillet 1887 elle été à la brasserie de la Plata, maintenant je crois qu'elle se cache à la brasserie de la Chaumière sous le nom de Mlle Yvonne. Elle s'appelle Berthe G... petite et mince.

Les recherches prescrites par le Préfet amènent l'arrestation de Berthe G..., qui avoue se livrer à la prostitution depuis sept mois. Elle est trouvée atteinte d'accidents syphilitiques graves et envoyée à l'infirmerie de Saint-Lazare le 22 octobre 1887. On écrit au père pour lui faire connaître cette situation et lui demander l'argent nécessaire pour le voyage de sa fille, dès qu'elle sera guérie. Le père répond de la façon suivante :

> Monsieur le Préfet,
>
> Je vous envoi le certificat d'indigence délivré par M. le maire de la ville de B... pour le renvoiy de ma malheureuse fille qui vient de nous écrire se repentant bien de sa mauvaise conduite. J'espère, monsieur le Préfet que vous me la rendrez après sa guérison. Dans cette attente, je suis votre humble serviteur.
>
> G..., octobre 1887.

Le 6 janvier 1888, après deux mois et demi de traitement, Berthe G... quitte l'infirmerie de Saint-Lazare. Elle est renvoyée dans sa famille au moyen d'une réquisition de transport.

Un contraste analogue est observé chez deux oncles d'une

jeune fille de dix-sept ans, née à Paris, dont le père est mort depuis onze ans et qui a perdu sa mère depuis six semaines. L'un ne veut pas s'occuper de cette jeune orpheline, tandis que l'autre lui témoigne une sérieuse sympathie.

Cette insoumise, arrêtée pour la seconde fois, le 27 septembre 1887, avoue se livrer à la prostitution depuis deux mois; elle est trouvée malade et envoyée à l'infirmerie de Saint-Lazare. Elle se réclame de ses deux oncles, qui répondent : l'un à une dame de charité qui s'intéresse à l'avenir de la jeune fille; l'autre s'adresse directement à sa nièce :

1° Lettre de l'oncle M... à Mme X...

Paris, 26 octobre 1887.

Madame, en réponse à votre lettre du 20 courant, j'ai l'honneur de vous faire savoir qu'il n'y a pas eu de tuteur nommé d'Amélie B.., à la mort de son père. Si j'avais été son tuteur, je ne l'aurais pas laisser rouler dans la fange où elle est depuis trois ans. Maintenant il n'y a plus rien à faire pour elle avec nous. Nous avons été trop à même de voir sa conduite; nous avons tout fait pour l'en détourner. Sa pauvre mère est morte depuis 2 mois, des suites de voir sa conduite; elle est bien perdue jusqu'à la racine de ses cheveux. Nous sommes très contents de la savoir à couvert jusqu'à 21 ans; elle ne nous fera plus de honte. Nous avons l'honneur de vous saluer. Son oncle et sa tante M...

2° Lettre de l'oncle B...

Ma chère Amélie,

Je t'écris cette lettre que je crois que tu recevras où je te dirais que j'ai appris avec bien du chagrin et à ta tante Louise ma femme que tu te trouvais retenu à la maison de Saint-Lazare. Je ne te demande pas ce que tu as fait pour cela, nous causerons de cela plus tard, pour le moment, je te prie de me donner par écrit l'époque ou tu as perdu ta mère et où vous demeuriez, pour que je puisse avoir un acte de décès, parce que je vais en avoir besoin pour pouvoir te retirer de cette maison si je le peut, parce que je te dirai que du jour où j'ai appris la mort de ta mère, vers la fin d'octobre, je me suis tout de suite occupé de toi et de ce que tu était devenu. Si nous pouvons te retirer de là et que l'on nous accorde de te prendre chez moi tu viendras vivre avec nous. Dis nous bien ce que tu veux faire. J'ai appris que tu avais voulu venir chez moi, lorsque tu te trouvais chez ta tante M... mais que l'on y avait mis des empêchements, cela a été bien malheureux pour toi, je crois que si tu étais venu, tu ne serais pas ou tu es. Rends-moi une réponse si tu le peux, car je ne peux rien faire sans l'acte de décès de ton père et de ta mère. J'attend. Ton oncle qui ne t'abandonnera pas et ta tante aussi.   J. B...

Après deux mois de séjour à Saint-Lazare Amélie B... est rendue à son oncle B... qui lui témoigne beaucoup d'affection et s'occupe avec sollicitude de la ramener dans la voie du bien et de l'honnêteté.

Un père de famille dont la fille a quitté le domicile de ses parents pour se livrer à la prostitution écrit au Préfet de police, pour solliciter son intervention et empêcher son enfant de continuer son triste métier. Il s'exprime comme il suit :

Paris, 15 septembre 1886.

Monsieur le Préfet,

Un agent de la sûreté s'est présenté chez moi, il y a une quinzaine de jours, pour prendre des renseignements sur une de mes filles Louise B... qui fait le déshonneur de toute ma famille. Cet agent était chargé de trouver l'adresse de ma fille en question et j'attends toujours sa réponse.

Il y aura bientôt trois ans qu'un voyou de la pire espèce, nommé L. P..., souteneur de profession, a détourné ma fille, qui était âgée à cette époque de 14 ans. Il a été condamné pour ce fait à deux ans de prison. J'ai fait une demande à M. le Préfet de police pour faire enfermer ma fille dans une maison quelconque jusqu'à sa majorité, le tribunal de première instance m'a accordé un mois de détention au couvent de la Madeleine. Après avoir subi sa peine, je l'ai reprise chez moi et d'ouvrière bijoutière qu'elle était, pour lui éviter les reproches dans les ateliers de bijouterie, j'en ai fait faire une plumassière. Elle s'est assez bien conduite jusqu'à la libération de son séducteur, mais à sa sortie de prison, pour se venger de moi comme il m'avait promis, il l'a détournée une seconde fois et même essaye de détourner mon garçon qui a 13 ans, en l'entraînant dans des bouges infects. Il est en ce moment en prison pour la troisième fois et ma fille, M. le Préfet, se livre à la prostitution. Des personnes dignes de foi m'ont assuré qu'elle fait tous les soirs entre 9 et 10 heures le trotoir à l'endroit qu'on appelle place des Juifs rue Saint-Antoine. Je l'ai cherchée pendant 8 mois, mais inutilement, j'ignore son adresse. M. le Préfet, la reprendre chez moi est une chose impossible, si vous êtes père de famille vous le comprendrez facilement, elle a mis la honte dans une honnête famille. J'ai monsieur deux filles qui sont mariées, l'aînée à un compositeur typographe, l'autre à un représentant d'une maison de commerce. Moi M. le Préfet ainsi que ma femme nous n'avons jamais eu rien à démêler avec la justice il vous sera facile de vous en assurer. Je vous en supplie donc M. le Préfet, empêchez cette malheureuse de continuer à nous faire rougir et subir la honte de la voir se livrer à la prostitution. Vous éviterez un grand malheur qui plane au-dessus de ma tête, il faut absolument qu'elle cesse son vil métier, où je ne réponds pas ni de moi ni d'elle. M. le Préfet, l'agent qui a été chargé de trouver ma fille a entre les mains sa photographie et son signalement. Elle se nomme L. B..., née à

Paris, elle est blonde jolie de figure, yeux bleus, menton ovale, nez ordinaire, bouche moyenne ; elle a la chevelure coupée et frisée, porte, à ce qu'il paraît, un chapeau de paille blanche, rubans bleus, jupe noire, souliers décoletés et un petit panier à la main et se trouve tous les soirs place des Juifs où elle exerce son vil métier.

J'ose espérer, M. le Préfet que vous trouverez un moyen de donner la tranquillité à un pauvre père de famille qui a eu à Paris 15 enfants. Je suis âgé de cinquante-trois ans, ma femme de cinquante-quatre. Je suis ouvrier cordonnier. Je demeure à Belleville, maison et quartier où l'on ignore jusqu'à présent mon déshonneur car tout s'est passé rue Folie-Méricourt, quartier que j'ai quitté pour ne pas être forcé de continuer à marcher tête baissée devant le monde.

Veuillez agréez, etc., 　　　　　　　　　　　　　　　　　　B...

Cette lettre curieuse, sous beaucoup de rapports, montre le désespoir d'un père de famille, qui a été impuissant à sauver sa fille du déshonneur et à l'arracher à la vie de désordre dans laquelle elle se complaît ; elle prouve l'influence pernicieuse du souteneur qui est arrivé à déterminer une enfant de quatorze ans à abandonner ses parents pour le suivre, et qui, bientôt, prend une telle influence sur sa volonté, que cette petite fille se jette dans la prostitution pour fournir à ses besoins. Elle n'échappera pas désormais à la tyrannie de l'individu qui l'a pervertie !

Les indications fournies par le père étaient assez circonstanciées pour qu'il fût facile de surprendre sa fille en flagrant délit de prostitution.

B... Louise est arrêtée le 24 septembre 1886 au moment où elle racolait rue de Rivoli. Elle est trouvée atteinte d'accidents syphilitiques graves et envoyée à l'infirmerie de Saint-Lazare, où elle fait un séjour de quatre mois.

Les parents n'ayant pas voulu la recevoir, elle est rendue à la liberté.

B... Éva, qui a perdu son père depuis dix ans, abandonne le domicile maternel à dix-sept ans ; elle passe six mois dans une maison publique de Versailles et se présente *spontanément*, le 12 juillet 1886, à la Préfecture de police pour entrer dans une maison de tolérance. Reconnue malade au dispensaire de salubrité, elle est envoyée à l'infirmerie de Saint-Lazare où elle est soignée pendant cinq semaines. A la sortie de l'infirmerie elle est envoyée dans un des refuges dirigés par les sœurs de Saint-Lazare, sa mère ayant refusé de la recevoir chez elle. Voici une lettre de la mère en réponse à celle du Préfet :

S... (Seine-et-Oise), 15 juillet 1886.

Monsieur le Préfet,

Vous me faites demander par votre lettre du 4 juillet si je désire que ma fille Eva B... soit envoyée à S... Elle est partie contre mon consentement, pendant mon absence et depuis bientôt six mois, je ne savais où elle était. Notre famille a toujours été honorable; je m'oppose donc autant qu'il est possible à son retour ici. Je désirerais qu'elle ne revienne jamais à S... et s'il était possible qu'elle soit retenue dans une maison de correction aussi longtemps que cela se pourrait. Je lui défends absolument de jamais reparaître devant moi.

Veuillez agréer, etc.

Quelques jours après elle écrit à sa fille :

Ma chère fille,

Je réponds à ta lettre pour te donner mon consentement à ta demande. Je suis contente de voir que tu reviens à de meilleurs sentiments et que tu as regret de ta conduite passée. Je remercie autant qu'il est possible les bonnes religieuses qui veulent bien s'occuper de toi et j'espère que tu ne leur donneras jamais lieu de se repentir de leur bonté à ton égard. Comptant sur ta bonne conduite je t'embrasse pour nous tous.

Ta mère.

L'insoumise H... Augustine, après avoir passé à Paris cinq ans et avoir été fille de salle dans des restaurants et des brasseries, se livre à la prostitution dans la rue pendant plusieurs mois, puis elle est arrêtée au mois d'avril 1881, alors qu'elle était âgée de dix-neuf ans. Elle est fille naturelle et a perdu sa mère. Le beau-père fait à la Préfecture de police la réponse suivante :

22 avril 1886.

Monsieur le Préfet,

Je réponds à votre lettre du 20 avril dernier dans laquelle vous m'apprenez une bien triste nouvelle, de savoir que ma belle-fille est atteinte de cette triste maladie. Je vous prie de croire qu'elle n'a jamais écouté les bons conseils de défunt sa pauvre mère ni de moi non plus. Car elle n'a reçu de nous que de bons conseils. Aussi est-il bien malheureux pour elle et pour nous de savoir cela. Mais nous ne pouvons rien faire maintenant que le mal est fait. Monsieur, dans votre lettre vous me dites qu'elle ne veut pas revenir vers nous. Je comprends sa honte. Et comme je ne puis la faire revenir et ne puis la recevoir, vu que je suis chargé de famille et que le travail ne marche pas. Alors, Monsieur, je vou prie de la mettre en liberté aussitôt qu'elle sera guérie de sa triste maladie. Dites-lui, je vous prie, qu'il y a que moi et sa sœur qui le savons et qu'elle nous écrive aussitôt sa sortie de la maison spéciale. Elle nous avait écrit dernièrement qu'elle faisait des économies pour venir nous voir pour la foire de B... qui se trouve le 25 août, je crains bien que ses économies soient bien petites pour venir nous voir.

Recevez, Monsieur, etc.

Conformément au désir exprimé dans cette lettre, H... Augustine est mise en liberté après guérison, c'est-à-dire après six semaines de séjour à Saint-Lazare.

Voici D... Ambroisine, née en Belgique, qui est condamnée à un mois de prison pour vol à l'âge de dix-sept ans. Elle a eu des exemples déplorables sous les yeux, puisque depuis dix ans son père est séparé judiciairement de sa mère et que celle-ci vit en concubinage. Elle-même vit en concubinage depuis l'âge de dix-sept ans, ce qui ne l'empêche pas de se livrer à la prostitution. Au mois d'avril 1886, elle est arrêtée pour vol au préjudice d'un amateur qu'elle avait rencontré dans la rue. Trouvée malade, elle est envoyée à l'infirmerie de Saint-Lazare. Elle se réclame de sa mère qui écrit au Préfet de police la lettre suivante :

28 avril 1880.

Monsieur le Préfet de police,

Je suis allée lundi à votre bureau pour me soumettre à vous, pour que vous ayez la bonté de me remettre ma fille, mais j'ai trouvé les bureaux fermés. Je ne comprends pas pourquoi qu'on est venu chercher ma fille, en train de faire son déjeuner. Elle demeure dans une maison mal fréquentée. Elle a un prétendu avec lequel elle va se marier au mois de mai, qui a le moyen de la nourrir puisqu'il gagne 7 fr. 50 par jour. Monsieur le préfet, ayez la bonté de me renvoyer ma fille s'il vous plaît, je vous en serai bien reconnaissante.

Je vous salue, etc.

Cette mère indulgente qui trouve sa fille un modèle de vertu a la satisfaction de la revoir après sa guérison.

La mère de M... Antoinette est moins indulgente pour les fautes de sa fille qui a abandonné, depuis un an, le domicile maternel pour se livrer à la prostitution. Pendant qu'elle est à l'infirmerie de Saint-Lazare où elle a été envoyée pour une maladie vénérienne, elle lui adresse la lettre qui suit :

Campagne, 25 août 1886.

Ma fille,

Je t'écrie ce petit mot pour répondre à ta lettre. Nous ne sommes pas disposés à te reprandre une seconde fois, vu que tu ne t'ai pas condui comme il faut la première.

Ton père a dû t'écrire sur les dispositions qui a prie à ton égard. Rentre donc au couvent comme tu en avai les intentions. Sa nous donnera une preuve de ton repentir de tes premières fautes. Pour l'avenir nous verront si tu as mérité notre estime. Ser toi du nom que tu porte à l'état sivil.

Bien le bonjour et condui toi mieux a l'avenir que par le passé.

P. M...

Nonobstant cette lettre, la fille est accueillie par sa mère, lorsqu'elle quitte l'infirmerie de Saint-Lazare où elle a fait un séjour de deux mois.

C... Marie, originaire de Paris, n'a pas encore seize ans lorsqu'elle a abandonné le domicile paternel pour se livrer à la prostitution. Arrêtée au mois de février 1886, elle est trouvée malade et envoyée à l'infirmerie de Saint-Lazare où elle est soignée pendant trois mois et demi. Pendant son séjour à Saint-Lazare, le père avait obtenu qu'elle fût admise au Bon Pasteur; la fille refuse d'y aller et elle rentre au domicile de ses parents. Le père obtient du Président du tribunal une condamnation à six mois de correction; mais avant l'exécution de cette mesure, la fille trouve moyen de s'échapper. La mère adresse alors au Procureur de la République la lettre que nous reproduisons :

Paris, 9 février.

Monsieur le Procureur,

Pour la troisième foit je suis contraint de faire enfermé ma fille agée de 15 édemie pour sa mauvaise conduite. Je obtenue de M. le Président du tribunal qu'elle fut enfermé pour 6 mois, mai ne sachant ou la trouvé, je me suis adressé à M. le commissaire du quartier le 1 et 6 janviers qui medit d'écrire au Préfet de police, chosse que j'ai fait le 9 janviers et le 24 janviers. Il est venu chez nous un inspecteur prendre le signalement de ma fille on lui a donné ses parage qu'elle a habitude de fréquenté. Le 28 janviers jé resu une lettre de la préfecture qui nous di que les recherches sont demeuré sent succes et pourtemps les plus grand criminelle qui sont sous un point et qui passe a l'étrangé on les trouve et une camine qui nes ni forte ni riens et qui sadonne a la prostitusiont avec tout sequi ai depire en jeune gent, on ne peux pas la trouvé, serte que dans un garni elle se donne sous un faut nont, mais dans la rue on vois biens une fille qui passe son chemin tranquille et honnete ou bien une qui racroche le monde enpasent, au coint de la rue Charenton aupres de la bastille aupres de la belle jardiniere

a l'entré faubourg Antoine ou rue de lions enfint dans sai parage la, je vous
prie de croire, monsieur le procureur, que sai biens triste pour une pauvre mère
de famille qui est impotente quelle devrais etre auprès de moi comme soutiens.
Nous en somme biens desole davoir un enfant qui atourné si mal. Je conte sur
la bonte de monsieur le procureur pour nous édé dent les recherche.

Ces avec respect que je suis monsieur le procureur votre très humble
serviteuse,

C...

Si l'orthographe de cette lettre est des plus fantaisistes, il faut
convenir que le fond en est aussi bien bizarre; mais cette malheureuse mère ne se fait aucune illusion sur la valeur morale de sa
fille; elle comprend qu'elle n'a rien à espérer de ce côté.

La mère de la jeune L... Angèle ne conserve pas davantage
d'illusion sur la moralité de sa fille qui est, comme la précédente,
originaire de Paris. A quinze ans et demi, elle quitte sa mère pour
être domestique chez un marchand de vin où elle ne tarde pas à se
livrer à la prostitution. Arrêtée et trouvée malade le 30 janvier
1886, elle est envoyée à l'infirmerie de Saint-Lazare où elle fait un
séjour de deux mois. Pendant qu'elle était à Saint-Lazare elle avait
demandé aux dames de charité d'entrer au Bon Pasteur, mais elle
n'obtient pas le consentement de sa mère dont le mari a disparu
depuis quinze ans, et qui a préféré la faire condamner à quatre mois
de correction. La lettre écrite par sa mère à Mme D..., dame de charité, fait connaître les motifs du refus qu'elle a opposé à l'admission
de son enfant au Bon Pasteur.

Paris, 19 mars 1886.

Madame,

Je regrette beaucoup de ne pas vous avoir vu hier, mais voilà mon opinion
sur ma fille Angèle. La Préfecture me dit que quand elle serai gueri qu'elle me
la placerai. Je n'agirai pas autrement car nous avons ma mère et moi déjà eu tant
de belle promesse de sa part, que nous n'avons plus aucune confiance, car je
vous dirai madame, que j'ai encore deux autre fille et en la reprenant elles ne
pourraient avoir que de mauvais principe à prendre, c'est déjà assez malhe-
reux pour moi d'en avoir une pareille et surtout avec la maladie qu'elle a en
même temps; en la reprenant elle sera sage quinze jours et le seizième, elle
repartira comme elle a toujours fait. Je vous remercie madame des bonnes
graces que vous avez pu avoir pour elle, quand à moi je suivrai ma décision
jusqu'au bout, elle sera enfermée jusqu'à 21 ans et après cela sera libre, je n'en
serai plus responsable. Veuillez être asset bonne de lui en faire part.

Mes salutations empressées,

L...

C'est encore une mère qui ne veut plus entendre parler de sa fille qui cause son désespoir. Arrêtée le 3 avril 1886, pour vagabondage, la jeune G... Florence, âgée de dix-sept ans, est ramenée chez sa mère après quinze jours passés à Saint-Lazare; mais elle quitte le domicile maternel, après un séjour d'une dizaine de jours, pour se livrer à la prostitution. Arrêtée le 16 juillet en flagrant délit de racolage, elle est trouvée malade et envoyée à l'infirmerie de Saint-Lazare d'où elle ne sort que le 6 janvier 1887, c'est-à-dire cinq mois et demi après son arrestation. Pendant sa maladie on écrit à la mère pour connaître ses intentions au sujet de sa fille. Elle répond de la façon suivante à la convocation qui lui a été adressée :

Monsieur,

A mon grand regret je ne puis me rendre à vos ordres. Je suis malade et vous envoie avec la preuve à lapui ma fille ainée pour prendre connaissance de votre communication. S'il s'agit de sa sœur elle m'a fait tant de mal que jamais quoiqu'il lui arrive je ne la reverer. J'ai tout à craindre d'elle. Elle me ramene jusque chez moi des garcons de 16 à 17 ans qui viennent sous mets fenetre tenir des propos ignobles, elle les encourage à le faire, attendu quelle décend les rejoindre et disparait 8 jours et ainsi de suite depuis 6 mois.

Ce serait rendre service à sa famille et plus à la société que de renfermer cette malheureuse jusqu'à 21 ans.

Recevez, etc.

Si la mère refuse de recevoir sa fille, elle donne son consentement pour son entrée au Bon Pasteur, où elle demeure dix-huit mois, puis est envoyée à l'asile Gerando.

La jeune R... Geneviève, née à Paris, a commencé à se livrer à la prostitution à l'âge de quinze ans et demi et a la conduite la plus déplorable. Arrêtée et trouvée malade, elle est envoyée une première fois à l'infirmerie de Saint-Lazare, puis est mise en correction pour six mois, sur la demande de sa mère. Après six mois de correction passés au couvent Saint-Michel, elle est rendue à sa mère; mais elle quitte le domicile maternel au bout de huit jours, pour se livrer de nouveau à la prostitution. Atteinte d'accidents syphilitiques très graves, elle se présente elle-même à un poste de police, n'ayant pas de domicile fixe. Elle est envoyée à l'infirmerie de Saint-Lazare le 15 janvier 1883. Convoquée à la Préfecture de police pour faire connaître sa détermination, en ce qui concerne sa fille, la mère répond :

Pantin, 1er mars 1883.

Monsieur le Préfet,

Je me doute parfaitement pourquoi vous me faites demander, c'est au sujet de ma fille n'est-ce pas ? Et bien voici ma réponse, une fois déjà j'ai fait la sottise de la reprendre, la croyant revenue à de meilleurs sentiments, il n'en a rien été, je crois qu'elle est revenue plus dévergondée qu'auparavent. Je suis décidée à la laisser aux mains de la justice, afin qu'elle en fasse ce que bon lui semblera; quand à la reprendre, je ne le puis pas; il faudrait pour cela que j'eusse des rentes pour la garder à rien faire et notez bien, monsieur, que je suis au bureau de bienfaisance et je gagne péniblement ma vie en raccomodant des sacs de grainetier.

Voilà, monsieur, la position que j'occupe; je demeure avec ma mère, sans elle je ne saurais moi-même où aller loger. Quand à reprendre ma fille, jamais; elle a battu ma mère, une femme de 82 ans, elle m'a battu aussi, ma foi, tant pis pour elle.

Cette insoumise est de nouveau envoyée en correction, après sa sortie de l'infirmerie de Saint-Lazare ; mais il est bien évident que ses instincts pervers ne se modifieront pas après quelques mois de correction. Une fille de dix-huit ans, qui a été capable de battre sa mère et sa grand'mère est incapable de revenir jamais à une vie honnête.

L'histoire de B... Virginie-Célestine, née à Paris et âgée de quatorze ans et demi lorsqu'elle commence à se livrer à la prostitution, nous fournit l'exemple d'une personne prématurément vicieuse qui a des instincts mauvais que rien ne peut modifier et qui est enfermée inutilement dans une maison de correction, à deux reprises différentes et pendant sept mois chaque fois. Arrêtée une première fois au mois de janvier 1879, à onze heures du soir place de la Bastille, elle donne un faux nom et de fausses indications sur le nom et l'adresse de son père (la mère étant morte); elle est envoyée à l'infirmerie de Saint-Lazare où elle demeure cinq mois; elle est arrêtée successivement au mois d'octobre et novembre 1879 et avril 1881 et envoyée en correction, puis reçue de nouveau chez son père qui lui avait notifié cependant l'intention qu'il avait de ne pas s'occuper d'elle. Nous croyons devoir donner une lettre du père adressée à sa fille au mois d'octobre 1879.

Paris, dimanche 1er octobre 1879.

Célestine,

Je réponds à ta lettre que je viens de recevoir, tu tes fais arreté je tai repris deux fois tu étais jeune ou il y a de la jeunesse il y a de l'espoir j'ai été te chercher le 3 juin à la Préfecture, je t'ai repris pour la 3e fois j'ai voulu te mettre dans un bon chemin tu as resté chez moi 17 jours tu as trop de toupai pour une petite fille de ton age car tu dois savoir que tu na eu que 15 ans le 17 aout et j'ignore si tu tes encore donné sous le nom de Marie D... tu sais que tu as été à Saint-Lazare 6 mois, il a falu te prendre par tous les bout pour savoir comment tu tappelai. Je tais assez fais chercher, tu as tout fait hors le bien si je ne suis pas mort de chagrin ce n'est pas de ta faute car tu ma assez soithé la mort c'est pour me remercier de la peine que j'ai eut de t'elever mais maintenant jai le cœur rendurci je nai plus d'enfants, pour aller te chercher je ne le peut pas. Si tu sortais de la Préfecture, tu peux venir je te recevrais, mais pour me déranger non. Souviens toi que tu t'appelles B... née le 15 août 1864 et par conséquent tu na que 15 ans et un mois, ceux qui ton donnée de mauvais conseils c'est malheureux. Jai tous fais pour te rammener au bien, je nai pas pu, ma conscience de père na rien à se reprocher. Maintenant à la grace de Dieu.

Je vous salue,

Votre père B..., mouleur en cuivre.

Comment tu met sur ta lettre je vous salue à moi ton père, tu ne signes même pas ton nom, malheureuse tu le connais cependant bien rappelle toi quand je te faisais la morale comme tu te moquais de moi.

Cette lettre qui montre un père justement irrité contre la conduite déplorable de sa fille révèle aussi toutes les ruses inventées par les insoumises pour dépister les recherches de l'administration quand elle veut constituer l'état civil de la personne arrêtée ; elle présente, en même temps, sous un jour bien triste, la perversité d'une enfant de quinze ans, qui se complaît dans le vice et le désordre et que rien ne peut corriger.

Dans le fait suivant, nous trouvons également une très jeune fille, qui se livre à la prostitution d'une façon précoce et une mère qui révèle un état d'esprit bien étrange, lorsqu'elle s'adresse à l'administration, qui a été forcée de s'occuper de son enfant. F... Louise, qui habite Paris, vit avec sa mère, mais le père a disparu depuis un an, lorsqu'elle est arrêtée à l'âge de douze ans, pour vagabondage. A douze ans et demi, elle se livre à la prostitution et à treize ans, au mois de décembre 1887, elle est arrêtée pour complicité de vol. Trouvée malade, elle est dirigée sur l'infirmerie de

Saint-Lazare où elle séjourne cinq mois, puis est rendue à sa mère après guérison. Quelques jours avant la guérison définitive de cette petite fille, la mère, qui n'a pas voulu consentir à ce qu'elle soit admise au Bon Pasteur, écrit la lettre suivante au Préfet de police :

Paris, 14 mai 1888.

Monsieur le Préfet de police,

Voilà 20 jours que je vous ai écrit que je voulais ma petite ; j'ai eut aucune réponse. Jy ait été vendredi la voir avec mon petit de 2 ans et celui de 10 ans. La sœur m'a refusé de faire voir son frère dont je vous ai dit lage. J'ai été trouvé un de ces messieurs du bureau qui m'a accordé de lui faire voir et qui m'a répondu (et quelle est drole cette sœur la) de la je me suis retourné la retrouvé et jai laissé mon petit à la porte. Maintenant voilà 5 mois que ma petite est la. Ca ne m'étonne pus quand des enfants de 13 ans tombe malade en ayant que la moitié d'un pain, de salade à manger, par jour et un morceau de viande sec et de l'eau et ils ont une seule consultation par semaine et voila des enfants qui se lève le matin à 5 heures jusqu'au soir. Quelque lon fait de leur salaire, comme de juste monsieur plus l'administration la gardera plus elle en aura. Mais je ne veut pas laisser ma petite ou elle est la. Une mère qui laisse son enfant dans la position ou est la mienne il faut que la mère est des défaut pour se débarasser de son enfant. Mais Monsieur je vous prie de me rendre ma fille telle quelle est ou si non j'agirai d'autre chose.

Je vous salue,   F...

Voilà donc l'administration convaincue de spéculer sur le travail d'une enfant de treize ans qui, du reste, n'a pas d'état et n'a jamais travaillé, pour s'enrichir ; quant à la conduite de sa fille et à son état de santé, cette étrange mère n'en a cure.

Si la mère dont je vais citer une lettre est pleine d'indulgence pour la conduite de sa fille, elle est du moins fort convenable, lorsqu'elle s'adresse à l'administration. Sa fille, âgée de quinze ans, est née à Paris ; elle se livrait à la prostitution depuis quelques semaines, lorsqu'elle a été arrêtée le 22 décembre 1882 et envoyée à l'infirmerie de Saint-Lazare où elle a passé sept mois. Pendant qu'elle est à Saint-Lazare, la mère adresse la lettre suivante :

Paris, le 30 mai 1883.

Monsieur le Préfet de police,

J'ai l'honneur de vous écrire pour vous dépeindre notre triste position.

J'ai mon mari âgé de 60 ans, infirme et incapable de travailler, moi-même je ne suis pas très bien portante non plus, nous n'avions donc que notre fille âgée de 15 ans pour nous nourrir, lorsqu'il y a six mois, en rentrant avec plusieurs

de ses camarades, elle s'est fait arrêté place de la Bastille par la police des
mœurs, parcequ'elle faisait trop de bruit. Depuis ce temps elle est enfermée à la
prison de Saint-Lazare, elle n'a pas cependant commis un crime pour qu'on
la garde aussi longtemps sans s'occuper si cette enfant laisse deux vieillards
dans la misère. Je viens donc, monsieur le préfet de police, solliciter votre
bienveillance pour que vous donniez l'ordre qu'on me rende ma fille, car
je n'aurai jamais pu croire qu'on la garde aussi longtemps pour si peu de
chose.

J'ose espérer, monsieur le préfet de police, que vous ferez droit à ma
légitime demande, en me rendant ma fille le plus tôt possible.

Je suis, monsieur le Préfet de police, votre très humble et dévoué serviteur,

Femme P...

Réponse s. v. p.

Nous trouvons encore des lettres bizarres écrites par la mère et
le père de Juliette A..., née à Paris et ayant quitté, à dix-sept ans,
le domicile paternel pour se livrer à la prostitution. Elle avait
abandonné sa famille depuis dix mois, lorsqu'elle est arrêtée le
21 décembre 1885 et envoyée à l'infirmerie de Saint-Lazare où elle
est restée cinq mois. Chez le commissaire de police, elle avait énergiquement protesté contre son arrestation, affirmant qu'elle ne se
livrait pas à la prostitution; à la Préfecture de police elle a reconnu,
au contraire, qu'elle vivait de la prostitution depuis plusieurs mois.
Elle était à l'infirmerie de Saint-Lazare depuis trois mois, lorsque
la mère adresse au Préfet de police la lettre suivante :

Paris, 31 mars 1896.

Monsieur le Préfet,

Daprès un article du journal *la Lanterne* ou j'ai lu « les exploiteurs de
philosophie » l'idée m'est venu d'une conversation entendu par moi au parloir
de St-Lazare entre une dame patronesse et une imitation de mère malheureuse.
Je n'ai pas été dupe du supterfuge. Cette dame disait il ne faut pas désespéré
de les ramener au bien et à la vertu. Daprès les propositions faites à ma fille
par Mme D... pour entré au couvent et la suppression des deux premiere lettre
qui nont pas été remis à ma fille ny aurait il pas un abus pour extorquer les signature des parents naif. Cette religieuse qui reçoit les parents au parloir est assez
ironique elle ma déclaré que quoi que j'écrivi cela ne ferait rien puis elle ma
fait attendre plus d'un car d'heure après le coup de cloche outre cela j'ai su
qu'une lettre de Mme D... en date du 2 février disant qu'il était urgent de réglé
son avenir et bien, M. le préfet, nous voila au 31 mars et j'attent le bon
vouloir des subalterne de M. le Préfet.

Je ne pense pas dépasser mes droits en fesant cette requette mais jamais je ne permettrai que quelquun profite de mes malheur pour semparer du travail d'une fille élevé par ses parents à la sueur de leur front.

Veuillez, monsieur, agréer mes très respectueuses salutations,

Femme A...

Cette jeune personne, qui était soignée à l'infirmerie de Saint-Lazare pour des accidents syphilitiques graves, ne put être rendue à sa famille que quelques jours après; mais, sa conduite ne devint pas meilleure; elle continua à se livrer à la prostitution, puis quitte définitivement sa famille. Cette fois, c'est le père qui s'adresse au Préfet pour lui signaler la disparition de sa fille, et lui faire connaître, en même temps, qu'il renonce à s'occuper d'elle. Voici cette lettre qui contraste si vivement avec celle qui a été écrite par la mère :

Paris, 7 février 1888.

Monsieur le Préfet,

J'ai ma fille qui a encore fui mon domicile. Le temps qu'elle a resté auprès de nous, nous a suffisamment montrés le désir d'une vie légère, s'attardant 2 et 3 fois par semaine jusqu'à deux heures du matin. Elle a découché trois fois à la suite, obligé d'aller la chercher et de la forcé de rentrer sous la menace de la loi. Elle répond que la police s'est bien et qu'elle est majeure. Mes moyens ne me permettant pas de la faire enfermer et vous savez mieux que moi, monsieur le préfet, les idées de ces folles et les remèdes.

Elle a quitté samedi le 4 courant sans rien dire même à sa sœur.

Je crois qu'elle va cohabiter avec une jeune veuve P... Pour nous, Monsieur, nous nous désistons de toute autorité ne voyant pas de remède possible. Au 21 juillet prochain elle aura sa majorité.

Recevez, monsieur le Préfet, etc.,   A...

Voici une fille de brasserie, née à Paris et arrêtée à l'âge de dix-neuf ans, après s'être livrée à la prostitution pendant une année, d'après son propre aveu. Elle avait donné d'abord un faux nom et des renseignements erronés sur sa famille; mais on était arrivé à retrouver ses parents. Le père, ancien artiste dramatique, ne veut plus s'occuper de sa fille; il fait connaître ses intentions et son opinion sur sa fille dans la lettre suivante :

Paris, 13 juin 1879.

Monsieur le Préfet,

J'ai reçu hier au soir à neuf heures la lettre que vous m'avez fait l'honneur de m'adresser. Il ne m'est pas possible de me rendre à votre invitation, je suis impotent et très souffrant en ce moment; c'est à peine s'il m'est permis de faire quelques pas avec mes béquilles. Ma femme, infirme aussi, ne peut me remplacer, son emploi ne lui permettant pas de s'absenter en ce moment. Du reste la cause de votre convocation m'a été apprise en me remettant la lettre, car la fille indigne que vous avez entre les mains avait passé devant notre maison la veille à dix heures, riant et chantant avec deux agents (voilà ce qui m'a été rapporté). J'ignore la cause de son arrestation, mais je vous assure que toutes mes tentatives depuis près de dix ans ayant été vaines, je suis obligé de considérer cette enfant comme morte pour nous; je l'abandonne à tout jamais et voudrais bien n'en plus entendre parler. C'est le vice dans sa plus complète incarnation. Les sœurs du Mont-Saint-Michel, qui avaient promis de la garder jusqu'à vingt et un ans, ont été forcées de la renvoyer après dix mois, n'en venant pas à bout et me prévenant qu'elle était encore plus perverse. Même opinion sur son compte chez les sœurs de la Miséricorde, rue de Vaugirard où, plus jeune, elle est restée trois ans. Soyez donc assez bon pour nous, Monsieur, si cela vous est possible, de nous épargner toute démarche à son sujet. Que la société épuise sur elles toutes ses sévérités et prenne ses précautions, cette fille ne pourra jamais s'astreindre à ses exigences, elle ne connait que le mal et elle en fera à tous ceux qui l'approcheront.

Veuillez agréez, etc...   J...

Les parents ayant refusé de s'occuper de cette fille, elle fut relaxée après sa guérison.

C'est encore un père qui refuse de recevoir sa fille et qui donne, sur son compte, les plus mauvais renseignements. Il s'agit d'une insoumise de dix-neuf ans qui est à Paris depuis deux ans et se livre à la prostitution, après avoir été domestique; elle a été arrêtée plusieurs fois et envoyée à l'infirmerie de Saint-Lazare. Le père écrit au Préfet de police :

M..., 27 novembre 1879.

Monsieur le Préfet,

J'ai reçu votre honorée lettre du 26 novembre par laquelle vous m'apprenez que ma fille est arrêtée; cela ne me surprend pas. Je vous demande la permission de vous dire pourquoi. Cette fille a fait condamner un nommé D... à dix ans de réclusion. Malgré notre active surveillance, elle a trouvé moyen, à l'âge de douze ans, d'avoir des relations coupables avec D... qui est mort en prison. Je vous dirai, M. le Préfet, que cette enfant est très dure et n'a jamais voulu travailler. Mᵐᵉ L... ma fille aînée me l'avait demandée, il y a deux ans, pour essayer de la mettre dans le bon chemin. Elle et son mari, elle les a battus tous les deux. Ils s'en sont débarassés. Cette enfant est un lion méchant. Au moment de l'exposition moi et sa mère, qui a eu neuf enfants, nous allions la voir chez sa sœur, nous l'avons trouvée à l'hôpital de Lourcine dans le plus déplorable état de maladie vénérienne. M. le Préfet de police, je suis un ouvrier tailleur sans autres ressources que mon travail, je fais des confections très peu payées et c'est en me levant le matin de trois à quatre heures du matin que j'arrive à gagner une faible journée. Que voulez-vous que je fasse de ce fléau qui veut me faire mourir de chagrin dans mon pays natal. J'ai fait pour elle tout ce qui était humainement possible de faire pour la ramener au bien. C'est sans aucune ressource. Je vous en prie, M. le Préfet, de la faire mettre dans une maison de correction. Je ne puis l'accepter sous aucun rapport, sa présence me tuerait de chagrin. Je sais qu'il n'y a rien à faire.

Je suis avec un profond respect, votre serviteur.

L...

Cette insoumise a été rendue à la liberté, ses parents ne voulant pas s'occuper d'elle ; aussi a-t-elle continué à se livrer à la prostitution.

L'histoire suivante est la reproduction de ce qui arrive pour beaucoup de filles de province qui ont été séduites et qui ont le malheur de suivre leur séducteur à Paris.

L... Léopoldine est née dans le département de la Manche. A seize ans, elle a un amant qui la décide à l'accompagner à Paris. Il n'y avait pas un mois qu'elle avait quitté sa famille, lorsqu'elle est abandonnée par son amant. Se trouvant sans ressource et sans place, elle se livre à la prostitution. Après sept mois d'une vie plus ou moins agitée, elle est arrêtée et envoyée à l'infirmerie de Saint-Lazare, pour des accidents syphilitiques graves (15 octobre 1881) ; elle n'est rendue à la liberté qu'après sept mois de traitement.

Le père informé de l'arrestation de sa fille écrit la lettre suivante :

S..., 21 octobre 1881.

Monsieur le Préfet,

Ayez pitié d'une pauvre mère. Ma fille a été arrêtée vendredi par les agents des mœurs, me dit-on. Ne la perdez pas, c'est sa première faute. Mettez-la en liberté ou j'en mourrons de chagrin, je vous supplie, qu'on ne sache pas cela à S..., nous avons six enfants, nous ne pourrions plus trouver du travail ni ma femme ni moi, personne ne voudrait plus nous occuper, ce serait la mort de huit personnes, car nous en mourrions de désespoir, c'est la première de toute notre famille qui fait ces choses là. M. le Préfet, nous vous en supplions, invitez notre fille à aller se réfugier au bureau de placement de la rue du Cherche-Midi tenu par les religieuses, ce serait notre salut. Ayez pitié de nous, monsieur le Préfet de police.

Agréez, etc.

L'administration lui ayant demandé un certificat d'indigence pour que sa fille lui fût renvoyée par voie de réquisition de transport, il écrit de nouveau :

S..., 30 octobre 1881.

Monsieur le Préfet,

J'ai l'honneur de vous accuser réception de votre dépêche par laquelle vous m'informez que ma fille a été arrêtée et enfermée en un hopital pour être traitée de sa maladie. J'ai éprouvé un violent chagrin en apprenant cette nouvelle, mais cependant je vous remercie d'avoir bien voulu me prévenir. M. le Préfet de police, votre réputation de libéralisme est parvenue jusqu'à nous, nous savons que vous cherchez tous les moyens d'obliger le malheureux ouvrier, nous venons donc, ma femme et moi, vous supplier en grâce, de ne pas nous renvoyer notre fille. Nous avons encore sur les bras quatre petits enfants, ce qui me fait six personnes à nourrir tous les jours et les trois quart du temps, je n'ai pas de travail. S'il n'y a pas de travail pour moi à S..., il y en a encore bien moins pour ma fille et je ne puis la nourrir à rien faire. Je vous supplie donc en grâce quand elle sortira de l'hospice, de lui accorder quelques jours de répit pour trouver une place. Elle a été bonne servante et bonne repasseuse et lingère, il n'est pas possible qu'elle ne trouve pas à se placer. Qu'elle s'adresse au bureau de placement des religieuses de la rue du Cherche-Midi, ces dames auront pitié de sa jeunesse et me la sauveront. Son retour coûtera dix francs à l'État, avec la moitié de cette somme, elle sera recueillie par les religieuses pour dix jours pendant lesquels elle trouvera certainement une place, car cette leçon lui profitera certainement. Dans l'espoir que vous aurez pitié de pauvres malheureux ouvriers plus qu'indigents, j'ai l'honneur de vous saluer avec respect.

L...

La conclusion de cette lettre, c'est que cette fille, que les parents ne voulaient pas recevoir, fut mise en liberté après sa guérison et qu'elle continua à se livrer à la prostitution. Que dire du libéralisme du Préfet de police dont la réputation est arrivée à S..., et qui doit se manifester en ne renvoyant pas une fille à ses parents ?

Pour C... Rosalie, c'est encore le père qui refuse de la recevoir. Cette insoumise, qui a quitté le département de la Loire-Inférieure pour être domestique à Paris, a été en place pendant deux ans, puis elle s'est livrée à la prostitution pendant un an. Elle a été arrêtée au mois de novembre 1882; elle avait, à ce moment, dix-huit ans. Pendant son séjour à l'infirmerie de Saint-Lazare, on écrit au père qui adresse la lettre suivante :

Missillac, 9 novembre 1882.

Monsieur,

Il m'est impossible de recevoir ma fille Rosalie, dès longtemps et avant son départ pour Paris, elle ne cachait à personne ses mauvaises dispositions. A Paris, malgré les conseils de ma belle-sœur, qui a dû ne plus la recevoir, elle n'est jamais restée en place. Ce qui lui arrive est la suite naturelle de sa mauvaise conduite, de son caractère insoumis. Je me vois donc dans la nécessité de ne pas la recevoir. J'ai d'autres enfants pour lesquels l'exemple de cette malheureuse et ses mauvaises dispositions seraient un danger inévitable. Son inconduite est connue ici et son retour y serait un scandale pour tous et une honte pour ma famille.

Recevez, monsieur, l'assurance de ma considération la plus distinguée.

C...

Cette lettre fort nette, annonçant une résolution absolue de ne rien faire en faveur de cette insoumise, décida l'administration à la mettre en liberté après guérison ; malheureusement, en la rendant à la libre circulation, on la rendait à la prostitution.

L'exemple suivant donnera une idée des difficultés rencontrées pour discerner la vérité au milieu des assertions hasardées des insoumises et souvent de leur parti pris de tromper l'administration ; c'est ce qui rend très difficile la constitution d'un dossier et ce qui oblige souvent à des rectifications indispensables.

S... Hélène, née à Mulhouse le 10 décembre 1862, habitait Paris depuis sept ans, lorsqu'elle est arrêtée boulevard Montmartre par le service des mœurs. Conduite chez le commissaire de police du faubourg Montmartre, elle proteste contre les rapports des agents, se défend énergiquement de faire de la prostitution et elle plaide si habilement sa cause que le magistrat convaincu de son innocence la rend immédiatement à la liberté. Cette première arrestation ne semble pas avoir beaucoup modifié ses dispositions, puisqu'elle est arrêtée de nouveau pour racolage quelques mois après et envoyée à l'infirmerie de Saint-Lazare pour des accidents syphilitiques. Lorsqu'elle quitte, après guérison, l'infirmerie de Saint-Lazare, elle est réclamée par son frère, qui habite Paris et renvoyée chez ses parents à Mulhouse, au mois d'avril 1882.

A la fin du mois d'août 1882, cette insoumise revient à Paris et recommence à se livrer à la prostitution ; elle est arrêtée boulevard Sébastopol au mois d'octobre 1882 et envoyée à l'infirmerie de Saint-Lazare pour des accidents syphilitiques secondaires de la

vulve. Avant son arrestation, le frère avait adressé à la Préfecture
de police la lettre suivante :

Paris, 1er septembre 1882.

Monsieur le Préfet,

Au mois de mars dernier, le service des mœurs a fait enfermer à Saint-
Lazare ma sœur Hélène S...; à la fin du mois d'avril on l'a laissée sortir et je
l'ai envoyée de suite chez ses parents à Mulhouse où elle est née. Il y a environ
quinze jours, ma sœur est revenue à Paris et je l'ai reçue chez moi ; hier, pendant que j'étais à mon travail, elle a quitté mon domicile en renvoyant les
clefs chez ma concierge, par un jeune homme et depuis je ne l'ai plus revue.

Lors de sa dernière arrestation, ma sœur a dit à M. le chef de bureau des
mœurs qu'elle a opté pour la nationalité française; je puis vous certifier
qu'elle a menti, car mes parents n'ont pas opté et elle était trop jeune pour le
faire à cette époque.

J'oserai donc vous prier, monsieur le Préfet, de bien vouloir donner avis
au service des mœurs pour la faire arrêter et l'expulser de France.

Veuillez agréer, etc.

S...

Après la guérison d'Hélène S... le Préfet de police prend un arrêt
d'expulsion et elle est reconduite à la frontière, ce qui ne l'a pas
empêchée de revenir à Paris, l'année suivante, et de recommencer
à se livrer à la prostitution.

Voici une autre insoumise qui cherche à tromper l'administration
sur son âge, afin d'obtenir son inscription comme fille soumise.

L... Clotilde, originaire d'un département de la Bretagne, après
avoir été domestique à Rennes, se place à Paris pendant dix mois,
puis elle se livre à la prostitution. Il y avait deux mois qu'elle vivait
des produits de la prostitution, lorsqu'elle est arrêtée et envoyée à
l'infirmerie de Saint-Lazare, pour des accidents syphilitiques graves;
elle avait quatorze ans à ce moment. La lettre suivante du père fera
connaître le caractère de son enfant :

R..., 15 novembre 1883.

Monsieur le Préfet,

J'ai reçu la lettre du 6 de ce mois par laquelle vous me faites savoir que
vous avez dû faire placer dans une maison spéciale ma fille Berthe se disant
âgée de dix-huit ans et qu'elle a déclaré ne pas vouloir venir au près de moi.

Vous désirez connaître mes intentions à son égard et notamment si je
consens à ce qu'elle soit mise en liberté, après guérison, ainsi qu'elle le demande.
Je viens répondre à ces questions.

Resté veuf avec une nombreuse famille, sans fortune et n'ayant pour vivre que mon salaire quotidien comme ouvrier menuisier, je ne suis pas en position de reprendre ma fille, alors surtout qu'elle-même refuse de me revenir. Je suis donc obligé de consentir à sa mise en liberté s'il ne peut en être autrement. Mais ma fille qui s'appelle Clotilde et non Berthe n'a que quatorze ans et non dix-huit, comme elle l'a déclaré. Ne serait-il pas possible, vu son jeune âge, de la considérer comme étant sans moyen d'existence sur le pavé de la capitale, de la faire paraître devant un tribunal sous l'inculpation de vagabondage et d'obtenir son renvoi dans une maison d'éducation correctionnelle jusqu'à sa majorité? Cette solution serait à mes yeux la meilleure dans mon intérêt et dans l'intérêt de l'enfant que je suis impuissant à diriger. Je vous serai infiniment reconnaissant, M. le Préfet, de ce que vous jugerez bon de décider dans la circonstance et je m'en rapporte à vous.

Je suis, avec le plus profond respect, votre serviteur.

L...

La Préfecture de police informe M. L... qu'il doit s'adresser au Président du tribunal de sa localité, en lui faisant connaître la conduite de sa fille, pour obtenir qu'elle soit envoyée en correction; on lui fait remarquer, en même temps, que s'il ne peut obtenir cette ordonnance, il devra produire un certificat d'indigence afin que sa fille puisse lui être envoyée au moyen d'une réquisition de transport. Malgré sa répugnance à recevoir sa fille, c'est cependant ce second moyen qu'il adopte. On prend un arrêt d'éloignement du département de la Seine contre L... Clotilde qui est envoyée chez son père, par voie de réquisition de transport; mais cette jeune fille, profondément vicieuse, abandonne le domicile paternel au bout de peu de jours et entre dans une maison de tolérance à Nantes.

Nous voici en présence d'une fille de brasserie âgée de vingt-neuf ans, qui a quitté le département de la Loire-Inférieure pour venir tenter fortune à Paris ; elle a été fille de brasserie pendant deux ans et, de son propre aveu, se livrait, en même temps, à la prostitution. Arrêtée le 22 octobre 1885, à trois heures du matin près des Halles, elle est reconnue malade et envoyée à l'infirmerie de Saint-Lazare où elle fait un séjour de quatre mois. Dans les dernières semaines de son séjour à Saint-Lazare, le père envoie les deux lettres suivantes :

14 février 1886.

Monsieur le Préfet,

Pour votre autorisation qui nous a été transmise par M. le maire, lequel nous a fait part de votre lettre, nous nous empressons d'écrire, par votre entremise, à notre indigne fille.

Chère fille,

Ce n'est pas le moment de te gronder, parce que la honte, le remords doivent te suffire, si tu as encore au fond du cœur un reste d'honneur; si le souffle de la corruption n'a pas encore tout étouffé en toi, voilà pourtant ma fille où t'a conduit le libertinage, le mépris de tes parents; si tu avais suivi nos conseils, nos remontrances, en serais-tu rendue là.

Mais enfin tirons le voile sur le passé, un avenir bien continué, une vie honnête peut racheter des jours souillés et traînés dans le chemin du deshonneur.

Ainsi, courage donc, et quelque soit le poids de ta faute, n'ajoute pas le désespoir en plus; comporte-toi de manière à gagner par ton repentir la commisération de tous ceux qui veillent sur toi, et ne voit en cela que le châtiment mérité de ta conduite, et un moyen dont Dieu s'est servi pour t'arrêter dans la voie de la perdition. Subis ta peine avec résignation, le temps finira et après rachète le passé par l'avenir; et sois toujours persuadée qu'un père, qu'une mère savent tout pardonner. Je cesse de t'écrire sans cesser de t'aimer malgré tes fautes, ta mère si désolée se joint à moi pour t'offrir notre affection.

H...

Tu voudras bien nous dire pour quelles raisons tu as été si bien enfermée et si tu sais pour combien de temps tu y es recluse.

Les conseils du père n'ont pas le don d'émouvoir sa fille, qui refuse de rentrer dans sa famille; comme elle est majeure et qu'elle repousse l'inscription, elle est rendue à la liberté, après sa guérison.

L... Pauline, née à Paris, n'avait pas seize ans lorsqu'elle a abandonné ses parents pour se livrer à la prostitution. Elle suivait l'exemple de sa sœur aînée avec laquelle, du reste, elle s'était entendue pour voler 2,500 francs à son père. Après six mois d'une vie de débauche, elle est arrêtée et envoyée à l'infirmerie de Saint-Lazare pour des accidents syphilitiques graves. Pendant son séjour à Saint-Lazare le père lui adresse la lettre suivante :

Puteaux, 2 juillet 1888.

Ma fille,

Nous venons de recevoir une lettre d'une dame de charité de la maison du Bon Pasteur qu'elle te voie souvent à Saint-Lazare. A oui sai là que tes pauvres parents te retrouve malheureuse après avoir mit toi et ta sœur vos parents sur la paille, mangé leur pein, leur sucre, s'il n'en sont pas mort se nai pas de votre faute, non il nan sont pas mort mais la blésur ne se guérira jamais, jamais rappelle-toi de sa ni pour toi ni pour ta sœur, vous n'avez plus ni père ni mère, en un mot plus de famille. Cette dame nous dit que tu désir rentré dans cette maison, tu peux le faire si tu veux, car la feniantise fera place au travail et tu ne te fera plus conduire en prison et la en travaillans tu mangeras tout les jours.

Adieu et que Dieu veille sur toi si tu es pour vivre longtemps qu'il te donne des idées meilleur pour que tu puisse te retiré de l'abîme que tes parents non pas put tempêché de tombé. Que cette dame m'excuse de ne pouvoir lui répondre car elle a oublié de mettre son adresse sur sa lettre.

L...

Après la guérison la Commission envoie cette fille pendant un mois en hospitalité à Saint-Lazare, puis elle entre au Bon Pasteur. Un séjour de huit mois fait dans cette maison amène une amélioration assez notable dans son état moral pour que les parents se décident à la reprendre chez eux.

Dans certains cas les lettres des parents mettent la Préfecture de police dans une grande perplexité au point de vue de la décision à prendre, lorsque, l'insoumise arrêtée étant mineure, la famille refuse de la recevoir. En pareille circonstance l'administration rend la mineure à la liberté, quels que soient les dangers de cette détermination.

C'est le cas de L... Héloïse, originaire des Côtes-du-Nord, qui a été domestique et a laissé dans son pays un enfant de trois ans qu'elle a mis aux Enfants-assistés dans son département. Depuis qu'elle est à Paris, c'est-à-dire depuis huit jours, elle est sans place et sans domicile et couche dans les fossés des fortifications. Elle se présente spontanément à la Préfecture de police pour se faire inscrire comme fille soumise, afin d'entrer dans une maison de tolérance. Elle déclare être âgée de plus de vingt et un ans, alors qu'elle n'a que dix-neuf ans. L'examen médical ayant démontré qu'elle était malade, on la dirige sur l'infirmerie de Saint-Lazare où elle reste six semaines. Le père à qui on a fait connaître la situation de sa fille adresse la lettre suivante :

9 juillet 1884.

Monsieur le Préfet,

En réponse à votre lettre du 8 courant, je viens vous prier de vouloir bien mettre en liberté ma fille Héloïse. Mes faibles ressources ne me permettent pas de la recevoir, attendu qu'elle ne veut pas travailler et je ne puis la subvenir, si elle-même ne veut pas s'aider. Par une lettre du 26 juin dernier, elle me fait connaître qu'elle va se mettre au travail, pour gagner honnêtement sa vie, c'est là mon seul désir, mais je ne consentirai jamais à ce qu'elle devienne fille publique munie de mon consentement. Je vous serai infiniment reconnaissant, M. le Préfet, d'user de toute votre autorité pour la faire rentrer dans la voie d'où elle n'aurait jamais dû s'écarter.

Je suis avec respect, M. le Préfet, votre obéissant serviteur.

L...

Le père ne voulant ni recevoir sa fille ni l'autoriser à entrer en maison, la Préfecture de police devait la rendre à la liberté ; mais comme cette insoumise était sans ressources, il est évident qu'elle a dû recommencer à se livrer à la prostitution.

A côté de ce père indifférent au sort de sa fille, il en est qui mettent une grande sollicitude à retrouver et à accueillir dans leur domicile l'enfant qui a été fort coupable. Voici, par exemple, G... Catherine, originaire du département de Meurthe-et-Moselle, qui est venue à Paris à l'âge de dix-sept ans pour être domestique. Après avoir été en place pendant dix-huit mois, elle devient fille de brasserie et se livre à la prostitution pendant un an ; elle contracte la syphilis et se fait soigner à l'hôpital de Lourcine où elle fait un court séjour. Elle quitte l'hôpital sans être guérie et, de nouveau, se livre à la prostitution ; elle est arrêtée le 10 février 1885 et envoyée à l'infirmerie de Saint-Lazare, pour angine syphilitique.

Pendant son séjour à Saint-Lazare, le maire de sa commune et le père s'adressent à la Préfecture de police pour être renseignés sur son compte. Le père adresse au Préfet de police les lettres suivantes :

2 mars 1885.

Monsieur le Préfet,

Le soussigné G... a l'honneur de vous exposer qu'il a une fille à Paris, que voilà six mois que sa famille n'a pas reçue de ses nouvelles, qu'il a déjà écrit à la Préfecture de police vers le 15 ou 20 novembre 1884, que d'après les recherches faites par la police sont demeurées sans succès ; que depuis le maire de la commune de Ville-sur-Yon a reçu une lettre de la Préfecture de police qui demande son acte de naissance.

C'est pourquoi je prie M. le Préfet de police de vouloir bien me renseigner sur la position de ma fille Catherine âgée de vingt ans et demi. En faisant droit à cette demande, vous aurez rendu un service à celui qui a l'honneur d'être de M. le Préfet de police le très humble et très obéissant serviteur.

G,..

Deuxième lettre :

Ville-sur-Yon, 7 mars 1885.

Monsieur le Préfet,

Je viens vous remercier de m'avoir fait parvenir des nouvelles de ma fille Catherine. La famille tient à ce qu'elle revienne chez nous après guérison.

J'ai l'honneur, etc.

Le 25 avril 1885, cette insoumise fût envoyée dans sa famille, au moyen d'une réquisition de transport, le père ayant envoyé un certificat d'indigence.

Nous allons citer deux lettres touchantes écrites par la mère et le beau-frère d'une insoumise arrêtée à l'âge de vingt-quatre ans et envoyée à l'infirmerie de Saint-Lazare.

P... Fanny se présente spontanément à la Préfecture de police pour demander son inscription comme fille soumise; elle venait de Tours où elle était dans un lupanar, après avoir été fille publique, successivement à Poitiers et à Rochefort. L'examen médical ayant fait constater qu'elle était malade, on l'envoie à l'infirmerie de Saint-Lazare. La situation de cette malheureuse fille, qui a été pendant près d'une année une pensionnaire de plusieurs maisons publiques de province, ne semble guère intéressante et, cependant, son état moral n'était pas à jamais perdu, puisqu'elle excite de la commisération chez les dames de charité qui visitent les malheureuses à Saint-Lazare. L'une de ces dames, avec le zèle de bienveillant dévouement qui les caractérise, sait lui inspirer le désir de la réhabilitation et la décide à rentrer dans sa famille. Mme A... se met en rapport avec les parents de cette insoumise et elle donne l'argent nécessaire pour les frais de voyage. La mère de cette malheureuse prostituée adresse à cette dame de cœur qui va lui rendre son enfant la lettre suivante :

Rochefort, 10 octobre 1883.

Madame,

J'accepte avec plaisir l'acte de charité que madame daigne me faire; soyez certaine que j'en conserverai éternellement le bon souvenir. Je suis heureuse que ma fille ait trouvé sur son passage une âme aussi généreuse que vous, madame, qui avez la bonté de vous occuper d'une pauvre fille dédaignée de tout le monde. Que cet acte de bonté lui donne au moins l'idée de ce que peut la vertu.

Madame, d'après ce que j'ai pu savoir, le prix du voyage est de **29** francs pour le chemin de fer. Que madame ait la bonté de dire à ma fille que quand elle arrivera à Rochefort, qu'elle se présente rue Lesson, 26, qu'elle prenne l'omnibus, on le lui paiera.

Je tiens à la faire descendre chez sa sœur (où je vais demeurer aussi) sous le rapport des anciens voisins et en outre il y a un appartement qui l'attend. Aucune personne de la famille ne lui adressera des reproches ; le passé sera fini ; nous ne verrons en elle que la brebis égarée qui revient au bercail. Je comprends maintenant la sévère punition qu'elle vient de recevoir ; je désire que ce soit le motif réel qui aide à la prévenir de toutes mauvaises pensées. Je m'étais figuré de Saint-Lazare une autre idée, madame excusera mon ignorance à ce sujet. Fût un temps où elle allait à la messe tous les dimanches ; si un souvenir salutaire pouvait la ramener à ses anciennes idées, je crois comme vous que Dieu aidant, lui seul accomplira cette métamorphose.

En vous remerciant je vous salue, vous, madame, dont je garde en mon cœur le souvenir de votre généreuse action.

Veuve P...

Le beau-frère ajoute à cette lettre les lignes suivantes :

Le beau-frère ainsi que la sœur prient madame de la rassurer à l'égard de la famille, qu'elle ne craigne pas de recevoir des reproches, car jamais il ne lui sera ouvert la bouche du passé. Ainsi devant de si bonnes et si faciles perspectives, elle ne pourra faire autrement que devenir la petite sœur que l'on aimait tant en persévérant dans le bien.

Ces lignes expriment une tendresse simple, mais bien vraie ; elles démontrent combien cette famille a été heureuse d'accueillir cette Madeleine repentante sur laquelle on a beaucoup pleuré et qu'on espère voir rentrer, pour toujours, dans la bonne voie. Cette insoumise est rentrée, en effet, dans sa famille où elle a su faire oublier le désordre de sa vie passée.

Les nombreux exemples que nous avons cités des rapports de la Préfecture de police avec le père ou la mère des insoumises arrêtées pour actes de prostitution, permettent de se faire une opinion exacte sur le caractère des parents, sur leurs dispositions, et sur le degré de tendresse qu'ils peuvent conserver. Il nous reste à montrer, par quelques faits, l'état d'esprit des maris, dont les femmes ont été envoyées à l'infirmerie de Saint-Lazare.

La femme L... Marie, arrêtée pour s'être livrée à la prostitution, est envoyée à l'infirmerie le 30 janvier 1885, pour des accidents syphilitiques et elle y est soignée pendant trois mois. Cette insoumise, âgée de vingt-quatre ans, est mariée depuis six ans, mais elle a abandonné son mari, depuis un an, pour se livrer à la prostitution. Une première fois, le mari écrit une lettre au Préfet de police pour être renseigné sur sa situation ; une seconde fois, il répond à la demande qui lui est adressée, pour connaître ses intentions et savoir s'il recevra sa femme, qui désire se rendre auprès de lui.

Voici ces deux lettres :

Première lettre :

G..., 1er février 1885.

Monsieur le Préfet,

Le soussigné L... demeurant à G... (Marne) a l'honneur de vous informer qu'hier, 31 janvier, il a reçu d'un nommé S... domicilié à Paris, lequel lui est complètement inconnu, l'ordre d'aller réclamer sa femme Marie Denise L... qui est actuellement à l'infirmerie du dépôt de Saint-Lazare. Ses moyens ne lui permettant pas d'entreprendre un voyage qui ne laisserait pas d'être très onéreux pour lui sans savoir à l'avance de quoi il s'agit, ne croit mieux faire que de s'adresser à vous pour obtenir les renseignements suivants :

1° Si sa femme est arrêtée, quelle en est la cause ?

2° Est-elle sous le coup d'une accusation qui exige son arrestation ou bien en la réclamant sera-t-elle mise immédiatement en liberté.

Veuillez agréer, etc.

L...

Deuxième lettre.

G..., 4 mai 1885.

Monsieur le Préfet,

En réponse à votre lettre du 1er mai courant, j'ai l'honneur de vous informer que je suis en instance pour obtenir une séparation de corps et de biens avec ma femme, actuellement détenue à Saint-Lazare ; qu'eu égard à son inconduite suffisamment démontrée, je ne puis consentir à la recevoir chez moi et que je préfère employer le produit de mon travail à élever l'enfant resté à ma charge, plutôt que de favoriser la débauche d'une femme qui a méconnu tous ses devoirs.

Daignez agréer, monsieur le préfet, l'hommage de mon respect.

L...

Il ne restait donc plus à la Préfecture de police qu'à rendre cette femme à la liberté, dès sa guérison constatée.

Une autre insoumise mariée est arrêtée au mois de mai 1883, pour s'être livrée à la prostitution, et envoyée à l'infirmerie de Saint-Lazare, pour accidents syphilitiques, le 16 mai ; elle est âgée de vingt-trois ans et depuis deux ans elle a quitté son mari pour vivre en concubinage et se livrer à la prostitution. Le mari fait connaître ses intentions par la lettre suivante :

Au... (Ardennes), 20 mai 1883.

Monsieur le Préfet,

Ma femme a quitté, il y a deux ans environ, *volontairement et publiquement* mon domicile pour suivre un jeune homme avec qui elle alla résider quelque temps en Belgique, ensuite elle habita Givet, puis Paris où elle se livra à la prostitution.

Je suis resté seul avec un jeune enfant qui a aujourd'hui cinq ans et qui est ma seule consolation. Je l'élève de mon mieux et il n'a pas besoin d'avoir devant les yeux une mère dénaturée qui nous a déshonorés et qui fera, à jamais, notre honte.

Vous comprendrez facilement, monsieur le Préfet, que je ne puis favoriser son retour en aucune façon ; et, je vous l'avoue, je m'éloignerais d'ici, si j'étais persuadé qu'elle dût y revenir.

Cette lettre est en réponse à celle que vous m'avez adressée et qui est datée du 18 mai.

Veuillez agréer, monsieur le Préfet, l'assurance de mes sentiments respectueux.

R...

Cette lettre si digne laissait à la Préfecture de police la faculté de mettre en liberté la femme R... après sa guérison.

L'insoumise C..., originaire de Paris et âgée de dix-huit ans, a quitté son mari après un mois de mariage ; elle a été arrêtée pour s'être livrée à la prostitution et envoyée à l'infirmerie de Saint-Lazare le 13 avril 1886.

Le mari a adressé au directeur de Saint-Lazare, la lettre suivante :

Paris, 10 mai 1886.

Monsieur le Directeur,

Je vous demande bien pardon de vous demander ces quelques renseignements. J'ai ma femme qui doit être encore actuellement dans la maison. Elle m'a quitté au bout d'un mois de mariage pour suivre un souteneur, même plusieurs qui en ont abusé et j'ai entendu dire par quelqu'un qu'elle serait actuellement à Lourcine, qu'elle serait très gravement affligée. Veuillez bien je vous prie être assez bon pour me dire au juste sa situation, malgré que je fais les démarches nécessaires à seul fin d'obtenir mon divorce. Je compte sur votre bon vouloir, Monsieur, pour savoir si elle est toujours en traitement à Saint-Lazare.

Monsieur, je suis votre dévoué serviteur,

C...

Après guérison, cette femme a été rendue à sa mère qui l'a réclamée.

Voici encore un mari qui refuse de reprendre sa femme laquelle, de son côté, ne désire pas aller le rejoindre. Cette femme qui a quitté le domicile conjugal, depuis un mois, pour se livrer à la prostitution à Paris, était âgée seulement de dix-neuf ans, lorsqu'elle a été arrêtée et envoyée à l'infirmerie de Saint-Lazare. Le mari adresse à la Préfecture de police la lettre suivante qui est aussi curieuse que bizarre :

Epernay, 19 octobre 1886.

Monsieur,

En réponse à votre lettre je vous informe que je ne peu la reprendre, car elle m'a vendu tout le mobilier, emporté ma montre, pris mon certificat du régiment et nombre d'objet abandonné son enfant et enmenait couché d'autre hommes au foyer conjugal. Monsieur je vous laisse tout droit sur elle car je demande la séparation pour qu'une pareille créature ne porte plus mon nom ce que je cest le nom de l'hopital ou elle est.

Monsieur tout ce que je demande cest quel disent avec qui elle a été pour me rendre cornard.

Recevez, etc.,   T...

Dans les exemples qui suivent, nous allons trouver les maris indulgents qui excusent tout et réclament leur femme.

La femme P..., âgée de vingt-quatre ans, habitait chez son mari, ce qui ne l'empêchait pas de se livrer à la prostitution. Au mois de mai 1883, elle a été condamnée à trois mois de prison pour outrage public à la pudeur, dans le jardin des Tuileries, puis elle a été envoyée à l'infirmerie de Saint-Lazare pour des manifestations syphilitiques. Pendant qu'elle est en traitement, le mari écrit la lettre suivante :

Monsieur le Préfet,

Il y a trois mois que ma femme légitime a été condamnée à trois mois de prison pour outrage public à la pudeur, par suite de femmes de mauvaise vie qui me l'ont entraînée dans une mauvaise voie. Je n'avait aucun reproche à lui faire, elle était très laborieuse quand je suis venu à Paris, il y a un an. Je sortait de la brigade de sûreté dont je tient un certificat de bonne conduite.

Aujourd'hui mon épouse étant pour sortir, on a trouvée qu'elle était malades chose qui m'étonne fort car depuis trois mois que je vais la voir, elle m'en a jamais parlé. Je sais quelle est toujours maladife et je demanderai à monsieur

ɔf le Préfet de bien vouloir me la rendre, je lui donnerai tout ce qu'il faut pour la
ɔa soigner, car elle se répend des actes qu'elle a commisse. Moi son mari légitime
p qui est d'une famille aisée je serait honteux de leurs apprendre la fatal nouvelle
ɪ à ma famille. Je préférerait me donner la mort. Je prierai monsieur le Préfet de
ɥ police de vouloir prendre ma peine en considération.

Je suis avec respect votre très obéissant serviteur,

P...

Après guérison, la femme P. a été rendue à ce mari indulgent
que rien ne surprend, pas même une condamnation à trois mois de
prison pour outrage public à la pudeur !

La femme M... Marguerite, âgée de vingt-cinq ans, arrêtée au
mois d'octobre 1878 pour s'être livrée à la prostitution, est envoyée
à l'infirmerie de Saint-Lazare, pour accidents syphilitiques graves,
le 18 octobre 1878 ; elle y fait un séjour de six mois. Elle avait
d'abord donné un faux nom et déclaré être célibataire, puis elle a
avoué être mariée et avoir été abandonnée par son mari, depuis
deux ans. Le côté bizarre dans l'histoire de cette femme, c'est que
le mari qui, depuis deux ans, l'a abandonnée, ne s'occupe d'elle
que lorsqu'elle est à Saint-Lazare ; il écrit à la Préfecture de police
et au ministère de l'Intérieur pour réclamer sa mise en liberté et
prend volontiers un ton menaçant. Voici une de ses lettres :

Paris, 13 mars 1879.

Monsieur le Préfet de police,

Ma femme étant arrêtée depuis le 16 octobre 1878, comme fille insoumise
ou femme adultère, me trouvant à Orléans, au moment de son arrestation alors
monsieur le Préfet, je me suis trouvé étonné de la trouver renfermée à mon
arrivée de voyage.

Monsieur le Préfet, je vous ai déja écrit une lettre, je ne saits si elle vous
aies parvenu, vu qu'elle as rester sans résultats. C'était pour vous demander sa
mise en liberté. Monsieur tout les mardis je vais la voir, elle me dit qu'elle est
guérie, voila au moins un mois, je ne puis comprendre comment l'on garde les
femmes une fois guéris du moment que je réponds d'elle. Je croit monsieur le
Préfet que depuis cinq mois elle doit avoir expier sa faute. Je me verrais alors
forcer, monsieur le Préfet de police, si vous ne prenez pas ma lettre en considération à recourir à écrire au ministre de l'intérieur et au Président de la République pour avoir la mise en liberté ou que je sache pourquoi qu'on les garde une
fois guéris, du moment qu'il n'on ni commis ni crime ni vols, je ne puis
comprendre qu'on les garde pareillement.

Je compte sur votre bienveillance pour moi, monsieur le Préfet.

Recevez, etc.,

M...

Après guérison, cette femme a été rendue à son mari le 18 avril 1879 ; nous devons ajouter que ce mari étrange s'est empressé d'écrire, de nouveau, au Préfet de police pour le remercier d'avoir rendu sa femme à la liberté.

Dans le fait suivant, nous avons à constater une étrange faiblesse de la part du mari et un dévergondage incurable de la part de la femme.

B... femme M..., âgée de dix-neuf ans, originaire de N..., département de Seine-et-Oise, est arrêtée, pour la première fois, en juillet 1881, pour s'être livrée à la prostitution : elle est mariée depuis deux ans, mais elle a abandonné le domicile conjugal, depuis six semaines, pour se réfugier à Paris. Sans domicile fixe, elle n'a d'asile que lorsqu'un amateur lui offre l'hospitalité dans un garni quelconque.

Elle reconnaît se livrer à la prostitution avec des militaires, autour du Mont Valérien, depuis qu'elle est à Paris et est envoyée à l'infirmerie de Saint-Lazare, pour une maladie vénérienne. Pendant son séjour à Saint-Lazare, le mari écrit à la Préfecture de police la lettre suivante :

1er août 1881.

Monsieur le Préfet,

Je vous serais très reconnaissant de faire demander à ma femme B... Alexandrine, âgée de 20 ans, qui est arrêtée pour vagabondage par votre administration et mise en traitement pour une maladie contagieuse, ce serait, Monsieur, de lui demander si elle a besoin de linge et d'argent, je lui en enverrai. Faites moi, Monsieur, le plaisir, si cela est possible, de me rendre ce petit plaisir et de lui présenter cette lettre s. v. p.

Je lui fais bien des compliments.

Je vous salue, votre très humble serviteur,

M...

Ce pauvre mari n'est pas récompensé de son indulgence et de ses bonnes dispositions, car sa femme refuse de rentrer au domicile conjugal et elle est relaxée après guérison.

Elle est arrêtée de nouveau, pour racolage de militaires autour du Mont Valérien, le 4 mars 1882, mais comme elle n'est pas trouvée malade, elle est relaxée.

Arrêtée, pour la troisième fois, le 21 mars 1882, pour les mêmes motifs, et trouvée malade, elle entre à l'infirmerie de Saint-Lazare

le 1er mai 1882. Elle s'empresse d'écrire à son mari qui, de son côté,
envoie au Préfet de police la lettre suivante :

2 mai 1882.

Monsieur le Préfet,

Ci inclus, j'ai l'honneur de vous remettre la lettre que ma femme m'a
adressée, ainsi qu'à ses parents. Je suis encore disposé à reprendre ma femme,
c'est pourquoi je joins à ma lettre un bon de 3 francs qui lui serviront pour
payer son voyage. Ma femme devra prendre un billet jusqu'à Pontoise et de là
se rendra à V... commune de N... chez ses parents qui l'attendent.

Recevez, monsieur le Préfet, l'assurance de mon profond respect,

M...

Après sa guérison, la femme M. est envoyée dans sa famille où
elle ne séjourne que quelques heures seulement ; elle s'empresse de
rentrer à Paris, et de nouveau, elle se livre à la prostitution spécialement avec des militaires, autour du Mont Valérien. Elle est arrêtée,
pour la quatrième fois, autour du Mont Valérien, le 12 septembre
1882, et est trouvée atteinte d'accidents syphilitiques. Elle reste
pendant un mois à l'infirmerie de Saint-Lazare et, lorsqu'elle est
guérie, on prend contre elle un arrêt d'éloignement du département
de la Seine avec interdiction de séjour pendant deux ans. Malgré cet
arrêt, cette insoumise continue de vivre à Paris et le 9 septembre
1882, elle est condamnée à la prison, pour infraction à un arrêt
d'éloignement.

Il y a là un état moral déplorable que rien ne pourra modifier ;
cette personne continuera probablement à se livrer à la spécialité
qu'elle a choisie, c'est-à-dire la prostitution avec les militaires.

Nous arrêtons là le récit des rapports des parents avec la Préfecture de police. Nous croyons avoir fourni des exemples assez
caractéristiques, pour qu'il soit possible de se faire une idée exacte
des démarches nombreuses qui sont indispensables afin de constituer
un dossier à l'abri des erreurs. On peut juger par la correspondance que nous avons citée de la disposition des parents et de l'état
de leur esprit. Il sera plus facile maintenant de comprendre pourquoi un grand nombre d'insoumises ont été rendues à la liberté,
pourquoi d'autres ont été remises à leurs parents à Paris ou envoyées
dans leur famille en province, pourquoi certaines ont été inscrites
ou envoyées en correction, pourquoi d'autres, au contraire, sont
entrées au Bon Pasteur ou dans des refuges. Mais nous étudierons

plus loin, d'une façon spéciale, ce que sont devenues toutes ces insoumises arrêtées et trouvées malades ; nous n'avons pas, en ce moment, à insister plus longuement sur ce point.

Nous trouverons aussi dans tous ces dossiers les renseignements indispensables à la connaissance de l'origine des insoumises, de leur profession, de leur degré d'instruction, etc.

Ces dossiers, difficiles souvent à établir, sont tenus avec une grande méthode ; ils sont extrêmement précieux quand il faut retrouver et reconnaître les femmes qui ont été incarcérées antérieurement, après s'être livrées à la prostitution. Classés avec soin dans les bureaux du service des mœurs, ils fournissent immédiatement à l'administration les renseignements qui lui sont nécessaires et qu'elle doit avoir constamment sous la main.

Après une période un peu longue, beaucoup de femmes meurent et leurs dossiers peuvent être envoyés aux archives, aussi a-t-on fait en 1857 une nouvelle classification. La nouvelle série des dossiers, qui commence en 1857 et dont la numération allait jusqu'au 1er juillet 1896, est encore fort nombreuse. Il existait, à ce moment, 130,450 dossiers dans le service spécial du bureau des mœurs. Sur ce chiffre, il y en a environ 20,000 qui s'appliquent particulièrement à des souteneurs, à des maisons de rendez-vous, à des marchands de vin ou restaurateurs qui facilitent la prostitution, etc.

Il reste, en ce qui concerne les femmes arrêtées spécialement pour actes de prostitution, 110,450 dossiers.

Sur ces 110,450 dossiers, il y en a un tiers qui concernent les femmes inscrites ; les deux autres tiers s'appliquent aux insoumises.

CHAPITRE III

Du dispensaire de salubrité et de son fonctionnement spécial en ce qui concerne les insoumises.

Le dispensaire de salubrité, situé sur le quai de l'Horloge, fait partie intégrante de la Préfecture de police; il se trouve à côté du dépôt et est attenant aux bureaux consacrés au service des mœurs; c'est dans ces locaux que sont classés les dossiers des filles qui se livrent à la prostitution; c'est là aussi que se rendent le chef de bureau, commissaire interrogateur et le sous-chef de bureau, sous-commissaire interrogateur.

Le premier dispensaire de salubrité, créé au mois de décembre 1802, fut installé rue Croix-des-Petits-Champs. A cette époque, on avait cru nécessaire de faire payer 3 francs par mois aux prostituées isolées et 12 francs par mois à chaque maîtresse de maison. Cette taxe devait subvenir aux frais occasionnés par l'incription, par la surveillance et surtout par les mesures sanitaires. Nous ne croyons pas nécessaire de faire en détail l'histoire du dispensaire de cette époque; il suffit de quelques indications sommaires.

De 1802 à 1810 la situation reste ce qu'elle était au début. En 1810 le dispensaire fut réorganisé par M. Pasquier, puis M. Anglès, Préfet de police, en améliora l'organisation primitive et c'est sous M. Debeleyme en 1828 qu'on reconnut la nécessité de transférer le dispensaire à la Préfecture de police. A partir du 1er janvier 1829, la taxe perçue sur les femmes fut supprimée et les dépenses du dispensaire figurèrent désormais dans le budget de la Préfecture de police. Depuis 1829, le dispensaire a subi des modifications qui ont amélioré son fonctionnement, mais on a toujours reconnu la nécessité de le laisser sous la dépendance de la Préfecture de police.

Dans ces dernières années, quelques médecins et certains publicistes ont pensé qu'il y aurait utilité à former plusieurs dispensaires épars dans plusieurs quartiers de Paris. Cette question a été traitée au Conseil municipal en 1890, lorsque le projet de réorganisation de la prostitution a été soumis aux délibérations de cette assemblée, après le rapport de M. Émile Richard. Aux membres du Conseil municipal qui pensaient améliorer la situation par la création de plusieurs dispensaires, M. Lozé, Préfet de police, répondit de la façon suivante (1) :

« La commission estime qu'il serait bon de créer plusieurs dispensaires pour que les filles qui veulent aller à la visite n'aient pas à se rendre trop loin de leur domicile.

« Cette proposition est inspirée par une méconnaissance absolue des habitudes des prostituées. Celles-ci ne font pas leur métier dans leur quartier. Beaucoup de celles qui exercent dans Paris viennent de la banlieue. On en voit qui exercent près de la gare de Lyon et qui viennent de Levallois-Perret. Si vous installez un dispensaire à Montmartre, un autre à Plaisance ou Belleville, etc., soyez persuadés qu'ils ne seront pas fréquentés. La fille aimera mieux venir au dispensaire central qui est situé dans un endroit spécial, dépourvu de voisinage et où elle n'a pas à craindre, à l'entrée ou à la sortie, les insultes des passants. »

Les observations de M. Lozé nous semblent caractériser nettement la situation ; elles dénotent une connaissance très exacte du caractère et des habitudes des prostituées. Dans l'étude qui figure dans le précédent chapitre sur les arrestations par quartier, il nous a été facile de constater que les insoumises arrêtées habitaient toutes dans une région fort éloignée du quartier où elles se livraient à la prostitution. En considérant, par exemple, les arrestations faites dans la région du boulevard Sébastopol, nous avons reconnu que les insoumises envoyées au dispensaire habitaient Montmartre, La Cha-

____

(1) *Bulletin municipal officiel* du 10 juillet 1890.

pelle, Belleville, Ménilmontant ou Charonne. Elles conduisaient
leurs clients dans les garnis situés à proximité du boulevard Sébastopol et rentraient, à la fin de la soirée, dans leur logis particulier.
Nous avons fait une remarque analogue pour les femmes arrêtées
dans d'autres arrondissements. On admet trop volontiers qu'en diminuant les distances et en établissant des dispensaires à proximité de
leur logement, les filles seront plus régulières dans leurs visites ;
c'est une erreur absolue. Si on veut se rappeler que les femmes,
en grande majorité, évitent de faire de la prostitution près de leur
demeure, il sera facile de comprendre l'hésitation qu'elles éprouve-
raient à franchir la porte du dispensaire établi dans le voisinage de
leur résidence ; elles redouteraient la curiosité des voisins et des
connaissances qui pourraient les voir se rendre à leur visite. Il se passerait pour les dispensaires, ce qui se produit pour la prostitution. Les
femmes ne fréquenteraient pas le dispensaire de leur quartier par la
raison même qui les pousse à s'éloigner de leur logis pour aller à la
recherche des amateurs. Il est utile de remarquer que ceux qui
préconisent les dispensaires multiples, reconnaissent quand même,
comme M. le Dʳ Le Pileur, la nécessité d'un dispensaire central où
le médecin en chef, « aurait à examiner les prostituées clandestines
arrêtées la veille ». La situation actuelle du dispensaire sur un quai
isolé, sans vis-à-vis, loin de tout voisinage, est essentiellement
favorable au mystère recherché par les filles qui ont de la tenue et
qui veulent éviter le scandale ; elles peuvent entrer directement par
le quai de l'Horloge et sortir au besoin par le boulevard du Palais ;
elles passent inaperçues au milieu du va-et-vient du public qui
fréquente les audiences de la police correctionnelle.

Il a été question, il y a peu d'années, du projet de transporter
le dispensaire à Saint-Lazare, mais on y a renoncé, lorsqu'on a
réfléchi aux difficultés sans nombre que rencontrerait l'administration lorsqu'elle voudrait avoir des renseignements sur les filles arrêtées, ou lorsqu'il y aurait nécessité, dans le cas de prostitution
connexe avec le vol, par exemple, de conduire les insoumises au
Parquet. Aujourd'hui, le Parquet, le dispensaire et le dépôt se
trouvent dans la même région et on peut obtenir, avec les dossiers
que l'on a sous la main, les renseignements les plus circonstanciés
et les plus nécessaires. A propos de cette translation du dispensaire à Saint-Lazare, un des médecins de la prison a fait ressortir les

inconvénients qui en seraient la conséquence ; il nous semble intéressant de mentionner les observations fort judicieuses émises par
notre confrère (1).

« Le quai de l'Horloge est généralement peu fréquenté ; la fille qui,
chez elle, oublie toute pudeur, ne tient pas à être vue dans ce pèlerinage administratif et ne reprend qu'au delà du Pont-Neuf l'allure
dégagée qu'elle a perdue en mettant le pied sur le terre-plein ; or,
malgré ce léger avantage, on a l'intention de transporter à une
extrémité de Paris, en haut du faubourg Saint-Denis, justement à la
prison de Saint-Lazare, tous les services du dispensaire. Je ne veux
rien préjuger, mais, en dehors du scandale que ne peut manquer de
provoquer dans un quartier aussi populeux le va-et-vient des filles
publiques, je pense que le nombre de celles qui manqueront à leur
visite va s'accroître dans d'énormes proportions. Le recrutement
des malades se fait déjà mal, s'il n'allait pas se faire du tout ? »

Comment se fait-il que M. le D^r Le Pileur, qui a vu si bien les
inconvénients de la translation du dispensaire à Saint-Lazare, n'ait
pas compris qu'il en serait de même si on établissait des dispensaires dans les mairies, comme il le propose ? Il y aurait les mêmes
inconvénients et les mêmes scandales, sans qu'il soit possible d'y
trouver un avantage quelconque.

Dans la discussion du Conseil municipal en 1890, M. Lozé avait
fait une grande concession : il avait accepté de faire l'essai d'un dispensaire local en dehors du dispensaire central ; ce second dispensaire devait fonctionner avec des médecins pris au dispensaire central. C'était un compromis entre une proposition de la commission
et le projet de M. le Préfet de police. A la suite de concessions
réciproques, le Conseil municipal avait adopté la rédaction suivante
qui reproduit le texte soumis au Conseil par le Préfet de police ;
ce texte constitue l'article 6 du projet :

« Toute fille soumise reconnue malade recevra au dispensaire un
bulletin lui prescrivant de se rendre dans les vingt-quatre heures
à l'asile sanitaire. Le directeur de l'asile devra immédiatement
informer la Préfecture de police de l'entrée de cette fille. *Toute
sortie de l'asile sera formellement interdite.*

« Quand la fille sera reconnue guérie, le directeur de l'asile

____

(1) D^r Le Pileur. *De l'hospitalisation des prostituées vénériennes*, page 15.

transmettra à la Préfecture de police l'exéat signé par le médecin traitant. Récépissé de cet exéat sera délivré par la Préfecture et envoyé à l'asile, qui ne devra autoriser la sortie définitive qu'après l'accomplissement de cette formalité. Dès sa sortie, la fille devra se présenter au dispensaire. »

Il nous est difficile de croire que la fille malade, en quittant le dispensaire, se rendra bénévolement à l'asile sanitaire et qu'elle ne se hâtera pas de disparaître pour éviter d'être internée ; nous savons bien qu'à côté de ce projet se rattachait la création d'un service spécial d'agents, pour aller à la recherche des récalcitrantes ; mais, combien de ces femmes malades se déroberaient à toute recherche en franchissant les fortifications et en allant se réfugier en province ? Lorsque ce mode de faire a été adopté, on a supposé trop facilement que les filles malades ont hâte de se faire soigner ; l'expérience démontre le contraire. Nous prouverons plus loin, spécialement en ce qui concerne les insoumises, que les filles qui se livrent à la prostitution se préoccupent médiocrement de leur santé et qu'elles ne se préoccupent nullement des accidents qu'elles peuvent transmettre. Si elles le désiraient, il leur serait facile de se rendre librement dans un hôpital pour se faire soigner ; elles ne le font pas ou si elles se rendent aux consultations, elles veulent rester libres de leurs mouvements et continuent à faire de la prostitution. Ce que nous avons vu se produire au dispensaire, il y a peu d'années, nous confirme dans nos impressions : M. Lépine, Préfet de police actuel, pendant qu'il était secrétaire général de la Préfecture, avait eu la pensée, excellente en soi, de faire revenir au dispensaire, pour qu'on pût constater leur état de santé, les insoumises qui sortaient de l'infirmerie de Saint-Lazare où elles avaient été traitées pour des accidents syphilitiques. En rendant ces jeunes filles à la liberté on mentionnait qu'elles étaient ajournées à une visite ultérieure dans la quinzaine. Comme ces insoumises étaient libres de ne pas se rendre à la convocation médicale, elles s'empressaient de rester chez elles ; leur retour au dispensaire ne se faisait que lorsqu'elles avaient été arrêtées de nouveau pour actes de prostitution ; presque toujours, dans ces cas, nous les retrouvions malades. Dans une période de cinq années, c'est à peine si nous avons vu trois ou quatre insoumises consentir à se déranger pour faire constater s'il n'y avait pas récidive d'accidents syphilitiques. Pourquoi auraient-elles répondu à notre convocation, puisqu'il n'y avait aucune sanction contre leur mauvaise volonté? Cette mesure excellente en soi n'a donné aucun résultat. Il est bien évident que pour les insoumises, qui font de la prostitution clandestine, un bien petit nombre consentiraient, si elles étaient libres, à se rendre à l'asile sanitaire.

C'est avec raison que le Préfet de police M. Lozé insista auprès du Conseil municipal, pour faire adopter un article additionnel qui donnait une sanction nécessaire contre les filles disposées à ne pas se rendre à l'asile sanitaire. Voici cet article qui constitue le paragraphe 2 de l'article 6.

« Dans le cas où une fille contaminée et ayant reçu au dispensaire un bulletin d'asile ne se sera pas rendue dans les vingt-quatre heures à cet établissement, elle sera recherchée par le service de surveillance sanitaire et *conduite d'urgence à l'asile sanitaire où elle sera internée jusqu'à sa guérison dans un quartier spécial.* »

Il ressort de l'exposé que nous venons de faire : 1° que le Conseil municipal avait admis que toute sortie de l'asile serait formellement interdite, avant complète guérison; 2° que toute fille malade qui ne se rendrait pas à l'asile sanitaire y serait conduite d'urgence et y serait internée, jusqu'à sa guérison, dans un quartier spécial. Ces deux points adoptés, pour ce qui concerne les filles inscrites, sont importants à signaler avant d'aborder la question de Saint-Lazare. Ils doivent s'appliquer évidemment aux *insoumises majeures* dont il n'est pas fait mention dans la discussion du Conseil municipal; par contre, il est question, d'une façon très nette, des *insoumises mineures* qui ont donné lieu à un long et très important débat et pour lesquelles on a adopté les articles suivants :

Article 12. — Les filles *mineures* se livrant d'habitude à la prostitution reconnues atteintes de maladies vénériennes, pourront être internées dans un établissement hospitalier autre que l'asile sanitaire prévu par l'article 6, et y être retenues jusqu'à complète guérison.

Article 13. — Il y a lieu de fonder pour les filles *mineures* en état de vagabondage immoral, originaires du département de la Seine, un établissement spécial qui devra être rattaché au service des moralement abandonnés et dont le régime sera celui d'une institution d'éducation professionnelle. La réforme morale et physique des jeunes filles qui y seront internées devra être le but constant à poursuivre. Cet établissement ne devra avoir aucun caractère pénitentiaire. Une infirmerie spéciale pourra y être annexée, et devra recevoir les filles mineures dont la situation a été prévue à l'article 12.

La mise en pratique de ces différents articles aurait donné incontestablement des résultats excellents et apporté une amélioration salutaire à la situation actuelle ; malheureusement, après avoir accepté en détail les différents articles du projet de la commission, la majorité du Conseil municipal, pour des motifs qui nous échappent, repoussa l'ensemble du projet. Après une longue et très sérieuse discussion, qui avait occupé plusieurs séances du Conseil, on aurait été condamné au *statu quo* si MM. Humbert, Strauss et plusieurs autres conseillers n'avaient eu la pensée de sauver, du projet de la commission, la partie la plus importante ; grâce à leur initiative, les propositions suivantes furent adoptées, à l'unanimité des 56 votants :

1re *Proposition :*

« Il sera ouvert un asile sanitaire dans lequel seront envoyées les femmes reconnues malades par les médecins du dispensaire municipal.

« Cet asile ne pourra être, ni comme emplacement, ni comme régime, confondu avec la prison de Saint-Lazare ni avec un autre établissement pénitentiaire. »

2me *Proposition :*

« Le Conseil est d'avis qu'il y a lieu de fonder pour les filles mineures, en état de vagabondage immoral, originaires du département de la Seine, un établissement spécial qui devra être rattaché au service des moralement abandonnés.

« Une infirmerie spéciale pourra y être annexée et devra recevoir les filles mineures se livrant d'habitude à la prostitution et reconnues atteintes de maladies vénériennes. »

Quand réalisera-t-on les propositions importantes adoptées par le Conseil municipal? Il est difficile de le prévoir. Jusqu'à présent aucune modification n'a été apportée à ce qui se faisait autrefois et les usages antérieurs sont restés ce qu'ils étaient avant la discussion de 1890. Nous aurons à revenir, plus loin, sur cet intéressant sujet. Pour le moment, il y a lieu de parler du fonctionnement du dispensaire, au point de vue des insoumises, tel qu'il existe depuis longtemps.

Lorsque les prostituées clandestines sont conduites au dispensaire, elles sont placées dans une salle du premier étage, de façon à ce qu'elles n'aient pas de communication facile avec les prostituées inscrites ; elles se trouvent sous la surveillance de deux gardes républicains ; mais, malgré la présence de ces deux agents de l'autorité, la tenue de ces jeunes filles est loin d'être édifiante, il s'en faut. Il y aurait évidemment utilité à séparer plus complètement les insoumises des filles inscrites, de façon à rendre toute communication absolument impossible entre elles ; il faudrait, dans ce but, agrandir le local du dispensaire, qui est manifestement insuffisant. Le séjour des insoumises dans la salle d'attente du premier étage n'est pas de longue durée ; elles sont conduites, au moment de l'examen médical, dans une salle du dispensaire où se trouve un médecin, chargé de leur inscription sur un cahier spécial où il notera également le diagnostic.

Ce médecin a également pour mission de préparer les feuilles de maladie, pour l'envoi à l'infirmerie de Saint-Lazare, des insoumises reconnues atteintes de maladies vénériennes. Dans cette même salle se trouve, en permanence, un garçon de bureau chargé de maintenir l'ordre et d'empêcher la fuite des insoumises. Dans une seconde salle, séparée de la première par une grande cloison, se tient le médecin en chef ou le médecin en chef adjoint, qui doit procéder à l'examen successif de chaque insoumise. Dans cette seconde salle, indépendamment des médecins, il y a une infirmière chargée du nettoyage des instruments, après chaque investigation médicale. Nous avons dit ailleurs (1) les modifications heureuses apportées par M. le Dr Passant, dans le service du dispensaire. Depuis l'époque où cette brochure a paru, il a fait installer un réservoir spécial chauffé au gaz, où on a constamment de l'eau en ébullition. Les instruments, soigneusement nettoyés après chaque examen, sont plongés dans l'eau bouillante.

La visite des insoumises a lieu, presque toujours, de une heure à trois heures ; elle est faite d'une façon très minutieuse : après une investigation spéciale de la bouche, le médecin examine successivement l'anus, la vulve, l'uréthre, le vagin et le col utérin, les régions inguinales et abdominales ; souvent aussi, lorsqu'il y a certains doutes, on regarde la poitrine et les seins. L'examen terminé, le médecin chargé des écritures en consigne le résultat sur un livre

____

(1) *La prostitution devant l'Académie de médecine de Belgique*, page 27.

ad hoc et sur les folios délivrés au dépôt pour chaque insoumise ;
il remplit, en outre, la feuille d'envoi à l'infirmerie de Saint-Lazare,
lorsque l'insoumise est malade. Cette feuille d'envoi ressemble à
celles qui sont destinées aux filles inscrites malades, à cette différence près que, pour les insoumises, elle est de couleur rouge. On
mentionne le nom et les prénoms de la malade, son âge, le lieu de sa
naissance, sa profession, son domicile, l'année et le jour de l'envoi
à Saint-Lazare, avec le diagnostic du dispensaire. Cette feuille
accompagne l'insoumise malade à l'infirmerie ; elle reviendra avec
elle, lorsqu'elle repassera, après guérison, au dispensaire et portera
le diagnostic du médecin traitant, avec l'indication des complications
qui ont pu survenir et la mention de la médication mise en pratique.
Voici la copie de ce document qui servira à établir la statistique
des maladies vénériennes :

<table>
<tr><td>1re DIVISION</td><td>PRÉFECTURE DE POLICE</td><td>SAINT-LAZARE</td></tr>
</table>

1re DIVISION   PRÉFECTURE DE POLICE   SAINT-LAZARE

2e BUREAU

3e SECTION   BULLETIN STATISTIQUE   *Service de M. le Docteur*

DES MALADIES VÉNÉRIENNES

BUREAU MÉDICAL

FILLE   Année 189   Salle N°

INSOUMISE   Lit N°

N° d'inscription :

Nom et prénoms de la malade
âgée de   ans,   *Profession*
Lieu de naissance   *Domicile*
Date de l'envoi :   *Date de la sortie :*   *Durée du séjour :*

DIAGNOSTIC du Dispensaire.	{ Caractère de la maladie : { Siège :
DIAGNOSTIC de Saint-Lazare.	{ Caractère de la maladie : { Siège :
TRAITEMENT	(Mercuriel. { A l'iodure de potassium. (Autre.
OBSERVATIONS	{

Le Médecin du Dispensaire,   *Le Médecin de Saint-Lazare,*

Lorsque l'insoumise n'est pas malade, on constate sur un bulletin spécial qu'elle est saine; cette mention est inscrite également sur le folio particulier qui porte ses nom et prénoms et qui renseigne l'administration sur son état de santé.

Après la visite médicale du dispensaire, les insoumises sont reconduites au dépôt où elles séjournent jusqu'au moment de leur départ, pour l'infirmerie de Saint-Lazare, pour celles qui sont malades; quant à celles qui sont saines, elles attendent la décision qui sera prise par l'administration, après qu'elle se sera mise en rapport avec leur famille, ainsi que nous l'avons dit dans le chapitre précédent.

Dans la période de 1878 à 1887 que nous étudions, il y a eu 27,007 visites faites au dispensaire chez des insoumises. Ce chiffre est inférieur de quelques unités à celui que j'avais cité en 1890 dans mon travail : *Recherches sur les maladies vénériennes à Paris*. Cette différence est la conséquence d'investigations nouvelles qui m'ont démontré qu'un certain nombre de filles avaient figuré à tort dans la classification des insoumises; j'ai dû, par conséquent, les retrancher du chiffre primitivement indiqué. Le total des visites faites ne représente pas la quantité exacte des insoumises arrêtées, un certain nombre d'entre elles ayant été saisies, pour actes de prostitution, plusieurs fois dans une même année et plusieurs fois dans la période des dix années.

L'examen médical a fait constater 8,476 maladies, parmi lesquelles il y a eu : 1° 4,428 fois des accidents syphilitiques; 2° 3,541 fois des accidents vénériens; 3° 507 fois la gale. Le nombre des maladies ne représente pas le nombre exact des unités malades, un grand nombre de ces insoumises ayant pu être arrêtées à plusieurs reprises, et examinées à plusieurs reprises au dispensaire, soit dans l'espace de dix années ou même dans la même année.

Le chiffre des insoumises malades (unités) a été exactement de 6,842.

Il suit de là que pour établir la statistique des maladies, j'ai dû tenir compte de deux facteurs principaux : 1° le nombre des insoumises examinées; 2° le nombre des visites faites chez la même insoumise, ainsi que le nombre des manifestations morbides observées. Je signalerai, par suite, le nombre des *unités malades* et le nombre des *unités maladies*. Ces deux côtés de la question me paraissent aussi nécessaires à étudier l'un que l'autre, puisqu'ils se complètent l'un par l'autre.

Pour l'étude des insoumises et pour la statistique de leurs maladies, deux divisions importantes s'imposaient :

1° *L'étude des insoumises mineures;*

2° *L'étude des insoumises majeures.*

Après avoir établi l'état pathologique de chacun de ces groupes, j'examinerai les résultats observés pour l'ensemble de ces deux grandes divisions.

Il m'a paru utile d'étudier par années successives, les maladies constatées et l'âge des insoumises.

Pour les mineures, l'âge varie de onze et douze ans jusqu'à vingt ans et au-dessus, mais reste naturellement limité au-dessous de vingt et un ans.

Pour les insoumises majeures, l'âge peut varier de vingt et un ans à soixante ans.

J'examine les différentes manifestations morbides constatées, en les groupant par catégories, et après avoir mentionné l'ensemble des accidents syphilitiques ou vénériens, après avoir fait connaître leur siège et leur gravité, j'en fais une catégorie spéciale, suivant que les maladies ont été observées chez les insoumises, mineures ou majeures, qui ont le même âge. Cette classification minutieuse, avec tous les détails qu'elle comporte, a été dressée spécialement pour chacune des années de la période décennale de 1878 à 1887 ; elle est le résultat de mes longues recherches et de l'étude attentive des dossiers de toutes les insoumises trouvées malades pendant cette époque.

J'ai cru, tout d'abord, devoir me conformer aux traditions du dispensaire et adopter la classification la plus ancienne au point de vue des maladies constatées. Je ne pouvais ni ne devais sous aucun rapport, quelles que fussent, du reste, mes impressions sur le diagnostic indiqué, apporter aucune modification à ce qui avait été établi pendant la période que j'ai étudiée. Le seul changement introduit a porté sur la distinction à établir entre le nombre d'unités malades et le nombre des maladies signalées. C'est ainsi que j'ai agi lorsque j'ai publié mon travail sur les insoumises mineures (1).

(1) *Syphilis et prostitution chez les insoumises mineures.* G. Masson, éditeur, 1893.

Ce changement s'imposait de toute nécessité. Jusqu'à présent, les statistiques dressées pour les insoumises avaient pour base le nombre des arrestations et on supposait que la comparaison des maladies devait être faite avec ce nombre, qui était également celui des visites faites; on adoptait ce chiffre comme s'il avait représenté exactement celui des unités insoumises. En réalité, il désignait l'ensemble des arrestations et des visites et non l'ensemble des unités insoumises. Dans les calculs adoptés, on avait négligé de chercher si ces insoumises avaient été arrêtées plusieurs fois dans la même année et avaient figuré plusieurs fois dans le chiffre des arrestations et dans celui des malades. Pour une étude d'ensemble sur plusieurs années, lorsqu'on voulait estimer les résultats observés, on oubliait qu'un certain nombre d'insoumises examinées à plusieurs reprises au dispensaire, pendant une même année, avaient pu être examinées et trouvées de nouveau malades dans la période des années adoptées, comme terme de comparaison. Un exemple montrera très clairement l'importance de cette remarque.

Voici, par exemple l'année 1887, pendant laquelle il y a eu 2,579 arrestations faites chez les insoumises et, partant, 2,579 visites pratiquées au dispensaire. Parmi ces insoumises on a constaté 803 fois des maladies. Le chiffre 803 aurait été considéré comme représentant le nombre des unités malades, alors que le chiffre réel est 762, quelques-unes des insoumises ayant été trouvées plusieurs fois malades dans la même année. Les maladies sont plus nombreuses que les unités malades.

Le même chiffre de 762 unités malades subira une nouvelle diminution, lorsqu'il aura été constaté que quelques-unes de ces unités ont été arrêtées plusieurs fois dans la période de dix ans et reconnues de nouveau malades. Nous aurons, du reste, à revenir sur ce sujet, lorsque nous étudierons l'ensemble des résultats obtenus.

Les maladies constatées au dispensaire ont été groupées en trois grandes divisions :

1° Affections vénériennes syphilitiques;

2° Affections vénériennes non syphilitiques;

3° Affections parasitaires.

1° *Affections vénériennes syphilitiques.*

Dans cette catégorie, je fais figurer les chancres et les accidents secondaires. Les accidents tertiaires font aussi partie de cette nomenclature, mais ils constituent, dans nos résultats, une infime minorité, qui pourrait être négligée sans grands inconvénients. Il semble que le chancre infectant, que le chancre induré devrait seul figurer dans ce groupe et que je devrais logiquement établir une distinction entre les différentes espèces de chancres. J'ai déjà expliqué dans un mémoire antérieur (1) les motifs qui m'avaient porté à classer les chancres, sans dénomination spéciale, dans la catégorie des accidents syphilitiques. Il est indispensable d'insister de nouveau sur ce point.

Mes recherches portent sur une période de dix ans, pendant laquelle l'examen des insoumises était fait au dispensaire de salubrité par le Dr Clerc, médecin en chef. Or, M. le Dr Clerc dont le diagnostic était très sûr, mentionnait quelquefois la nature du chancre, mais, le plus souvent, il se contentait de diagnostiquer chancre, sans épithète, parce qu'il n'y avait pas, à ce moment même, une certitude absolue sur le caractère de cet accident primitif. Il estimait d'ailleurs, comme nous, que beaucoup d'accidents primitifs (érosion chancreuse ou chancre) ayant les signes les plus bénins au début étaient le point de départ d'accidents syphilitiques; mais s'il ne pouvait pas les reconnaître immédiatement, en raison de leur aspect douteux, pour des chancres syphilitiques, il réservait l'avenir en les désignant sous le nom générique de chancre. Bien souvent, en effet, ils étaient suivis de la série des accidents classiques de la syphilis. Je ne pouvais donc pas ne faire figurer, dans la classification des accidents spécifiques, que le chancre qu'il avait dénommé *induré*, *infectant* ou *syphilitique*, ce qui eût constitué alors une exception dans l'ensemble général et eût faussé le diagnostic porté, en modifiant les intentions du Dr Clerc. Une autre raison militait en faveur de la classification adoptée : tout le monde sait combien il est souvent difficile, *chez la femme*, de préciser, au début, si le chancre sera induré ou ne le sera pas; il y a, en outre, telle ulcération, en apparence la plus insignifiante, ou même tel chancre qu'on serait disposé à classer parmi les chancres simples, qui a été l'origine des accidents syphilitiques les plus avérés. Tous les syphiligraphes ont été témoins de faits analogues. Ce que je viens de dire pour le chancre *sans épithète* pourrait s'appliquer également à l'accident

(1) *Recherches sur les maladies vénériennes à Paris.* G. Masson, éditeur, pages 9 et 10.

dénommé, par le Dr Clerc, érosion chancreuse. Il est évident qu'au point de vue scientifique, cette expression est défectueuse; mais il faut chercher le mobile qui a guidé le Dr Clerc. Au moment où il posait son diagnostic, il était en présence d'une ulcération de nature très suspecte, mais dont les signes incertains encore ne l'autorisaient pas à prononcer le nom de chancre; c'était bien dans sa pensée le commencement de l'évolution du chancre. La preuve en est, du reste, dans ce fait que ces érosions chancreuses ont été, dans plusieurs cas, accompagnées d'accidents secondaires.

Comme il ne s'agit pas ici d'un travail didactique sur la syphilis, mais seulement de l'exposé circonstancié de ce qui a été constaté au dispensaire de salubrité, il était nécessaire de montrer les difficultés rencontrées pour porter un diagnostic absolument précis. On ne saurait être absolu, dans beaucoup de circonstances, après un examen unique et nécessairement rapidement fait. Le but principal de la visite médicale a été atteint lorsqu'on a constaté un état pathologique incontestablement transmissible; comme conséquence, on a enlevé de la circulation la femme présentant un symptôme vénérien ou syphilitique et on l'a mise dans l'impossibilité de transmettre les accidents dont elle est atteinte. Le côté scientifique de la question, très intéressant au point de vue doctrinal, perd beaucoup de sa valeur lorsqu'on se place au point de vue administratif, et qu'on admet la nécessité d'arrêter la propagation des maladies contagieuses. Les chancres mous sont rarement observés au dispensaire de salubrité; ils ont donc ajouté peu d'unités à la somme des accidents syphilitiques. En ne les mentionnant pas dans la catégorie des accidents vénériens non syphilitiques, on n'apporte aucune altération sérieuse aux chiffres de la statistique syphilitique. Je crois utile de signaler encore un point spécial concernant les maladies vénériennes non syphilitiques. Très souvent les insoumises atteintes d'affections syphilitiques ont, en même temps, des accidents vénériens. En pareil cas, j'ai mentionné dans les classifications que j'ai faites, le symptôme principal, c'est-à-dire l'accident syphilitique, négligeant volontairement de citer l'accident vénérien non syphilitique, la maladie accessoire m'ayant paru devoir s'effacer devant la maladie principale. La somme des manifestations non syphilitiques aurait donc pu être grossie si, à cet ensemble, j'avais ajouté celles qui ont été rencontrées sur des sujets syphilitiques.

2° *Affections vénériennes non syphilitiques :*

Sous cette dénomination, je fais figurer toutes les maladies qui sont la conséquence d'inflammations locales et qui sont éminemment contagieuses : *uréthrites, vulvites, vaginites;* j'y ajoute les érosions et les ulcérations du col de l'utérus, les catarrhes utérins purulents et les végétations.

Les traditions du dispensaire de salubrité ont toujours été d'englober toutes ces affections sous la même dénomination de maladies vénériennes et de les rendre tributaires de l'infirmerie de Saint-Lazare.

Tout le monde ne partage pas les mêmes impressions. Je dois citer notamment un médecin de Saint-Lazare, M. le Dr Le Pileur, qui pense que l'infirmerie devrait être réservée presque exclusivement aux accidents syphilitiques. Dans une brochure publiée en 1889 (1), il dit ceci : « Au risque de paraître trop facile, mais persuadé que l'hygiène n'a à s'occuper que d'une seule chose, la prophylaxie de la syphilis, je voudrais que les seules femmes en puissance d'accidents contagieux syphilitiques ou chancreux fussent envoyées à l'infirmerie. La vaginite, sans doute, mais surtout les chancres mous dont la diffusion se fait avec une si effrayante rapidité et les accidents syphilitiques contagieux de la peau ou des muqueuses doivent être impitoyablement poursuivis et leurs récidives surveillées avec le plus grand soin. En est-il de même des uréthrites, des métrites de tout genre, même quand elles seraient d'origine blennorrhagique? certainement non. »

Ainsi les uréthrites blennorrhagiques, les métrites blennorrhagiques, les vulvites, affections essentiellement virulentes et contagieuses, ne devraient pas être soignées à l'infirmerie de Saint-Lazare! Le motif de cette exclusion, c'est que ces affections demandent des soins prolongés et qu'elles ne peuvent pas, par leurs conséquences, avoir d'action sur la race!...

J'éprouve quelque difficulté à comprendre la portée de cette argumentation. Il y a nécessité de dire, en premier lieu, que la mission du médecin du dispensaire aussi bien que celle des médecins de Saint-Lazare, ne consiste pas à se préoccuper de la durée de la maladie pour laquelle une prostituée est envoyée à l'infirmerie ; elle

____

(1) *De l'hospitalisation des prostituées vénériennes.*

est atteinte d'accidents contagieux, qui exigent qu'elle soit retirée
de la circulation; elle doit être soignée jusqu'au jour où elle ne sera
plus en état de communiquer l'affection dont elle est atteinte; le
reste importe peu. Combien l'opinion de M. le D^r Le Pileur paraît
hasardée, lorsqu'il dit n'attacher aucune importance à des affections
qui peuvent déterminer, chez l'homme, des uréthrites blennorrhagiques avec leurs conséquences (rhumatismes blennorrhagiques,
accompagnés souvent de métastases du côté du cœur, de cystite,
néphrite et orchites). Le résultat des orchites ne fait-il pas plus
que d'atteindre *la race?* Il la supprime, puisqu'il met un obstacle
absolu à la procréation de l'espèce! Pour la femme elle-même, n'y
a-t-il pas dans les complications de la blennorrhagie une cause
d'infécondation?

L'étude de l'uréthrite blennorrhagique, chez la femme aussi bien
que chez l'homme, a été trop minutieusement faite, dans ces dernières années, pour que des médecins puissent regarder cette affection comme une maladie anodine et sans importance! Un collègue
de M. le D^r Le Pileur, M. le Dr Verchère, a soutenu avec talent et une
rare vigueur une thèse diamétralement opposée. Dans une étude
importante (*la Blennorrhagie chez la femme*) ce distingué confrère
énumère avec le plus grand soin les nombreuses complications de
la blennorrhagie chez la femme. Il est utile de citer quelques-unes
des opinions soutenues dans son livre. « La blennorrhagie de la
femme est une affection grave, extrêmement grave, et elle peut
atteindre toutes les femmes » (tome I, page 4). A la page 51 du
même volume, je trouve cette déclaration : « Au point de vue de
l'hygiène générale, de l'hygiène sociale, la blennorrhagie doit être
rangée parmi les affections autorisant l'internement des prostituées
au même titre que la syphilis. » A la page 220 du tome II il dit
encore : « On ne devrait plus considérer la blennorrhagie comme
une affection sans importance et toute uréthrite devrait être tout
aussi sévèrement recherchée que la plus sérieuse des syphilis. »

On a fait remarquer quelquefois que certaines affections du col
de l'utérus ne méritaient pas constamment la dénomination de
maladies vénériennes et que, par suite, le dispensaire de salubrité
se montrait trop rigoureux en envoyant à Saint-Lazare les personnes
qui en étaient atteintes. Cette observation pourrait avoir une certaine
valeur si on avait affaire à des femmes qui vivent de la vie régulière

des femmes honnêtes; mais l'argument n'a pas de portée, lorsqu'il
s'agit des personnes qui passent au dispensaire de salubrité. Toutes
ces femmes ou jeunes filles vivent, depuis plus ou moins longtemps,
de la prostitution clandestine ; elles sont éminemment suspectes aux
yeux des médecins hygiénistes; quelques-unes ont eu la syphilis,
quelques autres pourront l'avoir plus tard et les affections constatées
au dispensaire sont bien la conséquence, plus ou moins directe, des
actes vénériens. Il est bien difficile, d'ailleurs, d'affirmer que telle
femme qui a une ulcération du col n'est pas dangereuse. Ne peut-
elle pas avoir eu la syphilis antérieurement? Et, dans ce cas, l'ulcération ou l'érosion du col est-elle sans danger? Comment affirmer,
en outre, que telle ulcération du col qui débute est une ulcération
simple et qu'elle ne sera pas le point de départ d'une manifestation
plus grave? L'expérience ne nous prouve-t-elle pas, tous les jours,
que, dans les catégories des femmes examinées au dispensaire, les
affections, en apparence les plus anodines au début, sont le plus souvent graves? Il ne s'agit donc pas, dans la mission qui incombe au
médecin du dispensaire, de se laisser aller à une indulgence dangereuse; il doit être, au contraire, très rigoureux, de façon à ne laisser
jamais passer un symptôme suspect, qui peut être le début d'une
affection virulente et contagieuse. Je crois être dans la vérité
absolue, en maintenant sous la dénomination de maladies vénériennes les affections que j'ai énumérées.

   3° *Affections parasitaires :*

   Sous cette dénomination, il est surtout question de la gale. Il est
utile, ce me semble, au sujet de cette affection, de réfuter, en passant, l'objection fréquemment faite, à l'envoi des femmes atteintes
de cette maladie à l'infirmerie de Saint-Lazare. Si on ne considère
que la question du traitement, il est possible d'admettre qu'on
pourrait obtenir une guérison plus rapide en envoyant les malades
au traitement spécial de l'hôpital Saint-Louis, par exemple. Mais si
j'examine la question au point de vue pratique, je devrai l'apprécier
différemment, suivant qu'il sera question des filles inscrites ou des
filles insoumises.

   Pour ce qui concerne les femmes inscrites, peut-on supposer
que le médecin obtiendrait facilement, si on les laissait en liberté,
qu'elles prissent des soins spéciaux et qu'elles se résignassent à un

traitement ? Évidemment non. Libres d'agir à leur guise, elles ne se décideraient à se soigner qu'après avoir communiqué cette maladie à de nombreux clients. Les femmes atteintes de la gale n'attachent aucune importance à cette affection ; elles disent volontiers que les signes observés chez elles sont de simples boutons de sang, qui n'ont rien de sérieux. Il n'y a donc pas à compter sur leur bon vouloir pour arriver à ce qu'elles se soignent spontanément, d'une façon méthodique.

C'est bien autre chose, lorsqu'il est question d'une fille insoumise atteinte de la gale. Dans ce cas, on n'obtiendrait absolument rien, quels que fussent les conseils donnés, l'incurie des insoumises pour leur santé dépassant tout ce qu'on peut imaginer. Il s'ensuit que les filles inscrites ou non inscrites transmettraient sans scrupule une maladie parasitaire, si elles continuaient en liberté leur métier de prostituées inscrites ou de prostituées clandestines ; il y a donc utilité à les mettre dans la nécessité de recevoir les soins qui leur sont personnellement nécessaires et d'empêcher la propagation de l'affection dont elles sont atteintes. Je dois ajouter qu'il arrive souvent qu'une fille arrêtée pour la gale se trouve sous l'influence de la syphilis à l'état d'incubation. Nous avons, en effet, constaté bien des fois que des insoumises envoyées à Saint-Lazare pour la gale y ont fait un séjour de plusieurs mois, parce que les accidents syphilitiques se sont montrés et se sont développés peu de jours après leur entrée à Saint-Lazare (1). Dans ces cas n'y a-t-il pas eu une double utilité à envoyer les malades à l'infirmerie ?

Après avoir montré l'utilité du classement adopté et la nécessité de continuer les traditions du dispensaire de salubrité ; après avoir expliqué l'impossibilité d'apporter une modification quelconque aux diagnostics établis par le Dr Clerc pendant cette période, il me reste à étudier tout d'abord les maladies observées sur les insoumises mineures, pour passer ensuite aux détails qui concernent les insoumises majeures.

(1) L'insoumise M... envoyée à Saint-Lazare pour la gale, le 21 octobre 1887, a fait un séjour de sept mois à l'infirmerie, parce que des accidents secondaires se sont montrés peu de jours après son passage au dispensaire. La durée du traitement dit suffisamment la gravité des manifestations syphilitiques.

CLASSIFICATION ET STATISTIQUE DES MALADIES

PREMIÈRE PARTIE

Insoumises mineures.

Année 1878.

Pendant l'année 1878, il y a eu 1,200 arrestations et par suite 1,200 visites faites chez les insoumises mineures ; 438 mineures ont été trouvées malades : mais comme 32 mineures ont été arrêtées plusieurs fois et trouvées plusieurs fois malades, dans le courant de cette année, il s'ensuit que les manifestations morbides observées (474) sont plus nombreuses que les unités mineures arrêtées.

Les accidents observés sont divisés de la façon suivante :

    A. Accidents syphilitiques   189
    B. Accidents vénériens.   269
    C. Gale.   16

A. Les accidents syphilitiques se composent de :

    1° Accidents primitifs.   68
    2° Accidents secondaires.   121

Les accidents primitifs comprennent :

    1° 15 érosions chancreuses ;
    2° 53 chancres.

Les accidents secondaires se divisent de la façon suivante :

    1° 19 fois, des plaques muqueuses de la bouche ;
    2° 15 fois, des plaques muqueuses de la bouche en même temps que de la vulve ;
    3° 87 fois, des plaques muqueuses de la vulve.

Parmi les érosions chancreuses, il y en a une qui a pour siège le col utérin et une autre qui est accompagnée de roséole syphilitique.

En ce qui concerne les chancres, il faut remarquer qu'il y a cinq chancres du col utérin ; il y a aussi à observer que chez 3 insoumises les chancres étaient accompagnés de plaques muqueuses vulvaires ; dans deux autres cas, il y avait des plaques muqueuses de la bouche, en même temps que des chancres.

B. Les accidents vénériens, au nombre de 269, doivent être classés de la façon suivante :

1° 98 fois, uréthrite blennorrhagique;
2° 15 fois, uréthro-vaginite;
3° 9 fois, uréthro-vulvite;
4° 4 fois, des uréthrites en même temps que des ulcérations du col;
5° 5 fois, des uréthrites en même temps que des végétations;
6° 40 fois, des vaginites;
7° 3 fois, des vulvo-vaginites;
8° 2 fois, des vulvites;
9° 1 fois, vaginite et végétations;
10° 11 fois, métrite purulente;
11° 56 fois, ulcération du col;
12° 2 fois, ulcération du col avec catarrhe utérin;
13° 17 fois, végétations;
14° 6 fois, ulcérations diverses sans caractère déterminé.

C. La gale au nombre de 16.

Cette longue énumération montre, d'une façon bien manifeste, que la très grande majorité des accidents vénériens sont très virulents et très contagieux.

Classification des manifestations morbides suivant l'âge des mineures trouvées malades.

Après avoir analysé les différentes maladies observées chez les mineures, il est utile de grouper ces accidents suivant l'âge des malades.

13 ans. — Une seule malade de cet âge ayant des accidents vénériens.

14 ans. — Dans ce groupe composé de 5 insoumises, il y en a une qui a été trouvée quatre fois malade, dans le courant de l'année. Les accidents constatés sont :

1° 1 fois, érosion chancreuse;
2° 1 fois, des plaques muqueuses de la bouche;
3° 6 fois, des accidents vénériens.

15 ans. — Parmi les 20 malades qui sont âgées de quinze ans, il y en a 5 qui ont été trouvées deux fois malades dans le courant de l'année. Voici les accidents constatés :

> 1° 1 fois, des plaques muqueuses de la bouche en même temps que de la vulve;
> 2° 24 fois, des accidents vénériens.

16 ans. — Sur les 50 insoumises de ce groupe, 2 ont été trouvées deux fois malades, dans le courant de l'année, et une a été trouvée trois fois malade.

Les accidents trouvés sont :

> 1° 3 fois, érosion chancreuse;
> 2° 11 fois, chancre. Parmi ces chancres, il y a eu deux chancres du col. Chez une malade, un chancre était accompagné de plaques muqueuses de la bouche;
> 3° 2 fois, plaques muqueuses de la bouche;
> 4° 1 fois, plaques muqueuses de la bouche en même temps que de la vulve;
> 5° 10 fois, des plaques muqueuses de la vulve;
> 6° 24 fois, des accidents vénériens;
> 7° 3 fois, la gale.

17 ans. — Il y a 88 insoumises de dix-sept ans, parmi lesquelles, 4 ont été trouvées deux fois malades dans l'année et une a été trouvée trois fois malade.

Les différentes manifestations observées sont :

> 1° 4 fois, érosion chancreuse. Dans un cas, il y a une érosion chancreuse du col utérin et dans un autre cas l'érosion chancreuse est accompagnée d'une roséole syphilitique;
> 2° 15 fois, chancre. Parmi ces chancres, il y a deux chancres du col utérin. Dans un cas, le chancre est accompagné de plaques muqueuses de la bouche;
> 3° 6 fois, des plaques muqueuses de la bouche;
> 4° 3 fois, des plaques muqueuses de la bouche en même temps que de la vulve;
> 5° 10 fois, des plaques muqueuses de la vulve;
> 6° 50 fois, des accidents vénériens;
> 7° 2 fois, la gale.

18 ans. — Sur 101 insoumises qui composent ce groupe, il y en a 8 qui ont été trouvées deux fois malades dans le courant de l'année.

Les accidents observés sont :

    1° 2 fois, érosion chancreuse ;
    2° 14 fois, chancre. Parmi ces chancres, il y a un chancre du col utérin et deux chancres qui sont accompagnés de plaques muqueuses de la vulve ;
    3° 5 fois, des plaques muqueuses de la bouche ;
    4° 2 fois, des plaques muqueuses de la bouche en même temps que de la vulve ;
    5° 1 fois, des plaques muqueuses de la bouche en même temps qu'une syphilide généralisée ;
    6° 23 fois, des plaques muqueuses de la vulve ;
    7° 58 fois, des accidents vénériens ;
    8° 5 fois, la gale.

19 ans. — 5 insoumises, sur 84 qui se trouvent dans cette catégorie, ont été trouvées deux fois malades dans le courant de l'année.

Les différentes manifestations observées sont :

    1° 3 fois, érosion chancreuse ;
    2° 4 fois, chancre ;
    3° 3 fois, des plaques muqueuses de la bouche ;
    4° 6 fois, des plaques muqueuses de la bouche, en même temps que de la vulve ;
    5° 23 fois, des plaques muqueuses de la vulve ;
    6° 46 fois, des accidents vénériens ;
    7° 4 fois, la gale.

20 ans. — Sur les 88 insoumises de ce groupe il s'en trouve 5 qui ont été deux fois malades, dans le courant de l'année.

Les accidents constatés sont les suivants :

    1° 2 fois, érosion chancreuse ;
    2° 9 fois, chancre. Dans un cas, le chancre est accompagné de plaques muqueuses de la vulve ;
    3° 3 fois, des plaques muqueuses de la bouche ;
    4° 2 fois, des plaques muqueuses de la bouche en même temps que de la vulve ;
    5° 20 fois, des plaques muqueuses vulvaires et anales. Dans un de ces cas, il existait, en même temps, une roséole syphilitique ;
    6° 55 fois, des accidents vénériens ;
    7° 2 fois, la gale.

Pendant l'année 1878, les accidents syphilitiques figurent pour les 2/5 dans l'ensemble des maladies observées. Toutes les manifestations syphilitiques sont éminemment contagieuses, puisqu'elles ne comprennent que des accidents primitifs et des accidents secondaires, sous forme de plaques muqueuses de la bouche, de la vulve et de l'anus. Il faut remarquer que les chancres du col sont assez nombreux; il y a lieu de signaler également l'apparition précoce, dans plusieurs cas, des accidents secondaires qui se sont montrés avant que les chancres fussent cicatrisés; ce fait s'est produit six fois.

Les maladies vénériennes observées en 1878 sont, dans l'immense majorité des cas, des manifestations virulentes, très contagieuses.

Année 1879.

L'âge des insoumises mineures trouvées malades en 1879, va de quatorze à vingt ans et quelques mois, mais reste limité au-dessous de vingt et un ans.

Pendant cette année sur 1,086 visites faites chez des insoumises mineures arrêtées, il y en a 394 qui ont été reconnues malades; sur ce nombre, 29 ont été trouvées malades deux fois et 3 ont été trouvées malades trois fois dans le courant de l'année; il s'ensuit que le chiffre des manifestations morbides est de 429, alors que le nombre exact des mineures malades (unités) est de 394.

Les accidents constatés sont :

A. Accidents syphilitiques.   246
B. Accidents vénériens   157
C. Gale   26

A. Les accidents syphilitiques se composent de :

1° Accidents primitifs..   84
2° Accidents secondaires. 162

Les accidents primitifs comprennent :

1° 21 érosions chancreuses;
2° 63 chancres.

Les accidents secondaires se divisent de la façon suivante :

1° 20 fois, des plaques muqueuses de la bouche;
2° 26 fois, des plaques muqueuses de la bouche et de la vulve, en même temps;
3° 114 fois, des plaques muqueuses de la vulve et de l'anus;
4° 2 fois, des roséoles syphilitiques.

Il est nécessaire de remarquer que les accidents syphilitiques (246) sont ceux qui dominent la situation puisqu'ils comprennent plus des 3/5 des maladies totales.

Ne faut-il pas observer aussi que les érosions chancreuses sont suivies, le plus souvent, de la série des accidents syphilitiques et qu'elles sont, comme le chancre, le point de départ de la contamination syphilitique ? Nous trouvons deux fois des érosions chancreuses coïncidant avec des roséoles syphilitiques et une autre fois avec des plaques muqueuses de la bouche.

En ce qui concerne les chancres, il y a aussi quelques points spéciaux à signaler.

Nous trouvons six chancres du col utérin.

Cinq chancres sont accompagnés de plaques muqueuses de la vulve.

Un chancre coïncide à la fois avec des plaques muqueuses de la bouche et de la vulve.

Dans un autre cas, le chancre est accompagné d'angine syphilitique.

Dans ces différents cas, l'évolution des accidents secondaires s'est faite d'une façon rapide.

B. Les accidents vénériens, au nombre de 157, doivent être classés de la façon suivante :

1° 71 fois, uréthrite blennorrhagique ;
2° 8 fois, uréthro-vaginite ;
3° 2 fois, uréthro-vulvite ;
4° 3 fois, uréthrite accompagnée de végétations ;
5° 3 fois, vulvite ;
6° 20 fois, vaginite ;
7° 8 fois, vulvo-vaginite ;
8° 2 fois, vaginite et végétations ;
9° 2 fois, métrite purulente ;
10° 32 fois, ulcération du col ;
11° 5 fois, végétations ;
12° 1 fois, ulcération de la vulve, sans caractère spécial.

C. La gale au nombre de 26.

Il est facile de remarquer, dans cette longue énumération, que les accidents virulents sont en très grande majorité et qu'ils sont éminemment contagieux.

Après avoir analysé les différentes manifestations morbides trouvées pendant l'année 1879, il reste à les classer dans les différents groupes d'insoumises mineures, divisés suivant l'âge des malades.

Classification des manifestations morbides suivant l'âge des malades.

14 ans. — Dans ce groupe, qui se compose de 10 jeunes filles, il y en a une qui a été trouvée trois fois malade dans le courant de l'année.

Les manifestations constatées sont :

1° 2 fois, érosion chancreuse ;
2° 3 fois, chancre ; parmi ces chancres, il y en a un qui est accompagné de plaques muqueuses vulvaires ;
3° 5 fois, des accidents vénériens ;
4° 2 fois, la gale.

15 ans. — Parmi les jeunes insoumises de quinze ans, qui sont au nombre de 21, il y en a 3 qui ont été trouvées deux fois malades en 1879.

Les maladies constatées sont les suivantes :

1° 3 fois, érosion chancreuse ;
2° 3 fois, chancre, dont un chancre du col utérin ;
3° 5 fois, plaques muqueuses de la bouche en même temps que de la vulve ;
4° 1 fois, plaques muqueuses de la vulve ;
5° 10 fois, des accidents vénériens ;
6° 2 fois, la gale.

16 ans. — Sur 44 insoumises âgées de seize ans, il y en a 4 qui ont été trouvées deux fois malades pendant l'année.

Les accidents observés sont les suivants :

1° 2 fois, érosion chancreuse ;
2° 9 fois, chancre ; dans un cas, le chancre existe en même temps que des plaques muqueuses de la vulve ;
3° 1 fois, plaques muqueuses de la bouche ;
4° 1 fois, plaques muqueuses de la bouche en même temps que de la vulve ;
5° 8 fois, des plaques muqueuses de la vulve ;
6° 23 fois, des accidents vénériens ;
7° 4 fois, la gale.

17 ans. — Dans ce groupe, qui compte 72 insoumises, il y en a 5 qui ont été trouvées deux fois malades dans le courant de l'année.

Les maladies observées dans ce groupe sont les suivantes :

1°   3 fois, érosion chancreuse ;

2° 10 fois, chancre. Parmi ces chancres, il y a un qui a pour siège le col utérin et un autre qui est accompagné de plaques muqueuses de la vulve ;

3°   2 fois, des plaques muqueuses de la bouche ;

4°   4 fois, des plaques muqueuses de la bouche, en même temps que de la vulve ;

5° 24 fois, des plaques muqueuses de la vulve ;

6°   1 fois, roséole syphilitique ;

7° 29 fois, des accidents vénériens ;

8°   6 fois, la gale.

18 ans. — Les insoumises âgées de dix-huit ans sont au nombre de 80 et 5 d'entre elles ont été reconnues deux fois malades dans le courant de l'année.

Les maladies constatées se divisent de la façon suivante :

1°   4 fois, érosion chancreuse ;

2° 13 fois, chancre. Parmi ces chancres, il y en a un qui a pour siège le col utérin ; un second est accompagné d'angine syphilitique ; un troisième est accompagné de plaques muqueuses de la bouche, en même temps que de la vulve ; un quatrième enfin est accompagné de plaques muqueuses de la vulve ;

3° 24 fois, plaques muqueuses de la vulve ;

4°   4 fois, des plaques muqueuses de la bouche ;

5° 33 fois, des accidents vénériens ;

6°   7 fois, la gale.

19 ans. — Nous trouvons dans ce groupe 82 insoumises, parmi lesquelles 2 ont été trouvées deux fois malades dans le courant de l'année, et une a été trouvée trois fois malade.

Les maladies observées sont :

1°   4 fois, érosion chancreuse ; une de ces érosions est accompagnée de roséole syphilitique et une seconde est accompagnée de plaques muqueuses de la bouche ;

2° 13 fois, chancre, parmi lesquels il y a un chancre du col utérin ;

3°   4 fois, des plaques muqueuses de la bouche ;

4°   8 fois, des plaques muqueuses de la bouche et de la vulve en même temps ;

5° 31 fois, des plaques de la vulve ;
6° 29 fois, des accidents vénériens ;
7° 1 fois, la gale.

20 ans. — Sur 83 personnes qui composent ce groupe, il y en
a 6 qui ont été trouvées deux fois malades dans le courant de
l'année ; une a été trouvée trois fois malade dans la même période.
Les maladies constatées sont :

1° 3 fois, érosion chancreuse ; une de ces érosions est accompagnée de roséole syphilitique ;

2° 12 fois, chancre. Il y a deux chancres du col utérin ; deux autres
de ces chancres sont accompagnés de plaques muqueuses
vulvaires ;

3° 9 fois, des plaques muqueuses de la bouche ;

4° 8 fois, des plaques muqueuses de la bouche, en même temps
que de la vulve ;

5° 26 fois, des plaques muqueuses vulvaires ;

6° 1 fois, une syphilide généralisée ;

7° 28 fois, des accidents vénériens ;

8° 4 fois, la gale.

Je n'ai pas à revenir sur ce que j'ai dit plus haut, à propos des
accidents syphilitiques ; il y a cependant à remarquer que l'apparition des accidents syphilitiques, primitifs ou secondaires, n'attend
pas le nombre des années, puisqu'à quatorze ans déjà la syphilis
figure, pour moitié, parmi les jeunes filles de cet âge ; à quinze ans,
plus de la moitié des insoumises sont syphilitiques ; à seize ans, la
syphilis entre, pour moitié, dans l'ensemble des accidents observés ;
à dix-sept ans, les accidents syphilitiques comptent pour les 3/5
dans l'ensemble des autres maladies ; la proportion est la même
pour la catégorie des filles de dix-huit ans que pour celle de dix-
sept ans ; à dix-neuf et à vingt ans la proportion des syphilitiques
est des 4/5 des autres manifestations.

Je dois ajouter que le nombre des insoumises malades est à peu
près le même dans les trois groupes de dix-huit ans, dix-neuf ans
et vingt ans.

Année 1880.

L'ensemble des visites faites chez les insoumises mineures arrêtées en 1880 est de 1,792.

L'âge des insoumises mineures trouvées malades en 1880, va de treize ans à vingt et un ans non révolus.

Le nombre des mineures malades est exactement de 614; mais, dans ce nombre, il y en a 89 qui ont été trouvées plusieurs fois malades dans le courant de cette année. Sur ces 89 mineures, il y en a 73 qui ont été deux fois malades, 15 ont été trois fois malades et une a été quatre fois malade. Le chiffre des manifestations morbides est, par suite, beaucoup plus considérable que le chiffre des mineures (unités); nous trouvons, en effet, 614 mineures, alors que le chiffre des manifestations constatées à différentes périodes de la même année est de 720. Nous verrons, plus tard, à propos des statistiques, à étudier spécialement cette question.

Les accidents observés sont :

> *A.* Accidents syphilitiques. 428
> *B.* Accidents vénériens 242
> *C.* Gale 50

A. Les accidents syphilitiques se composent de :

> 1° Accidents primitifs. 111
> 2° Accidents secondaires. 317

Les accidents primitifs comprennent :

> 1° Érosions chancreuses. 8
> 2° Chancres. 103

Les accidents secondaires se divisent de la façon suivante :

> 1°   51   fois, des plaques muqueuses de la bouche;
> 2°   51   fois, des plaques muqueuses de la bouche en même temps que de la vulve;
> 3° 211 fois, des plaques muqueuses de la vulve et de la région anale;
> 4°   3 fois, des syphilides généralisées;
> 5°   1 fois, des accidents secondaires du col utérin.

Les accidents primitifs coïncident, parfois, avec les accidents secondaires, qui ont une évolution rapide : nous trouvons, dans ce cas, une érosion chancreuse, qui est accompagnée de plaques muqueuses à l'anus.

En ce qui concerne les chancres, qui sont fort nombreux, nous devons faire remarquer qu'il y a trois chancres du col utérin; il y a, en outre, dix chancres qui sont accompagnés de plaques muqueuses de la bouche, de plaques muqueuses de la vulve et de syphilides.

B. Les accidents vénériens, au nombre de 240, se subdivisent de la façon suivante :

  1° 93 fois, uréthrite blennorrhagique;
  2° 32 fois, vaginite;
  3° 6 fois, uréthro-vaginite;
  4° 17 fois, vulvo-vaginite;
  5° 8 fois, uréthro-vulvite;
  6° 4 fois, vulvite;
  7° 8 fois, métrite purulente;
  8° 50 fois, ulcération du col utérin;
  9° 21 fois, végétations;
  10° 1 fois, ulcération sans caractère déterminé.

Il est à remarquer que, dans l'ensemble des accidents vénériens que nous venons de mentionner, plus des 4/6 sont des accidents vénériens très virulents et très contagieux.

C. La gale, au nombre de 50.

Après avoir fait l'énumération des différentes maladies observées pendant l'année 1880, il convient de les classer dans les différents groupes d'insoumises, suivant l'âge des malades.

*Classification des manifestations morbides suivant l'âge
des malades.*

13 ans. — Une seule malade est âgée de treize ans; elle est atteinte de plaques muqueuses de la vulve.

14 ans. — Il y a 6 malades de cet âge et parmi ces 6, il s'en trouve 2 qui ont été malades deux fois.
Les accidents observés sont :

  1° 2 fois, chancre;
  2° 1 fois, plaques muqueuses de la bouche en même temps que de la vulve;
  3° 2 fois, plaques muqueuses de la vulve;
  4° 3 fois, des accidents vénériens.

15 ans. — Dans ce groupe qui contient 20 jeunes filles, il y en a 3 qui ont été malades deux fois.

Les accidents constatés sont les suivants :

1° 1 fois, érosion chancreuse ;
2° 4 fois, chancre ;
3° 1 fois, plaques muqueuses de la bouche ;
4° 1 fois, plaques muqueuses de la bouche en même temps que de la vulve ;
5° 3 fois, plaques muqueuses de la vulve ;
6° 12 fois, des accidents vénériens ;
7° 1 fois, la gale.

16 ans. — La catégorie des mineures de seize ans comprend 67 personnes, parmi lesquelles 16 ont été trouvées malades deux fois.

Voici l'énumération des accidents constatés :

1° 17 fois, chancre, dont un chancre du col utérin. Parmi ces chancres, il y en a deux qui sont accompagnés de syphilides papuleuses ;
2° 7 fois, plaques muqueuses de la bouche ;
3° 3 fois, plaques muqueuses de la bouche en même temps que de la vulve.
4° 16 fois, plaques muqueuses de la vulve ; dans un de ces derniers cas, il existe, en même temps, une roséole syphilitique ;
5° 36 fois, des accidents vénériens ;
6° 4 fois, la gale.

17 ans. — 89 insoumises composent ce groupe ; il y en a 7 qui ont été trouvées malades deux fois et 5 qui ont été trouvées malades trois fois.

Les accidents constatés sont les suivants :

1° 1 fois, érosion chancreuse ;
2° 15 fois, chancre, parmi lesquels un chancre du col utérin et un autre chancre qui est accompagné de plaques muqueuses de la vulve ;
3° 8 fois, plaques muqueuses de la bouche ;
4° 8 fois, plaques muqueuses de la bouche, en même temps que de la vulve ;
5° 32 fois, plaques muqueuses de la vulve ; dans deux de ces derniers cas, il existe, en même temps, une roséole syphilitique ;
6° 33 fois, des accidents vénériens ;
7° 9 fois, la gale.

18 ans. — Il y a 149 insoumises de dix-huit ans. Dans ce nombre, on en compte 21 qui ont été trouvées malades deux fois et 3 ont été trouvées malades trois fois.

Les accidents observés sont les suivants :

1° 2 fois, érosion chancreuse ;

2° 21 fois, chancre. Parmi ces chancres, il y en a deux qui existaient en même temps que des plaques muqueuses de la vulve ; un autre était accompagné de roséole syphilitique, de plaques muqueuses des lèvres et d'angine syphilitique ;

3° 9 fois, des plaques muqueuses de la bouche ;

4° 12 fois, des plaques muqueuses de la bouche, en même temps que des plaques muqueuses de la vulve ;

5° 47 fois, des plaques muqueuses de la vulve. Dans deux de ces cas, il y avait, en même temps, une roséole syphilitique ;

6° 2 fois, roséole syphilitique et syphilide papuleuse ;

7° 1 fois, des accidents secondaires du col utérin ;

8° 67 fois, des accidents vénériens ;

9° 16 fois, la gale.

19 ans. — 116 insoumises composent ce groupe. Parmi elles, il y en a 12 qui ont été trouvées malades deux fois et 3 qui ont été trouvées malades trois fois.

Les différents symptômes observés sont les suivants :

1° 1 fois, érosion chancreuse, accompagnée de plaques muqueuses de l'anus ;

2° 21 fois, chancre, dont un chancre du col. Parmi ces chancres, il y en a deux qui sont accompagnés de plaques muqueuses de la vulve et un autre qui est accompagné d'angine syphilitique ;

3° 1 fois, roséole syphilitique ;

4° 10 fois, plaques muqueuses de la bouche ;

5° 12 fois, plaques muqueuses de la bouche en même temps que de la vulve ;

6° 40 fois, plaques muqueuses de la vulve ;

7° 40 fois, des accidents vénériens ;

8° 9 fois, la gale.

20 ans. — Le nombre des insoumises dont l'âge oscille entre vingt et vingt et un ans est de 165. Sur ce nombre, 12 ont été trouvées malades deux fois, 4 ont été trouvées malades trois fois et une a été trouvée malade quatre fois en 1880.

Les symptômes observés dans ce groupe des insoumises de vingt ans sont les suivants :

1° 3 fois, érosion chancreuse ;

2° 23 fois, chancre ; dans un cas il y a coïncidence avec une roséole syphilitique ;

3° 14 fois, des plaques muqueuses de la bouche ;

4° 2 fois, des plaques muqueuses de la bouche, en même temps que la roséole syphilitique ;

5° 14 fois, des plaques muqueuses de la bouche, en même temps que de la vulve ;

6° 70 fois, des plaques muqueuses de la vulve. Dans deux de ces cas, il y a en même temps, une roséole syphilitique ; dans un autre cas, il y a en même temps, de l'ecthyma syphilitique ;

7° 60 fois, des accidents vénériens ;

8° 12 fois, la gale.

L'analyse des différentes manifestations morbides observées chez les mineures trouvées malades une ou plusieurs fois, pendant l'année 1880, fait ressortir, d'une façon bien évidente, la prédominance des accidents syphilitiques sur les autres symptômes, quel que soit l'âge de la mineure. L'ensemble des maladies étant de 720 et les accidents syphilitiques figurant dans ce nombre, pour le chiffre 428, il s'ensuit que les symptômes syphilitiques comprennent les 3/5 du chiffre total des accidents observés. Il y a lieu de remarquer, en même temps, que tous les accidents syphilitiques constatés sont à la période où la transmissibilité est la plus active et aussi la plus facile, en raison de leur situation.

Pour ce qui concerne les maladies vénériennes, ce sont celles qui sont les plus virulentes et les plus contagieuses qui sont en très grande majorité.

Année 1881.

Il y a eu 1,111 visites faites chez les insoumises mineures arrêtées en 1881. L'âge des mineures va de treize à vingt ans passés, mais reste toujours limité au-dessous de vingt et un ans.

Le nombre des insoumises mineures malades a été de 476, mais parmi elles, il s'en trouve 36 qui ont été reconnues deux fois malades dans la même année ; il s'ensuit que le chiffre des manifestations morbides est plus considérable que le chiffre des *unités* mineures. Nous trouvons 476 mineures, alors que le chiffre des accidents morbides est de 512.

Les accidents observés sont :

    A. Accidents syphilitiques 295
    B. Accidents vénériens 176
    C. Gale 41

A. Les accidents syphilitiques se composent de :

    1° Accidents primitifs. 84
    2° Accidents secondaires. 211

Les accidents primitifs renferment :

    1° Érosions chancreuses. 5
    2° Chancres. 79

Parmi ces chancres, il y a deux chancres du col utérin. Chez une des malades chez laquelle on a constaté un chancre, on a trouvé, en même temps, une angine syphilitique et une roséole syphilitique.

Accidents secondaires. Ces accidents se composent de :

    1° 32 fois, des plaques muqueuses de la bouche ;
    2° 27 fois, des plaques muqueuses de la bouche, en même temps que de la vulve ;
    3° 146 fois, des plaques muqueuses de la vulve et de l'anus ;
    4° 2 fois, des accidents secondaires du col utérin ;
    5° 4 fois, des syphilides variées.

B. Les accidents vénériens, au nombre de 175, se divisent de la façon suivante :

    1° 84 fois, uréthrite blennorrhagique ;
    2° 16 fois, vaginite ;
    3° 8 fois, uréthro-vulvite ;
    4° 4 fois, uréthro-vaginite ;
    5° 2 fois, vulvo-vaginite ;
    6° 3 fois, vulvite ;
    7° 12 fois, métrite purulente ;
    8° 30 fois, ulcération du col ;
    9° 12 fois, végétations ;
   10° 2 fois, adénite aiguë ;
  11° 2 fois, ulcération sans caractère déterminé.

Cette énumération montre, encore une fois, que les maladies aiguës, facilement transmissibles, sont celles qui dominent la situation.

C. La gale au nombre de 41

L'énumération des différents accidents observés ayant été faite, il reste à les classer, par catégorie, suivant l'âge des insoumises mineures.

Classification des maladies suivant l'âge des mineures.

13 ans. — Il y a 2 malades de treize ans. L'une a un chancre et l'autre la gale.

14 ans. — Dans cette catégorie, qui contient 5 malades, il y en a une qui a été trouvée deux fois malade dans l'année.
Voici l'énumération des accidents constatés :

     1° 1 fois, chancre ;
     2° 1 fois, plaques muqueuses de la vulve ;
     3° 3 fois, des accidents vénériens ;
     4° 1 fois, la gale.

15 ans. — 24 jeunes filles composent ce groupe. Il y en a 3, parmi elles, qui ont été trouvées deux fois malades dans le courant de l'année 1881.
Les accidents constatés sont :

     1° 6 fois, chancre ;
     2° 1 fois, des plaques muqueuses de la bouche ;
     3° 4 fois, des plaques muqueuses de la vulve ;
     4° 14 fois, des accidents vénériens ;
     5° 2 fois, la gale.

16 ans. — 50 jeunes filles de seize ans ont été trouvées malades ; il y en a 3, parmi elles, qui ont été trouvées deux fois malades en 1881.
Les accidents constatés ont été :

     1° 7 fois, chancre. Dans un cas, le chancre était accompagné d'une angine syphilitique et d'une roséole syphilitique ;
     2° 4 fois, des plaques muqueuses de la bouche ;
     3° 3 fois, des plaques muqueuses de la bouche, en même temps que de la vulve ;
     4° 16 fois, des plaques muqueuses de la vulve et de l'anus ;
     5° 21 fois, des accidents vénériens ;
     6° 2 fois, la gale.

17 ans. — Parmi les 103 jeunes filles de ce groupe, il y en a 7 qui ont été trouvées deux fois malades dans le courant de l'année. Les accidents observés sont les suivants :

  1° 1 fois, érosion chancreuse;
  2° 18 fois, chancre;
  3° 4 fois, des plaques muqueuses de la bouche;
  4° 6 fois, des plaques muqueuses de la bouche, en même temps que de la vulve;
  5° 23 fois, des plaques muqueuses de la vulve et de l'anus;
  6° 1 fois, des syphilides;
  7° 1 fois, des accidents secondaires du col;
  8° 35 fois, des accidents vénériens;
  9° 11 fois, la gale.

18 ans. — Il y a encore 103 jeunes filles dans ce groupe; 10 d'entre elles ont été trouvées deux fois malades en 1881. Les accidents observés sont les suivants :

  1° 20 fois, chancre;
  2° 7 fois, des plaques muqueuses de la bouche;
  3° 7 fois, des plaques muqueuses de la bouche, en même temps que de la vulve;
  4° 30 fois, des plaques muqueuses de la vulve;
  5° 1 fois, une syphilide papuleuse;
  6° 38 fois, des accidents vénériens;
  7° 10 fois, la gale.

19 ans. — 102 mineures composent ce groupe et 4 d'entre elles ont été deux fois malades dans le courant de l'année. Les manifestations morbides observées sont :

  1° 1 fois, érosion chancreuse;
  2° 15 fois, chancre dont un chancre du col utérin;
  3° 8 fois, des plaques muqueuses de la bouche;
  4° 5 fois, des plaques muqueuses de la bouche, en même temps que de la vulve;
  5° 35 fois, des plaques muqueuses de la vulve;
  6° 1 fois, ecthyma syphilitique;
  7° 31 fois, des accidents vénériens;
  8° 10 fois, la gale.

20 ans. — Dans ce dernier groupe, qui compte 87 mineures, sur lesquelles 7 ont été trouvées malades deux fois dans le courant de l'année, les accidents observés sont :

  1° 3 fois, érosion chancreuse;
  2° 11 fois, chancre; dans un cas, c'est un chancre du col utérin;

3°   8 fois, des plaques muqueuses de la bouche ;
4°   6 fois, des plaques muqueuses de la bouche, en même temps que
    de la vulve ;
5° 37 fois, des plaques muqueuses de la vulve et de l'anus ;
6° 24 fois, des accidents vénériens ;
7°   5 fois, la gale.

Il est utile de remarquer que, pendant l'année 1881, les accidents syphilitiques figurent pour les 3/5 à peu près, dans la série des manifestations morbides observées ; il est utile, en même temps, de faire ressortir ce fait capital, c'est que tous les accidents syphilitiques constatés sont des accidents contagieux, transmissibles, aussi bien pour les accidents primitifs que pour les accidents secondaires.

Année 1882.

Pendant l'année 1882, le chiffre complet des visites faites chez les insoumises mineures arrêtées (saines et malades) a été de 1,401. 581 mineures ont été trouvées malades. Dans ce nombre, 49 ont été trouvées deux fois malades dans le courant de l'année et 5 ont été trouvées malades trois fois ; il s'ensuit que le chiffre des manifestations morbides observées (640) dépasse de 59 unités le nombre des mineures (581).

Les accidents constatés doivent être divisés de la façon suivante :

    A. Accidents syphilitiques.   386
    B. Accidents vénériens   202
    C. Gale   52

A. Les accidents syphilitiques se composent de :

1° Accidents primitifs.   100
2° Accidents secondaires.   286

Les accidents primitifs comprennent :

1°   9 fois, érosion chancreuse ;
2° 91 fois, chancre.

Les accidents secondaires se décomposent de la façon suivante :

1° 60 fois, des plaques muqueuses de la bouche ;
2° 20 fois, des plaques muqueuses de la bouche, en même temps que
    de la vulve ;

    3° 199 fois, des plaques muqueuses de la vulve ;
    4°   3 fois, des accidents secondaires du col ;
    5°   4 fois, roséoles syphilitiques ou syphilide palmaire.

B. Les maladies vénériennes, au nombre de 202, se divisent ainsi qu'il suit :

    1° 113 fois, uréthrite blennorrhagique ;
    2° 21 fois, vaginite ;
    3°   2 fois, uréthro-vaginite ;
    4°   4 fois, uréthro-vulvite ;
    5°   7 fois, vulvo-vaginite ;
    6°   9 fois, métrite ;
    7°   4 fois, métrite purulente ;
    8° 31 fois, ulcération du col ;
    9°   4 fois, ulcération du col avec catarrhe utérin ;
  10°   7 fois, végétations.

C. 52 fois on a trouvé la gale.

L'énumération générale des maladies observées étant faite, il reste à les classer dans les différents groupes des mineures suivant leur âge.

12 ans. — Une seule malade atteinte de la gale.

13 ans. — Pas de malade.

14 ans. — 7 malades composent ce groupe ; on a trouvé :

    1° 1 fois, érosion chancreuse ;
    2° 1 fois, des plaques muqueuses de la bouche et de la vulve ;
    3° 2 fois, des plaques muqueuses de la vulve ;
    4° 3 fois, des accidents vénériens.

15 ans. — Sur 22 mineures âgées de quinze ans, il y en a une qui a été reconnue malade deux fois. Nous trouvons :

    1° 1 fois, érosion chancreuse ;
    2° 2 fois, chancre ;
    3° 1 fois, des plaques muqueuses de la bouche ;
    4° 1 fois, des plaques muqueuses de la bouche, en même temps que de la vulve ;
    5° 4 fois, des plaques muqueuses de la vulve ;
    6° 12 fois, des accidents vénériens ;
    7° 2 fois, la gale.

16 ans. — Ce groupe compte 69 insoumises, parmi lesquelles 3 ont été trouvées malades deux fois.

Les maladies observées chez ces jeunes filles sont :

    1° 2 fois, érosion chancreuse ;
    2° 12 fois, chancre ;
    3° 4 fois, des plaques muqueuses de la bouche ;
    4° 4 fois, des plaques muqueuses de la bouche et de la vulve ;
    5° 15 fois, des plaques muqueuses de la vulve ;
    6° 1 fois, des accidents secondaires du col ;
    7° 37 fois, des accidents vénériens ;
    8° 8 fois, la gale.

17 ans. — Parmi les 100 jeunes filles de dix-sept ans, il s'en trouve 10 qui ont été malades deux fois.

Les accidents constatés sont :

    1° 1 fois, érosion chancreuse ;
    2° 11 fois, chancre ;
    3° 13 fois, des plaques muqueuses de la bouche ;
    4° 1 fois, des plaques muqueuses de la bouche, en même temps que de la vulve ;
    5° 38 fois, des plaques muqueuses de la vulve ;
    6° 2 fois, roséole syphilitique ;
    7° 1 fois, des accidents secondaires du col ;
    8° 37 fois, des accidents vénériens ;
    9° 8 fois, la gale.

18 ans. — Dans ce groupe, qui compte 122 insoumises, il y en a 13 qui ont été trouvées malades deux fois en 1882 et 3 qui ont été trouvées malades trois fois.

Les manifestations morbides sont :

    1° 1 fois, érosion chancreuse ;
    2° 24 fois, chancre, dont un chancre du col utérin ;
    3° 18 fois, des plaques muqueuses de la bouche ;
    4° 1 fois, des plaques muqueuses de la bouche, en même temps que de la vulve ;
    5° 40 fois, des plaques muqueuses de la vulve ;
    6° 1 fois, des accidents secondaires du col ;
    7° 48 fois, des accidents vénériens ;
    8° 11 fois, la gale.

19 ans. — 123 insoumises sont âgées de dix-neuf ans ; il y en a, parmi elles, 3 qui ont été trouvées malades deux fois dans le courant de l'année et une a été trouvée malade trois fois.

Dans ce groupe, on a constaté :

1° 1 fois, érosion chancreuse ;
2° 21 fois, chancre. L'un d'eux était un chancre du col utérin ; dans un autre cas, le chancre était accompagné de plaques muqueuses de la vulve ;
3° 14 fois, des plaques muqueuses de la bouche ;
4° 8 fois, des plaques muqueuses de la bouche, en même temps que de la vulve ;
5° 42 fois, des plaques muqueuses de la vulve ;
6° 1 fois, syphilides palmaires ;
7° 33 fois, des accidents vénériens ;
8° 10 fois, la gale.

20 ans. — Les jeunes filles de vingt ans sont au nombre de 137 parmi lesquelles 12 ont été trouvées malades deux fois et une a été trouvée malade trois fois.

Les maladies observées parmi les insoumises de cet âge sont :

1° 2 fois, érosion chancreuse ;
2° 21 fois, chancre, dont un chancre du col utérin et un chancre qui est accompagné d'angine syphilitique ;
3° 10 fois, plaques muqueuses de la bouche ;
4° 4 fois, plaques muqueuses de la bouche, en même temps que de la vulve ;
5° 58 fois, des plaques muqueuses de la vulve ;
6° 1 fois, roséole syphilitique ;
7° 43 fois, des accidents vénériens ;
8° 12 fois, la gale.

Nous trouvons, dans ce groupe, un ensemble de 151 manifestations morbides qui sont, pour la plupart, tant par la virulence de leurs sécrétions, que par le siège qu'elles occupent, éminemment transmissibles et contagieuses. Ce n'est pas vrai seulement pour les 96 affections syphilitiques, toutes très dangereuses ; c'est également vrai pour la plupart des accidents vénériens constatés.

Il est nécessaire de faire remarquer aussi que dans l'ensemble des accidents trouvés en 1882, qui sont au nombre de 640, plus de la moitié (386) sont des accidents syphilitiques. Ces accidents que nous trouvons déjà à quatorze et quinze ans, deviennent plus nombreux à seize et dix-sept ans ; leur proportion, qui est à peu près la même chez les mineures de dix-huit et dix-neuf ans, devient plus forte chez les mineures de vingt ans.

Année 1883.

L'ensemble des visites faites chez les insoumises mineures arrêtées en 1883 a été de 1,499 ; le chiffre des insoumises trouvées malades a été de 479 ; sur ce nombre des insoumises mineures, il y en a 33 qui ont été reconnues malades deux fois, dans le courant de l'année ; il s'ensuit que le chiffre des mineures est de 479, tandis que le chiffre des manifestations morbides est de 512.

Les accidents observés sont :

     A. Accidents syphilitiques   301
     B. Accidents vénériens   176
     C. Gale   35

A. Les accidents syphilitiques se composent de :

     1° Accidents primitifs   95
     2° Accidents secondaires   206

Les accidents primitifs comprennent :

     1° 13 érosions chancreuses ;
     2° 82 chancres.

Les accidents secondaires se divisent en :

     1°   35 fois, plaques muqueuses de la bouche ;
     2°   20 fois, plaques muqueuses de la bouche et de la vulve ;
     3° 146 fois, plaques muqueuses de la vulve ;
     4°   4 fois, syphilides papuleuses ;
     5°   1 fois, accidents secondaires du col.

B. Les accidents vénériens, au nombre de 176, se décomposent de la façon suivante :

     1° 99 fois, uréthrite blennorrhagique ;
     2° 21 fois, vaginite ;
     3°   3 fois, uréthro-vaginite ;
     4°   8 fois, vulvo-vaginite ;
     5° 19 fois, métrite purulente ;
     6°   5 fois, végétations ;
     7°   1 fois, ulcération sans caractère déterminé.

C. La gale a été constatée 35 fois.

L'énumération générale des maladies ayant été faite, il reste à classer ces différentes manifestations, par groupes, suivant l'âge des mineures.

L'âge des mineures trouvées malades en 1883 va de treize ans à vingt et un ans non révolus.

13 ans. — Il y a 4 mineures de cet âge chez lesquelles on a constaté :

 1° 1 fois, chancre ;
 2° 1 fois, des plaques muqueuses de la vulve ;
 3° 2 fois, des accidents vénériens.

14 ans. — Dans ce groupe composé de 6 insoumises, nous trouvons :

 1° 2 fois, des syphilides papuleuses ;
 2° 2 fois, des plaques muqueuses de la vulve ;
 3° 2 fois, des accidents vénériens.

15 ans. — Sur les 23 mineures âgées de quinze ans, nous avons constaté :

 1° 1 fois, chancre ;
 2° 2 fois, plaques muqueuses de la bouche ;
 3° 1 fois, plaques muqueuses de la bouche, en même temps que de la vulve ;
 4° 8 fois, des plaques muqueuses de la vulve ;
 5° 10 fois, des accidents vénériens ;
 6° 1 fois, la gale.

16 ans. — Parmi les insoumises qui composent ce groupe, il y en a 9 qui ont été trouvées deux fois malades pendant l'année 1883. Les manifestations observées sont les suivantes :

 1° 2 fois, érosion chancreuse, dont une érosion chancreuse du col utérin ;
 2° 6 fois, chancre ;
 3° 7 fois, des plaques muqueuses de la bouche ;
 4° 3 fois, des plaques muqueuses de la bouche, en même temps que de la vulve ;
 5° 15 fois, des plaques muqueuses de la vulve ;
 6° 23 fois, des accidents vénériens ;
 7° 2 fois, la gale.

17 ans. — Sur 85 insoumises de dix-sept ans, il y en a 6 qui ont été deux fois malades pendant l'année 1883.

Les maladies observées sont les suivantes :

1° 1 fois, érosion chancreuse ;
2° 24 fois, chancre ; un des chancres a pour siège le col utérin ; un autre chancre est accompagné d'angine syphilitique et un troisième est accompagné de plaques muqueuses de la vulve ;
3° 2 fois, des plaques muqueuses de la bouche ;.
4° 3 fois, des plaques muqueuses de la bouche, en même temps que de la vulve ;
5° 16 fois, des plaques muqueuses de la vulve ;
6° 1 fois, une syphilide papuleuse ;
7° 41 fois, des accidents vénériens ;
8° 3 fois, la gale.

18 ans. — Dans ce groupe composé de 101 personnes, il y en a 5 qui ont été trouvées deux fois malades dans le courant de l'année.

Les accidents constatés sont :

1° 3 fois, érosion chancreuse ;
2° 16 fois, chancre ;
3° 9 fois, des plaques muqueuses de la bouche ;
4° 6 fois, des plaques muqueuses de la bouche en même temps que de la vulve ; .
5° 29 fois, des plaques muqueuses de la vulve ; dans un de ces cas, il y a, en même temps, une roséole syphilitique ;
6° 36 fois, des accidents vénériens ;
7° 7 fois, la gale.

19 ans. — Parmi les 108 insoumises de dix-neuf ans, il y en a 10 qui ont été trouvées malades deux fois.

Les maladies observées sont les suivantes :

1° 5 fois, érosion chancreuse ;
2° 20 fois, chancre. Un des chancres a pour siège le col utérin ; un second chancre est accompagné de plaques muqueuses de la bouche ;
3° 5 fois, des plaques muqueuses de la bouche ;
4° 5 fois, des plaques muqueuses de la bouche, en même temps que de la vulve ;
5° 36 fois, des plaques muqueuses de la vulve ;
6° 1 fois, une syphilide cutanée ;
7° 1 fois, des accidents secondaires du col ;
8° 31 fois, des accidents vénériens ;
9° 14 fois, la gale.

20 ans. — Sur les 103 insoumises de vingt ans, il y en a 3 qui ont été trouvées deux fois malades dans le courant de l'année. Les maladies constatées sont :

1° 2 fois, érosion chancreuse ;

2° 14 fois, chancre ;

3° 10 fois, des plaques muqueuses de la bouche ;

4° 2 fois, des plaques muqueuses de la bouche, en même temps que de la vulve ;

5° 39 fois, des plaques muqueuses de la vulve. Dans deux de ces cas, il y a, en même temps, une roséole syphilitique ;

6° 32 fois, des accidents vénériens ;

7° 7 fois, la gale.

En résumé : sur les 479 mineures trouvées malades en 1883, les 3/5, soit (301) sont atteintes d'accidents syphilitiques. Parmi celles qui ont des accidents vénériens, les 3/4 ont des accidents vénériens virulents, facilement transmissibles.

La catégorie des insoumises de dix-neuf ans est celle qui fournit le plus grand nombre de maladies ; les groupes des insoumises âgées de dix-huit ans et de vingt ans fournissent un contingent analogue de maladies ; la proportion est moindre dans les autres groupes, mais il y a lieu de remarquer cependant que les accidents syphilitiques sont très nombreux à dix-sept ans, comme à quinze et seize ans.

Année 1884.

Pendant l'année 1884, l'ensemble des visites faites chez les mineures arrêtées a été de 1,391. On a trouvé 438 mineures malades. Sur ce nombre, 26 ont été reconnues malades deux fois et 2 ont été malades trois fois dans le courant de l'année ; il s'ensuit que le chiffre des accidents observés est plus grand que le chiffre des unités malades. Nous trouvons, dans un cas, 468 (accidents morbides) et dans l'autre 438 (unités mineures).

Les accidents observés sont :

A. Accidents syphilitiques. 265

B. Accidents vénériens 184

C. Gale 19

A. Les accidents syphilitiques se composent de :

1° Accidents primitifs. 72

2° Accidents secondaires 193

Les accidents primitifs comprennent :

1° 10 érosions chancreuses ;
2° 62 chancres.

Les accidents secondaires se divisent en :

1°　38 fois, plaques muqueuses de la bouche ;
2°　16 fois, plaques muqueuses de la bouche, en même temps que de la vulve ;
3° 135 fois, plaques muqueuses de la vulve ;
4°　3 fois, des accidents secondaires du col ;
5°　1 fois, ecthyma syphilitique.

B. Les accidents vénériens, au nombre de 184, se décomposent de la façon suivante :

1° 82 fois, uréthrite blennorrhagique ;
2° 10 fois, uréthro-vulvite ;
3°　6 fois, uréthro-vaginite ;
4° 16 fois, vaginite ;
5°　7 fois, vulvo-vaginite ;
6°　4 fois, vulvite ;
7° 36 fois, métrite purulente ;
8° 20 fois, ulcération du col ;
9°　2 fois, végétations ;
10°　1 fois, ulcération, sans caractère déterminé.

C. La gale a été constatée 19 fois.

Après cette énumération générale, il reste à classer les différentes manifestations, par groupes, suivant l'âge des mineures.

L'âge des mineures trouvées malades en 1884, va de quatorze ans à vingt ans passés, mais n'atteint pas vingt et un ans.

14 ans. — Cet âge fournit 2 mineures, chez lesquelles on trouve :

1°　1 fois, chancre ;
2°　1 fois, des accidents vénériens.

15 ans. — Sur 14 jeunes filles de quinze ans, il y en a une qui a été trouvée malade deux fois, dans le courant de l'année.

Les accidents observés sont :

1°　1 fois, érosion chancreuse ;
2°　3 fois, chancre ;
3°　2 fois, plaques muqueuses de la vulve ;
4°　9 fois, des accidents vénériens.

16 ans. — Dans ce groupe composé de 43 personnes, il y en a 3 qui ont été trouvées malades deux fois.

Les accidents observés sont :

1° 1 fois, érosion chancreuse ;
2° 7 fois, chancre ;
3° 3 fois, plaques muqueuses de la bouche ;
4° 1 fois, des plaques muqueuses de la bouche et de la vulve ;
5° 15 fois, des plaques muqueuses de la vulve ;
6° 19 fois, des accidents vénériens.

17 ans. — Sur 82 jeunes filles de dix-sept ans, il y en a eu 5 qui ont été trouvées deux fois malades en 1884 et une a été trouvée trois fois malade.

Les accidents observés sont :

1° 3 fois, ulcération chancreuse ;
2° 8 fois, chancre ;
3° 12 fois, plaques muqueuses de la bouche ;
4° 3 fois, des plaques muqueuses de la bouche, en même temps que de la vulve ;
5° 24 fois, des plaques muqueuses de la vulve ;
6° 39 fois, des accidents vénériens.

18 ans. — Sur 96 jeunes filles de dix-huit ans, il y en a 6 qui ont été malades deux fois et une trois fois.

Les manifestations observées sont :

1° 1 fois, érosion chancreuse ;
2° 21 fois, chancre. Deux fois, le chancre a pour siège le col utérin. Dans un cas, le chancre est accompagné d'angine syphilitique ; dans un second cas de roséole syphilitique et dans un troisième cas de plaques muqueuses génitales ;
3° 4 fois, des plaques muqueuses de la bouche ;
4° 5 fois, des plaques muqueuses de la bouche et de la vulve ;
5° 29 fois, des plaques muqueuses de la vulve ;
6° 1 fois, ecthyma syphilitique ;
7° 39 fois, des accidents vénériens ;
8° 4 fois, la gale.

19 ans. — Dans ce groupe composé de 82 jeunes filles, il y en a 5 qui ont été trouvées malades deux fois, dans le courant de l'année.

Les accidents observés sont :

1° 3 fois, érosion chancreuse ;
2° 9 fois, chancre ;

    3°   9 fois, des plaques muqueuses de la bouche ;
    4°   2 fois, des plaques muqueuses de la bouche, en même temps que
           de la vulve ;
    5° 21 fois, des plaques muqueuses de la vulve ; dans un de ces cas,
           il y a, en même temps, de la roséole syphilitique ;
    6°   2 fois, des accidents secondaires du col ;
    7° 31 fois, des accidents vénériens ;
    8° 10 fois, la gale.

20 ans. — Les mineures de cet âge sont au nombre de 119 ; on en trouve 6, parmi elles, qui ont été deux fois malades en 1884.

Les manifestations morbides sont :

    1°   1 fois, érosion chancreuse ;
    2° 13 fois, chancre ; deux de ces chancres ont pour siège le col
           utérin ;
    3° 10 fois, plaques muqueuses de la bouche ;
    4°   5 fois, plaques muqueuses de la bouche, en même temps que de
           la vulve ;
    5° 44 fois, des plaques muqueuses de la vulve ;
    6°   1 fois, accidents secondaires du col ;
    7° 46 fois, des accidents vénériens ;
    8°   5 fois, la gale.

Nous trouvons en 1884, comme dans les années précédentes, que les accidents syphilitiques sont en très grande majorité, puisqu'ils figurent pour près des 3/5 dans le chiffre total. Tous ces accidents sont éminemment contagieux et transmissibles. C'est chez les mineures de dix-huit ans et de vingt ans qu'on les trouve, en plus grand nombre.

Année 1885.

Sur 1,232 visites faites au dispensaire de salubrité, sur les mineures arrêtées, il y en a eu 487 de malades pendant l'année 1885 ; sur ce nombre, il en est 35 qui ont été reconnues malades deux fois dans le courant de l'année et 2 qui ont été malades trois fois. Il en résulte que les accidents morbides sont plus nombreux que les mineures malades ; il y a, en effet, 487 mineures et 526 manifestations morbides.

Les accidents observés sont :

    A. Accidents syphilitiques.   227
    B. Accidents vénériens   280
    C. Gale   19

A. Les accidents syphilitiques se composent de :

    1° Accidents primitifs...................... 84

    2° Accidents secondaires.................. 143

Les accidents primitifs comprennent :

    1° Érosions chancreuses................... 7

    2° Chancres............................. 77

Les accidents secondaires se divisent en :

    1° 37 fois, des plaques muqueuses de la bouche ;

    2° 12 fois, des plaques muqueuses de la bouche, en même temps que de la vulve ;

    3° 92 fois, des plaques muqueuses de la vulve ;

    4° 2 fois, des syphilides.

B. Les accidents vénériens, au nombre de 280, se décomposent de la façon suivante :

    1° 160 fois, uréthrite blennorrhagique ;

    2° 4 fois, uréthro-vulvite ;

    3° 41 fois, vaginite ;

    4° 24 fois, métrite purulente, avec ulcération du col ;

    5° 21 fois, métrite blennorrhagique ;

    6° 12 fois, ulcération du col ;

    7° 3 fois, ulcération du col et catarrhe utérin ;

    8° 4 fois, vulvite ;

    9° 9 fois, végétations ;

    10° 2 fois, ulcérations de la vulve, sans caractère déterminé.

Il ressort de cette énumération, que les manifestations vénériennes observées étaient éminemment contagieuses, puisque ce sont les uréthrites blennorrhagiques, les métrites purulentes et blennorrhagiques et les vaginites qui constituent l'immense majorité des manifestations constatées. Pour les affections vénériennes, comme pour les manifestations syphilitiques, la contagion devait se produire de toute nécessité, en raison de la virulence des symptômes et du siège qu'ils occupent.

C. La gale a été trouvée 19 fois.

Après avoir énuméré les maladies reconnues, il reste à les classer, par groupes, suivant l'âge des mineures.

L'âge des mineures trouvées malades, en 1885, va de treize ans à vingt et un, non révolus.

13 ans. — Une seule jeune fille ayant des accidents vénériens.

14 ans. — Une malade, ayant un chancre.

15 ans. — Sur 17 jeunes filles de cet âge, il y en a 2 qui ont été trouvées malades deux fois. Les accidents constatés sont :

 1° 2 fois, chancre;
 2° 2 fois, plaques muqueuses de la vulve;
 3° 15 fois, des accidents vénériens.

16 ans. — Parmi les 41 jeunes filles de seize ans, il y en a 5 qui ont été trouvées malades deux fois et une trois fois. Les accidents observés sont :

 1° 5 fois, chancre;
 2° 3 fois, plaques muqueuses de la bouche;
 3° 3 fois, plaques muqueuses de la bouche, en même temps que de la vulve;
 4° 4 fois, des plaques muqueuses de la vulve;
 5° 32 fois, accidents vénériens;
 6° 1 fois, la gale.

17 ans. — Dans ce groupe de 79 jeunes filles, il y en a 5 qui ont été trouvées malades deux fois et une trois fois, dans le courant de l'année. Voici les accidents constatés :

 1° 18 fois, chancre. Dans deux cas, le chancre a pour siège le col utérin; dans un autre cas, le chancre est accompagné d'angine syphilitique;
 2° 6 fois, plaques muqueuses de la bouche;
 3° 2 fois, plaques muqueuses de la bouche en même temps que de la vulve;
 4° 17 fois, plaques muqueuses de la vulve;
 5° 40 fois, des accidents vénériens;
 6° 3 fois, la gale.

18 ans. — Les jeunes filles de dix-huit ans sont au nombre de 112, parmi lesquelles 7 ont été trouvées malades deux fois. Les accidents reconnus sont les suivants :

 1° 1 fois, érosion chancreuse;
 2° 10 fois, chancre; dans un cas, le chancre est accompagné de plaques muqueuses de la vulve;
 3° 9 fois, des plaques muqueuses de la bouche;
 4° 1 fois, des plaques muqueuses de la bouche, en même temps que de la vulve;

5° 29 fois, des plaques muqueuses de la vulve ;
6° 65 fois, des accidents vénériens ;
7° 4 fois, la gale.

19 ans. — Dans ce groupe de 113 mineures, il y en a 7 qui ont été trouvées deux fois malades en 1885. Voici les accidents constatés :

1° 1 fois, érosion chancreuse ;
2° 14 fois, chancre ; deux de ces chancres siégeaient sur le col utérin ;
3° 8 fois, des plaques muqueuses de la bouche ;
4° 1 fois, des plaques muqueuses de la bouche et de la vulve en même temps ;
5° 21 fois, des plaques muqueuses de la vulve ;
6° 2 fois, des syphilides ;
7° 68 fois, des accidents vénériens ;
8° 5 fois, la gale.

20 ans. — Il y a dans ce groupe 123 insoumises parmi lesquelles 9 ont été deux fois malades. Les accidents constatés sont les suivants :

1o 5 fois, érosion chancreuse ;
2o 27 fois, chancre. Dans trois cas, le chancre siège sur le col utérin ;
3° 11 fois, plaques muqueuses de la bouche ;
4° 5 fois, plaques muqueuses de la bouche, en même temps que de la vulve ;
5° 19 fois, plaques muqueuses de la vulve ; dans un de ces cas, il y a en même temps une syphilide généralisée ;
6° 59 fois, des accidents vénériens ;
7° 6 fois, la gale.

En résumé : les accidents syphilitiques représentent les 2/5 de l'ensemble total des maladies reconnues en 1885. Il y a lieu de remarquer aussi que les chancres représentent les 2/5 de tous les accidents syphilitiques et que le chancre du col, qui passe pour être rare, a été trouvé sept fois. Dans l'ensemble des maladies trouvées, nous voyons ici que le nombre croît d'une façon presque régulière, proportionnellement à l'âge des malades.

Année 1886.

Pendant cette année, il y a eu 1,065 visites faites chez les mineures arrêtées. Le nombre des mineures malades en 1886 est de 416. Dans ce chiffre, il y en a 25 qui ont été malades deux fois, dans le courant de l'année. Le chiffre des manifestations morbides constatées sera plus élevé que le nombre des malades ; nous trouvons, en effet, 441 manifestations morbides, alors que le chiffre des unités mineures donne 416.

Les accidents constatés sont :

    A. Accidents syphilitiques.   172
    B. Accidents vénériens.   237
    C. Gale   32

A. Les accidents syphilitiques se composent de :

    1° Accidents primitifs.   47
    2° Accidents secondaires.   125

Les accidents primitifs comprennent :

    1°   8 érosions chancreuses ;
    2° 39 chancres.

Les accidents secondaires se divisent en :

    1° 31 fois, plaques muqueuses de la bouche ;
    2° 11 fois, plaques muqueuses de la bouche, en même temps que de la vulve.
    3° 83 fois, plaques muqueuses de la vulve et de l'anus.

B. Les maladies vénériennes doivent être classées de la façon suivante :

    1° 88 fois, uréthrite blennorrhagique ;
    2°   3 fois, uréthro-vulvite ;
    3°   3 fois, uréthro-vaginite ;
    4° 30 fois, vaginite ;
    5° 13 fois, vulvo-vaginite ;
    6°   7 fois, vulvite ;
    7°   1 fois, métrite blennorrhagique ;
    8° 15 fois, ulcération du col avec catarrhe utérin ;
    9° 30 fois, ulcération du col ;
    10° 38 fois, végétations ;
    11°   9 fois, ulcérations, sans caractère déterminé, du côté de la vulve.

C. La gale a été trouvée 32 fois.

Après avoir fait l'énumération générale des maladies, il reste à les classer, par groupes, suivant l'âge des mineures.

En 1886, l'âge des malades va de quatorze ans à vingt et un ans non révolus.

14 ans. — Il y a 4 malades de cet âge chez lesquelles on a trouvé :

    1° 2 fois, chancre;
    2° 1 fois, accident vénérien ;
    3° 1 fois, gale.

15 ans. — Il y a 13 malades de cet âge, parmi lesquelles 2 ont été trouvées deux fois malades en 1886. Les accidents trouvés ont été :

    1° 2 fois, chancre ;
    2° 1 fois, plaques muqueuses de la bouche;
    3° 1 fois, plaques muqueuses de la bouche, en même temps que de la vulve ;
    4° 10 fois, accidents vénériens;
    5° 1 fois, gale.

16 ans. — Dans ce groupe composé de 44 jeunes filles, on a trouvé les maladies suivantes :

    1° 2 fois, érosion chancreuse;
    2° 3 fois, chancre;
    3° 2 fois, plaques muqueuses de la bouche ;
    4° 8 fois, plaques muqueuses de la vulve ;
    5° 28 fois, des accidents vénériens;
    6° 1 fois, la gale.

17 ans. — Parmi les 84 mineures de dix-sept ans, il y en a 6 qui ont été trouvées deux fois malades dans l'année. Les manifestations morbides constatées sont les suivantes :

    1° 1 fois, érosion chancreuse;
    2° 8 fois, chancre;
    3° 9 fois, plaques muqueuses de la bouche;
    4° 5 fois, plaques muqueuses de la bouche, en même temps que de la vulve;
    5° 16 fois, plaques muqueuses de la vulve ;
    6° 45 fois, des accidents vénériens;
    7° 6 fois, la gale.

18 ans. — Sur 97 jeunes filles de dix-huit ans, 7 ont été deux fois malades dans l'année. Les accidents constatés sont les suivants :

    1° 3 fois, érosion chancreuse;
    2° 9 fois, chancre ;

3° 6 fois, des plaques muqueuses de la bouche ;

4° 4 fois, des plaques muqueuses de la bouche et de la vulve, en même temps ;

5° 19 fois, des plaques muqueuses de la vulve ;

6° 51 fois, des accidents vénériens ;

7° 12 fois, la gale ; dans un de ces cas, il y a eu des accidents syphilitiques pendant le séjour à l'infirmerie de Saint-Lazare.

19 ans. — Dans ce groupe, qui renferme 82 insoumises, il y en a 5 qui ont été trouvées deux fois malades dans l'année. Les symptômes observés sont les suivants :

1° 2 fois, érosion chancreuse ;

2° 9 fois, chancre ;

3° 4 fois, des plaques muqueuses de la bouche ;

4° 1 fois, des plaques muqueuses de la bouche, en même temps que de la vulve ;

5° 17 fois, des plaques muqueuses de la vulve ;

6° 48 fois, des accidents vénériens ;

7° 6 fois, la gale.

20 ans. — Parmi les 92 insoumises de vingt ans, il y en a 5 qui ont été deux fois malades dans le courant de l'année. Les accidents constatés sont :

1° 6 fois, chancre ;

2° 8 fois, des plaques muqueuses de la bouche ;

3° 3 fois, des plaques muqueuses de la bouche et de la vulve ;

4° 21 fois, des plaques muqueuses de la vulve ;

5° 53 fois, des accidents vénériens ;

6° 6 fois, la gale.

Pendant l'année 1886, les accidents syphilitiques forment les 2/5 du chiffre total des manifestations morbides observées. Comme dans les années antérieures, ces accidents sont tous éminemment contagieux et facilement transmissibles, en raison de leur situation. Quant aux accidents vénériens, ils sont, dans la très grande majorité des cas, très virulents et facilement contagieux.

Année 1887.

Le nombre des mineures reconnues malades en 1887 est de 389 alors que l'ensemble des visites faites chez les mineures arrêtées est de 888. Parmi celles-là 25 ont été trouvées deux fois malades dans le courant de l'année. Il s'ensuit que les accidents constatés seront plus nombreux que les insoumises malades; nous avons, en effet, 414 manifestations morbides et 389 mineures malades.

Les accidents observés sont :

> *A*. Accidents syphilitiques. 142
> *B*. Accidents vénériens. 246
> *C*. Gale 26

A. Les accidents syphilitiques se composent de :

> 1° Accidents primitifs. 49
> 2° Accidents secondaires. 93

Les accidents primitifs comprennent :

> 1° Érosions chancreuses. 7
> 2° Chancres 42

Les accidents secondaires se divisent en :

> 1° 20 fois, plaques muqueuses de la bouche;
> 2° 23 fois, plaques muqueuses de la bouche, en même temps que de la vulve;
> 3° 46 fois, plaques muqueuses de la vulve;
> 4° 4 fois, des syphilides.

B. Les maladies vénériennes doivent être classées de la façon suivante :

> 1° 79 fois, uréthrite blennorrhagique;
> 2° 53 fois, vaginite;
> 3° 2 fois, uréthro-vulvite;
> 4° 4 fois, uréthro-vaginite;
> 5° 23 fois, vulvo-vaginite;
> 6° 12 fois, vulvite;
> 7° 23 fois, ulcération du col;
> 8° 15 fois, ulcération du col avec catarrhe utérin;
> 9° 29 fois, végétations;
> 10° 1 fois, adénite;
> 11° 5 fois, ulcérations diverses, sans caractère déterminé.

C. La gale a été trouvée 26 fois.

L'énumération générale des maladies étant faite, il reste à les classer, par groupes, suivant l'âge des mineures.

En 1887, l'âge des mineures va de douze ans à vingt e' un ans non révolus.

12 ans. — Une malade de cet âge est atteinte d'une affection vénérienne.

13 ans. — Sur 2 malades, on a constaté :

1° Plaques muqueuses de la vulve avec roséole syphilitique;
2° Une affection vénérienne.

14 ans. — Sur 9 jeunes filles de quatorze ans, il y en a une qui a été trouvée malade deux fois dans le courant de l'année. Les accidents observés sont :

1°   1 fois, chancre ;
2°   1 fois, plaques muqueuses de la vulve ;
3°   6 fois, des accidents vénériens ;
4°   2 fois, la gale.

15 ans. — Dans cette catégorie de 27 jeunes filles, il y en a 2 qui ont été reconnues malades deux fois, pendant l'année. Les accidents trouvés sont :

1°   1 fois, érosion chancreuse ;
2°   3 fois, chancre ;
3°   1 fois, des plaques muqueuses de la bouche, en même temps que de la vulve ;
4°   2 fois, des plaques muqueuses de la vulve ;
5° 21 fois, des accidents vénériens ;
6°   1 fois, la gale.

16 ans. — Dans ce groupe composé de 33 jeunes filles, il y en a 5 qui ont été deux fois malades en 1887. Les accidents constatés sont :

1°   1 fois, érosion chancreuse ;
2°   4 fois, chancre ;
3°   1 fois, des plaques muqueuses de la bouche, en même temps que de la vulve ;
4°   2 fois, des plaques muqueuses de la vulve ;
5° 28 fois, des accidents vénériens ;
6°   2 fois, la gale.

17 ans. — Parmi les 71 jeunes filles de dix-sept ans, il y en a

5 qui ont été deux fois malades en 1887. Les différentes manifestations observées sont :

1°   2 fois, érosion chancreuse ;
2°   9 fois, chancre ;
3°   2 fois, des plaques muqueuses de la bouche ;
4°   4 fois, des plaques muqueuses de la bouche, en même temps que de la vulve ;
5°   7 fois, des plaques muqueuses de la vulve ;
6° 47 fois, des accidents vénériens ;
7°   7 fois, la gale.

18 ans. — Les insoumises de dix-huit ans sont au nombre de 85 et 3 d'entre elles ont été trouvées deux fois malades pendant l'année. Voici l'énumération des différents accidents observés :

1°   2 fois, érosion chancreuse ;
2°   7 fois, chancre ; dans un cas, le chancre a pour siège le col utérin ; dans un autre cas, le chancre est accompagné d'angine syphilitique ;
3°   8 fois, des plaques muqueuses de la bouche ;
4°   6 fois, des plaques muqueuses de la bouche, en même temps que de la vulve ;
5°   6 fois, des plaques muqueuses de la vulve ;
6°   2 fois, des syphilides ;
7° 53 fois, des accidents vénériens ;
8°   4 fois, la gale.

19 ans. — Dans ce groupe de 85 insoumises, nous en trouvons 4 qui ont été malades deux fois dans l'année. Les accidents observés sont :

1°   1 fois, érosion chancreuse ;
2°   8 fois, chancre ; dans un cas, le chancre est accompagné d'angine syphilitique ;
3°   3 fois, des plaques muqueuses de la bouche ;
4°   6 fois, des plaques muqueuses de la bouche, en même temps que de la vulve ;
5° 13 fois, des plaques muqueuses de la vulve ;
6°   1 fois, une syphilide généralisée ;
7° 50 fois, des accidents vénériens ;
8°   7 fois, la gale.

20 ans. — Parmi les 76 insoumises de vingt ans, il y en a 5 qui ont été trouvées malades deux fois pendant l'année. Voici l'énumération des accidents trouvés :

1° 10 fois, chancre; dans un cas, le chancre est accompagné de plaques muqueuses de la vulve;

2° 7 fois, des plaques muqueuses de la bouche;

3° 5 fois, des plaques muqueuses de la bouche, en même temps que de la vulve;

4° 14 fois, des plaques muqueuses de la vulve;

5° 1 fois, des syphilides généralisées;

6° 39 fois, des accidents vénériens;

7° 5 fois, la gale.

Pendant l'année 1887, les accidents syphilitiques ne figurent que pour 1/3 dans l'ensemble des maladies observées; mais ces accidents sont tous virulents et la transmission en est des plus faciles; pour ce qui concerne les maladies vénériennes, il est nécessaire de remarquer que celles qui sont contagieuses et incontestablement transmissibles, comptent pour les 2/3 dans l'ensemble des accidents vénériens.

C'est dans les groupes de dix-huit et dix-neuf ans que nous trouvons le plus de malades; les insoumises de dix-sept ans et de vingt ans, un peu moins nombreuses, figurent à peu près pour le même chiffre. Le nombre des malades est, à peu près, le même pour les mineures de quinze et de seize ans.

Après avoir signalé tous les accidents observés sur les jeunes filles mineures, dans cette période de dix ans, il est utile d'examiner quelques points spéciaux qui méritent de fixer l'attention. Il est nécessaire de faire remarquer que ce n'est pas sans motif que je me suis attaché à montrer, par des détails qui, tout d'abord, pourraient paraître minutieux, l'importance de la localisation des manifestations morbides. Trop souvent, il faut bien le dire, on n'attache pas à certains symptômes, même syphilitiques, l'importance qu'ils méritent, parce que le siège du mal n'a pas été suffisamment indiqué; en faisant connaître le point précis où se trouve l'accident, en disant sa nature propre, on signale en même temps sa gravité et ses dangers. Il est bien évident que les plaques muqueuses de la bouche et de la vulve, par exemple, sont d'une transmission plus facile que si ces manifestations occupaient un autre point du corps.

N'en est-il pas de même du chancre, dont la communication sera presque fatale, en raison même du siège qu'il occupe? En agissant comme je l'ai fait, en donnant les détails les plus circonstanciés sur les symptômes syphilitiques ou vénériens observés, je puis avoir l'espoir d'éclairer ceux qui sont toujours disposés à nier les dangers de la prostitution clandestine. Malgré mes efforts, obtiendrai-je ce résultat? Je ne sais. Il est indispensable de signaler, en même temps, un autre côté important de la question, c'est que les manifestations syphilitiques observées, que ce soient des accidents primitifs ou des accidents secondaires, sont toujours contagieuses et facilement transmissibles; c'est à peine si, dans l'ensemble de mes recherches, il y a une vingtaine de cas (exanthèmes syphilitiques) où la transmission directe ne doit pas être admise; tout le reste rentre dans la catégorie des symptômes éminemment transmissibles.

Le chancre a été très fréquemment constaté; le chancre du col utérin, qu'on dit aussi être très rare, a été trouvé bon nombre de fois, puisque nous constatons sa présence chez trente mineures. Il y a également quelque intérêt à faire remarquer que l'accident primitif, érosion chancreuse ou chancre, a été suivi, assez souvent, d'accidents secondaires dont l'évolution se faisait d'une façon très rapide et presque prématurée. J'aurai l'occasion, plus tard, d'examiner plus complètement cette question, en étudiant l'apparition et le développement des manifestations syphilitiques chez les insoumises; il me suffit aujourd'hui de mentionner ce phénomène important.

Dans cette période de dix ans, les accidents syphilitiques figurent dans la proportion de 51,61 pour 100 comparativement à la totalité des maladies observées; la proportion est de 56,21 pour 100 lorsqu'on les compare aux unités mineures malades. Ces accidents ont été trouvés quelquefois chez les insoumises les plus jeunes, à l'époque où elles ne sont encore que des enfants. Quant aux accidents vénériens, ils sont, dans la très grande majorité des cas, très virulents et très facilement transmissibles. De l'ensemble des faits que je viens de signaler, il résulte, d'une façon bien évidente, que les mineures constituent à Paris un des éléments très importants de la prostitution clandestine; elles contribuent, pour une très large part, à la propagation de la syphilis et leur âge, alors même que ces jeunes filles ne semblent être encore que des enfants, n'est pas une garantie contre les dangers de la contamination. Le résultat de mes observations est bien conforme aux impressions ressenties par les médecins qui ont étudié cette question ; il corrobore, d'une manière éclatante, la conclusion adoptée par l'Académie de médecine dans sa séance du 20 mars 1888, conclusion qu'il est utile de rappeler : « L'Académie de médecine réclame des pouvoirs publics une loi de police sanitaire réglant et fortifiant l'intervention administrative, en particulier à l'égard des mineures, et permettant d'atteindre la provocation partout où elle se produit. »

Dans le tableau suivant, j'ai résumé l'ensemble des détails énumérés longuement pour tout ce qui se rattache aux mineures. Je mentionne, par années, le nombre des arrestations, celui des unités malades ainsi que celui des maladies ; je consacre une colonne spéciale à chaque catégorie pathologique, en montrant la proportion des accidents comparativement aux unités malades. Il sera donc facile de voir immédiatement le résultat de chaque année ainsi que celui de la période décennale.

Tableau A. — Insoumises Mineures

Nombre des mineures malades, par année, avec la proportion pour cent des maladies comparativement aux unités malades

Années	Nombre d'arrestations et de visites	Unités malades	Nombre de maladies	Accidents syphilitiques	Proportion pour cent	Accidents vénériens	Proportion pour cent	Gale	Proportion pour cent
1878	1.200	438	474	189	43.45 %	269	61.41 %	16	3.65 %
1879	1.086	394	429	246	62.44 %	157	39.85 %	26	6.59 %
1880	1.792	614	720	428	69.70 %	242	39.41 %	50	8.14 %
1881	1.111	476	512	295	61.99 %	176	36.97 %	41	8.61 %
1882	1.401	581	640	386	66.44 %	202	34.77 %	52	8.95 %
1883	1.449	479	512	301	62.84 %	176	36.74 %	35	7.31 %
1884	1.391	438	468	265	60.50 %	184	42.01 %	19	4.34 %
1885	1.232	487	526	227	46.61 %	280	57.49 %	19	3.90 %
1886	1.065	416	441	172	41.35 %	237	56.97 %	32	7.69 %
1887	888	389	414	142	36.50 %	246	63.24 %	26	•6.68 %
Totaux	12.615	4.712	5.136	2.651	56.26 %	2.169	46.03 %	316	6.71 %

CHAPITRE IV

CLASSIFICATION ET STATISTIQUE DES MALADIES

DEUXIÈME PARTIE

Insoumises majeures.

Après avoir soigneusement examiné ce qui concerne les insoumises mineures, il me reste à étudier les manifestations syphilitiques et vénériennes chez les insoumises majeures. Ici, comme je l'ai fait pour les mineures, j'emploie la même méthode d'analyse en groupant les majeures par catégories suivant l'âge et par années successives; j'ai formé six groupes dans lesquels je range :

1° Les insoumises majeures dont l'âge varie de vingt et un à vingt-cinq ans.

2° Celles dont l'âge varie de vingt-cinq à trente ans.

3° Celles dont l'âge est compris entre trente et trente-cinq ans.

4° Celles dont l'âge est compris entre trente-cinq et quarante ans.

5° Celles dont l'âge est compris entre quarante et cinquante ans.

6° Enfin celles qui ont cinquante ans et au-dessus.

Ainsi que je l'ai fait pour les insoumises mineures, j'examine les différentes manifestations morbides observées dans chacune des années, dont l'ensemble forme la période décennale (1878-1887), puis je divise les accidents syphilitiques ou vénériens observés, dans chacune des séries constituées, suivant l'âge adopté comme terme de comparaison.

Année 1878.

Le nombre des arrestations et des visites faites chez les insoumises majeures a été de 1,379.

Il y a eu durant l'année 1878 un nombre de 324 femmes malades, dont 5 l'ont été deux fois ; par suite, le nombre des maladies ou d'unités morbides monte à 329.

Les accidents observés sont :

> *A*. Accidents syphilitiques 131
> *B*. Accidents vénériens 184
> *C*. Gale 14

A. Les accidents syphilitiques comprennent :

> 1° Accidents primitifs. 34
> 2° Accidents secondaires. 97

Comme accidents primitifs on compte :

> 1° Érosions chancreuses. . . . . 7 dont 2 du col.
> 2° Chancres. . . . . 27 dont 2 du col.

Comme accidents secondaires, il y a :

> 1° 22 fois, des plaques muqueuses de la bouche ;
> 2° 13 fois, des plaques muqueuses de la bouche et de la vulve ;
> 3° 62 fois, des plaques muqueuses de la vulve.

Des accidents primitifs quelques-uns siégeaient sur le col utérin ; c'est ainsi qu'on note deux érosions chancreuses et deux chancres de cette région, ce qui fait, en somme, quatre manifestations primitives sur ce point particulier.

Dans deux cas, l'érosion chancreuse s'est accompagnée, une fois d'angine syphilitique, l'autre fois d'une syphilide papuleuse généralisée à toute la surface cutanée.

Sans qu'on ait pu trouver le point de départ initial, on a constaté une fois la roséole syphilitique ; cette éruption qui n'arrive en général que du quarantième au quarante-cinquième jour après l'apparition de l'accident primitif ferait penser soit à l'allongement de cette période ou plutôt à la disparition rapide du chancre syphilitique et de ses signes révélateurs.

B. Accidents vénériens.

Au nombre de 184, les accidents vénériens se répartissent en :

> 1° 61 fois, uréthrite ;
> 2° 13 fois, vaginite ;

3°   4 fois, uréthro-vaginite ;
4°   1 fois, vulvo-vaginite ;
5°   1 fois, vulvite ;
6°   5 fois, métrite ;
7° 85 fois, ulcérations du col ;
8°   6 fois, ulcérations du col avec catarrhe ;
9°   3 fois, végétations ;
10° 5 fois, ulcérations diverses.

C. La gale a été constatée 15 fois.

Rangés selon l'âge des insoumises majeures, ces accidents contagieux se répartissent comme suit :

De vingt et un à vingt-cinq ans, ces femmes ont présenté 200 manifestations pathologiques :

1°   2 fois, érosion chancreuse, dont une du col ;
2°   12 fois, chancre ;
3°   16 fois, plaques muqueuses de la bouche ;
4°   8 fois, plaques muqueuses de la bouche et de la vulve ;
5°   38 fois, plaques muqueuses de la vulve ;
6° 117 fois, accidents vénériens ;
7°   7 fois, gale.

De vingt-cinq à trente ans les insoumises majeures fournissent, en 1878, 90 unités morbides :

1°   4 fois, érosion chancreuse, dont une du col, une accompagnée
        d'angine syphilitique, une accompagnée de syphilide papu-
        leuse généralisée ;
2° 11 fois, chancre, dont un du col utérin ;
3°   5 fois, plaques muqueuses de la bouche ;
4°   5 fois, plaques muqueuses de la bouche et de la vulve ;
5° 15 fois, plaques muqueuses de la vulve ;
6° 46 fois, accidents vénériens ;
7°   4 fois, gale.

De trente à trente-cinq ans, on note 26 maladies :

1°   1 fois, érosion chancreuse ;
2°   2 fois, chancre, dont un du col ;
3°   1 fois, plaques muqueuses de la bouche ;
4°   5 fois, plaques muqueuses de la vulve ;
5°   1 fois, roséole syphilitique ;
6° 14 fois, accidents vénériens ;
7°   2 fois, gale.

De trente-cinq à quarante ans, figurent 8 manifestations morbides :

    1° 3 fois, plaques muqueuses de la vulve;
    2° 5 fois, accidents vénériens.

De quarante à cinquante ans, il y a 4 maladies :

    1° 1 fois, chancre;
    2° 1 fois, plaques muqueuses de la vulve;
    3° 1 fois, accidents vénériens;
    4° 1 fois, gale.

De cinquante et au-dessus, une maladie, une fois, accidents vénériens.

Il est facile de constater que c'est dans la période de vingt et un à trente ans et plus particulièrement dans la série de vingt et un à vingt-cinq ans qu'on trouve le plus de malades et que les manifestations syphilitiques sont très nombreuses. Ce groupe renferme, à peu près, les 2/3 des maladies constatées dans l'année. Dans cette même période, les accidents syphilitiques primitifs forment un contingent assez nombreux, tandis qu'ils figurent dans une proportion insignifiante à partir de trente ans.

De trente-cinq à cinquante ans, on n'a guère constaté que des accidents secondaires et vénériens, et cependant il faut noter qu'on a trouvé deux fois l'accident primitif (chancre) chez des femmes classées dans le groupe de quarante à cinquante ans.

L'érosion chancreuse du col utérin a été observée deux fois; le chancre du col a été également constaté deux fois.

Les accidents vénériens sont beaucoup plus nombreux que les accidents syphilitiques; il y a, en effet, 184 maladies vénériennes, alors qu'on ne compte que 131 manifestations syphilitiques.

Année 1879.

Pendant cette année le nombre des arrestations et des visites faites chez les insoumises majeures a été de 1,036.

Les insoumises majeures arrêtées et visitées au dispensaire de salubrité de la Préfecture de police dans l'année 1879 avaient de vingt et un à cinquante ans, aucune n'avait dépassé ce dernier âge.

Cette catégorie de femmes représentait 254 sujets ou unités malades, mais 3 sont venues deux fois, ce qui a fourni 257 maladies ou unités morbides.

L'écart entre le nombre des prostituées clandestines majeures et celui des maladies qu'elles ont présentées reste donc peu sensible.

Les manifestations contagieuses se groupent en :

      A. Accidents syphilitiques. 154

      B. Accidents vénériens 92

      C. Gale 11

A. Les accidents syphilitiques se subdivisent ainsi :

    1° Accidents primitifs. 35

    2° Accidents secondaires. 119

Les accidents primitifs se décomposent en :

    1° Érosions chancreuses. . . . . 9 dont 3 du col (1).

    2° Chancres . . . . 26 dont 6 du col (2).

Les accidents secondaires appartiennent aux manifestations suivantes et se dénombrent en :

    1° 19 fois, plaques muqueuses de la bouche;

    2° 19 fois, plaques muqueuses de la bouche et de la vulve;

    3° 79 fois, plaques muqueuses de la vulve;

    4° 2 fois, roséole syphilitique.

A côté des cas dans lesquels les accidents primitifs ou les accidents secondaires se montrent isolément, il s'en est présenté dans lesquels les deux ordres de manifestations coexistaient.

Des syphilides cutanées accompagnaient une érosion chancreuse; des plaques muqueuses vulvaires se montraient alors que le chancre était encore visible dans deux observations.

Sur 9 érosions chancreuses, une siégeait sur le col utérin; sur les 26 chancres 6 occupaient cette même région.

B. Accidents vénériens.

Au nombre de 92 les accidents vénériens appartenaient aux affections suivantes :

    1° 33 fois, uréthrite;

    2° 9 fois, vaginite;

    3° 2 fois, uréthro-vaginite;

    4° 2 fois, métrite;

    5° 36 fois, ulcérations du col.

(1) Une de ces érosions est accompagnée de syphilides.
(2) Deux de ces chancres coexistent avec des plaques muqueuses.

6° 3 fois, ulcérations du col avec catarrhe;
7° 4 fois, végétations;
8° 3 fois, ulcérations diverses.

C. La gale a été constatée 11 fois.

Classification des manifestations morbides suivant l'âge
des malades.

De vingt et un à vingt-cinq ans, il s'est présenté 189 maladies :

1° 9 fois, érosion chancreuse, dont une du col et une avec des syphilides;
2° 16 fois, chancre dont un du col et un avec des plaques muqueuses vulvaire;
3° 16 fois, des plaques muqueuses de la bouche;
4° 14 fois, plaques muqueuses de la bouche et de la vulve;
5° 58 fois, plaques muqueuses de la vulve;
6° 2 fois, roséole syphilitique;
7° 68 fois, accidents vénériens;
8° 6 fois, gale.

De vingt-cinq à trente ans, il y a eu 48 maladies :

1° 3 fois, chancre dont 2 du col;
2° 3 fois, plaques muqueuses de la bouche;
3° 4 fois, plaques muqueuses de la bouche et de la vulve;
4° 15 fois, plaques muqueuses de la vulve;
5° 21 fois, accidents vénériens;
6° 2 fois, gale.

De trente à trente-cinq ans les femmes examinées ont présenté 12 fois une manifestation morbide :

1° 4 fois, chancre dont un du col;
2° 1 fois, plaques muqueuses de la bouche et de la vulve;
3° 2 fois, plaques muqueuses de la vulve;
4° 3 fois, accidents vénériens;
5° 2 fois, gale.

De trente-cinq à quarante ans, il est signalé 5 maladies :

1° 1 fois, chancre du col;
2° 3 fois, plaques muqueuses de la vulve;
3° 1 fois, gale.

De quarante à cinquante ans, 3 maladies :

1° 2 fois, chancre dont un du col;
2° 1 fois, plaques muqueuses de la vulve.

Ce qui frappe surtout dans cette année, c'est la prédominance des accidents syphilitiques sur les accidents vénériens : 3/5 contre 2/5; il faut remarquer également que c'est chez les majeures dont l'âge varie de vingt et un à vingt-cinq ans que les manifestations syphilitiques et spécialement les accidents primitifs sont en grande majorité, puisqu'ils constituent à peu près les 2/3 des accidents pathologiques observés dans ce groupe. Dans la catégorie des femmes dont l'âge est compris entre vingt-cinq et trente ans, les accidents syphilitiques forment la moitié des phénomènes morbides observés; il n'est pas inutile de remarquer, en même temps, qu'on trouve deux fois l'accident primitif (chancre) chez des femmes dont l'âge est compris entre quarante et cinquante ans, c'est-à-dire à une période où les tissus n'étant pas très friables, la contamination devrait être très rare. Il y a lieu d'observer également que pendant cette année 1879 l'accident syphilitique initial ayant son siège sur le col est très fréquent puisqu'il est constaté sept fois (6 chancres du col, une érosion chancreuse avec accidents secondaires); il y a, en outre, 2 autres érosions chancreuses. Au point de vue des maladies vénériennes, il est facile de voir que les accidents aigus contagieux sont moins fréquents que chez les insoumises mineures.

Année 1880.

En 1880, les visites ont montré qu'il y avait 403 insoumises majeures malades; sur ces femmes, un certain nombre furent arrêtées plusieurs fois et plusieurs fois trouvées avec des manifestations contagieuses; 21 le furent deux fois, et 2 trois fois, ce qui augmente de 25 et porte à 428 le nombre des affections morbides. Le nombre des arrestations et des visites faites pendant cette année a été de 1,748.

Le relevé des causes d'envoi à Saint-Lazare indique :

A. Accidents syphilitiques. 264
B. Accidents vénériens 141
C. Gale 23

A. Les accidents syphilitiques relevés se dénombrent ainsi :

    1° Accidents primitifs.......................... 69
    2° Accidents secondaires..................... 195

Les accidents primitifs comprenaient :

    1° Érosions chancreuses...................... 11
    2° Chancres... .... 58 dont 2 du col.

Les accidents secondaires se classaient de la manière suivante :

    1°   41 fois, plaques muqueuses de la bouche;
    2°   27 fois, plaques muqueuses de la bouche et de la vulve;
    3° 122 fois, plaques muqueuses de la vulve;
    4°   1 fois, accidents secondaires du col;
    5°   3 fois, roséole;
    6°   1 fois, syphilides tuberculeuses cutanées.

Au nombre des chancres figurent deux chancres du col. Comme coïncidence on a noté celle du chancre avec des plaques muqueuses buccales, une fois, avec la roséole, une fois.

Avec les plaques muqueuses de la bouche coexistait une fois la roséole.

B. Accidents vénériens.

Les 135 accidents vénériens constatés étaient :

    1° 45 fois, uréthrite;
    2° 11 fois, vaginite;
    3° 5 fois, uréthro-vaginite;
    4° 3 fois, vulvo-vaginite;
    5° 8 fois, métrite;
    6° 55 fois, ulcérations du col;
    7° 5 fois, ulcérations du col avec catarrhe;
    8° 7 fois, végétations;
    9° 2 fois, ulcérations diverses.

C. La gale a été constatée 23 fois.

Classification des manifestations morbides suivant l'âge des malades.

De vingt et un à vingt-cinq ans, les femmes examinées ont présenté 277 maladies.

    1° 5 fois, érosion chancreuse;
    2° 43 fois, chancre;

3° 23 fois, plaques muqueuses de la bouche;
4° 17 fois, plaques muqueuses de la bouche et de la vulve;
5° 84 fois, plaques muqueuses de la vulve;
6° 3 fois, roséole;
7° 1 fois, accidents secondaires du col;
8° 87 fois, accidents vénériens;
9° 14 fois, gale.

De vingt-cinq à trente ans, on a relevé 101 maladies :

1° 3 fois, érosion chancreuse;
2° 8 fois, chancre;
3° 13 fois, plaques muqueuses de la bouche;
4° 6 fois, plaques muqueuses de la bouche et de la vulve;
5° 24 fois, plaques muqueuses de la vulve;
6° 1 fois, syphilides tuberculeuses;
7° 39 fois, accidents vénériens;
8° 7 fois, gale.

De trente à trente-cinq ans, on compte 31 maladies :

1° 2 fois, érosion chancreuse;
2° 3 fois, chancre dont un du col;
3° 1 fois, plaques muqueuses de la bouche;
4° 3 fois, plaques muqueuses de la bouche et de la vulve;
5° 10 fois, plaques muqueuses de la vulve;
6° 11 fois, accidents vénériens;
7° 1 fois, gale.

De trente-cinq à quarante ans, on a noté 14 maladies :

1° 1 fois, érosion chancreuse;
2° 4 fois, chancre;
3° 3 fois, plaques muqueuses de la bouche;
4° 1 fois, plaques muqueuses de la bouche et de la vulve;
5° 3 fois, plaques muqueuses de la vulve;
6° 2 fois, accidents vénériens.

De quarante à cinquante ans, 4 maladies :

1° 1 fois, plaques muqueuses de la bouche;
2° 1 fois, plaques muqueuses de la vulve;
3° 2 fois, gale.

De cinquante ans et au-dessus :

1° 1 fois, accidents vénériens.

Il résulte des faits observés en 1880, que les accidents syphilitiques forment le contingent principal, puisqu'ils entrent, à peu près pour les 2/3, dans l'ensemble des maladies des insoumises majeures. Quant aux maladies vénériennes, elles sont représentées, pour la moitié, par des accidents virulents, facilement transmissibles. Le groupe des majeures, dont l'âge est compris entre vingt et un ans et vingt-cinq ans, compte 277 maladies, soit à quelques unités près, les 2/3 de la totalité des insoumises majeures trouvées malades dans le courant de l'année. Dans cette même série, il a été constaté 177 accidents syphilitiques, alors que le total de ces accidents pour tous les groupes est de 264; il s'ensuit que les 2/3 des accidents syphilitiques sont compris dans cette série. On doit remarquer également que les accidents vénériens, au nombre de 87, figurent pour les 3/5 dans la totalité des accidents vénériens de l'année. Dans la série de vingt-cinq à trente ans, de beaucoup moins nombreuse que la précédente, on trouve encore un contingent de malades deux fois supérieur à celui des séries qui vont de trente à soixante ans. Ici encore les manifestations syphilitiques dominent la situation.

Les accidents syphilitiques forment encore le contingent principal des maladies observées chez les insoumises de trente à quarante ans.

On a observé deux fois un chancre du col utérin et une fois des accidents secondaires du même organe.

Année 1881.

Les insoumises majeures ont donné en 1881, sur un chiffre de 1,330 arrestations et visites, un nombre de 302 malades et 317 maladies, c'est-à-dire que 15 femmes ont été deux fois malades.

A. Accidents syphilitiques 197
B. Accidents vénériens 100
C. Gale 20

A. Les accidents syphilitiques sont représentés par :

1° Accidents primitifs 49
2° Accidents secondaires 148

Accidents primitifs. Les lésions initiales observées ont été :

1° Érosions chancreuses 9
2° Chancres . . . . 40 dont 2 du col.

Accidents secondaires. Comme accidents secondaires on a vu :

 1° 16 fois, plaques muqueuses de la bouche;
 2° 24 fois, plaques muqueuses de la bouche et de la vulve;
 3° 106 fois, plaques muqueuses de la vulve;
 4° 2 fois, roséole.

B. Accidents vénériens :

 1° 22 fois, uréthrite;
 2° 7 fois, vaginite;
 3° 1 fois, uréthro-vulvite;
 4° 4 fois, uréthro-vaginite;
 5° 3 fois, vulvo-vaginite;
 6° 2 fois, vulvite;
 7° 10 fois, métrite;
 8° 40 fois, ulcérations du col;
 9° 4 fois, ulcérations du col avec catarrhe;
 10° 4 fois, végétations;
 11° 3 fois, ulcérations diverses.

C. La gale a été constatée 20 fois.

Classés selon l'âge des malades, les accidents morbides donnent la nomenclature suivante :

De vingt et un à vingt-cinq ans, il a été observé 214 maladies :

 1° 6 fois, érosion chancreuse;
 2° 29 fois, chancre;
 3° 11 fois, plaques muqueuses de la bouche;
 4° 17 fois, plaques muqueuses de la bouche et de la vulve;
 5° 68 fois, plaques muqueuses de la vulve;
 6° 1 fois, roséole;
 7° 69 fois, accidents vénériens;
 8° 13 fois, gale.

De vingt-cinq à trente ans, les examens ont révélé 74 maladies :

 1° 3 fois, ulcérations chancreuses;
 2° 9 fois, chancre;
 3° 4 fois, plaques muqueuses de la bouche;
 4° 5 fois, plaques muqueuses de la bouche et de la vulve;
 5° 28 fois, plaques muqueuses de la vulve;
 6° 21 fois, accidents vénériens;
 7° 4 fois, gale.

De trente à trente-cinq ans, il y a 13 fois les maladies suivantes :

 1° 2 fois, chancre;

2° 1 fois, plaques muqueuses de la bouche;
3° 1 fois, plaques muqueuses de la bouche et de la vulve;
4° 2 fois, plaques muqueuses de la vulve;
5° 5 fois, accidents vénériens;
6° 2 fois, gale.

De trente-cinq à quarante ans, on n'a trouvé que 4 maladies :
1° 1 fois, plaques muqueuses de la bouche et de la vulve;
2° 1 fois, plaques muqueuses de la vulve;
3° 1 fois, roséole;
4° 1 fois, accident vénérien.

De quarante à cinquante ans, le nombre des maladies est de 10 :
1° 6 fois, plaques muqueuses de la vulve;
2° 3 fois, accidents vénériens;
3° 1 fois, gale.

De cinquante ans et au-dessus, 2 maladies :
1° 1 fois, plaques muqueuses de la vulve;
2° 1 fois, accident vénérien.

Les chancres du col représentent deux unités sur le nombre total de 45.

En même temps que le chancre, s'observaient des plaques muqueuses dans trois cas, ce qui montre l'évolution très rapide des accidents secondaires.

Les manifestations syphilitiques dominent la situation, en 1881, comme dans les années précédentes, elles sont deux fois plus nombreuses, à peu près, que les accidents vénériens. — C'est dans le groupe des femmes de vingt et un à vingt-cinq ans que se trouvent le plus grand nombre de maladies, puisqu'il y en a plus des 2/3 de l'ensemble total de l'année; dans ce même groupe, les accidents syphilitiques représentent les 3/5 des maladies de cette série.

Parmi les femmes agées de vingt-cinq à trente ans, c'est encore l'élément syphilitique qui est en majorité, puisqu'il embrasse les 2/3 des maladies totales de ce groupe. Ici le nombre des maladies est de beaucoup inférieur à celui du groupe précédent qui comprenait 214 maladies, alors qu'il n'y en a que 74 parmi les insoumises majeures de vingt-cinq à trente ans.

Le nombre des maladies diminue à mesure qu'on s'élève dans la série des femmes plus âgées; mais là encore l'élément syphilitique figure dans une proportion sérieuse.

Année 1882.

Sur 1,358 arrestations d'insoumises majeures et autant de visites faites en 1882 au dispensaire de salubrité de la Préfecture de police, on a trouvé 365 insoumises majeures malades, dont 10 ont subi deux arrestations, deux examens et, deux fois, ont été retenues comme malades; ce qui fait en tout 375 maladies, qui se répartissent ainsi :

> *A.* Accidents syphilitiques. 218
> *B.* Accidents vénériens 127
> *C.* Gale 30

A. Accidents syphilitiques :

> 1° Accidents primitifs.... 58
> 2° Accidents secondaires.... 160

Accidents primitifs :

> 1° Érosions chancreuses 7
> 2° Chancres............................. 51

Accidents secondaires :

> 1° 29 fois, plaques muqueuses de la bouche;
> 2° 14 fois, plaques muqueuses de la bouche et de la vulve;
> 3° 116 fois, plaques muqueuses de la vulve;
> 4° 1 fois, roséole.

B. Accidents vénériens :

> 1° 37 fois, uréthrite;
> 2° 11 fois, vaginite;
> 3° 2 fois, uréthro-vulvite;
> 4° 2 fois, uréthro-vaginite;
> 5° 4 fois, vulvo-vaginite;
> 6° 1 fois, vulvite;
> 7° 11 fois, métrite;
> 8° 41 fois, ulcérations du col;
> 9° 12 fois, ulcérations du col avec catarrhe utérin;
> 10° 5 fois, végétations;
> 11° 1 fois, ulcérations diverses.

Trois chancres siégeaient au col, deux autres chancres existaient en même temps que des plaques muqueuses génitales.

Rangés selon l'âge des malades, la proportion était :

De vingt et un à vingt-cinq ans, 261 maladies :

1° 5 fois, érosion chancreuse ;
2° 33 fois, chancre ;
3° 19 fois, plaques muqueuses de la bouche ;
4° 9 fois, plaques muqueuses de la bouche et de la vulve ;
5° 82 fois, plaques muqueuses de la vulve ;
6° 92 fois, accidents vénériens ;
7° 21 fois, gale.

De vingt-cinq à trente ans, 73 maladies :

1° 2 fois, érosion chancreuse ;
2° 12 fois, chancre ;
3° 8 fois, plaques muqueuses de la bouche ;
4° 4 fois, plaques muqueuses de la bouche et de la vulve ;
5° 19 fois, plaques muqueuses de la vulve ;
6° 25 fois, accidents vénériens ;
7° 3 fois, gale.

De trente à trente-cinq ans, 23 maladies :

1° 3 fois, chancre ;
2° 2 fois, plaques muqueuses de la bouche ;
3° 2 fois, plaques muqueuses de la bouche et de la vulve ;
4° 10 fois, plaques muqueuses de la vulve ;
5° 5 fois, accidents vénériens ;
6° 1 fois, gale.

De trente-cinq à quarante ans, 6 maladies :

1° 3 fois, plaques muqueuses de la vulve ;
2° 3 fois, accidents vénériens.

De quarante à cinquante ans, 11 maladies :

1° 3 fois, chancre ;
2° 2 fois, plaques muqueuses de la vulve ;
3° 1 fois, accidents vénériens ;
4° 5 fois, gale.

De cinquante ans et au-dessus :

1° 1 fois, un accident vénérien.

Pendant cette année 1882, la grande majorité des maladies figurent dans le groupe des femmes de vingt et un à vingt-cinq ans, puisqu'on compte 261 maladies, alors qu'il n'en reste que 114 pour l'ensemble des autres séries, il y a donc plus des 2/3 des maladies dans cette catégorie. Dans ce même groupe, les accidents syphilitiques sont très nombreux et dépassent de 56 unités les maladies vénériennes.

Les insoumises de vingt-cinq à trente ans ne comptent plus que 73 maladies, ce qui donne un ensemble inférieur de plus des 2/3 à l'ensemble du groupe précédent. Ici comme dans la série précédente les manifestations syphilitiques sont en grande majorité.

De trente à trente-cinq ans ce sont encore des accidents syphilitiques qui sont en majorité; il en est de même pour les femmes de quarante à cinquante ans. Il y a lieu de remarquer qu'on a eu à constater trois chancres du col utérin.

Année 1883.

Le nombre des insoumises majeures arrêtées en 1883 par le service des mœurs de la Préfecture de police est de 1,346; il y a eu donc 1,346 visites qui ont fait reconnaître 347 malades dont 6 arrêtées deux fois et deux fois atteintes d'affections qui les ont fait retenir et envoyer à Saint-Lazare. Il y a donc eu en tout 353 unités morbides :

> *A.* Accidents syphilitiques. 200
> *B.* Accidents vénériens 125
> *C.* Gale 28

A. Accidents syphilitiques :

1° Accidents primitifs :

> Érosions chancreuses 8
> Chancres 45

2° Accidents secondaires :

> 1°   23 fois, plaques muqueuses de la bouche;
> 2°   15 fois, plaques muqueuses de la bouche et de la vulve;
> 3° 107 fois, plaques muqueuses de la vulve;
> 4°   1 fois, ecthyma syphilitique;
> 5°   1 fois, roséole.

Sur les 8 érosions, une siégeait au col utérin et sur les 45 chancres, on en comptait aussi 9 dans cette région.

B. Accidents vénériens :

> 1° 47 fois, uréthrite;

    2° 8 fois, vaginite ;
    3° 3 fois, uréthro-vulvite ;
    4° 4 fois, uréthro-vaginite ;
    5° 2 fois, vulvo-vaginite ;
    6° 2 fois, vulvite ;
    7° 21 fois, métrite ;
    8° 22 fois, ulcérations du col ;
    9° 14 fois, ulcérations du col avec catarrhe ;
  10° 2 fois, végétations.

Par âge, les maladies s'échelonnent de cette manière :
De vingt et un à vingt-cinq ans, 219 maladies :

    1° 6 fois, érosion chancreuse ;
    2° 29 fois, chancre ;
    3° 17 fois, plaques muqueuses de la bouche ;
    4° 11 fois, plaques muqueuses de la bouche et de la vulve ;
    5° 68 fois, plaques muqueuses de la vulve ;
    6° 74 fois, accidents vénériens ;
    7° 14 fois, gale.

De vingt-cinq à trente ans, 80 maladies :

    1° 1 fois, érosion chancreuse ;
    2° 8 fois, chancre ;
    3° 5 fois, plaques muqueuses de la bouche ;
    4° 3 fois, plaques muqueuses de la bouche et de la vulve ;
    5° 18 fois, plaques muqueuses de la vulve ;
    6° 1 fois, ecthyma syphilitique ;
    7° 35 fois, accidents vénériens ;
    8° 9 fois, gale.

De trente à trente-cinq ans, 31 maladies :

    1° 1 fois, érosion chancreuse ;
    2° 4 fois, chancre ;
    3° 1 fois, plaques muqueuses de la bouche ;
    4° 1 fois, plaques muqueuses de la bouche et de la vulve ;
    5° 10 fois, plaques muqueuses de la vulve ;
    6° 1 fois, roséole syphilitique ;
    7° 10 fois, accidents vénériens ;
    8° 3 fois, gale.

De trente-cinq à quarante ans, 15 maladies :

    1° 4 fois, chancre ;
    2° 1 fois, plaques muqueuses de la bouche et de la vulve ;
    3° 6 fois, plaques muqueuses de la vulve ;

4° 2 fois, accidents vénériens ;
5° 2 fois, gale.

De quarante à cinquante ans, 8 maladies :

1° 1 fois, chancre ;
2° 5 fois, plaques muqueuses de la vulve ;
3° 2 fois, accidents vénériens ;

Le résumé de l'année 1883 montre que les accidents syphilitiques sont encore en très grande majorité, puisqu'il en existe 200 contre 125 manifestations vénériennes. C'est encore parmi les femmes dont l'âge varie de vingt et un à vingt-cinq ans que se trouve le plus grand nombre de maladies ; il y en a 219 dans cette série, c'est-à-dire plus des 3/5 du nombre total de l'année ; dans cette série, les manifestations syphilitiques sont pour plus de la moitié dans le total des maladies constatées chez ces insoumises. Le second groupe de vingt-cinq à trente ans ne compte guère qu'un peu plus du 1/3 des maladies de la série précédente et les manifestations syphilitiques entrent à peu près, pour la moitié, dans l'ensemble des affections observées chez les femmes de vingt-cinq à trente ans ; dans les séries suivantes, ce sont les symptômes syphilitiques qui sont en majorité.

Ce qu'il faut signaler, d'une façon spéciale, c'est le grand nombre des chancres du col ; il y a, en effet, 9 chancres et une érosion chancreuse ayant leur siège sur le col.

Année 1884.

En 1884, le dépouillement des dossiers apprend qu'il y a eu 1,429 arrestations et, partant, 1,429 visites faites chez des insoumises majeures et que 294 d'entre elles, dont 4 arrêtées deux fois et deux fois trouvées malades, ont fourni 298 maladies. Ces accidents morbides, constatés à la visite, se rangent sous les rubriques suivantes :

A. Accidents syphilitiques. 168
B. Accidents vénériens. 114
C. Gale.. 16

A. Accidents syphilitiques :

1° Accidents primitifs. 42
2° Accidents secondaires 126

Accidents primitifs :

1° Érosions chancreuses................   6
2° Chancres   36

Accidents secondaires :

1° 26 fois, plaques muqueuses de la bouche ;
2° 6 fois, plaques muqueuses de la bouche et de la vulve ;
3° 94 fois, plaques muqueuses de la vulve.

Il est à remarquer que sur les 36 chancres, 4 siègent sur le col.

B. Accidents vénériens :

1° 39 fois, uréthrite ;
2° 8 fois, vaginite ;
3° 2 fois, uréthro-vaginite ;
4° 3 fois, vulvo-vaginite ;
5° 1 fois, vulvite ;
6° 12 fois, métrite ;
7° 18 fois, ulcérations du col ;
8° 24 fois, ulcérations du col avec catarrhe ;
9° 7 fois, végétations.

C. La gale a été constatée 16 fois.

Classification des maladies morbides, par âge.

De vingt et un à vingt-cinq ans, 191 maladies :

1° 4 fois, érosion chancreuse ;
2° 21 fois, chancre, dont 4 du col ;
3° 14 fois, plaques muqueuses de la bouche ;
4° 4 fois, plaques muqueuses de la bouche et de la vulve ;
5° 61 fois, plaques muqueuses de la vulve ;
6° 76 fois, accidents vénériens ;
7° 11 fois, la gale.

De vingt-cinq à trente ans, 66 maladies :

1° 1 fois, érosion chancreuse ;
2° 8 fois, chancre ;
3° 7 fois, plaques muqueuses de la bouche ;
4° 1 fois, plaques muqueuses de la bouche et de la vulve ;
5° 23 fois, plaques muqueuses de la vulve ;
6° 22 fois, accidents vénériens ;
7° 4 fois, la gale.

De trente à trente-cinq ans, 20 maladies :

    1° 4 fois, chancre ;
    2° 3 fois, plaques muqueuses de la bouche ;
    3° 4 fois, plaques muqueuses de la vulve ;
    4° 8 fois, accidents vénériens ;
    5° 1 fois, la gale.

De trente-cinq à quarante ans, 16 maladies :

    1° 1 fois, érosion ;
    2° 2 fois, chancre ;
    3° 2 fois, plaques muqueuses de la bouche ;
    4° 4 fois, plaques muqueuses de la vulve ;
    5° 7 fois, accidents vénériens.

De quarante à cinquante ans, 4 maladies :

    1° 1 fois, chancre ;
    2° 1 fois, plaques muqueuses de la bouche et de la vulve ;
    3° 1 fois, plaques muqueuses de la vulve ;
    4° 1 fois, accidents vénériens.

De cinquante ans, et au-dessus, 1 maladie :

    1 fois, plaques muqueuses de la vulve.

En 1884, les accidents syphilitiques sont plus nombreux que les autres manifestations morbides puisqu'ils dépassent de 38 unités la moitié des maladies constatées dans l'année. C'est dans la série de vingt et un à trente ans, que les accidents pathologiques sont surtout observés, puisqu'il y en a 257, alors que l'ensemble de tous les groupes n'est que de 298 ; mais, comme dans les années précédentes, c'est surtout dans le groupe de vingt et un à vingt-cinq ans qu'on remarque le plus grand nombre de malades, puisqu'il renferme plus des 3/5 de l'ensemble total ; en ce qui concerne les accidents syphilitiques on en trouve également plus des 3/5 du chiffre observé dans l'année ; c'est encore dans cette série qu'on a constaté la présence de 4 chancres du col. Le nombre des maladies parmi les femmes de vingt-cinq à trente ans n'est plus que le 1/3 du groupe précédent ; mais dans cette série, aussi bien que dans les séries suivantes, les manifestations syphilitiques sont en majorité.

Année 1885.

En 1885, il y a eu 1,765 arrestations et autant de visites chez les insoumises majeures. L'examen des 346 femmes majeures insoumises qui ont été trouvées atteintes de lésions contagieuses de diverses catégories a donné 360 maladies, parce que 14 de ces femmes arrêtées deux fois, ont présenté deux fois des accidents transmissibles.

Les 360 maladies se décomposent en :

    A. Accidents syphilitiques. 183
    B. Accidents vénériens 158
    C. Gale 19

A. Accidents syphilitiques.

Les accidents syphilitiques se classent en :

    1° Accidents primitifs. 67
    2° Accidents secondaires 116

Accidents primitifs. Les accidents primitifs sont :

    1° Érosions chancreuses. 8
    2° Chancres. 59

Accidents secondaires. Les accidents secondaires se divisent en :

    1° 34 fois, plaques muqueuses de la bouche ;
    2° 10 fois, plaques muqueuses de la bouche et de la vulve ;
    3° 72 fois, plaques muqueuses de la vulve.

Au nombre des 59 chancres, une proportion relativement grande, 16, siégeaient sur le col utérin.

Dans deux autres cas, le syphilome primaire s'accompagnait de lésions secondaires superficielles : une fois il y avait chancre et plaques muqueuses vulvaires, une autre fois il y avait une angine syphilitique avec le chancre.

B. Accidents vénériens :

Les accidents vénériens rencontrés à la visite sont les suivants :

    1° 80 fois, uréthrite ;
    2° 10 fois, vaginite ;
    3° 2 fois, uréthro-vulvite ;
    4° 4 fois, uréthro-vaginite ;
    5° 5 fois, vulvo-vaginite ;
    6° 17 fois, métrite ;
    7° 14 fois, ulcérations du col ;
    8° 25 fois, ulcérations du col avec catarrhe ;
    9° 1 fois, végétations.

Si l'on prend ces maladies par âge, on peut dresser la liste ci-dessous.

De vingt et un à vingt-cinq ans, 186 maladies :

1° 3 fois, érosion chancreuse ;
2° 33 fois, chancre ;
3° 20 fois, plaques muqueuses de la bouche ;
4° 4 fois, plaques muqueuses de la bouche et de la vulve ;
5° 39 fois, plaques muqueuses de la vulve ;
6° 79 fois, accidents vénériens ;
7° 8 fois, la gale.

De vingt-cinq à trente ans, 106 maladies :

1° 2 fois, érosion chancreuse ;
2° 15 fois, chancre ;
3° 12 fois, plaques muqueuses de la bouche ;
4° 4 fois, plaques muqueuses de la bouche et de la vulve ;
5° 18 fois, plaques muqueuses de la vulve ;
6° 49 fois, accidents vénériens ;
7° 6 fois, la gale.

De trente à trente-cinq ans, 46 maladies :

1° 1 fois, érosion chancreuse ;
2° 6 fois, chancre ;
3° 2 fois, plaques muqueuses de la bouche ;
4° 1 fois, plaques muqueuses de la bouche et de la vulve ;
5° 12 fois, plaques muqueuses de la vulve ;
6° 21 fois, accidents vénériens ;
7° 3 fois, la gale.

De trente-cinq à quarante ans, 11 maladies :

1° 2 fois, érosion chancreuse ;
2° 4 fois, chancre ;
3° 1 fois, plaques muqueuses de la vulve ;
4° 3 fois, accidents vénériens ;
5° 1 fois, la gale.

De quarante à cinquante ans, 10 maladies :

1° 1 fois, chancre ;
2° 1 fois, plaques muqueuses de la bouche et de la vulve ;
3° 1 fois, plaques muqueuses de la vulve ;
4° 6 fois, accidents vénériens ;
5° 1 fois, la gale.

De cinquante ans et au-dessus, 1 maladie :

> 1 fois, plaques muqueuses de la vulve.

Pendant l'année 1885, le nombre des accidents syphilitiques dépasse de 5 unités la moitié de la totalité des maladies signalées pendant cette période.

Dans la série des femmes dont l'âge est compris entre vingt et un et vingt-cinq ans, le nombre des maladies est de 12 unités supérieur à la moitié du chiffre total des maladies de l'année ; dans cette même série les accidents syphilitiques, au nombre de 99, sont de 15 unités plus forts que la moitié totale des manifestations syphilitiques de l'année. Dans le groupe suivant de vingt-cinq à trente ans, la totalité des malades est de 106, c'est-à-dire un peu moins du tiers des maladies de l'année ; quant aux accidents syphilitiques ils sont, de deux unités, supérieurs aux accidents vénériens ; de trente à trente-cinq ans, aussi bien que de trente-cinq à quarante ans, les accidents syphilitiques sont plus nombreux que les maladies vénériennes.

Il ne faut pas négliger de remarquer que les chancres du col, au nombre de 16, sont plus fréquents qu'on ne l'admet généralement et qu'ils sont observés particulièrement chez les femmes dont l'âge varie de vingt et un à trente ans.

En ce qui concerne les maladies vénériennes, nous constatons que les affections virulentes et facilement transmissibles sont plus nombreuses que les maladies non contagieuses.

Année 1886.

Le nombre des visites médicales analogue à celui des arrestations parmi les insoumises majeures a été de 1,658. Le service de la Préfecture de police a vu défiler dans le courant de l'année 1886 au nombre des prostituées clandestines ou insoumises majeures 308 malades dont 11 ont été arrêtées deux fois ; la statistique accuse par conséquent 11 unités morbides de plus que les unités malades, c'est-à-dire qu'elle compte 319 maladies, qui se divisent ainsi :

> *A.* Accidents syphilitiques. 141
> *B.* Accidents vénériens 160
> *C.* Gale. 18

A. Accidents syphilitiques :

Les accidents syphilitiques observés se classent de la façon suivante :

    1° Accidents primitifs...................... 26
    2° Accidents secondaires................. 115

Accidents primitifs. En voici les variétés :

    1° Erosion chancreuse........ 1
    2° Chancres 25

Accidents secondaires. Ils comprennent :

    1° 17 fois, plaques muqueuses de la bouche ;
    2° 15 fois, plaques muqueuses de la bouche et de la vulve ;
    3° 83 fois, plaques muqueuses de la vulve.

B. Accidents vénériens. Leur dénombrement se fait ainsi :

    1° 54 fois, uréthrite ;
    2° 17 fois, vaginite ;
    3° 4 fois, uréthro-vaginite ;
    4° 7 fois, vulvo-vaginite ;
    5° 3 fois, vulvite ;
    6° 1 fois, métrite ;
    7° 32 fois, ulcérations du col ;
    8° 25 fois, ulcérations du col avec catarrhe ;
    9° 14 fois, végétations ;
    10° 3 fois, ulcérations diverses.

C. La gale a été constatée 18 fois.

Classification des accidents d'après les âges.

De vingt et un à vingt-cinq ans, 175 maladies :

    1° 18 fois, chancre ;
    2° 10 fois, plaques muqueuses de la bouche ;
    3° 5 fois, plaques muqueuses de la bouche et de la vulve ;
    4° 37 fois, plaques muqueuses de la vulve ;
    5° 96 fois, accidents vénériens ;
    6° 9 fois, gale.

De vingt-cinq à trente ans, 91 maladies :

    1° 1 fois, érosion chancreuse ;
    2° 4 fois, chancre ;
    3° 4 fois, plaques muqueuses de la bouche ;
    4° 5 fois, plaques muqueuses de la bouche et de la vulve ;

5° 31 fois, plaques muqueuses de la vulve;
6° 42 fois, accidents vénériens;
7° 4 fois, gale.

De trente à trente-cinq ans, 32 maladies :

1° 2 fois, chancre;
2° 1 fois, plaques muqueuses de la bouche;
3° 3 fois, plaques muqueuses de la bouche et de la vulve;
4° 8 fois, plaques muqueuses de la vulve;
5° 15 fois, accidents vénériens ;
6° 3 fois, gale.

De trente-cinq à quarante ans, 11 maladies :

1° 1 fois, plaques muqueuses de la bouche;
2° 1 fois, plaques muqueuses de la bouche et de la vulve;
3° 5 fois, plaques muqueuses de la vulve ;
4° 3 fois, accidents vénériens;
5° 1 fois, gale.

De quarante à cinquante ans, 10 maladies :

1° 1 fois, chancre;
2° 1 fois, plaques muqueuses de la bouche;
3° 1 fois, plaques muqueuses de la bouche et de la vulve;
4° 2 fois, plaques muqueuses de la vulve;
5° 4 fois, accidents vénériens;
6° 1 fois, gale.

Nous constatons en 1886, pour la deuxième fois, que les maladies vénériennes sont plus nombreuses que les manifestations syphilitiques ; cette prédominance des maladies vénériennes est surtout sensible chez les femmes dont l'âge varie de vingt et un à vingt-cinq ans, puisqu'il y a 70 fois des accidents syphilitiques, alors que les accidents vénériens sont au nombre de 96. Comme les années précédentes, les manifestations morbides du premier groupe sont plus nombreuses que l'ensemble des accidents observés dans les autres séries. C'est dans la période de vingt et un à trente ans que se trouve la très grande majorité des maladies constatées en 1886, puisque l'ensemble de ces deux groupes représente plus des 4/5 des maladies observées dans l'année.

Nous avons signalé en 1885 un nombre assez notable de chancres du col. En 1886, au contraire, cette manifestation n'est pas manifestée une seule fois. C'est la première série négative, sous ce rapport, depuis 1878.

Année 1887.

Le chiffre des arrestations et des visites médicales parmi les insoumises majeures a été de 1,343.

Sur le nombre des insoumises majeures amenées au dispensaire de salubrité de la Préfecture de police, qui est de 1,328 unités, il s'en est trouvé 289 malades, parmi lesquelles 15 femmes ont été arrêtées deux fois, et les deux fois déclarées malades. Ces 289 unités malades ont fourni 304 unités morbides ou accidents contagieux divers qui se classent ainsi :

> *A.* Accidents syphilitiques. 121
> *B.* Accidents vénériens 171
> *C.* Gale 12

A. Accidents syphilitiques.

Les accidents syphilitiques comprennent :

> 1° Accidents primitifs... 30
> 2° Accidents secondaires. 91

Accidents primitifs. Les accidents primitifs comprennent

> 1° Érosions chancreuses. 4
> 2° Chancres . . . . 26 dont 1 du col.

Accidents secondaires. Les accidents secondaires se divisent en :

> 1° 20 fois, plaques muqueuses de la bouche ;
> 2° 10 fois, plaques muqueuses de la bouche et de la vulve ;
> 3° 61 fois, plaques muqueuses de la vulve.

B. Accidents vénériens. Les accidents vénériens divers se classent ainsi :

> 1° 44 fois, uréthrite blennorrhagique ;
> 2° 36 fois, vaginite ;
> 3° 1 fois, uréthro-vulvite ;
> 4° 2 fois, uréthro-vaginite ;
> 5° 1 fois, vulvo-vaginite ;
> 6° 5 fois, vulvite ;
> 7° 1 fois, métrite ;
> 8° 43 fois, ulcérations du col ;
> 9° 20 fois, ulcérations du col et catarrhe utérin ;
> 10° 14 fois, végétations ;
> 11° 4 fois, ulcérations diverses.

C. La gale a été constatée 12 fois.

Si l'on range maintenant ces maladies d'après l'âge des malades on voit que :

De vingt et un à vingt-cinq ans, il y en a 152, soit :

Accidents primitifs, 10 :

1° 2 fois, érosion chancreuse ;
2° 8 fois, chancre.

Accidents secondaires, 45 :

3° 12 fois, plaques muqueuses de la bouche ;
4° 6 fois, plaques muqueuses de la bouche et de la vulve ;
5° 27 fois, plaques muqueuses de la vulve ;
6° 93 fois, accidents vénériens ;
7° 4 fois, gale.

De vingt-cinq à trente ans, on compte 97 maladies, ainsi reparties :

Accidents primitifs, 11 :

1° 1 fois, érosion chancreuse ;
2° 10 fois, chancre, dont un du col.

Accidents secondaires, 29 :

3° 4 fois, plaques muqueuses de la bouche ;
4° 4 fois, plaques muqueuses de la bouche et de la vulve ;
5° 21 fois, plaques muqueuses de la vulve ;
6° 53 fois, accidents vénériens ;
7° 4 fois, gale.

De trente à trente-cinq ans, les femmes ont présenté 35 fois une affection contagieuse :

Accidents primitifs, 5 :

1° 5 fois, chancre.

Accidents secondaires, 10 :

2° 2 fois, plaques muqueuses de la bouche ;
3° 8 fois, plaques muqueuses de la vulve ;
4° 18 fois, accidents vénériens ;
5° 2 fois, gale.

De trente-cinq à quarante ans, le nombre des maladies est de 11 :

Accidents primitifs, 3 :

1° 1 fois, érosion chancreuse ;
2° 2 fois, chancre.

Accidents secondaires, 2 :

    3° 1 fois, plaques muqueuses de la bouche ;
    4° 1 fois, plaques muqueuses de la vulve ;
    5° 5 fois, accidents vénériens ;
    6° 1 fois, gale.

De quarante à cinquante ans, six fois il y a eu accidents contagieux :
Accidents primitifs, 1.

    1° 1 fois, chancre ;
    2° 1 fois, plaques muqueuses de la bouche ;
    3° 3 fois, plaques muqueuses de la vulve ;
    4° 1 fois, accidents vénériens.

De cinquante ans et au-dessus, on a trouvé 3 maladies :

    1° 1 fois, des plaques muqueuses de la vulve ;
    2° 1 fois, un accident vénérien ;
    3° 1 fois, la gale.

Pendant l'année 1887, de même qu'en 1886, et en 1878, les maladies vénériennes sont plus nombreuses que les manifestations syphilitiques, puisqu'il y a 171 pour les premières et 121 pour les secondes.

C'est dans la série des insoumises âgées de vingt et un à vingt-cinq ans qu'on trouve le plus grand nombre de maladies ; elles constituent la moitié du chiffre total ; dans cette même série, les accidents syphilitiques ne forment que le tiers des manifestations morbides du groupe, mais ils entrent pour plus des 2/5 dans l'ensemble des phénomènes syphilitiques de l'année.

Le nombre des maladies dans la série de vingt-cinq à trente ans est également important, puisqu'on a constaté 97 fois des manifestations morbides ; comme dans le groupe précédent, les maladies vénériennes arrivent à un chiffre supérieur à celui des accidents syphilitiques.

Les deux séries qui comprennent les insoumises majeures de vingt et un à trente ans, renferment les 4/5 de la totalité des maladies de 1887 ; l'autre 1/5 est réparti parmi les femmes dont l'âge varie de trente à quarante ans et au-dessus. Nous pouvons noter qu'on trouve un accident primitif (chancre) dans la série de quarante à cinquante ans, et trois autres accidents primitifs (érosion chancreuse) et deux chancres dans la série de trente-cinq à quarante ans.

En 1887, les chancres du col utérin sont devenus presque aussi rares qu'en 1886, puisqu'on n'a constaté sa présence qu'une fois, dans la série des insoumises âgées de vingt-cinq à trente ans. Il semble donc qu'il y ait eu ici la continuation de la série négative de 1886.

Après avoir examiné successivement les points les plus importants de chacune des années que nous venons d'étudier, il est nécessaire de montrer les particularités intéressantes de cette période décennale, pour ce qui concerne les insoumises majeures.

Les accidents syphilitiques figurent, dans l'ensemble des maladies, dans la proportion de 53,2 pour 100 ; la proportion est de 54,98 pour 100 lorsqu'on compare l'ensemble des manifestations syphilitiques aux unités malades.

C'est dans la division des insoumises majeures de vingt et un ans à vingt-cinq ans que nous avons trouvé les maladies les plus nombreuses, tant pour les accidents syphilitiques que pour les accidents vénériens. Le nombre total des phénomènes morbides observés de 1878 à 1887, chez les insoumises majeures de tout âge a été de 3,340. Dans le groupe des insoumises dont l'âge varie de vingt et un à vingt-cinq ans, nous avons constaté 2,064 symptômes contagieux ; il s'ensuit que le chiffre des maladies de cette série comparé à la totalité des accidents morbides des autres catégories donne la proportion de 61,79 pour 100. Pour ce qui concerne spécialement les manifestations syphilitiques, nous en avons signalé 1,106 chez les insoumises du groupe de vingt et un à vingt-cinq ans, alors que l'ensemble des accidents syphilitiques chez les autres insoumises majeures est de 1,777. La comparaison de ces deux nombres donne la proportion de 62 pour 100 pour les insoumises de vingt et un à vingt-cinq ans. C'est donc spécialement dans cette période de l'âge, que les insoumises majeures sont le plus atteintes et qu'elles sont, par suite, le plus dangereuses.

Comme pour les insoumises mineures nous devons noter la fréquence du chancre du col, puisqu'il a été constaté quarante-cinq fois et qu'il a été rencontré chez des femmes ayant dépassé quarante ans.

Je résume dans le tableau suivant B les points les plus importants concernant les insoumises majeures ; ce tableau, analogue à celui qui a été dressé pour les mineures, permet de voir rapidement le nombre réel des unités malades et des maladies et la proportion des différentes maladies, annuellement et pendant la période décennale

Tableau B. — Insoumises Majeures.

Nombre des majeures malades, par années, avec la proportion pour cent des maladies comparativement aux unités malades.

Années	Nombre d'arrestations et de visites	Unités malades	Nombre de maladies	Accidents syphilitiques	Proportion pour cent	Accidents vénériens	Proportion pour cent	Gale	Proportion pour cent
1878	1.379	324	329	131	40.43 %	184	56.79 %	14	4.32 %
1879	1.036	254	257	154	60.63 %	92	36.22 %	11	4.33 %
1880	1.748	403	428	264	65.51 %	141	34.99 %	23	5.71 %
1881	1.330	302	317	197	65.23 %	100	33.11 %	20	6.62 %
1882	1.358	365	375	218	59.73 %	127	34.79 %	30	8.22 %
1883	1.346	347	353	200	57.64 %	125	36.02 %	28	8.07 %
1884	1.429	294	298	168	57.14 %	114	38.78 %	16	5.44 %
1885	1.765	346	360	183	52.89 %	158	45.67 %	19	5.49 %
1886	1.658	308	319	141	45.78 %	160	51.95 %	18	5.84 %
1887	1.343	289	304	121	41.87 %	171	59.24 %	12	4.15 %
Totaux	14.392	3.232	3.340	1.777	54.98 %.	1.372	42.45 %	191	5.91 %

STATISTIQUE GÉNÉRALE

Mineures et Majeures.

L'étude partielle des phénomènes morbides observés sur les insoumises mineures et sur les insoumises majeures doit avoir pour conclusion l'examen des accidents constatés dans l'ensemble de ces deux grandes divisions, de façon à obtenir le résultat complet de ce qui a été signalé chez les insoumises (mineures et majeures) trouvées malades pendant la période décennale de 1878 à 1887. Ce travail nouveau consiste à grouper les chiffres obtenus par l'étude minutieuse de toutes les catégories observées précédemment et d'arriver à une conclusion au point de vue des maladies reconnues. Il nous reste donc à analyser la totalité des années examinées précédemment, d'une façon spéciale, pour les mineures et pour les majeures, et à faire de ces deux divisions un tout compacte. Il est nécessaire également d'étudier la somme des résultats obtenus dans cette période de dix ans, après déduction des visites successives faites chez la même insoumise, non seulement dans une même année, mais encore dans la période décennale.

Ces différentes parties ont été méthodiquement résumées dans les tableaux C et D.

Tableau C. — Statistique générale 1878-1887.

Majeures et Mineures.

Années	Nombre de visites	Nombre des malades (unités)		Nombre des maladies	Syphilitiques	Vénériennes	Gale	Nombre des insoumises (unités) après déduction des visites et des constatations morbides, plusieurs fois faites, dans la même année et dans la période de dix ans.
1878	2.579	Majeures 324 / Mineures 438	762	329 / 474 } 803	131 / 189 } 320	184 / 269 } 453	14 / 16 } 30	564
1879	2.122	Majeures 254 / Mineures 394	648	257 / 429 } 686	154 / 246 } 400	92 / 157 } 249	11 / 26 } 37	451
1880	3.540	Majeures 403 / Mineures 614	1017	428 / 720 } 1148	264 / 428 } 692	141 / 242 } 383	23 / 50 } 73	808
1881	2.441	Majeures 302 / Mineures 476	778	317 / 512 } 829	197 / 295 } 492	100 / 176 } 276	20 / 41 } 61	645
1882	2.759	Majeures 365 / Mineures 581	946	375 / 640 } 1015	218 / 386 } 604	127 / 202 } 329	30 / 52 } 82	793
1883	2.795	Majeures 347 / Mineures 479	826	353 / 512 } 865	200 / 301 } 501	125 / 176 } 301	28 / 35 } 63	795
1884	2.820	Majeures 294 / Mineures 438	732	298 / 468 } 766	168 / 265 } 433	114 / 184 } 298	16 / 19 } 35	663
1885	2.997	Majeures 346 / Mineures 487	833	360 / 526 } 886	183 / 227 } 410	158 / 280 } 438	19 / 19 } 38	756
1886	2.723	Majeures 308 / Mineures 416	724	319 / 441 } 760	141 / 172 } 313	160 / 237 } 397	18 / 32 } 50	689
1887	2.231	Majeures 289 / Mineures 389	678	304 / 414 } 718	121 / 142 } 263	171 / 246 } 417	12 / 26 } 38	678
Totaux	27.007	7.944		8.476	4.428	3.541	507	6.842

Tableau D. — Statistique générale.

Résumé décennal donnant la comparaison générale des maladies et des malades, avec le nombre des visites, ainsi que la proportion des différentes affections avec l'ensemble des maladies.

Années	Nombre de visites	Nombre de malades	Nombre de maladies	Accidents syphilitiques	Accidents vénériens	Gale
1878	2.579	564	803	320	453	30
1879	2.122	451	686	400	249	37
1880	3.540	808	1.148	692	383	73
1881	2.441	645	829	492	276	61
1882	2.759	793	1.015	604	329	82
1883	2.795	795	865	501	301	63
1884	2.820	663	766	433	298	35
1885	2.997	756	886	410	438	38
1886	2.723	689	760	313	397	50
1887	2.231	678	718	263	417	38
Totaux	27.007	6.842	8.476	4.428	3.541	507

Proportion des maladies comparativement aux visites			31.38 %	16.39 %	13.11 %	1.88 %
Proportion des maladies comparativement aux unités malades			123.88 %	64.72 %	51.75 %	7.41 %
Proportion des différents accidents vénériens comparativement au nombre total des maladies				52.24 %	41.78 %	5.98 %

Rapport entre le nombre des unités malades et celui des visites : 25.33 %

La colonne n° 2 du tableau C nous donne la totalité des arrestations et des visites faites au dispensaire de salubrité chez les insoumises; elle est de 27,007.

Nous avions vu précédemment, dans les tableaux A et B, que le nombre de ces visites avait été de 12,615 pour les mineures et de 14,392 pour les majeures.

Ces 27,007 visites ont donné lieu à la constatation de 8,476 maladies, dont nous trouvons le détail à la colonne n° 4 du tableau. Les colonnes 5, 6 et 7 nous montrent que ces 8,476 maladies se divisent en : 1° accidents syphilitiques 4,428; 2° accidents vénériens 3,541; 3° gale 507. Ces 8,476 maladies constatées ne traduisent pas exactement le nombre absolu des insoumises venues au dispensaire et reconnues atteintes d'accidents contagieux. En effet des femmes ont passé à la Préfecture, soit plusieurs fois dans une même année, soit même plusieurs fois dans l'espace de dix ans. C'est donc autant d'unités morbides à retrancher pour avoir le chiffre exact des malades ou unités malades.

Le nombre des unités malades pour les deux grandes divisions (mineures et majeures) a été de 7,944, lorsqu'on a fait la déduction des insoumises arrêtées plusieurs fois dans une même année et qui est de 532. Ce résultat nous est fourni par la colonne n° 3, mais lorsque la déduction se fait dans les conditions que nous venons de mentionner et qu'elle a porté, en outre, sur l'ensemble des arrestations multiples de la période décennale, nous trouvons 1,102 constatations morbides à retrancher des 7,944 et nous avons alors le chiffre réel des unités malades qui est de 6,842, comme l'indique la colonne 8 du tableau C.

Le nombre des maladies constatées pendant cette période décennale étant de 8,476, il est supérieur de 1,634 unités maladies au chiffre des *unités* insoumises reconnues malades pendant cette même période. Cette grande différence dans les résultats observés montre bien l'importance qui existe à distinguer nettement les insoumises malades, des maladies observées, la statistique étant tout autre, suivant qu'on étudie les deux cas et qu'on les compare au nombre des visites. On peut voir très facilement la nécessité de ces distinctions en examinant le tableau D. La comparaison du chiffre réel des unités malades a été faite dans différentes conditions.

En étudiant les maladies comparativement aux visites on obtient la proportion : 31,38 pour 100 pour l'ensemble des maladies ; 16,39 pour 100 pour les accidents syphilitiques; 13,11 pour 100 pour les accidents vénériens.

Si on examine les maladies comparativement aux unités malades, la proportion, pour l'ensemble, est de 123,88 pour 100; pour les accidents syphilitiques, nous avons 64,72 pour 100; et pour les accidents vénériens, 51,75 pour 100. Ce qui veut dire que, pour 100 malades, il y a eu, dans la période décennale, 123 fois des manifestations morbides. Sur ces 123 maladies constatées, il y a eu 64 fois des symptômes syphilitiques et 51 fois des symptômes vénériens. La proportion des maladies syphilitiques a été constamment de beaucoup supérieure à la proportion des maladies vénériennes. Cette inégalité est caractérisée, d'une façon très nette, en comparant les accidents morbides au nombre total des maladies; on a alors la proportion suivante : accidents syphilitiques, 52,24 pour 100; accidents vénériens, 41,78 pour 100. Il s'ensuit que, sur 100 manifestations pathologiques, les symptômes syphilitiques ont dépassé de 10,36 les maladies vénériennes. Le rapport entre le nombre des unités malades et celui des visites donne la proportion de 25,33 pour 100, ce qui montre qu'il y a eu plus de 25 unités malades pour 100 arrestations. Nous avons vu plus haut que le nombre des maladies trouvées, pour 100 arrestations, donnait un chiffre plus élevé puisqu'il est de 31,38 pour 100.

Nous pouvons faire remarquer également que le nombre général des arrestations et des visites étant de 27,007, celui des mineures 12,615 et celui des majeures 14,392, il existe une différence assez notable d'arrestations entre les deux groupes. En effet, les *unités mineures* malades, déduction faite seulement de celles qui ont été arrêtées plusieurs fois dans une même année, sont de 4,712 et celles des *unités majeures* malades, prises dans les mêmes conditions, sont de 3,232 seulement; il s'ensuit que les majeures ont été arrêtées et examinées deux fois plus souvent que les mineures.

Avant de terminer ces observations générales, il est bon de signaler un point qui mérite d'attirer l'attention d'une façon particulière, c'est le chiffre très élevé des chancres. Pendant cette période décennale, on a trouvé 1,094 chancres et 173 érosions chancreuses. Le chancre du col qu'on a prétendu être très rare, a figuré pour 78 unités dans ce total. C'est une manifestation importante par sa gravité, aussi bien que par son nombre.

Les deux tableaux graphiques suivants (n° 1 et n° 2) permettent de voir le nombre de visites par année et le nombre de maladies par année.

N° 1

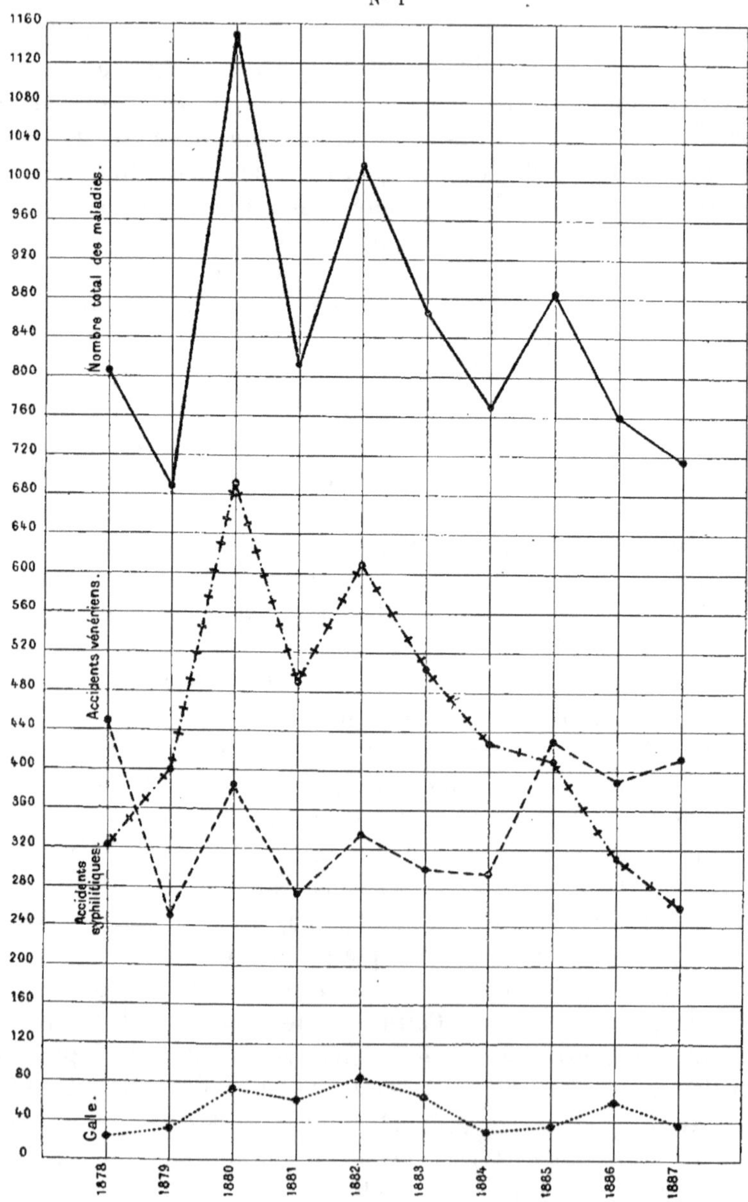

N° 2

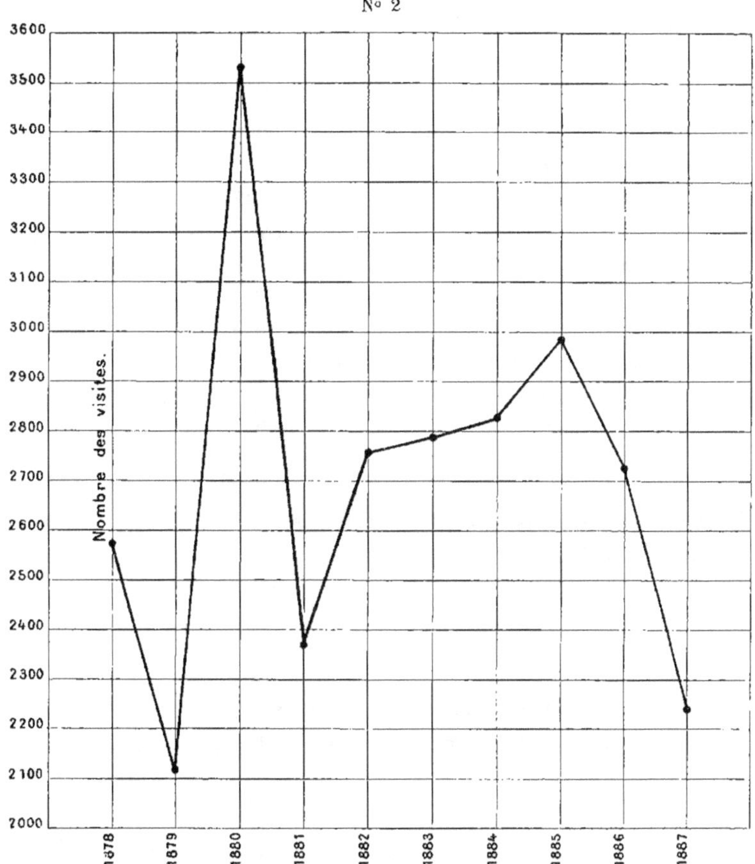

A l'appui de ce que nous avons dit plus haut, et voulant compléter la démonstration de la nécessité, pour obtenir des statistiques à l'abri d'erreurs, de tenir compte des unités malades et du nombre de fois où elles ont été malades, suivant qu'elles ont été plus ou moins souvent arrêtées et visitées, nous avons fait un nouveau travail. Nous avons recherché ce qui s'est produit en dix ans, chez les insoumises, en tenant compte du nombre des arrestations, et du nombre des maladies constatées. Ce résumé prouve bien l'importance des deux facteurs : nombre d'unités malades et nombre des visites faites.

Une lecture attentive permettra de se reconnaître au milieu des chiffres qui suivent.

Nombre de maladies comparées au nombre d'arrestations (1878-1887)

Nombre de femmes trouvées malades et arrêtées une seule fois . .   2,840

Nombre de femmes trouvées malades et arrêtées deux fois   1,994

      sur lesquelles ont été trouvées malades 1 fois   1,674
         —   —   —   2 fois   320

Nombre de femmes trouvées malades et arrêtées trois fois   1,081

      sur lesquelles ont été trouvées malades 1 fois   825
         —   —   —   2 fois   161
         —   —   —   3 fois   95

Nombre de femmes trouvées malades et arrêtées quatre fois   449

      sur lesquelles ont été trouvées malades 1 fois   272
         —   —   —   2 fois   97
         —   —   —   3 fois   66
         —   —   —   4 fois   14

Nombre de femmes trouvées malades et arrêtées cinq fois   226

      sur lesquelles ont été trouvées malades 1 fois   80
         —   —   —   2 fois   75
         —   —   —   3 fois   51
         —   —   —   4 fois   16
         —   —   —   5 fois   4

Nombre de femmes trouvées malades et arrêtées six fois   116

      sur lesquelles ont été trouvées malades 1 fois   31
         —   —   —   2 fois   36
         —   —   —   3 fois   27
         —   —   —   4 fois   18
         —   —   —   5 fois   4

Nombre de femmes trouvées malades et arrêtées sept fois   60

      sur lesquelles ont été trouvées malades 1 fois   8
         —   —   —   2 fois   21
         —   —   —   3 fois   11
         —   —   —   4 fois   8
         —   —   —   5 fois   12

Nombre de femmes trouvées malades et arrêtées huit fois   36

      sur lesquelles ont été trouvées malades 1 fois   6
         —   —   —   2 fois   7
         —   —   —   3 fois   9
         —   —   —   4 fois   9
         —   —   —   5 fois   3
         —   —   —   7 fois   2

Nombre de femmes trouvées malades et arrêtées neuf fois...... 20

    sur lesquelles ont été trouvées malades 1 fois......... 3

        —   —   —   2 fois......... 4

        —   —   —   3 fois......... 5

        —   —   —   4 fois......... 5

        —   —   —   5 fois......... 3

Nombre de femmes trouvées malades et arrêtées dix fois....... 14

    sur lesquelles ont été trouvées malades 1 fois......... 3

        —   —   —   2 fois......... 4

        —   —   —   3 fois......... 2

        —   —   —   4 fois......... 2

        —   —   —   5 fois......... 1

        —   —   —   6 fois......... 2

Nombre de femmes trouvées malades et arrêtées onze fois...... 2

    sur lesquelles ont été trouvées malades 2 fois......... 1

        —   —   —   4 fois......... 1

Nombre de femmes trouvées malades et arrêtées quatorze fois.. 1

    a été trouvée malade 3 fois...................... 1

Nombre de femmes trouvées malades et arrêtées seize fois..... 2

    sur lesquelles ont été trouvées malades 9 fois......... 2

Nombre de femmes trouvées malades et arrêtées dix-sept fois... 1

    a été trouvée malade 10 fois...................... 1

CHAPITRE V

—

Infirmerie de Saint-Lazare.

Les insoumises reconnues malades au dispensaire ont été envoyées à l'infirmerie de Saint-Lazare où elles sont restées jusqu'à la guérison des manifestations qui ont nécessité leur arrestation.

Il est nécessaire de dire un mot de cette infirmerie contre laquelle on a beaucoup écrit. M. le professeur Fournier a prononcé contre cet hôpital-prison, comme il l'appelle, un réquisitoire qui semble quelque peu rigoureux.

J'ai eu l'honneur de passer trois années à Saint-Lazare, comme interne, et j'ai le souvenir que les internes travaillaient beaucoup et que les médecins s'occupaient activement et avec dévouement du soin des malades qui leur étaient confiées. A cette époque, les prostituées, qu'elles fussent soumises ou insoumises, ne paraissaient pas excitées, outre mesure, contre le régime auquel elles étaient astreintes. La nourriture était tout autre que celle des prisonnières, parce que les médecins avaient le droit d'accorder des côtelettes, du poulet, des œufs et du lait, lorsqu'ils le jugeaient nécessaire. Ce supplément de nourriture était spécialement accordé aux insoumises. Quant aux filles inscrites, elles avaient de la viande, tous les jours. Comme elles recevaient des secours des amies du dehors, elles achetaient à la cantine, ou se procuraient, en dehors de l'établissement, les aliments qu'elles désiraient. Pour ce qui concerne spécialement les insoumises, qui, dans l'ensemble, n'avaient pas quotidiennement chez elles une nourriture saine et abondante, à discrétion, elles paraissaient trouver une compensation à la perte de leur indépendance en mangeant à leur faim. Elles regrettaient leur liberté ou plutòt la possibilité de vagabonder, mais elles ne criaient pas à la tyrannie, parce qu'elles comprenaient, en définitive, que leur santé se trouvait bien du repos et des soins qui leur étaient imposés. Je me figure qu'il doit en être un peu de même aujourd'hui (1).

L'infirmerie de Saint-Lazare est située au n° 107 du faubourg Saint-Denis et son entrée est la même que celle de la prison, ce qui est certainement très regrettable; mais les malades n'ont pas des rapports avec les prisonnières et la partie du bâtiment où se trouvent les salles de l'infirmerie est séparée de la prison et est entourée de jardins. Les salles y sont très claires, très bien aérées, faciles à surveiller et dans d'excellentes conditions hygiéniques. Les malades peuvent donc trouver à l'infirmerie de Saint-Lazare tous les soins hygiéniques et médicaux qui leur sont indispensables. Il y a cependant un regret à exprimer, c'est que la cour intérieure ne soit pas suffisamment vaste et ne permette pas des promenades et des exercices hygiéniques aussi nombreux qu'il le faudrait. Il serait facile de rémédier à cet inconvénient, en utilisant les jardins qui sont situés derrière les salles de l'infirmerie.

Que les défenseurs de la liberté de la prostitution s'insurgent contre l'infirmerie de Saint-Lazare, qu'ils trouvent odieux que des filles, qui n'ont d'autre métier que la prostitution, soient privées de leur liberté et soignées pour les manifestations contagieuses qu'elles propagent, ils sont logiques! Mais pourquoi les partisans de la règlementation trouvent-ils mauvais que les prostituées soient retirées

(1) J'ai eu, tout récemment (juillet 1896), l'occasion de visiter plusieurs fois Saint-Lazare, à propos du concours des médecins pour le dispensaire de salubrité. L'infirmerie se trouve maintenant sous la dépendance de la direction des prisons, au lieu d'être, comme autrefois, sous l'influence de la Préfecture de police. Le régime semble inférieur à ce qu'il était à la période antérieure. Il est vrai que les médecins ont toujours la possibilité de modifier ce régime, en accordant aux malades des suppléments d'aliments, consistant surtout en côtelettes, œufs, lait, etc., il serait à souhaiter, malgré cela, que l'infirmerie eût un régime spécial et ne fût pas régie par le règlement des prisons. L'alimentation habituelle consiste : 1º en un bouillon à 6 heures du matin; 2º du pain à 7 heures; 3º de la viande et du pain à 2 h. 1/2, et 250 grammes de vin pour la journée. Il est bien évident que le repas de 2 h. 1/2 est trop éloigné de celui de 6 heures du matin, et qu'il est indispensable que le médecin puisse rétablir l'équilibre. Ce résultat semble être facilement obtenu, puisque les malades augmentent de poids, pendant leur séjour à l'infirmerie. Mon distingué confrère M. le Dr Jullien, qui a pris l'habitude de peser ses malades à l'entrée et à la sortie de son service, m'a déclaré avoir toujours constaté une augmentation de poids chez toutes ses malades. Le régime de l'infirmerie, modifié par la nourriture complémentaire accordée par le médecin, a donc produit un bon résultat.

de la circulation et reçoivent les soins exigés par leurs maladies?
On a examiné la question de savoir si les personnes atteintes de
maladies vénériennes devaient être soignées dans des hôpitaux ordinaires et confondues avec les malades qui se trouvent dans les salles
des hôpitaux non spécialisés. J'avoue que lorsqu'il s'agit du personnel très étrange dont je m'occupe, il ne peut pas y avoir hésitation dans mon esprit; ce personnel ne peut pas être confondu avec
les malades ordinaires, en raison de l'inconvénient très grave qu'il
y aurait à laisser s'établir une promiscuité dangereuse entre des
filles honnêtes et des filles qui regardent la prostitution comme un
métier, sinon honorable, du moins lucratif. Le Dr Martineau (1)
après avoir combattu la répartition des femmes vénériennes dans
les hôpitaux généraux, termine en disant : « Proposer la répartition
des malades syphilitiques dans les services des hôpitaux généraux,
ce serait donc assurément encourager le zèle et l'action des proxénètes. »

Les prostituées malades doivent être hospitalisées en dehors des
hôpitaux ordinaires et comme elles doivent être guéries, avant de
recommencer leur métier, il y a nécessité à ce que l'hôpital qui leur
est destiné soit un hôpital fermé. Il existe bien un hôpital ouvert où
se rendent volontairement les femmes atteintes de maladies vénériennes; mais tous les médecins qui ont passé par là savent combien
est dangereuse la liberté laissée aux filles qui peuvent, suivant leur
caprice, quitter Lourcine en pleine évolution d'accidents syphilitiques,
et contaminer tous ceux qui ont la mauvaise fortune d'écouter leurs
propos galants. Mais pourquoi, a-t-on dit, laisser sortir de l'hôpital
des femmes qui ont des accidents syphilitiques graves facilement
transmissibles? On les laissait sortir, parce que les chefs de service
ne pouvaient pas faire autrement, Lourcine étant un hôpital ouvert,
d'où peut sortir librement toute femme qui désire quitter cet asile
hospitalier. Récemment M. le D^r Le Pileur (2) a écrit à ce sujet :
« Les prostituées devraient être fort heureuses de trouver un lit dans
un hôpital, même dans cet hôpital de Lourcine qui n'a plus de
cachot, plus de religieuses et d'où Martineau, *dans un but, que je
n'ai jamais bien saisi,* les laissait partir le samedi matin pour les

____

(1) *Prostitution clandestine*, page 24.
(2) A propos du projet de loi de M. Bérenger, sénateur, visant le racolage sur la
voie publique.

reprendre le mardi, ce qui fait qu'ayant largement distribué la vérole le samedi, le dimanche et le lundi, elles avaient quatre jours pour se reposer! Eh bien, pas du tout, elles n'en veulent pas davantage. » Il est injuste d'accuser le Dr Martineau d'une situation qu'il n'avait pas faite et qu'il regrettait profondément; il n'avait pas le pouvoir d'empêcher une femme, quelle que fût la gravité de sa maladie syphilitique, de quitter l'hôpital, lorsqu'elle le désirait. Le Dr Martineau a fait ressortir tous les inconvénients d'une pareille situation. Je disais précisément, il y a quelque temps (1) (juin 1895) le mérite qu'avait eu notre confrère en nous faisant connaître les graves inconvénients inhérents à la liberté laissée aux malades de quitter Lourcine, suivant leur fantaisie. Après la réflexion de M. le D^r Le Pileur, il est utile de signaler dans le livre de notre regretté confrère, ce qu'il écrit à ce sujet :

« A l'hôpital de Lourcine, j'y insiste, les malades entrent librement; librement elles en sortent. Aucun pouvoir ne peut les y retenir malgré elles. En vain, le médecin déclare-t-il qu'elles ne sont pas guéries; en vain l'administrateur tâche-t-il de leur faire comprendre que, dans leur intérêt même, elles doivent suivre, jusqu'au bout, un traitement indispensable, elles s'en vont quand leur caprice ou leur intérêt les y engage. » La prostituée clandestine, qui a la passion du vagabondage et qui a un médiocre souci de sa santé, n'aime pas plus l'hôpital de Lourcine que l'infirmerie de Saint-Lazare; c'est pour cela qu'elle quitte si facilement l'asile hospitalier, dès qu'elle a la liberté de ses mouvements. Quel que soit le nom de l'hôpital ou de l'asile, la prostituée ne voudra jamais convenir que la nourriture qu'elle y reçoit est bonne et que le régime est supportable. N'y a-t-il pas, du reste, dans les hôpitaux généraux une multitude de malades qui déclarent énergiquement que la nourriture, distribuée par l'assistance publique, est détestable et que les soins qu'ils reçoivent laissent beaucoup à désirer! Il sera toujours difficile de satisfaire toutes les malades et spécialement les malades atteintes de maladies vénériennes. Il y a nécessité de montrer combien est grande la déplorable incurie des insoumises, en ce qui concerne leur santé; il est indispensable d'insister sur ce point pour prouver combien est grave l'illusion de ceux qui pensent qu'elles

(1) *Les maladies vénériennes dans les armées anglaise, française et russe.* G. Masson, éditeur.

auront hâte de s'adresser à l'hôpital ou à l'asile spécial, pour demander les secours qui sont indispensables à leur guérison. J'ai dit, à ce sujet, dans le chapitre III, à propos de la discussion du Conseil municipal, que la prostituée insoumise ne se rendrait jamais spontanément à l'asile sanitaire, si on lui laissait la liberté de ses mouvements. Dans deux brochures parues en 1888 et 1890, j'ai publié une série d'observations concernant des insoumises gravement malades depuis plusieurs mois. Ces insoumises, qui n'avaient aucun doute sur l'intensité des accidents syphilitiques dont elles étaient atteintes, continuaient, malgré tout, à se livrer à la prostitution, jusqu'au jour où elles étaient arrêtées. Nous donnerons, à nouveau, une série d'exemples éloquemment démonstratifs, à ce sujet. Les femmes qui ont la liberté de se livrer à la prostitution, sans entraves, continueront à exercer leur métier, quelle que soit la gravité des manifestations syphilitiques qu'elles peuvent transmettre. Les prostituées clandestines ne se résigneront pas davantage à rester dans un hôpital, quel que soit son nom, jusqu'à la guérison des phénomènes morbides qui les y ont conduites, si elles n'ont qu'à pousser la porte pour en sortir. Le Dr Martineau, qui était bien placé à Lourcine pour étudier cette question, a contribué à faire connaître les habitudes des prostituées indépendantes. Parmi celles qui avaient une certaine préoccupation de leur santé, il en cite quelques-unes qui, ayant la liberté d'entrer à l'hôpital, s'y rendaient, en effet, dans certaines circonstances; mais beaucoup de ces femmes, entrées volontairement à Lourcine, n'hésitaient pas à quitter l'hôpital le samedi ou la veille des jours de fête pour exécuter ce que dans leur langage caractéristique elles appelaient une *bordée* et revenaient à l'hôpital, après deux ou trois jours d'absence, ayant eu des rapports avec une série d'individus qu'elles avaient dû contaminer. Combien d'autres ne rentraient pas à l'hôpital, pour achever leur guérison et profitaient de leur liberté pour continuer à vivre de la prostitution! Combien en avons-nous vues de ces échappées de Lourcine qui passaient au dispensaire de salubrité, quelques jours après, dans un état lamentable, avec les accidents syphilitiques les plus caractérisés et les plus contagieux! Depuis leur sortie de Lourcine jusqu'au jour de leur arrestation, elles n'avaient pas cessé de faire de la prostitution clandestine. N'y a-t-il pas dans ce fait une démonstration bien topique et bien caractéristique de la nécessité d'avoir, pour les prostituées clandestines, des asiles fermés? M. le professeur Fournier, qui ne veut pas de l'infirmerie de Saint-Lazare, parce que c'est une prison, est bien obligé de déclarer que l'asile sanitaire qu'il désire doit être fermé. Laissons parler M. le professeur Fournier :

« Nous proposons simplement l'internement dans un asile spécial, qui sera un *hôpital* comme les autres hôpitaux, à cette seule différence près que les malades n'en pourront sortir que sur un certificat médical de leur guérison; asile qui sera exclusivement ce qu'il doit être, c'est-à-dire une maison où l'on traite des malades, où on les traite avec les égards dus à tout malade, quel qu'il soit et quelle que soit sa maladie; asile d'où sera bannie toute rigueur inutile, toute mesure vexatoire, qui tendrait à en modifier le caractère et à le transformer en pénitencier.

« Et le type de cet hôpital, de cet *asile sanitaire spécial,* nous n'avons pas à le chercher bien loin. C'est Lourcine. Et notre programme, le programme qu'au total vous propose votre commission, se réduit purement et simplement à ceci : transformer Saint-Lazare en Lourcine. Ce que nous demandons, c'est Lourcine, *avec un verrou de plus à la porte*, c'est-à-dire avec l'impossibilité pour les malades d'en sortir sans un certificat de guérison (1). »

Les mots soulignés l'ont été par moi et ne le sont pas sur le *Bulletin de l'Académie*; c'est cependant la partie essentielle de la citation que je viens de faire, puisqu'elle dit la nécessité d'avoir un asile fermé, asile qui, dans de pareilles conditions, ressemble beaucoup à l'infirmerie de Saint-Lazare.

La proposition de M. Fournier devait rencontrer des contradicteurs; une sérieuse objection devait être faite et elle a été faite par M. Yves Guyot (2).

Après avoir cité le réquisitoire de M. le professeur Fournier contre Saint-Lazare, et fait connaître son opinion sur l'asile sanitaire, M. Yves Guyot ajoute :

« Soit, c'est un progrès, je ne le conteste pas; mais il y a un détail qui fait que cet hôpital ne sera pas un hôpital comme tous les autres; il aura une clé; la porte une fois fermée pour la femme syphilitique ne se rouvrira que sur l'ordre du médecin. Il sera donc

____

(1) *Bulletin de l'Académie de médecine*, séance du 14 juin 1887.
(2) *Revue de morale progressive*, septembre 1887.

une prison, prison relativement confortable, mais prison sans autre limite de durée que l'opinion médicale du médecin. »

Pour une fois, je suis bien obligé d'être de l'avis de M. Yves Guyot! L'asile ne sera plus l'infirmerie de Saint-Lazare ; on aura changé l'étiquette, mais on n'aura pas modifié la constitution de la maison. Du moment que le refuge sanitaire ou l'hôpital spécial, ou Lourcine aura un verrou à la porte, ce sera un asile-prison ou un hôpital-prison. Les prostituées ne conserveront aucune illusion : du moment qu'elles ne seront pas libres de leurs mouvements, elles déclareront n'avoir rien gagné à ce changement et, peut-être, regretteront-elles l'ancienne infirmerie de Saint-Lazare. Pour arriver à un pareil résultat, peut-être fera-t-on bien de réfléchir à deux fois, avant d'opérer une pareille transformation. Combien est grande la puissance des mots! Je crains bien que l'influence des mots n'ait joué un rôle très important dans cette question et n'ait déterminé la résolution prise par beaucoup de s'opposer à l'installation des prostituées à l'infirmerie de Saint-Lazare. Cette infirmerie, malgré son installation qui pourrait être excellente, serait appelée à disparaître, parce qu'elle a grandi à l'ombre de la maison de détention! Quant à son régime, il serait détestable parce qu'il n'est pas le même que celui des hôpitaux ordinaires (1)! Combien sont cependant véhémentes les protestations contre la nourriture des hôpitaux! Pour empêcher la propagation des maladies syphilitiques, on est obligé d'envoyer les prostituées dans des asiles fermés, jusqu'à ce qu'elles ne soient plus un danger pour la santé publique ; ces asiles, quel que soit le nom dont on voudra les parer, seront similaires à l'infirmerie actuelle de Saint-Lazare. Dans ces conditions, il serait sage et économique, ce qui n'est pas à dédaigner, d'utiliser des bâtiments parfaitement disposés pour les malades qu'on y envoie. Ce serait d'autant plus sage que la partie des bâtiments qui constituent la

---

(1) Pendant que mon livre était à l'impression et que j'en corrigeais les épreuves, une discussion importante a eu lieu au Conseil municipal au sujet du régime des malades à l'infirmerie de Saint-Lazare. Cette discussion s'est terminée par l'adoption de l'ordre du jour suivant, déposé par M. le Dr Dubois et accepté par M. le Préfet de police.

« L'Administration est invitée : à faire distribuer aux malades de la maison de Saint-Lazare des aliments en quantité suffisante ; à faire distribuer notamment une ration de soupe le soir ; à suivre rigoureusement, en matière d'alimentation et de médicaments, les prescriptions des médecins qui ont la responsabilité du service. (*Bulletin municipal officiel* du 29 novembre 1896.) »

prison est appelée à disparaître dans un temps plus ou moins éloigné.

Dans la discussion du Conseil municipal du 18 juillet 1890, beaucoup de membres du Conseil municipal ont protesté contre l'infirmerie de Saint-Lazare, parce qu'elle se trouvait dans l'orbite de la maison de détention, mais du jour où celle-ci disparaîtrait, il est à présumer que les objections faites contre l'infirmerie n'auraient plus de raison d'être; l'infirmerie actuelle pourrait donc devenir l'asile sanitaire réclamé par le Conseil municipal. De la discussion, il ressort que le Conseil avait reconnu nécessaire que les prostituées inscrites fussent enfermées jusqu'à complète guérison; du moment que ces malades n'ont pas la possibilité de quitter l'hôpital, suivant leur fantaisie, ce n'est plus un hôpital ouvert, nous retombons dans l'asile avec une clé, qui ressemblera beaucoup, quoi qu'on fasse, à une prison, ainsi que je l'ai dit plus haut.

L'infirmerie de Saint-Lazare devrait être réservée exclusivement aux filles inscrites. Pour les insoumises, majeures ou mineures, on pourrait avoir un asile différent qui serait placé à la campagne. Le séjour à la campagne serait utile, aussi bien au point de vue moral qu'au point de vue de la constitution de la malade. On pourrait occuper ces insoumises à des travaux de jardinage, ou encore à des travaux de blanchissage qui valent mieux, pour la santé physique, que les travaux confectionnés à l'aiguille; ceux-ci, en effet, immobilisent trop longtemps les malades. Dans le chapitre III, en donnant des extraits des délibérations du Conseil municipal, je faisais observer qu'en parlant de l'asile destiné aux prostituées malades, il avait été question des prostituées inscrites, mais qu'on avait passé sous silence la catégorie des insoumises majeures; je faisais remarquer cependant qu'il était probable qu'on avait voulu confondre, dans la même mesure, cette classe particulière des prostituées indépendantes. Dans la discussion générale du projet de la commission, on parlait *des filles inscrites*, mais il n'était pas fait mention des autres prostituées; il devait être sous-entendu, cependant, dans la pensée du Conseil municipal, qu'il était également question des insoumises majeures; aussi, lorsque le projet de la commission fut repoussé, dans son ensemble, M. Alphonse Humbert fit-il voter une proposition analogue, mais où il était spécifié que l'asile sanitaire recevrait *les femmes* reconnues malades par les médecins du dispensaire. Cet asile devait donc être utilisé pour les prostituées inscrites de même que pour les insoumises majeures, puisqu'il n'est plus question de prostituées *inscrites*, mais de femmes reconnues malades.

Pour les insoumises mineures, dont le Conseil municipal s'est occupé avec beaucoup de sollicitude, il ressort de la discussion que c'est à la campagne qu'on devrait, de préférence, installer l'asile qui leur était destiné. Bien que j'aie déjà fait connaître le texte de cette importante proposition, il est utile de la reproduire ici : « Le Conseil est d'avis qu'il y a lieu de fonder pour les filles mineures, en état de vagabondage immoral, originaires du département de la Seine, un établissement spécial qui devra être rattaché au service des moralement abandonnés.

« Une infirmerie spéciale pourra y être annexée et devra recevoir les filles mineures se livrant d'habitude à la prostitution et reconnues atteintes de maladies vénériennes. »

Lorsque la décision adoptée par le Conseil municipal sera réalisée, on obtiendra les résultats les meilleurs. L'éloignement de Paris, la vie au grand air, un travail modéré, seront des éléments salutaires de régénération. J'estime que toutes ces jeunes filles ne devront pas vivre dans l'oisiveté, qui est mauvaise conseillère. On devra leur imposer une tâche à accomplir et tout travail ne devra pas rester facultatif. Parmi celles qui sont malades, bien peu seront incapables d'accomplir un travail modéré. Les maladies vénériennes sont rarement un obstacle à un travail manuel, c'est pour cela qu'il est étrange de vouloir établir une similitude absolue entre les femmes atteintes de ces maladies et celles qui sont retenues dans leur lit, dans la plupart des hôpitaux ordinaires. Il faut se rappeler, de plus, que les femmes qui se livrent à la prostitution constituent un personnel *sui generis* avec des habitudes vicieuses et des tendances souvent détestables. On ne doit pas oublier que ces filles, dont l'imagination est fréquemment hantée par le souvenir des actions les plus cyniques, trouveront dans le travail manuel et au grand air un sédatif excellent et un adjuvant hygiénique des meilleurs pour la santé physique et contre les désordres de l'imagination. Beaucoup de jeunes filles, qui n'ont jamais fait de travail sérieux, pourraient apprendre un état qui leur permettrait de vivre, lorsqu'elles quitteraient l'asile, sans retomber dans les désordres de leur existence passée.

Si le séjour des mineures dans l'asile se prolongeait jusqu'à leur majorité, on trouverait alors l'occasion de soigner et de guérir, d'une façon définitive, l'affection syphilitique dont elles sont atteintes. Actuellement, les insoumises, comme les filles inscrites, sont renvoyées de l'infirmerie, dès qu'il n'y a plus d'accidents transmissibles ; mais comme les manifestations syphilitiques, pour lesquelles un traitement longtemps prolongé n'a pas été fait, apparaissent de nouveau, il y a lieu de renouveler ce traitement et de retirer de la circulation les femmes qui en sont atteintes. C'est facile pour les filles inscrites. Il n'en est pas de même pour les insoumises, qui échappent à toute surveillance et qui répandent la syphilis, jusqu'au jour où elles sont arrêtées de nouveau, pour actes de prostitution. L'avantage d'un séjour prolongé à la campagne et d'un traitement anti-syphilitique, continué avec persévérance, donneraient des résultats bien précieux, au point de vue de la diminution des maladies syphilitiques. Pour obtenir ce résultat de pouvoir garder les mineures jusqu'à leur majorité, il faudrait une loi. Il semble, dans les circonstances actuelles, que cette loi soit facile à obtenir ; il suffirait d'ajouter un article spécial au projet déjà voté par le Sénat, lorsque ce projet sera discuté au corps législatif. Dans un article publié dans un journal de médecine (1), j'ai fait connaître les lacunes de la proposition Bérenger ; c'est une lacune de plus à signaler. En décidant que les mineures saisies en état habituel de prostitution seraient enfermées jusqu'à leur complète guérison et jusqu'à leur majorité, dans l'asile, on éviterait l'inscription des mineures sur les registres de la prostitution. Ce serait donc, à tous les points de vue, un résultat excellent.

Je n'ai pas à examiner ici cette question de la réglementation, puisqu'elle fera l'objet d'une étude spéciale, lorsque je traiterai de l'inscription des prostituées ; je puis rappeler cependant l'opinion émise par M. Lozé, Préfet de police, dans la séance du Conseil municipal du 18 juillet 1890. A propos de la proposition qui consistait à interner dans un établissement hospitalier les mineures se livrant à la prostitution, M. Lozé s'est exprimé ainsi :

« Je ne vois pas d'inconvénient à ce que les filles mineures se livrant d'habitude à la prostitution, reconnues atteintes de maladies

____

(1) *Bulletin médical* du 14 juillet 1895.

vénériennes, puissent être internées dans un établissement hospitalier autre que l'asile sanitaire. La difficulté est de les y interner.

« Le jour où la loi nous le permettra, je ne les inscrirai plus. Mais, jusque-là, je ne vois pas pourquoi leur état de minorité leur créerait un privilège inexplicable. Ce privilège serait d'autant moins justifié que, vous le savez, les mineures malades sont plus dangereuses que les autres prostituées. »

L'argumentation du Préfet de police était logique, ce qui n'empêcha pas le rapporteur de la commission, M. Émile Richard, de déclarer, en son nom, qu'elle ne pouvait pas autoriser l'inscription des mineures! Tant que l'asile spécial demandé en leur faveur, par le Conseil municipal, n'existera pas, beaucoup d'entres elles, saisies en état habituel de prostitution et trouvées atteintes de manifestations syphilitiques devront être inscrites. En quoi ces mineures, qui n'ont jamais eu de profession réelle, et qui, depuis quatre, cinq ou six ans n'ont cessé de vivre de la prostitution, auraient-elles droit à un privilège spécial? Quoique mineures, n'ont-elles pas été étrangement émancipées par le vice et la syphilis?

Lorsque l'établissement spécial réclamé par la sollicitude du Conseil municipal en faveur des mineures sera fondé, il n'y aura plus de mineures inscrites. Du moins il n'y aura plus possibilité d'inscrire les mineures du département de la Seine, puisqu'il a été spécialement question d'hospitaliser celles qui sont originaires de ce département; mais que fera-t-on des mineures des autres départements? Le Préfet de police sera-t-il forcé d'envoyer ces mineures à l'infirmerie de Saint-Lazare, si elles sont malades, ou de les rendre à la liberté, lorsque les parents refuseront de s'occuper d'elles? Le problème resterait toujours à résoudre, si l'asile départemental n'accueillait pas les mineures des autres parties de la France. Que s'est-il produit, au point de vue de l'origine des mineures, dans la période décennale de 1878 à 1887? J'ai déjà signalé (1) que le département de la Seine avait fourni 2,008 unités mineures et que plusieurs d'entre elles ayant été arrêtées plusieurs fois avaient donné 2,210 maladies. Le nombre des constatations morbides, pour la période décennale et pour l'ensemble des mineures ayant été de 5,136 et celle des unités malades de 4,712, il s'ensuit que les mineures

____

(1) *Syphilis et prostitution chez les insoumises mineures.* G. Masson, éditeur, 1893.

originaires des autres départements étaient au nombre de 2,704 unités mineures avec 2,926 maladies. Que seraient devenues ces 2,704 unités mineures avec l'asile réservé seulement aux mineures originaires de la Seine? Il est vivement à souhaiter que l'asile sanitaire réclamé par le Conseil municipal, en faveur des mineures du département de la Seine, ouvre largement ses portes aux mineures de tous les départements. C'est le seul moyen d'empêcher l'inscription des mineures et de diminuer notablement la dissémination des maladies syphilitiques.

Après avoir fait connaître notre opinion sur la création d'un asile sanitaire destiné aux prostituées et d'un asile spécial pour les mineures, nous devons dire ce qui se produit lorsque les insoumises quittent l'infirmerie de Saint-Lazare.

Munies de la feuille d'envoi et du certificat du médecin traitant, elles retournent au dépôt d'où elles sont extraites pour passer, de nouveau, à la visite du médecin en chef du dispensaire. On s'est demandé quelquefois si cette contre-visite était indispensable. Nous devons dire que, dans toutes les villes importantes où existe un dispensaire et des hôpitaux pour les prostituées vénériennes, on procède de la même façon. Nous devons signaler, en outre, ce fait important que le Conseil municipal (*Bulletin municipal* du 17 juillet 1890) a voté le paragraphe suivant : « Dès sa sortie de l'asile sanitaire, la fille devra se rendre au dispensaire. » C'est recommander la nécessité d'un examen nouveau au dispensaire. Nous avons constaté bien souvent nous-même l'utilité de ces contre-visites. M. le Dr Passant a bien voulu me communiquer le relevé qu'il a fait dresser des malades sorties de l'infirmerie de Saint-Lazare avec un certificat de guérison et pour lesquelles un traitement complémentaire a été jugé nécessaire. Ce relevé porte sur une période de dix ans, de 1885 à 1894. 203 femmes, sorties incomplètement guéries de l'infirmerie, dans cette période décennale, y sont retournées pour suivre un nouveau traitement. La durée de ce second séjour a été variable, mais la moyenne, pour la totalité, a été de 46 jours de traitement nouveau pour chaque malade. Voici le détail, par années, de ces renvois à l'infirmerie de Saint-Lazare.

Malades sorties de l'infirmerie de Saint-Lazare non complètement guéries et renvoyées pour y subir un nouveau traitement.

En 1885.

16 insoumises sorties de Saint-Lazare, et trouvées non guéries au dispensaire, ont été renvoyées à l'infirmerie de Saint-Lazare pour complément de traitement. Parmi ces 16 femmes, il y en avait *sept* qui avaient des accidents syphilitiques.

Après ce renvoi, la durée du nouveau séjour a varié de 6 jours à 262 jours.

Pour l'ensemble, la moyenne générale a été de 67 jours de séjour par malade.

En 1886.

6 malades seulement, sur lesquelles il y avait 5 *insoumises* et une femme du dépôt, ont été renvoyées à l'infirmerie de Saint-Lazare pour complément de traitement. *Trois* de ces malades étaient syphilitiques.

La durée du deuxième séjour à l'infirmerie de Saint-Lazare a varié de 8 jours à 85 jours.

Pour l'ensemble, la moyenne générale du deuxième séjour a été de 35 jours par malade.

En 1887.

6 insoumises non guéries ont été renvoyées à l'infirmerie de Saint-Lazare et *deux* d'entre elles pour des accidents syphilitiques.

La durée du deuxième séjour à l'infirmerie a varié de 13 jours à 154 jours.

La moyenne générale de ce nouveau séjour a été de 59 jours par malade.

En 1888.

14 femmes, parmi lesquelles se trouvaient *10 insoumises*, sorties non guéries de l'infirmerie, y ont été renvoyées pour nouveau traitement. Parmi ces femmes, *cinq* avaient des accidents syphilitiques.

La durée de ce nouveau séjour à l'infirmerie a varié entre 14 jours et 143 jours.

La moyenne du deuxième séjour a été de 45 jours par malade.

En 1889.

20 malades, parmi lesquelles *14 insoumises*, sorties non guéries de l'infirmerie de Saint-Lazare, y ont été renvoyées pour complément de traitement. Sur ces 20 malades, *treize* avaient des accidents syphilitiques.

La durée de ce deuxième séjour a varié de 6 jours à 178 jours.

La moyenne générale des journées du deuxième séjour a été de 41 jours par malade.

En 1890.

37 malades non guéries, ont été renvoyées à l'infirmerie de Saint-Lazare. Parmi ces femmes il y avait 27 *insoumises*, 2 femmes de maison, 2 femmes en carte et 6 femmes du dépôt.

Sur ces 37 malades, *dix-sept* ont été renvoyées pour des accidents syphilitiques.

La durée de ce nouveau séjour à Saint-Lazare a varié de 6 jours à 183 jours.

La moyenne générale des journées de traitement pour ce deuxième séjour, a été de 47 jours par malade.

En 1891.

32 malades, non guéries, ont été renvoyées à l'infirmerie de Saint-Lazare. Dans ce nombre il y avait *25 insoumises*, 2 femmes de maison, 2 femmes en carte et 3 femmes du dépôt.

Onze ont été renvoyées en traitement pour des accidents syphilitiques.

La durée du deuxième séjour à l'infirmerie a varié de 3 jours à 275 jours.

La moyenne générale des journées de traitement, pendant ce deuxième séjour, a été de 56 jours par malade.

En 1892.

33 malades sorties de Saint-Lazare incomplètement guéries y ont été renvoyées. Dans ce nombre il y avait *24 insoumises*, 4 femmes de maison, 2 femmes en carte et 3 femmes du dépôt.

Seize ont été renvoyées en traitement pour des manifestations syphilitiques et l'une d'entre elles y a été renvoyée deux fois et y a fait un séjour complémentaire de 195 jours.

La durée du deuxième séjour a varié entre 7 et 195 jours.

La moyenne générale des journées de traitement, pendant ce deuxième séjour, a été de 42 jours par malade.

En 1893.

11 insoumises sorties de l'infirmerie de Saint-Lazare, et trouvées non guéries au dispensaire, ont été renvoyées à l'infirmerie pour complément de traitement. Parmi ces 11 femmes, il y en avait *cinq* qui avaient des manifestations syphilitiques.

Après ce renvoi, la durée du nouveau séjour à l'infirmerie de Saint-Lazare a varié de 11 à 92 jours.

La moyenne générale de ce nouveau séjour a été de 39 jours par malade.

En 1894.

28 malades, sur lesquelles il y avait *23 insoumises*, 3 femmes du dépôt et 2 filles en carte, sont sorties de Saint-Lazare et trouvées non guéries au dispensaire ; elles ont été renvoyées à l'infirmerie de Saint-Lazare pour complément de traitement.

Neuf de ces malades avaient des accidents syphilitiques.

La durée du deuxième séjour à Saint-Lazare a varié de 3 à 112 jours.

La moyenne générale de ce deuxième séjour a été de 31 jours par malade.

Toute réflexion paraît superflue après l'exposé que nous venons de faire. C'est une démonstration suffisante de l'utilité de la contre-visite au dispensaire.

Avant de terminer ce qu'il y a de plus important à signaler, au point de vue de l'infirmerie de Saint-Lazare, il me semble utile et instructif de citer les observations de quelques-unes des insoumises qui y ont été envoyées en traitement, pour des manifestations syphilitiques très graves, de date ancienne et pour lesquelles aucune médication n'avait été faite, aucun conseil médical n'avait été demandé. Rien ne pourrait donner une idée de l'étrange incurie des insoumises pour leur santé, si on ne montrait, par des exemples, jusqu'à quel degré elles poussent l'oubli des soins les plus indispensables et l'insouciance la plus absolue en ce qui concerne les maladies qu'elles peuvent transmettre à leurs clients de rencontre.

Les femmes se livrant, d'une façon clandestine, à la prostitution sont celles qui propagent, d'une manière générale, les affections vénériennes ou syphilitiques. Pour la plupart, elles se préoccupent fort peu ou ne se préoccupent pas du tout de leur santé. Ce qu'elles veulent, c'est gagner de l'argent. Les insoumises malades continuent, sans scrupule, à se livrer à ceux qui les payent, alors qu'elles n'ignorent pas être malades et qu'elles savent pouvoir communiquer des accidents syphilitiques. Elles possèdent, depuis plusieurs mois, une nombreuse variété d'accidents syphilitiques transmissibles, sans qu'elle songent à aller frapper à la porte de l'hôpital, alors même qu'elles sont sans domicile fixe ; si, par extra-ordinaire, elles vont à la consultation de l'hôpital, elles n'en continuent pas moins à chercher des amateurs et à leur communiquer, sans remords, les accidents syphilitiques dont elles savent être atteintes. La santé publique est leur moindre souci, ce qui les préoccupe uniquement, c'est le besoin de trouver de l'argent.

Voici quelques exemples, pris au hasard, parmi les insoumises ayant depuis longtemps des accidents syphilitiques graves et continuant, jusqu'au moment de leur arrestation, à se livrer à la prostitution clandestine.

OBSERVATION I. — T... (Émilie), âgée de seize ans, est visitée au dispensaire de salubrité le 1ᵉʳ septembre 1887 et trouvée atteinte : 1° d'*angine syphili-tique* ; 2° de *plaques muqueuses des lèvres supérieure et inférieure;* 3° de *plaques muqueuses hypertrophiées de la vulve et de l'anus.* C'était un type extraordinaire d'accidents syphilitiques monstrueux. Au point de vue des accidents de la vulve et de l'anus, c'était un cas à faire photographier pour l'instruction des jeunes générations médicales.

Cette jeune personne, bien que mineure, avouait se livrer à la prostitution clandestine depuis un an ; elle était malade depuis quatre mois ; sachant parfaitement qu'elle était malade, elle avait continué, sans la moindre vergogne, à voir des hommes ; elle supposait avoir eu des rapports, depuis qu'elle était malade, avec une série d'individus variant de 80 à 100.

Voilà donc une jeune fille qui a empoisonné, dans toute la candeur de son âme et sans le moindre scrupule, une centaine d'individus.

OBSERVATION II. — C... (Caroline), âgée de dix-huit ans, est examinée au dispensaire le 15 octobre 1887 et trouvée atteinte de *vaginite*, de *papules muqueuses de la vulve* et de *roséole syphilitique ;* elle est envoyée à l'infirmerie de Saint-Lazare.

Cette jeune fille était entrée à l'hôpital de Lourcine, mais elle n'y a fait qu'un séjour de quinze jours ; elle en est sortie, non guérie, depuis huit jours. — Dès sa sortie de l'hôpital, sachant parfaitement qu'elle n'était pas guérie, elle a recommencé à se livrer à la prostitution clandestine.

OBSERVATION III. — D... (Clémence), âgée de vingt ans, domestique, examinée au dispensaire, le 17 novembre 1887, a été trouvée atteinte d'*une angine syphilitique grave* et envoyée à l'infirmerie de Saint-Lazare. Elle avait quitté l'hôpital de Lourcine, depuis dix jours, après y avoir séjourné du 11 octobre au 6 novembre 1887. Elle savait parfaitement ne pas être guérie, ce qui ne l'a pas empêchée de se livrer à la prostitution clandestine, dès qu'elle a été en liberté.

OBSERVATION IV. — E... (Marie), âgée de dix-neuf ans, domestique, passe au dispensaire de salubrité le 22 novembre 1887 ; elle est trouvée atteinte d'*une angine syphilitique intense* et envoyée à l'infirmerie de Saint-Lazare.

Cette fille était entrée à l'hôpital de Lourcine le 15 septembre 1887, mais elle était sortie non guérie le 4 octobre 1887. Elle a repris sa liberté pour continuer son commerce de prostituée, sans souci des accidents syphilitiques qu'elle pouvait communiquer à tous les clients qu'elle a pu rencontrer, dans ses pérégrinations.

OBSERVATION V. — St... (Anna), âgée de dix-huit ans, brunisseuse, passe au dispensaire le 1er décembre 1887, et est envoyée à l'infirmerie de Saint-Lazare pour *vaginite et angine syphilitique.*

Traitée pendant quelques jours à l'hôpital Saint-Louis, elle en était sortie pour vivre en liberté, mais elle avait eu soin de se rendre aux consultations et de faire régulièrement le traitement qui lui était prescrit.

Elle savait très bien être malade ; elle se soignait, mais elle n'en continuait pas moins à faire de la prostitution clandestine et à chercher des clients, sans se soucier autrement des accidents syphilitiques qu'elle transmettait.

OBSERVATION VI. — M... (Louise), domestique, n'a que dix-sept ans, mais elle est très grande et très vigoureuse.

Le 15 décembre 1887, elle est examinée au dispensaire de salubrité et envoyée à l'infirmerie de Saint-Lazare, 1° pour des *plaques muqueuses de la bouche* ; 2° pour des *plaques muqueuses hypertrophiées de la vulve et de l'anus*.

Cette jeune fille se livre à la prostitution clandestine depuis un an ; elle est malade depuis six mois. Entrée à l'hôpital de Lourcine, le 15 septembre 1887, elle n'y fait qu'un séjour de dix-huit jours, puisqu'elle en est sortie le 4 octobre 1887.

Depuis sa sortie de Lourcine, jusqu'au moment de son arrestation, elle n'a pas cessé de se livrer à la prostitution clandestine et de recruter des clients dans toutes les directions, bien qu'elle sût parfaitement la gravité des manifestations syphilitiques dont elle était atteinte. La question de la transmission des accidents syphilitiques ne la troublait en aucune façon. Elle avait, dit-elle, un amant en titre et des amateurs de passage.

OBSERVATION VII. — M... (Augustine), âgée de dix-neuf ans, a été arrêtée boulevard de la Chapelle pour actes de prostitution. Cette fille, qui est originaire du département de la Meuse, a été domestique pendant deux ans à Nogent-sur-Marne. Se trouvant sans place depuis plusieurs mois, elle se livre à la prostitution, bien qu'elle sache très bien être malade. Elle a été examinée au dispensaire le 14 mai 1880 et trouvée atteinte d'*angine syphilitique* et de *roséole syphilitique*.

Elle était entrée à l'hôpital de Lourcine où elle n'avait fait qu'un séjour de quinze jours. Sortie de l'hôpital, encore très malade, elle s'était empressée de se livrer à la prostitution, dès qu'elle avait été libre.

Elle a quitté l'infirmerie de Saint-Lazare, après guérison, et a été renvoyée dans son pays, auprès de sa famille, au moyen d'une réquisition de transport.

OBSERVATION VIII. — D... (Annette-Louise), blanchisseuse, âgée de dix-huit ans, est née à Paris (XIIIe arrondissement), le 18 juillet 1873. Elle se livre à la prostitution depuis deux ans, c'est-à-dire depuis l'âge de seize ans.

Comme elle ne voulait pas travailler, le père a obtenu qu'elle fût envoyée en correction. Elle a fait un séjour de trois mois à la Fouilleuse, sans que ses instincts pervers se soient modifiés. Elle a abandonné le domicile paternel pour se livrer à la prostitution.

Lorsqu'elle a été arrêtée, elle n'avait pas de domicile fixe et couchait dans les escaliers des maisons où elle parvenait à s'introduire. Lorsqu'elle trouvait l'occasion de rencontrer des amateurs peu difficiles, elle les conduisait dans des garnis de la rue Saint-Denis ou de la rue Quincampoix. Arrêtée le 23 octobre 1891, elle a été examinée au dispensaire le 24 octobre et trouvée atteinte de *syphilides papulo-tuberculeuses ulcérées de la vulve*, qui paraissaient exister depuis plusieurs mois. C'est un état syphilitique des plus graves, ce qui ne l'a pas empêchée d'avoir des rapports avec des hommes, d'une façon quotidienne.

Il est impossible de comprendre que l'odeur repoussante des manifestations syphilitiques dont elle était atteinte n'ait pas fait fuir ceux qui l'approchaient.

Cette malheureuse fille, malade depuis cinq ou six mois, n'a pas eu un instant la pensée d'aller à la consultation d'un hôpital quelconque. Cette incurie est d'autant plus étrange que cette insoumise est sans domicile et qu'elle ne sait pas souvent où aller coucher. Comment expliquer, en outre, le cynisme de cette fille mineure qui a l'audace de chercher des clients, alors qu'elle savait être très malade, depuis plusieurs mois, et qu'elle n'ignorait pas devoir contaminer les individus qui l'approchaient? Envoyée à Saint-Lazare, le 24 octobre 1891, elle ne quitte l'infirmerie que le 17 novembre 1892, après un traitement de treize mois. Elle est rendue à son père.

Le long séjour fait à l'infirmerie de Saint-Lazare ne semble pas avoir développé dans son esprit le désir de changer de conduite. Elle recommence, de nouveau, à se livrer à la prostitution, est arrêtée plusieurs fois, notamment le 22 août 1894; elle avait des accidents syphilitiques de la voûte palatine. Envoyée à l'infirmerie de Saint-Lazare, elle en sort le 15 novembre 1894 et la commission décide son inscription le 16 novembre 1894; elle était alors majeure.

OBSERVATION IX. — La nommée L... (Eugénie), blanchisseuse, née à Paris (XIe arrondissement), âgée de quatorze ans et neuf mois, passe au dispensaire de salubrité le 10 décembre 1887 et est trouvée atteinte de *plaques muqueuses des amygdales et de la luette*. Elle a abandonné le domicile maternel depuis huit jours, mais elle avoue se livrer à la prostitution depuis plusieurs mois.

Elle sait être malade depuis un mois, ce qui ne l'empêche pas de se livrer régulièrement à la prostitution, sans se préoccuper de sa maladie.

Elle est soignée à l'infirmerie de Saint-Lazare jusqu'au 6 février 1888; elle est ensuite rendue à sa mère.

OBSERVATION X. — V... (Victorine), blanchisseuse, née à Clichy (Seine), est âgée de seize ans. Arrêtée à la porte Saint-Denis, elle est examinée au dispensaire de salubrité le 13 octobre 1888, et trouvée atteinte de *plaques muqueuses de la vulve et de l'anus*. Ces accidents syphilitiques sont très developpés et datent de quatre à cinq mois.

Cette jeune personne, qui paraît très timorée et a un maintien convenable, avoue être malade depuis quatre mois, ce qui ne l'a pas empêchée, depuis cette époque, de voir plusieurs hommes par jour, sans songer à se faire soigner. Envoyée à l'infirmerie, le 13 octobre 1888, elle en sort le 2 février 1889.

OBSERVATION XI. — H... (Eugénie), couturière, née à Paris (XVIIe arrondissement), est âgée de quinze ans et demi. Elle a été arrêtée à la porte Saint-Denis avec l'insoumise précédente, qui est son amie, et avec laquelle elle a l'habitude d'aller à la recherche des amateurs et de lui servir d'aide. Examinée au dispensaire le 13 novembre 1888, elle est trouvée atteinte d'*angine syphilitique grave* et de *syphilides très développées de la vulve et de l'anus*.

Elle avoue être malade depuis cinq mois, ne pas avoir consulté de médecin et n'avoir pas cessé de se livrer à la prostitution jusqu'au moment de son arrestation.

Envoyée à Saint-Lazare le 13 octobre 1888, elle en sort le 21 décembre 1888.

OBSERVATION XII. — A... (Françoise), couturière, née à Guingamp (Côtes-du-Nord), est âgée de dix-neuf ans. Elle s'est présentée spontanément à la Préfecture de police pour demander sa carte.

Elle passe au dispensaire le 31 juillet 1888 et est trouvée atteinte de *nombreuses plaques muqueuses de la vulve et de l'anus*.

Cette fille, ayant reconnu qu'elle était malade, au commencement de juillet, s'était présentée à la consultation de l'hôpital Saint-Louis, et avait été admise au traitement interne ; mais des réparations ayant été nécessaires dans une des salles, elle a quitté l'hôpital avec d'autres malades.

Après sa sortie de l'hôpital, elle a recommencé à se livrer à la prostitution, bien qu'elle sût fort bien ne pas être guérie.

Envoyée à l'infirmerie de Saint-Lazare le 31 juillet 1888, elle en est sortie le 10 mai 1889.

OBSERVATION XIII. — D... (Cécile), demoiselle de magasin, née à Paris XIe arrondissement), est âgée de seize ans et demi.

Elle a quitté sa famille depuis dix-huit mois et loge en garni.

Arrêtée rue Greneta, pour provocation à la prostitution, elle est examinée au dispensaire et on constate qu'elle a : 1° *une angine syphilitique* ; 2° *des syphilides hypertrophiées de la vulve et de l'anus*, avec le caractère type des accidents graves.

Cette personne allait à la consultation de l'hôpital Saint-Louis, mais elle n'a pas cessé de se livrer à la prostitution, bien qu'elle connût la gravité de sa maladie.

Envoyée à l'infirmerie de Saint-Lazare le 14 mai 1889, elle y fait un séjour de trois mois et demi jusqu'au 28 août 1889.

OBSERVATION XIV. — B... (Eugénie), passementière, née à Paris (XIIIe arrondissement), est âgée de vingt-deux ans.

Arrêtée pour prostitution, boulevard de Sébastopol, à onze heures du soir, elle est examinée au dispensaire le 27 août 1889, et trouvée atteinte de *deux chancres vulvaires* et *d'accidents secondaires de la vulve et de l'anus*.

Arrêtée une première fois, il y a six semaines, elle avait été trouvée atteinte d'uréthrite et envoyée à l'infirmerie de Saint-Lazare ; elle était restée en liberté pendant quinze jours, puis était entrée à l'hôpital de Lourcine. Elle quitte volontairement l'hôpital sachant bien qu'elle n'est pas guérie et recommence aussitôt à se livrer à la prostitution.

Elle est envoyée à l'infirmerie de Saint-Lazare le 27 août 1889 et elle en sort le 5 décembre 1889, après y avoir fait un séjour de trois mois et dix jours.

OBSERVATION XV. — H... (Céline), brunisseuse, née à Paris (XXe arrondissement), est âgée de dix-neuf ans.

Arrêtée pour vol d'un porte-monnaie au préjudice d'un amateur qu'elle avait conduit dans un garni, elle est examinée au dispensaire le 29 août 1889 et trouvée atteinte d'*accidents secondaires de la vulve et de l'anus.*

Elle était malade depuis trois mois; elle le savait; elle n'en a pas moins continué à se livrer régulièrement à la prostitution jusqu'au jour de son arrestation.

Envoyée à l'infirmerie de Saint-Lazare le 29 août 1889, elle est rendue à la liberté le 12 novembre 1889.

OBSERVATION XVI. — B... (Rose), demoiselle de magasin, née à Meyrac (Corrèze), est âgée de dix-neuf ans.

Arrêtée pour prostitution, elle passe au dispensaire le 29 août 1889; on constate qu'elle a : 1° *une angine syphilitique*; 2° *des plaques muqueuses hypertrophiées de la vulve.*

Cette fille a été soignée à l'hôpital Saint-Louis au mois de septembre 1888, et est restée en traitement jusqu'au mois de janvier 1889. Les accidents syphilitiques ayant disparu, elle a quitté l'hôpital.

Elle est de nouveau malade depuis trois mois, et malgré qu'elle soit atteinte d'accidents syphilitiques, depuis cette époque, elle n'a suivi aucun traitement. Bien qu'elle ait un amant, elle a continué à se livrer régulièrement à la prostitution jusqu'au jour de son arrestation.

Envoyée à Saint-Lazare le 29 août 1889, elle en sort le 7 novembre 1889.

OBSERVATION XVII. — C... (Elise), mécanicienne, née à Paris (XIII° arrondissement), est âgée de dix-neuf ans.

Arrêtée rue Saint-Honoré, pour prostitution, elle est examinée au dispensaire le 5 septembre 1889. On constate : 1° *une angine syphilitique*; 2° *des syphilides de la vulve et de l'anus.*

Cette fille, qui ne travaille pas depuis six mois, avoue se livrer à la prostitution depuis trois mois.

Elle habite chez ses parents, mais elle se livre à la prostitution à leur insu.

Elle sait très bien être malade depuis plusieurs mois, ce qui ne l'a pas empêchée de voir régulièrement des hommes.

Elle était entrée à l'hôpital de Lourcine au mois de juin 1889, mais elle n'y avait fait qu'un séjour de quinze jours et était sortie sans être guérie.

Envoyée à l'infirmerie de Saint-Lazare le 5 septembre 1889, elle en sort le 26 novembre 1889.

OBSERVATION XVIII. — B... (Appoline), née à Chamby (Oise), est âgée de trente-quatre ans. Elle est mariée, mais est séparée de son mari depuis deux ans et demi.

Arrêtée pour prostitution, rue de la Révolte, elle est conduite au dispensaire le 7 septembre 1889. On constate qu'elle est atteinte : 1° de *plaques muqueuses de la bouche*; 2° de *syphilides nombreuses de la vulve.*

Cette femme, qui vit de la prostitution depuis deux mois, déclare être malade depuis un mois. Elle a continué à voir trois ou quatre hommes par jour, bien qu'elle sût être malade ; elle ne s'est soumise à aucun traitement.

Elle est envoyée à l'infirmerie de Saint-Lazare le 7 septembre 1889 ; elle en sort le 9 novembre 1889.

OBSERVATION XIX. — S... (Annette), ouvrière en couronnes, née à Paris, est âgée de dix-neuf ans.

Atteinte d'accidents syphilitiques, il y a six mois, elle allait à la consultation de l'hôpital Saint-Louis, où on lui délivrait des pilules dont la nature ne nous est pas indiquée.

Le 11 septembre 1889, elle est arrêtée boulevard de Sébastopol, pour provocation à la débauche.

Examinée au dispensaire le 12 septembre 1889, elle est reconnue atteinte de *plaques muqueuses hypertrophiées de la marge de l'anus.*

Cette jeune fille, qui est malade depuis plusieurs mois, avoue ne pas avoir cessé de se livrer à la prostitution depuis deux mois.

Envoyée à Saint-Lazare le 22 septembre 1889, elle est rendue à son père le 3 janvier 1890.

OBSERVATION XX. — J... (Marie), couturière, née à Suresnes (Seine), est âgée de vingt ans.

Arrêtée une première fois, place de la République, le 30 mai 1888, elle a été trouvée atteinte d'uréthrite et envoyée à l'infirmerie de Saint-Lazare, d'où elle est sortie le 25 juin 1888.

Arrêtée, pour la seconde fois, boulevard de Sébastopol, à onze heures cinquante du soir, le 7 avril 1890, cette fille déclare ne pas travailler et se livrer à la prostitution. Elle déclare être malade depuis six semaines, sans avoir songé à se soigner. Connaissant son état de santé, elle n'en a pas moins continué à chercher des amateurs ; elle en voyait deux ou trois par jour, suivant l'occasion ; elle prenait tout ce qui se présentait, et le jour de son arrestation, elle s'était encore livrée à la prostitution.

Examinée au dispensaire le 8 avril 1890, on la trouve atteinte : 1° d'*angine syphilitique* ; 2° de *plaques muqueuses des lèvres et des commissures labiales* ; 3° de *plaques muqueuses de la vulve.* Elle est envoyée à l'infirmerie de Saint-Lazare le 8 avril 1890.

OBSERVATION XXI. — P... (Léonie), domestique, née à Boulogne-sur-Mer, est âgée de dix-neuf ans.

Elle a été domestique en Angleterre et est à Paris depuis le 22 février 1890.

Arrêtée pour prostitution, rue Gozlin, à dix heures cinquante-cinq du soir, elle est examinée au dispensaire le 8 mai 1890 et trouvée atteinte de *plaques muqueuses de la vulve.*

Cette fille qui, malgré sa maladie, a toujours continué à se livrer à la prostitution, prétend ne s'être aperçue des manifestations syphilitiques dont elle est atteinte que depuis trois semaines ; elle est allée, il y a huit jours, à la consultation externe de l'hôpital de Lourcine.

Elle a été envoyée à l'infirmerie de Saint-Lazare le 8 mai 1890,

Observation XXII. — G... (Anna), couturière, née à Paris, est âgée de dix-huit ans.

Arrêtée le 15 novembre 1889, rue de la Grange-Batelière, elle est conduite au dispensaire. L'examen de cette fille fait reconnaître : 1° *une angine syphilitique* ; 2° *des syphilides de la vulve*.

Cette fille, qui ne travaille pas, a commencé à avoir des rapports avec les hommes à l'âge de quinze ans. Elle a eu un amant qui l'a quittée depuis quatre mois.

Elle sait avoir des accidents syphilitiques, depuis quatre mois, sans qu'elle ait pensé à se faire soigner ; elle n'a pas cessé de parcourir, tous les soirs, les boulevards pour chercher des amateurs ; depuis trois semaines, elle a repris un amant qui l'encourage à se livrer à la prostitution. Envoyée à Saint-Lazare, le 16 novembre 1889, elle est rendue à la liberté le 6 février 1890.

Observation XXIII. — D... (Jeanne), fleuriste, née à Choisy-le-Roi, est âgée de dix-sept ans.

Arrêtée, pour prostitution, boulevard de Sébastopol, elle est examinée au dispensaire le 18 mai 1890. Elle est atteinte : 1° de *plaques muqueuses des amygdales*; 2° de *plaques muqueuses hypertrophiées et ulcérées de la vulve et de l'anus*. Ces accidents syphilitiques graves existent, au moins, depuis six mois, sans qu'elle ait songé à se faire soigner.

Malgré la gravité de sa maladie, elle n'a pas cessé d'avoir des rapports avec les hommes, tous les jours.

Elle a été envoyée à l'infirmerie de Saint-Lazare le 8 mai 1890.

Observation XXIV. — M... (Clémence), domestique, née à Charly (Aisne), est âgée de dix-huit ans.

Cette jeune fille, qui était venue à Paris au mois d'avril 1889, avait été domestique à Pantin, pendant deux mois et demi. Sortie de place, elle s'est livrée à la prostitution, du mois de juillet au mois d'octobre. A ce moment elle est retournée dans son pays ; bien qu'elle eût des boutons à la vulve, elle n'a pas consulté de médecin. Revenue à Paris, au commencement d'avril 1890, elle est entrée comme domestique dans un jeune ménage et n'a quitté sa place que le 24 mai. Elle dit ne pas s'être livrée à la prostitution pendant qu'elle était en place et ne l'avoir fait qu'à partir du 24 mai.

Cette insoumise est arrêtée le 28 mai à une heure et demie du matin avenue de la République. Elle avait voulu, avec une de ses camarades, entrer dans un poste de pompiers. Examinée au dispensaire le 29 mai 1890, on constate qu'elle a : 1° *une angine syphilitique occupant spécialement le voile du palais* ; 2° *des plaques muqueuses fortement hypertrophiées de la vulve et de l'anus*.

Elle est envoyée à l'infirmerie de Saint-Lazare le 29 mai 1890.

Cette jeune fille est donc malade depuis huit mois, sans qu'elle ait songé à s'occuper de sa santé et sans qu'elle ait pensé aux accidents qu'elle pouvait transmettre aux amateurs avec lesquels elle avait des rapports.

Elle avait une jolie figure, avec un air modeste et réservé qui devait tromper facilement les maîtres qu'elle servait. Elle était dangereuse et pour ses maîtres et pour ceux qui, croyant à une vertu relative, devaient chercher à lui plaire, ne soupçonnant guère à quels sérieux dangers ils s'exposaient.

OBSERVATION XXV. — N... (Marie), âgée de vingt ans, originaire du département de l'Ain a été arrêtée avec une amie au bois de Vincennes, pour racolage de militaires, le 14 juillet 1895. Je l'examine au dispensaire, le 16 juillet et je constate des manifestations syphilitiques très graves : 1° *angine syphilitique violente ;* 2° *nombreuses plaques muqueuses hypertrophiées et ulcérées de la vulve et de la région anale ;* 3° *gale ;* 4° *uréthrite blennorrhagique.* Cette jeune fille, qui est malade depuis quatre mois, n'a jamais eu l'idée d'aller à la consultation d'un hôpital, bien que son domicile fût à deux pas de l'hôpital Saint-Antoine ; elle a continué, quand même, à se livrer à la prostitution, sachant fort bien qu'elle était très malade. Elle subissait, du reste, à ce sujet, l'influence de sa patronne, marchande de vin, chez laquelle elle était employée comme domestique.

Cette jeune fille est entrée au service d'un marchand de vin depuis six mois. Lorsqu'elle est entrée en place, elle n'était pas *déflorée ;* c'est sous l'influence de sa patronne qu'elle s'est livrée aux clients de la maison. Il y avait avec elle, dans le même établissement, quatre autres jeunes femmes, âgées de dix-huit ans, dix-neuf ans, vingt ans et vingt-sept ans, qui se livraient également à la prostitution, suivant, du reste, l'exemple de la patronne. Ces jeunes femmes ne touchaient pas de salaires ; elles étaient nourries et logées et ne recevaient, comme argent, que ce qui leur était donné par les hommes avec lesquels elles avaient des rapports. L'histoire de cette jeune fille montre l'incurie des prostituées clandestines, en ce qui concerne leur santé et la sécurité de leurs clients ; elle fait connaître, en même temps, l'existence d'un établissement d'un de ces marchands de vin interlopes, comme il y en a tant, qui remplacent progressivement les maisons de prostitution surveillées, au grand détriment de la santé publique.

OBSERVATION XXVI. — M... (Louise), âgée de dix-huit ans, passe au dispensaire de salubrité le 8 août 1895.

L'examen m'a fait constater : 1° *à la lèvre inférieure, il existe dans la moitié droite de la lèvre une tuméfaction très prononcée avec déchirure de tissus en certains points, qui semblent avoir été enlevés à l'emporte-pièce dans la partie la plus extérieure; dans la surface plus interne, il y a une très large plaque muqueuse qui paraît s'être développée sur le siège même de l'accident primitif, qui a dû être le chancre infectant, point de départ des autres manifestations syphilitiques ;* 2° *il existe des plaques muqueuses à la voûte palatine ;* 3° *une roséole syphilitique généralisée et des syphilides pigmentaires du cou ;* 4° *de très nombreuses papules muqueuses hypertrophiées et ulcérées occupent la région vulvaire et la région anale ;* elles semblent exister depuis deux ou trois mois.

Cette jeune fille, si gravement malade, ne s'est pas soignée et ne s'est présentée dans aucun hôpital pour demander un conseil.

Elle a été domestique chez un marchand de vin, d'où elle est sortie le 6 juillet 1895.

Malgré cet état de maladie si virulente, elle a continué à avoir des rapports avec des hommes jusqu'au 28 juillet 1895. Elle a été arrêtée à Suresnes, dans une perquisition de garni, le 6 août 1895.

L'incurie de cette jeune fille, au point de vue de sa santé est tel qu'elle ne s'était occupée, en aucune façon, des manifestations syphilitiques vulvaires, dont elle ne soupçonnait pas, dit-elle, l'existence ! C'est à peine si elle avait fait quelques lotions boriquées à la lèvre inférieure !

Les faits que je viens de citer, pris au milieu de tous ceux que nous observons, à chaque instant au dispensaire, méritent de fixer l'attention pour plusieurs motifs. Ils ont une importance exceptionnelle, au point de vue de la gravité et de la multiplicité des accidents syphilitiques observés. Les médecins qui ont assisté à la visite de ces malades ont été surpris que ces malheureuses aient pu se livrer à la prostitution, dans de pareilles conditions de santé. Ces filles malades, depuis plusieurs mois, ne se sont pas préoccupées de leur santé ; c'est à peine si quelques-unes d'entre elles ont cherché à se faire soigner en allant à la consultation de Saint-Louis, mais elles n'en ont pas moins continué, jusqu'au moment de leur arrestation, à se livrer régulièrement à la prostitution ; sept ont demandé leur admission à l'hôpital de Lourcine ; mais elles y ont fait un séjour dérisoire et en sont sorties, au bout de quelques jours, très malades, pour se livrer à la prostitution. L'exemple de ces sept mineures qui quittent Lourcine, non guéries, et qui s'empressent de recommencer leur existence de prostituées, démontre bien ce que je disais plus haut, la nécessité d'avoir des asiles sanitaires fermés.

Les filles qui font de la prostitution clandestine continuent, tant qu'elles sont libres, à faire leur métier, qu'elles soient malades ou non ; elles se préoccupent médiocrement de leur guérison, puisqu'elles quittent l'hôpital quand les accidents syphilitiques sont en pleine évolution, et cela pour se livrer à la prostitution. C'est une nouvelle preuve que la femme atteinte des accidents syphilitiques les plus sérieux ne se résignera jamais à rester à l'hôpital, jusqu'à son entière guérison, si elle a la liberté d'en sortir quand elle le désire.

Sur 26 de ces filles, si gravement malades, 24 sont mineures et leur âge varie entre quatorze et vingt ans. La plupart sont originaires du département de la Seine qui fournit, du reste, de très jeunes et très nombreuses recrues à la débauche. C'est un spectacle douloureux de voir de si jeunes filles abandonner le domicile paternel, renoncer à tout travail, pour se livrer cyniquement à la prostitution, alors qu'elles savent être très malades depuis longtemps. Les mineures, qui sont en si grand nombre dans les faits que je viens de citer, figurent, comme nous l'avons vu précédemment, pour un chiffre très considérable, dans les annales de la prostitution clandestine.

CHAPITRE VI

Origine des insoumises.

L'origine des insoumises mérite de fixer l'attention. Il est intéressant de savoir d'où sont parties les nombreuses filles qui sont venues échouer dans la prostitution parisienne. C'est un des éléments importants de notre travail. Après avoir montré les causes multiples de la prostitution, il était indiqué de signaler l'origine des insoumises, notamment des mineures, car pour celles-ci l'origine est un facteur sérieux dans la recherche des causes de la prostitution clandestine et de la précocité du vice chez un grand nombre d'entre elles; il est essentiel d'étudier le point de départ pour arriver à connaître la route suivie et la transformation morale qui s'est opérée, pour qu'une jeune fille, souvent une enfant, abandonne son travail, quitte ses parents, pour rouler de garni en garni et cherche dans la prostitution le moyen de vivre, de satisfaire ses instincts de paresse et de lucre, ses besoins de toilette et de parure.

J'ai divisé mes recherches en deux catégories, suivant que les insoumises observées étaient mineures ou majeures, parce que ces deux grandes divisions seront l'objet de remarques spéciales.

L'énumération que j'ai faite m'a conduit à classer les départements qui ont donné naissance aux jeunes prostituées par lettres alphabétiques et non par le nombre des insoumises qu'ils ont fournies. Après les départements, je range les différents pays qui ont envoyé des recrues à la prostitution clandestine de Paris. Voici l'énumération des différents départements et du nombre des insoumises qui en sont originaires.

Naissances par départements 1878-1887

Départements	Mineures	Majeures	Totaux	Départements	Mineures	Majeures	Totaux
				Report...	525	510	1.035
Ain	3	7	10	Finistère	20	42	62
Aisne	88	60	148	Gard	2	4	6
Allier	20	14	34	Garonne (Haute-)	2	6	8
Alpes (Basses-)	3	2	5	Gers	»	1	1
Alpes (Hautes-)	»	1	1	Gironde	6	13	19
Alpes-Maritimes	3	3	6	Hérault	»	1	1
Ardèche	2	4	6	Ille-et-Vilaine	30	45	75
Ardennes	27	27	54	Indre	16	25	41
Ariège	3	»	3	Indre-et-Loire	18	16	34
Aube	18	14	32	Isère	2	7	9
Aude	1	2	3	Jura	21	10	31
Aveyron	15	20	35	Landes	3	4	7
Belfort	2	1	3	Loir-et-Cher	24	27	51
Bouches-du-Rhône	5	3	8	Loire	8	6	14
Calvados	37	37	74	Loire (Haute-)	5	6	11
Cantal	18	17	35	Loire-Inférieure	17	33	50
Charente	2	9	11	Loiret	66	54	120
Charente-Inférre	2	12	14	Lot	5	7	12
Cher	35	38	73	Lot-et-Garonne	2	4	6
Corrèze	15	19	34	Lozère	»	2	2
Corse	1	4	5	Maine-et-Loire	15	17	32
Côte-d'Or	31	27	58	Manche	45	65	110
Côtes-du-Nord	54	81	135	Marne	45	37	82
Creuse	32	13	45	Marne (Haute-)	33	27	60
Dordogne	4	7	11	Mayenne	19	48	67
Doubs	24	15	39	Meurthe-et-Moselle	27	23	50
Drôme	1	7	8	Meuse	45	27	72
Eure	31	31	62	Morbihan	27	40	67
Eure-et-Loir	48	35	83	Nièvre	62	72	134
	525	510	1.035		1.090	1.179	2.269

Naissances par départements 1878-1887 *(suite)*.

Départements	Mineures	Majeures	Totaux	Départements	Mineures	Majeures	Totaux
Report...	1.090	1.179	2.269	*Report...*	3.580	2.428	6.008
Nord	74	48	122	Vendée	4	2	6
Oise	57	55	112	Vienne	12	11	23
Orne	34	33	67	Vienne (Haute-)	16	15	31
Pas-de-Calais	48	35	83	Vosges	30	36	66
Puy-de-Dome	12	17	29	Yonne	45	58	103
Pyrénées (Basses-)	4	8	12	Meurthe	25	12	37
Pyrénées (Hautes-)	4	3	7	Moselle	57	45	102
Pyrénées-Orient^{es}	1	4	5	Rhin (Haut-)	37	37	74
Rhône	7	15	22	Rhin (Bas-)	31	52	83
Saône (Haute-)	45	36	81	Algérie	8	2	10
Saône-et-Loire	35	29	64	Alsace-Lorraine	4	15	19
Sarthe	31	28	59				
Savoie	10	11	21	Suisse	16	21	37
Savoie (Haute-)	7	17	24	Belgique	50	68	118
Seine	1.714	603	2.317	D. du Luxembourg	25	17	42
Seine-et-Marne	100	64	164	Amérique	1	6	7
Seine-et-Oise	149	93	242	Prusse et Allemagne	6	17	23
Seine-Inférieure	86	93	179	Autriche	»	7	7
Sèvres (Deux-)	8	5	13	Italie	3	9	12
Somme	58	43	101	Angleterre	4	10	14
Tarn	1	»	1	Espagne	4	1	5
Tarn-et-Garonne	2	3	5	Hollande	1	7	8
Var	2	3	5	Duché de Bade	»	5	5
Vaucluse	1	3	4	Russie	»	2	2
	3.580	2.428	6.008		3.959	2.883	6.842

Les départements qui se font le plus remarquer par le grand nombre des insoumises qui en sont originaires sont : en première ligne et dans un rang exceptionnel le département de la Seine, puis viennent les départements de Seine-et-Oise, de la Seine-Inférieure, de Seine-et-Marne, de l'Aisne, de la Nièvre, des Côtes-du-Nord, du Loiret, du Nord, etc. Ce qui frappe dans cette longue énumération, c'est que les départements de la région méridionale sont représentés par des chiffres insignifiants ; cela ne veut pas dire que la moralité soit plus grande dans les départements situés au delà de la Loire que dans les départements qui sont en deçà de ce fleuve. Les jeunes filles émancipées qui quittent leur pays d'origine dans le midi, pour se livrer à la prostitution, s'arrêtent, en général, dans les grandes villes voisines de leur département ; elles choisissent Béziers, Bordeaux, Cette, Lyon, Marseille, Toulon ou Toulouse pour théâtre de leurs exploits. Parmi les pays étrangers qui ont fourni des recrues à la prostitution parisienne, c'est la Belgique qui occupe le premier rang.

Sur 6,842 unités insoumises, le département de la Seine en fournit à lui seul 2,317 ; il mérite de retenir notre attention. Dans ce nombre considérable, les insoumises mineures figurent pour 1,714 unités et les majeures pour 603.

Dans les causes de la prostitution, nous avons fait remarquer combien était rudimentaire le sentiment de la pudeur chez la plupart des jeunes insoumises ; elles trouvent aussi naturel de faire marchandise de leur corps qu'elles trouvent normal de vendre une denrée quelconque, pour en tirer un certain profit. Cette disposition semble être l'apanage ordinaire des jeunes filles originaires de Paris. Les chiffres cités plus haut montrent que Paris et les autres communes du département de la Seine tiennent un rang exceptionnel dans le développement de la prostitution clandestine précoce et aussi dans la propagation des maladies vénériennes et syphilitiques. L'observation démontre, en effet, que la prostitution clandestine, dans le très jeune âge, est exercée particulièrement par les jeunes filles nées à Paris ou dans les localités voisines. C'est là une règle générale et, quelle que soit l'année que l'on examine, on trouve une majorité considérable parmi les mineures qui sont nées à Paris. En agissant comme nous l'avons fait précédemment pour l'étude des maladies, nous examinerons successivement, année par année, les insoumises de Paris et des environs, et nous montrerons leur état pathologique, au point de vue des affections vénériennes et syphilitiques. Notre étude portera d'abord sur les insoumises mineures, puis sur les insoumises majeures.

I

INSOUMISES MINEURES DU DÉPARTEMENT DE LA SEINE

1878.

Sur 438 insoumises mineures trouvées malades en 1878, il y en a 186 qui sont originaires du département de la Seine; c'est plus des 2/5 de l'ensemble total. Sur les mineures malades appartenant au département de la Seine, Paris en revendique un chiffre important, puisqu'il en compte 164 à son actif. Sur les 186 mineures malades, 15 ont été malades deux fois en 1878; les maladies constatées sont, par suite, plus nombreuses que les unités malades. Les accidents observés sont :

Accidents syphilitiques.....................	79	
Accidents vénériens.....	113	201
Gale...	9	

Le groupe des 164 mineures originaires de Paris compte les manifestations morbides suivantes :

Accidents syphilitiques.....................	73	
Accidents vénériens.........................	98	178
Gale...	7	

Pour les autres communes du département de la Seine, il reste 22 malades avec 23 maladies :

Accidents syphilitiques.....................	6	
Accidents vénériens.........................	15	23
Gale...	2	

1879.

Le nombre des mineures trouvées malades en 1879 a été de 394. Sur ce nombre, le département de la Seine a fourni 169 jeunes filles à la prostitution clandestine et Paris figure, à lui seul, pour 146. Parmi les mineures de Paris, on en trouve 10 qui ont été malades deux fois et 2 ont été malades trois fois. Il résulte de ce fait que les maladies comptent 14 unités de plus que le nombre des mineures malades. Les manifestations morbides observées, tant pour Paris que pour les communes suburbaines sont :

Accidents syphilitiques	106	
Accidents vénériens	66	183
Gale	11	

Les 146 mineures de Paris ont fourni les accidents suivants :

Accidents syphilitiques	93	
Accidents vénériens	56	160
Gale	11	

Pour les autres communes du département de la Seine, le nombre des malades est de 23 qui ont fourni les accidents suivants :

Accidents syphilitiques	13	
Accidents vénériens	10	23

Les accidents syphilitiques observés sur les mineures de Paris étant de 93 et ces mêmes accidents étant de 246, pour l'ensemble des mineures malades en 1879 et originaires des autres départements ou de l'étranger, il s'ensuit que les manifestations syphilitiques observées chez les Parisiennes, représentent, à quelques unités près, les 2/5 du chiffre total.

1880.

En 1880, 614 mineures ont été trouvées malades. Dans ce nombre, le département de la Seine figure pour 271 ; mais, comme plusieurs de ces mineures ont été arrêtées, à différentes reprises, dans le courant de l'année et trouvées plusieurs fois malades, il s'ensuit que les manifestations morbides sont de 58 unités plus élevées que le nombre des unités malades ; il y a, en effet, 329 manifestations morbides. Nous avons donc, pour le département de la Seine :

Mineures malades	271
Manifestations morbides	329

Les accidents observés se divisent de la façon suivante :

Accidents syphilitiques	178	
Accidents vénériens	125	329
Gale	26	

Les mineures originaires de Paris comptent les manifestations morbides suivantes :

Accidents syphilitiques...................... 161
Accidents vénériens......................... 113 } 297
Gale.. 23

Pour les communes du département de la Seine, en dehors de Paris nous trouvons :

Accidents syphilitiques...................... 17
Accidents vénériens......................... 12 } 32
Gale.. 3

L'ensemble des manifestations morbides, pour l'année 1880, étant de 720, il s'ensuit que Paris et le département de la Seine qui comptent 329 manifestations morbides, représentent plus des 2/5 de la totalité des maladies.

1881.

En 1881, sur 476 mineures malades, il y en a 36 qui ont été plusieurs fois malades et, par suite, les accidents constatés ont été au nombre de 512.

Le département de la Seine figure dans le nombre total des malades pour le chiffre 188; Paris seul fournit 163 mineures malades.

Vingt insoumises ayant été deux fois malades, il s'ensuit que les accidents morbides observés sont plus nombreux que les unités malades; il y a, en effet, 188 malades et 208 manifestations morbides.

Les accidents constatés se divisent de la façon suivante :

Accidents syphilitiques...................... 127
Accidents vénériens......................... 60 } 208
Gale.. 21

Pour les mineures originaires de Paris, nous trouvons :

Accidents syphilitiques...................... 109
Accidents vénériens......................... 53 } 180
Gale.. 18

Les communes du département de la Seine, en dehors de Paris, fournissent :

Accidents syphilitiques...................... 18
Accidents vénériens......................... 7 } 28
Gale.. 3

Le département de la Seine figure pour les 2/5 dans le chiffre total des insoumises mineures de 1881, de même qu'il compose les 2/5 des manifestations morbides constatées.

1882.

Sur 581 insoumises mineures, trouvées malades, en 1882, qui ont à leur actif 640 manifestations morbides, le département de la Seine compte 214 malades avec 235 manifestations morbides.

Paris fournit 196 malades et 212 manifestations morbides. Ces accidents sont divisés de la façon suivante :

$$\left.\begin{array}{l}\text{Accidents syphilitiques.} \quad 122 \\ \text{Accidents vénériens.} \quad 73 \\ \text{Gale.} \quad 17\end{array}\right\} 212$$

Les communes du département de la Seine, en dehors de Paris, fournissent 18 malades et 23 manifestations morbides. Voici l'énumération de ces accidents :

$$\left.\begin{array}{l}\text{Accidents syphilitiques.} \quad 13 \\ \text{Accidents vénériens.} \quad 7 \\ \text{Gale.} \quad 3\end{array}\right\} 23$$

Paris réuni aux communes suburbaines donne 214 unités malades et 235 manifestations morbides; ces accidents comprennent :

$$\left.\begin{array}{l}\text{Accidents syphilitiques.} \quad 135 \\ \text{Accidents vénériens.} \quad 80 \\ \text{Gale.} \quad 20\end{array}\right\} 235$$

Le département de la Seine compte un peu moins des 2/5 des mineures malades de l'année 1882, de même que les manifestations morbides sont un peu au-dessous des 2/5 du chiffre total.

1883.

En 1883, le chiffre des mineures trouvées malades est de 479 et le chiffre des maladies est de 512.

Le département de la Seine fournit 203 unités malades et 222 unités maladies, 19 des mineures ayant été trouvées deux fois malades.

Paris seul figure dans le total pour le chiffre 181 unités mineures et 197 manifestations morbides; dans le chiffre 181, il y en a eu 16 qui ont été arrêtées deux fois et trouvées deux fois malades.

Sur les 22 unités mineures des autres communes du département de la Seine, en dehors de Paris, 3 ont été trouvées malades deux fois.

Les maladies constatées se divisent de la façon suivante :

Pour Paris : 181 unités malades.

Accidents syphilitiques	115	
Accidents vénériens	66	197 maladies
Gale	16	

Pour les communes du département de la Seine, en dehors de Paris :
22 unités malades.

Accidents syphilitiques	8	
Accidents vénériens	14	25 maladies
Gale	3	

L'ensemble donne :

Paris et Seine : 203 mineures malades.

	Accidents syphilitiques	123
222 maladies	Accidents vénériens	80
	Gale	19

Le département de la Seine fournit donc plus des 2/5 des malades de 1883, de même qu'il fournit plus des 2/5 des maladies.

Paris, à lui seul, compte, à 3 unités près, pour les 2/5 dans l'ensemble des malades; il compte également, à 7 unités près, pour les 2/5 dans le groupe des maladies.

1884.

En 1884, il y a 438 mineures malades, parmi lesquelles 26 ayant été reconnues deux fois malades et 2 trois fois malades, le chiffre des maladies est de 468.

Le département de la Seine figure dans le chiffre total des malades pour le nombre 193 unités et ces unités malades ont fourni

206 maladies. Il y a eu, en effet, 9 insoumises mineures qui ont été malades deux fois et 2 ont été malades trois fois.

Paris fournit 167 malades et 179 maladies.

Les communes du département de la Seine, en dehors de Paris, donnent 26 malades et 27 maladies.

Sur les 167 malades de Paris, on a trouvé :

Accidents syphilitiques	103	
Accidents vénériens	66	179
Gale	10	

Sur les malades du département de la Seine, en dehors de Paris, on a trouvé :

Accidents syphilitiques	14	
Accidents vénériens	12	27
Gale	1	

Paris et Seine réunis donnent :

Unités malades :		Manifestations morbides :		
Paris	167	Accidents syphilitiques.	117	
Seine	26	193	Accidents vénériens....	78	206
		Gale	11	

Il s'ensuit que Paris seul, à 7 unités près, entre pour les 2/5 dans le nombre des unités mineures malades, comme dans le nombre des maladies.

Paris réuni aux autres communes du département de la Seine figure pour beaucoup plus des 2/5 dans le nombre total des malades et des maladies.

1885.

En 1885, il y a 487 mineures malades et comme 35 ont été malades deux fois, le nombre des maladies observées est de 526.

Le département de la Seine fournit 207 unités malades et 225 maladies.

Paris seul figure dans ce nombre pour le chiffre de 177 unités malades et 195 manifestations morbides. Parmi ces 177 unités malades, il y en a, en effet, 18 qui ont été trouvées deux fois malades.

Les autres communes du département de la Seine, en dehors de Paris, donnent 30 malades arrêtées seulement une fois.

Les maladies constatées se divisent de la façon suivante :

Pour Paris :

Accidents syphilitiques	93	
Accidents vénériens	97	195
Gale	5	

Pour les autres communes du département de la Seine :

Accidents syphilitiques	16	
Accidents vénériens	13	30
Gale	1	

L'ensemble donne : 207 malades.

Paris et Seine :

Accidents syphilitiques	109	
Accidents vénériens	110	225 maladies
Gale	6	

Ici encore le département de la Seine figure pour plus des 2/5 dans le nombre total des mineures malades en 1885, de même qu'il fournit plus des 2/5 des maladies trouvées.

1886.

Le nombre total des mineures malades en 1886 est de 416 qui fournissent 441 maladies. Le département de la Seine figure dans ces chiffres pour un apport de 171 malades et 183 maladies. Dix malades de Paris et 2 malades des autres communes de la Seine ont été trouvées deux fois malades.

Paris à lui seul fournit 149 malades et 159 maladies. Les autres communes du département de la Seine donnent 22 malades et 24 maladies.

Les maladies constatées se divisent de la façon suivante :

Pour Paris :

Accidents syphilitiques	53	
Accidents vénériens	106	159

Pour les autres communes du département de la Seine :

Accidents syphilitiques	9	
Accidents vénériens	15	24

L'ensemble donne : 171 malades.

Paris et Seine :

Accidents syphilitiques	62	
Accidents vénériens	121	183 maladies

Le département de la Seine figure encore pour plus des 2/5 dans le chiffre des mineures malades en 1886 et dans l'ensemble des maladies.

Paris seul fournit, à 11 unités près, les 2/5 des maladies trouvées chez les mineures pendant l'année 1886.

1887.

Le nombre des mineures trouvées malades en 1887 est de 389; mais 25 d'entre elles ayant été trouvées malades deux fois, le nombre des maladies est de 414.

Le département de la Seine entre dans cet ensemble pour 207 malades et 218 maladies.

Sur ce nombre, Paris fournit 189 malades et 199 maladies. Dix des unités mineures ayant été trouvées malades deux fois.

Les autres communes du département de la Seine, en dehors de Paris, comptent 19 malades et 19 maladies. Les maladies trouvées se décomposent de la façon suivantes :

Pour Paris :

Accidents syphilitiques	55	
Accidents vénériens	130	199
Gale	14	

Pour les communes du département de la Seine en dehors de Paris :

Accidents syphilitiques	7	
Accidents vénériens	11	19
Gale	1	

L'ensemble donne : 207 malades.

Paris et Seine :

Accidents syphilitiques	62	
Accidents vénériens	141	218 maladies
Gale	15	

Le département de la Seine compte un peu moins des 3/5 du nombre des malades de 1887 et un peu plus de la moitié des maladies trouvées pendant cette année.

L'ensemble des dix années donne, pour Paris, 1,777 unités mineures malades, avec 1,956 manifestations morbides, quelques-unes de ces mineures ayant été trouvées plusieurs fois malades dans une même année. Les autres communes du département de la Seine comptent 231 mineures, avec 254 manifestations morbides. En réunissant les insoumises mineures originaires de Paris à celles des communes suburbaines, nous avons :

2,008 unités mineures (1)
2,210 manifestations morbides.

La syphilis est constatée 977 fois sur les mineures originaires de Paris et 121 fois sur les mineures nées dans les communes suburbaines; il y a donc, pour l'ensemble du département de la Seine, 1,098 fois des manifestations syphilitiques observées, alors que le nombre total des unités mineures du département est en réalité de 1,714; il s'ensuit que les accidents syphilitiques ont été observés sur plus de la moitié des mineures originaires de Paris et des communes voisines. La proportion est de 64 pour 100.

Je résume dans un tableau spécial le nombre des mineures de Paris trouvées malades par année et suivant l'arrondissement où elles sont nées. Voici ce tableau :

(1) Ce chiffre de 2,008 se réduit à 1,714, lorsqu'on déduit les mineures trouvées plusieurs fois malades dans la même année et dans d'autres années de la période décennale.

Nombre des insoumises mineures (unités) malades originaires de Paris et classées suivant l'arrondissement où elles sont nées. — 1878-1887

Années	Ier Arrondissement	IIe Arrondissement	IIIe Arrondissement	IVe Arrondissement	Ve Arrondissement	VIe Arrondissement	VIIe Arrondissement	VIIIe Arrondissement	IXe Arrondissement	Xe Arrondissement	XIe Arrondissement	XIIe Arrondissement	XIIIe Arrondissement	XIVe Arrondissement	XVe Arrondissement	XVIe Arrondissement	XVIIe Arrondissement	XVIIIe Arrondissement	XIXe Arrondissement	XXe Arrondissement	Unités malades	Maladies
1878	1	3	8	4	11	6	14	6	4	14	13	13	5	7	12	1	10	12	8	12	164	178
1879	»	2	4	6	9	1	7	1	1	13	16	10	5	4	13	6	9	16	7	16	146	160
1880	6	5	5	8	14	5	7	8	3	17	35	17	6	7	21	3	11	20	26	21	245	297
1881	6	4	5	8	10	1	6	2	3	13	22	6	5	5	9	3	8	14	15	18	163	180
1882	3	4	6	12	12	7	4	4	1	8	27	8	7	8	9	5	10	26	17	18	196	212
1883	5	3	9	10	8	6	6	1	5	13	14	12	11	13	8	4	6	16	16	15	181	197
1884	4	1	5	6	14	7	4	3	3	8	15	10	4	9	6	4	11	16	20	17	167	179
1885	4	3	4	6	7	5	4	4	5	10	21	10	6	11	9	2	7	19	26	14	177	195
1886	4	1	3	12	5	4	1	2	1	7	16	8	11	9	14	1	12	9	13	16	149	159
1887	1	»	4	16	10	9	1	2	4	13	22	9	8	20	10	2	13	18	9	18	189	199
Totaux	34	26	53	88	100	51	54	33	30	116	201	103	68	93	111	31	97	166	157	165	1.777	1.956
avec réduction décennale																					1.507	

La classification des mineures malades, suivant leur arrondissement d'origine, a été faite de façon à avoir l'unité des malades, par
année, en laissant de côté l'énumération de celles qui ont été plusieurs fois malades dans la même année.

L'examen de ce tableau montre le nombre exact des unités
malades pour chaque arrondissement et pour l'ensemble des vingt
arrondissements, par années. En regard du nombre des unités
malades, par année, figure l'énumération des maladies constatées
pendant chacune de ces périodes.

En classant les arrondissements de Paris, suivant le plus grand
nombre de mineures malades qu'ils ont fourni à la prostitution
clandestine, dans cette période de dix ans, nous trouvons :

En première ligne, le *XIe arrondissement*, c'est-à-dire une
partie du faubourg du Temple, les quartiers du boulevard Voltaire
et du boulevard Richard-Lenoir, les quartiers Popincourt et de la
Roquette.

En deuxième ligne, le *XVIIIe arrondissement*, c'est-à-dire Montmartre, les quartiers de Clignancourt, des Épinettes, des Grandes-
Carrières et de la Goutte-d'Or.

En troisième ligne, le *XXe arrondissement*, c'est-à-dire Belleville, Ménilmontant, Charonne, les quartiers du lac Saint-Fargeau
et du Père-Lachaise.

En quatrième ligne, le *XIXe arrondissement*, c'est-à-dire les
quartiers de La Villette, du Pont de Flandre, du Combat et d'Amérique.

En cinquième ligne, le *X^e arrondissement*, c'est-à-dire le
quartier Saint-Louis, une partie du faubourg du Temple, les quartiers de la porte Saint-Denis et de la porte Saint-Martin, le quartier
de Saint-Vincent-de-Paul et le faubourg Poissonnière.

En sixième ligne, le *XVe arrondissement*, c'est-à-dire les quartiers de Grenelle, de Javel, de Necker et de Saint-Lambert.

En septième ligne, le *XIIe arrondissement*, c'est-à-dire une
partie du faubourg Saint-Antoine, les quartiers de Bercy, de
Picpus, de Sainte-Marguerite et des Quinze-Vingts.

En huitième ligne, le *V^e arrondissement*, c'est-à-dire les quartiers de la Sorbonne, du Jardin des Plantes, de Saint-Victor et du
Val-de-Grâce.

En neuvième ligne, le *XVIIe arrondissement*, c'est-à-dire Les

Batignolles, les quartiers de la plaine Monceau, des Ternes et des Épinettes.

En dixième ligne, le *XIVe arrondissement*, c'est-à-dire Montrouge et les quartiers de Plaisance, de Montparnasse et de la Santé.

En onzième ligne, le *IVe arrondissement*, c'est-à-dire une partie du boulevard Sébastopol, les quartiers Saint-Méry, Saint-Gervais, l'Ile Saint-Louis et le quartier de l'Arsenal.

En douzième ligne, le *XIIIe arrondissement*, c'est-à-dire les quartiers de la Gare, de la Salpétrière, de la Maison-Blanche et de Croulebarbe.

En treizième ligne, le *VIIe arrondissement*, c'est-à-dire les quartiers de Saint-Thomas-d'Aquin, de l'École militaire, du Gros-Caillou et des Invalides.

En quatorzième ligne, le *IIIe arrondissement*, c'est-à-dire les quartiers des Arts-et-Métiers, de Sainte-Avoie, des Archives et des Enfants-Rouges.

En quinzième ligne, le *VIe arrondissement*, c'est-à-dire les quartiers de la Monnaie, de Saint-Germain-des-Prés, de Notre-Dame-des-Champs et de l'Odéon.

En seizième ligne, le *Ier arrondissement*, c'est-à-dire les quartiers des Halles, du Palais-Royal, de Saint-Germain-l'Auxerrois et de la place Vendôme.

En dix-septième ligne, le *VIIIe arrondissement*, c'est-à-dire les quartiers de la Madeleine, de l'Europe, du faubourg du Roule et des Champs-Élysées.

En dix-huitième ligne, le *XVIe arrondissement*, c'est-à dire les quartiers des Bassins, de la Muette et de la porte Dauphine.

En dix-neuvième ligne, le *IXe arrondissement*, c'est-à-dire les quartiers Saint-Georges, de la Chaussée-d'Antin, du faubourg Montmartre et de Rochechouart.

En vingtième ligne, le *IIe arrondissement*, c'est-à-dire les quartiers Gaillon, Vivienne, du Mail et de Bonne-Nouvelle.

Il est facile de constater que ce sont les arrondissements les plus populeux, ceux où dominent l'élément ouvrier et les établissements industriels, qui fournissent le plus de recrues à la prostitution clandestine des mineures. Il y a également lieu de remarquer que l'arrondissement qui est à l'avant-dernier rang dans la classification du nombre des mineures se livrant à la prostitution

(IXe arrondissement), est celui qui donne l'hospitalité la plus large aux filles de toutes les catégories, soumises ou insoumises; c'est dans cet arrondissement qu'elles élisent domicile et, par un contraste assez piquant, c'est de ce centre, qui semble être le refuge sacré des amours vénales et faciles, qu'elles se répandent dans les autres quartiers de Paris à la recherche des amateurs qui, poussés par la faim, l'occasion, l'herbe plus ou moins tendre, seront souvent les victimes de leur imprudence et des manœuvres de ces Vénus de rencontre.

II

INSOUMISES MAJEURES ORIGINAIRES DE PARIS
ET DU DÉPARTEMENT DE LA SEINE

Nous avons montré précédemment les différents points intéressants en ce qui concerne les insoumises mineures nées à Paris ou dans les communes suburbaines; pour compléter cette étude, il est nécessaire d'examiner ce qui concerne les insoumises majeures qui ont la même origine. Nous aurons ainsi un ensemble complet des insoumises nées à Paris ou dans la banlieue, avec les différentes manifestations morbides qui ont été observées. Comme pour les mineures, nous allons les classer par années successives.

1878.

L'ensemble des unités insoumises trouvées malades en 1878 est de 762. Sur ce nombre, il y avait 438 insoumises mineures et 324 majeures.

Les mineures originaires du département de la Seine figurent dans ce nombre pour le chiffre 186 dont 164 sont nées à Paris.

Les majeures nées dans le département de la Seine sont au nombre de 68, sur lesquelles 57 appartiennent à Paris.

Ces insoumises majeures n'étant venues qu'une fois au dispensaire, dans le courant de l'année, il y a autant d'accidents morbides qu'il y a d'unités malades.

Les accidents observés sont :

Accidents syphilitiques	24	
Accidents vénériens	41	68
Gale	3	

Le groupe des 57 majeures originaires de Paris compte les manifestations suivantes :

Accidents syphilitiques...................... 19)
Accidents vénériens........................ 34 } 57
Gale... 4)

Dans les autres communes du département de la Seine, il reste 11 malades ayant :

Accidents syphilitiques...................... 5)
Accidents vénériens........................ 6 } 11

1879.

Pendant l'année 1879, sur 648 insoumises malades dont 254 majeures, il y a eu 34 insoumises majeures malades nées à Paris ou dans les autres communes du département de la Seine. Comme ces femmes n'ont été arrêtées qu'une fois dans le courant de cette année, il y a autant de manifestations morbides que d'unités malades. Ces accidents sont :

Accidents syphilitiques...................... 22)
Accidents vénériens........................ 11 } 34
Gale... 1)

Les majeures originaires de Paris sont au nombre de 31, avec les manifestations suivantes :

Accidents syphilitiques...................... 21)
Accidents vénériens........................ 9 } 31
Gale... 1)

Il n'y a que 3 femmes originaires des autres communes du département de la Seine, une avec des manifestations syphilitiques et 2 avec des accidents vénériens.

1880.

Le nombre des insoumises majeures et mineures trouvées malades en 1880 est de 1,017, sur lesquelles il y a 403 majeures. Dans le groupe des majeures il y en a 80 qui appartiennent à Paris ou à la banlieue. Comme une de ces majeures a été arrêtée trois fois en 1880 et trouvée trois fois malade, et qu'une autre arrêtée deux fois a également été trouvée deux fois malade, nous avons des manifestations morbides plus fortes de trois unités que les unités malades. Les accidents sont reportés de la façon suivante, pour l'ensemble du département de la Seine :

Accidents syphilitiques...................... 52
Accidents vénériens.......................... 25 } 83
Gale.. 6

Les majeures originaires de Paris, au nombre de 71, fournissent les manifestations suivantes :

Accidents syphilitiques...................... 47
Accidents vénériens.......................... 21 } 74
Gale.. 6

Dans les autres communes du département de la Seine, il y a 9 majeures, avec cinq fois des accidents syphilitiques et quatre fois des accidents vénériens.

1881.

Les 778 insoumises trouvées malades en 1881 se composaient de 302 majeures et 476 mineures. Parmi les insoumises majeures, il y en avait 61 originaires du département de la Seine ; sur ce chiffre 57 appartenaient à Paris et 4 aux communes suburbaines. Les manifestations morbides, pour l'ensemble du département de la Seine, se composent de :

Accidents syphilitiques...................... 37
Accidents vénériens.......................... 22 } 64
Gale.. 5

Il est à remarquer qu'il y a 2 femmes de Paris et une des communes suburbaines qui ont été arrêtées deux fois et trouvées malades deux fois, ce qui donne trois unités de plus pour les manifestations morbides que pour les unités de malades. Les 57 insoumises majeures de Paris ont :

Accidents syphilitiques...................... 33
Accidents vénériens......................... 21 } 59
Gale.. 5

Pour les 4 majeures des communes suburbaines, on trouve quatre fois des accidents syphilitiques et une fois des accidents vénériens.

1882.

Sur les 946 insoumises trouvées malades en 1882, il y a 365 majeures et 581 mineures. Parmi les insoumises majeures, il y en a 74 qui sont originaires de Paris ou des communes suburbaines. 3 de ces femmes, arrêtées deux fois dans le courant de l'année, ont été trouvées deux fois malades; il s'ensuit qu'il y a 77 manifestations morbides et seulement 74 unités malades. Le nombre des majeures originaires de Paris est de 68, tandis qu'il y en a 6 qui sont nées dans la banlieue. L'ensemble des manifestations morbides observées consistent en :

Accidents syphilitiques	52	
Accidents vénériens	20	77
Gale	5	

Les 68 majeures originaires de Paris, ont à leur actif :

Accidents syphilitiques	49	
Accidents vénériens	19	71
Gale	3	

Les 6 majeures de la banlieue ont trois fois des accidents syphilitiques, une fois des accidents vénériens et deux fois la gale.

1883.

En 1883, il y a eu 826 insoumises malades, parmi lesquelles il y avait 347 majeures et 479 mineures. Le nombre des insoumises majeures originaires du département de la Seine est de 83, sur lesquelles Paris en compte 68 et les communes suburbaines 15. Les manifestations morbides observées sont les suivantes :

Accidents syphilitiques	55	
Accidents vénériens	25	83
Gale	3	

Les 68 majeures originaires de Paris ont présenté les accidents suivants :

Accidents syphilitiques	44	
Accidents vénériens	21	68
Gale	3	

Les 15 majeures nées dans les communes suburbaines comptent

onze fois des accidents syphilitiques et quatre fois des accidents vénériens.

<h3 style="text-align:center">1884.</h3>

Les 732 insoumises trouvées malades en 1884 se composaient de 294 majeures et de 438 mineures. Les majeures originaires du département de la Seine, au nombre de 49, comptent 43 femmes nées à Paris et 6 nées dans les communes suburbaines. 2 des femmes de Paris, ayant été arrêtées deux fois en 1884, sont trouvées deux fois malades ; par suite, les manifestations morbides sont plus élevées de deux unités que les unités malades. Nous trouvons :

Accidents syphilitiques	36	
Accidents vénériens	12	51
Gale	3	

Les accidents observés sur les 43 majeures nées à Paris sont :

Accidents syphilitiques	31	
Accidents vénériens	11	45
Gale	3	

Les 6 majeures originaires des communes suburbaines sont atteintes cinq fois d'accidents syphilitiques et une fois d'accidents vénériens.

<h3 style="text-align:center">1885.</h3>

Parmi les 833 insoumises malades de 1885, il y a 346 majeures et 487 mineures. Les majeures comptent 73 malades originaires du département de la Seine, sur lesquelles 59 sont de Paris. 3 de ces femmes ont été arrêtées deux fois en 1885 et trouvées malades deux fois, il y a, par suite, trois unités en plus, pour les manifestations morbides que pour les unités malades. Ces manifestations sont les suivantes :

Accidents syphilitiques	32	
Accidents vénériens	40	76
Gale	4	

Les majeures originaires de Paris, au nombre de 59, donnent :

Accidents syphilitiques	27	
Accidents vénériens	34	62
Gale	1	

Les 14 majeures de la banlieue ont fourni :

Accidents syphilitiques................... 5)
Accidents vénériens...................... 6 } 14
Gale................................... 3)

1886.

Les insoumises trouvées malades en 1886 sont au nombre de 724, sur lesquelles il y a 308 majeures et 416 mineures. Dans le groupe des 308 majeures il y en a 57 qui appartiennent au département de la Seine; une d'entre elles, de la région suburbaine, a été arrêtée deux fois, et trouvée deux fois malade, ce qui nous donne une unité de maladies en plus des unités malades. L'ensemble des accidents observés se divise de la façon suivante :

Accidents syphilitiques.................... 25)
Accidents vénériens...................... 29 } 58
Gale................................... 4)

Les majeures originaires de Paris, au nombre de 52, donnent les manifestations morbides suivantes :

Accidents syphilitiques................... 21)
Accidents vénériens...................... 27 } 52
Gale................................... 4)

Dans les communes suburbaines il y a 5 malades qui fournissent quatre fois des accidents syphilitiques et deux fois des accidents vénériens.

1887.

Parmi les 678 insoumises trouvées malades en 1887, il y a 289 majeures et 389 mineures. Dans le groupe des majeures, il y en a 52 qui sont originaires du département de la Seine; sur ce nombre, 46 sont nées à Paris et 6 sont nées dans la banlieue. Une des majeures de Paris a été arrêtée deux fois en 1887 et trouvée deux fois malade; une des majeures des communes suburbaines a été arrêtée trois fois et trouvée trois fois malade; nous avons, par suite, trois unités morbides en plus des unités malades.

Les 52 majeures malades ont fourni les accidents suivants :

Accidents syphilitiques................... 11)
Accidents vénériens..................... 42 } 55
Gale................................... 2)

Parmi les 46 majeures originaires de Paris, nous trouvons les manifestations morbides snivantes :

Accidents syphilitiques	8	
Accidents vénériens	37	47
Gale	2	

Les 6 majeures originaires de la banlieue ont fourni trois accidents syphilitiques et cinq accidents vénériens.

L'ensemble des dix années donne, pour Paris, 552 unités majeures malades, avec 566 manifestations morbides, un très petit nombre d'insoumises ayant été malades deux fois dans la même année. Les communes de la Seine, en dehors de Paris, comptent 79 majeures et 83 manifestations morbides. Nous devons remarquer que nous n'avons pas dans ces chiffres les unités absolues puisque nous n'avons pas retranché celles qui, après avoir été arrêtées plusieurs fois dans la même année, ont pu, en outre, être arrêtées et reconnues malades plusieurs fois dans la période décennale ; le véritable chiffre des unités majeures est alors de 603. En réunissant les insoumises majeures de Paris à celles des communes suburbaines nous avons :

Unités majeures	603
Manifestations morbides	649

La syphilis est constatée 305 fois chez les insoumises majeures nées à Paris et 47 fois chez les insoumises majeures des communes suburbaines ; il y a donc 352 fois des accidents syphilitiques observés chez les majeures originaires du département de la Seine. Cet ensemble étant de 603, il s'ensuit que plus de la moitié de ces malades majeures ont eu des manifestations syphilitiques, la proportion est de 58,37 pour 100. La proportion des syphilitiques chez les insoumises majeures est inférieure à ce que nous avons observé précédemment pour les insoumises mineures.

Si nous réunissons les insoumises mineures du département de la Seine aux insoumises majeures du même département, nous obtenons 2,317 unités malades avec 2,853 manifestations morbides. Les accidents syphilitiques sont, pour l'ensemble de ces insoumises, au nombre de 1,450, ce qui donne 62,58 pour 100.

Pour les insoumises originaires de Paris, les manifestations syphilitiques sont au nombre de 1,282. Ce chiffre considérable comprend 28,95 pour 100 des accidents syphilitiques observés chez toutes les insoumises de tout âge arrêtées dans une période de dix ans, et venues à Paris des autres départements de France, et même de l'étranger.

Comme pour les insoumises mineures, je résume par année, dans un tableau spécial, le nombre des majeures de Paris trouvées malades suivant l'arrondissement où elles sont nées. Voici ce tableau :

Insoumises majeures originaires de Paris et du département de la Seine
1878-1887.

ANNÉES	ARRONDISSEMENTS DE PARIS																				PARIS		SEINE		TOTAL GÉNÉRAL	
	1	2	3	4	5	6	7	8	9	10	11	12	13	14	15	16	17	18	19	20	Unités malades de Paris	Total des maladies pour Paris	Unités malades	Total des maladies	des unités malades	des maladies
1878	»	»	4	4	6	2	1	»	1	2	12	4	3	3	1	»	2	5	1	6	57	57	11	11	68	68
1879	»	1	2	»	»	»	1	4	1	1	4	3	»	»	2	2	2	5	»	3	31	31	3	3	34	34
1880	»	»	4	6	11	»	2	4	»	8	10	4	2	1	3	»	4	6	3	3	71	74	9	9	80	83
1881	2	»	3	3	2	2	4	2	»	2	8	7	3	5	3	1	1	1	5	3	57	59	4	5	61	64
1882	1	1	3	1	2	4	3	4	1	1	6	4	2	2	10	3	5	10	3	2	68	71	6	6	74	77
1883	3	2	3	5	1	3	3	»	»	5	13	2	1	5	7	3	4	3	1	4	68	68	15	15	83	83
1884	»	1	»	1	4	4	1	»	2	3	4	»	1	4	1	»	4	8	2	3	43	45	6	6	49	51
1885	»	4	5	5	1	2	3	3	1	4	9	2	»	3	3	3	3	3	1	4	59	62	14	14	73	76
1886	3	1	1	5	4	2	3	1	2	1	8	1	3	1	3	1	3	2	4	3	52	52	5	6	57	58
1887	«	»	3	3	4	2	»	2	1	5	5	1	»	4	3	»	2	5	3	3	46	47	6	8	52	55
Totaux	9	10	28	33	35	21	21	20	9	32	79	28	15	28	36	13	30	48	23	34	552	566	79	83	631	649
Avec réduction des majeures arrêtées plusieurs fois dans la période décennale																					527		76		603	

L'examen de ce tableau montre que ce sont les arrondissements les plus populeux qui fournissent le plus d'insoumises majeures à la prostitution clandestine. Comme pour les mineures, c'est le onzième arrondissement qui figure en première ligne; ce sont les premier et neuvième arrondissements qui figurent en dernière ligne. Pour les autres arrondissements, à quelques rangs près, la classification est la même que pour les insoumises mineures.

Il est une remarque très importante à faire, c'est que le chiffre des unités malades qui figurent dans ce tableau représente les unités majeures malades, déduction faite de celles qui ont été malades plusieurs fois dans une même année; mais en opérant la réduction, pour les majeures trouvées plusieurs fois malades, soit dans une même année, soit dans la période décennale, nous trouvons que les unités malades de Paris sont au nombre de 527 au lieu de 552 et celles des autres communes du département de la Seine au nombre de 76 au lieu de 79. Le total général des unités malades est réduit à 603 au lieu de 631.

III

RÉSIDENCE DES INSOUMISES

La question de l'habitation a une importance particulière en ce qui regarde spécialement les mineures.

En étudiant les habitudes des insoumises mineures, on constate qu'elles logent, presque toutes, dans des hôtels garnis, lesquels sont, pour la plupart, sous la dépendance d'un marchand de vin. C'est dans ces garnis, groupés dans certaines rues ou dans certains quartiers spéciaux, que la mineure, qui loge encore chez ses parents, peut trouver une hospitalité facile pour conduire le client qu'elle a recruté dans la rue. L'amateur est obligé de payer une rétribution, variable suivant les quartiers, au marchand de vin ou maître de garni, qui lui donne asile pour quelques instants et qui n'a souci ni de sa personnalité, ni de son âge, ni de l'âge de la mineure qui le guide. Beaucoup de jeunes filles, que leurs parents croient à l'atelier, trouvent, tantôt dans un arrondissement, tantôt dans un autre, les portes des garnis largement ouvertes; dès l'heure la plus matinale ou la plus tardive, elles sont certaines de pouvoir s'y rendre, sans autre préoccupation que de demander aux amateurs qui les accompagnent, d'abord, d'ouvrir leur bourse pour la chambre dans laquelle ils reçoivent l'hospitalité, ensuite, pour les boissons qu'elles se font offrir. Il est évident que la mineure sera d'autant plus facilement accueillie, qu'elle sera plus habile à faire dépenser de l'argent aux individus qu'elle conduit dans ces refuges. — Un grand nombre de mineures habitent dans des garnis où elles ne conduisent jamais leurs recrues; elles préfèrent se rendre dans d'autres quartiers, qui deviennent le champ de bataille où elles dressent leurs batteries; elles font choix de cinq ou six garnis spéciaux où elles se rendent alternativement, suivant la fantaisie du moment. Leur journée terminée, elles rentrent dans leur garni habituel, où elles peuvent faire croire qu'elles ne vivent pas de la prostitution, mais bien d'un travail honnête et régulier. Quelques-unes, vivant en concubinage avec un amant qui travaille ou avec un souteneur qui les exploite, préfèrent exercer leur industrie dans les garnis qui ne leur servent pas de domicile régulier. Dans des régions spéciales, notamment du côté de l'École militaire, certains marchands de vin logeurs autorisent les insoumises mineures à se tenir sur le seuil de leur porte et à faire publiquement de la prostitution, en appelant et provoquant les passants. Que leur importe? Ils font payer la location de leur chambre chaque fois qu'un passant se laisse entraîner et ils vendent leurs boissons plus ou moins frelatées. N'y a-t-il pas un double bénéfice? Lorsque les mineures ont fait choix d'un quartier pour se livrer à la prostitution, elles se réunissent souvent par groupes, se mêlant fréquemment aux femmes majeures et aux filles inscrites qui guident leur inexpérience; elles font de la déambulation, autour de trois ou quatre rues, ne s'éloignant pas des garnis qui ont leur prédilection, mais tournant dans leur voisinage, comme les abeilles tourbillonnent autour de leur ruche. — Dans tous les arrondissements de Paris se trouvent de très nombreux garnis, tout disposés à prêter leur concours à la prostitution des insoumises, quel que soit leur âge. On rencontre dans ces garnis, plus ou moins coupe-gorge, depuis l'enfant de onze et douze ans jusqu'à la femme de cinquante ans. Les spéculateurs ne se préoccupent guère de l'âge que peut avoir la fille qui se présente chez eux, pourvu qu'elle paye la rétribution habituelle, chaque fois qu'elle fait monter un client. — Ce sont ces garnis qui donnent asile à toutes les mineures et qui sont cause, en raison de la liberté qu'on leur accorde, de leur peu d'hésitation à abandonner le domicile paternel; elles savent qu'elles trouveront un refuge facile dans une habitation tolérante où il n'y a aucune contrainte à subir. C'est en raison de la liberté qui leur est octroyée que les mineures peuvent facilement voyager d'un quartier dans un autre et se soustraire ainsi aux recherches de leurs parents. Il y a donc bien là une cause principale du développement de la prostitution, plus ou moins clandestine, des mineures. — Un certain nombre de mineures sont sans logement fixe; elles errent un peu au hasard, dormant sous les ponts, autour des Halles, sous les portes cochères ou sous les porches des églises et ne passent la nuit sous un toit que lorsqu'elles ont la bonne fortune de rencontrer un individu qui les conduit dans un garni quelconque.

Ce qui existe à Paris se produit également en province; mais là on trouve souvent des municipalités vigilantes qui agissent avec fermeté et interdisent aux logeurs de recevoir des mineures et même de donner l'hospitalité à des femmes, quel que soit leur âge, qui se livrent notoirement à la prostitution.

Pour le moment, il ne s'agit que de Paris, et de ce qui s'est passé pendant les dix années que j'examine. Dans cette recherche, j'ai noté le domicile de la mineure, chaque fois qu'elle a été arrêtée, quelques-unes ayant des domiciles variables suivant les différentes périodes de leurs arrestations. Nous ne prenons donc pas, pour unité, la mineure, mais bien l'unité d'arrestations.

De 1878 à 1887, il y a eu 5,136 arrestations, parmi les mineures trouvées malades. Sur ce nombre, il en est qui logent en garni, chez leurs parents ou dans leurs meubles; quelques-unes vivent en concubinage et en garni; d'autres sont sans logement fixe.

Partant du chiffre des arrestations, 5,136, nous trouvons que les mineures, au moment de leur arrestation, logeaient :

1°	4,513	en garni	
2°	202	chez leurs parents	
3°	39	dans leurs meubles	5,136
4°	283	sans logement fixe	
5°	99	vivant en concubinage et logeant en garni	

En divisant les chiffres relatifs au logement, suivant l'année des arrestations, nous avons le tableau suivant :

ANNÉES	Logeaient en garni	Logeaient chez leurs parents	Logeaient dans leurs meubles	Sans logement fixe	Vivant en concubinage et logeant en garni
1878	385	35	8	30	16
1879	368	25	5	22	9
1880	652	16	3	37	12
1881	435	11	1	60	5
1882	576	14	6	36	8
1883	450	13	2	42	5
1884	437	8	2	13	8
1885	492	13	3	14	4
1886	388	22	5	22	4
1887	330	45	4	7	28
	4.513	202	39	283	99

LOGEMENT DES MINEURES MALADES AU MOMENT DE LEUR ARRESTATION

A part les 39 mineures qui logeaient dans leurs meubles et les 202 qui demeuraient chez leurs parents, toutes les autres habitaient dans des garnis. Nous pouvons ajouter que les mineures qui n'avaient pas quitté, d'une façon absolue, le domicile paternel, trouvaient cependant dans les hôtels meublés la possibilité de se livrer à la prostitution. C'est donc la facilité de trouver constamment ouverte la porte de tous ces logis, qui est une des causes les plus graves de la prostitution clandestine des mineures parisiennes.

Les insoumises majeures, comme les mineures, ont leur résidence habituelle dans les garnis. En examinant, au hasard, quelques-unes des années de la période décennale, je trouve : en 1878, sur 324 majeures reconnues malades, il y en avait 235 qui logeaient en garni ; en 1883, sur 347 majeures malades, 277 habitaient en garni ; en 1885, sur 346 majeures malades, 313 logeaient en garni ; en 1886, sur 308 majeures malades, 263 vivaient en garni. Ces quelques citations démontrent bien que les insoumises majeures, en très grand nombre, font élection de domicile dans les garnis. Les pouvoirs publics, frappés de ce fait brutal, se sont préoccupés de cette situation. Un projet de loi a été déposé par M. le garde des sceaux Fallières, le 31 octobre 1891, pour atteindre les logeurs trop complaisants. Bien qu'une Commission ait été nommée pour examiner ce projet, la Chambre des députés a terminé son mandat en 1893 sans qu'il ait été l'objet d'un débat public ou d'un rapport. Jusqu'à présent, la Chambre des députés élue en 1893 n'a pas eu à s'occuper de la question. M. Georges Berry, député, a déposé, dans la session de 1894, séance du 23 novembre 1894, un projet de loi tendant à réglementer la prostitution ; mais dans ce projet, il n'est pas fait mention des marchands de vin et des maîtres de garnis, omission qui semble bien extraordinaire.

M. le sénateur Bérenger, dans le projet de loi discuté au Sénat dans les séances des 27, 28, 30 mai et 27 juin 1895 s'était préoccupé vivement de l'influence néfaste de certains logeurs, marchands de vin et maîtres de garnis, sur la prostitution des insoumises. Après un long et minutieux débat, le Sénat a adopté l'article suivant qui vise ces industriels peu scrupuleux :

Art. 3. — Tous cafetiers, cabaretiers et autres débitants de boissons à consommer sur place qui, après un avertissement notifié depuis moins d'un an par un officier de police judiciaire, l'inculpé entendu ou dûment appelé, continueront à fournir sciemment à des femmes ou filles de débauche, employées ou non dans leurs établissements, le moyen de s'y livrer à la prostitution, seront punis d'un emprisonnement de trois mois à deux ans et d'une amende de 100 à 1,000 francs.

Cet article n'est pas aussi complet que l'avait souhaité la Commission sénatoriale, mais il est encore suffisant pour atteindre les marchands de vin logeurs.

Dans le premier projet de la Commission, il y avait un article visant spécialement les logeurs ; il était rédigé de la façon suivante :

« Tout logeur tenant maison meublée ou chambres garnies, qui, après avertissement notifié, depuis moins d'un an par un officier de police judiciaire, après enquête et l'inculpé entendu ou dûment appelé, aura sciemment favorisé ou facilité la débauche en recevant chez lui des femmes ou des filles qu'il savait s'y livrer à la prostitution, sera puni d'un emprisonnement de trois mois à deux ans et d'une amende de 100 à 1,000 francs. »

C'est à la demande de M. Lépine, Préfet de police, que cet article fut supprimé. M. le Préfet de police ayant déclaré qu'il était suffisamment armé par l'ordonnance de 1778 pour traquer les hôtels mal famés, ceux que, par euphémisme administratif, on appelle les maisons mal tenues. « Ces maisons, dit M. le Préfet de police, sont celles où les filles attirent leurs souteneurs, où des cris se font entendre jusque dans la rue, où se passent des scènes violentes ; celles dans les couloirs desquelles les filles viennent s'entasser, appelant les passants, les happant au passage. » M. Lépine trouvait dans l'article de la Commission l'inconvénient très grand d'être obligé de supprimer un très grand nombre d'hôtels meublés où habitent des prostituées et de frapper uniformément dans toutes les directions. Les raisons développées par M. le Préfet de police déterminèrent la Commission à supprimer cet article spécial.

Pour notre part, nous regrettons cette décision. Il nous semble qu'on aurait pu établir une distinction entre la prostitution des majeures et celles des mineures et agir sur les logeurs en visant spécialement la prostitution des mineures et en s'inspirant de l'article 334 du Code pénal. Cet article dit : « Que ceux qui favorisent ou facilitent *habituellement* la débauche ou la corruption de la jeunesse de l'un ou l'autre sexe, au-dessous de l'âge de vingt et un ans, sera puni d'un emprisonnement de six mois à deux ans et d'une amende de 50 à 500 francs. »

La lecture de cet article montre bien que les logeurs peuvent être facilement poursuivis, puisqu'ils favorisent ou facilitent *habituellement* la débauche des mineures. Il est indispensable que les logeurs qui reçoivent, dans leur immeuble, des mineures ayant l'habitude de donner l'hospitalité d'une nuit ou de quelques heures à des individus qu'elles rencontrent dans la rue, soient visés par l'article 334 du Code pénal. L'application de cet article ou de tel autre analogue peut être facilement faite lorsque les logeurs reçoivent chez eux des mineures qui, n'ayant pas un domicile fixe, ont pour habitude d'y conduire, plusieurs fois par jour, les différents amateurs qu'elles ont racolés et qui consentent à les accompagner. Ici le doute n'est pas possible et le logeur ne peut pas exciper de son ignorance, car il sait pertinemment que la mineure qui se présente chez lui, dans ces conditions, est une fille qui a pour métier de vivre de la prostitution. Le mot *habituellement* permet d'échapper à toute équivoque et à tout arbitraire.

Il ne s'agit pas d'atteindre le logeur qui donne asile accidentellement à une mineure à la recherche d'un refuge dans un garni ; il est question d'atteindre cette catégorie d'hôteliers, de logeurs ou de marchands de vin dont l'industrie spéciale consiste à fournir, aux insoumises mineures, un asile où elles peuvent, en toute liberté et sans contrainte, conduire les amateurs qu'elles recrutent dans la rue. Ces maisons sont aussi connues de la police que du public ; tout passant qui voudra observer, pendant quelques minutes, les agissements des mineures qui se livrent à la prostitution, ne tardera pas à reconnaître, dans tous les quartiers de Paris, le groupe des maisons spéciales où ces filles conduisent habituellement les hommes qui acceptent leurs propositions. L'existence de ces maisons n'est un secret pour personne, pas plus à Paris que dans les grandes villes des départements, et les agents chargés de faire respecter la loi ne peuvent jamais être embarrassés. Il est à espérer qu'on reviendra sur ce point spécial, lorsque le projet de loi adopté par le Sénat sera discuté à la Chambre des députés.

IV

DEGRÉ D'INSTRUCTION DES INSOUMISES

Nous avons vu précédemment figurer parmi les insoumises des personnes appartenant à toutes les classes de la société ; nous avons vu également, dans la classe des prostituées clandestines, des femmes sans instruction ou avec une instruction rudimentaire, de même que nous avons trouvé des femmes ayant une instruction développée et possédant des diplômes d'institutrices. Dans ces dernières années, le développement de l'instruction parmi les jeunes filles a été tel qu'il s'est produit une pléthore notable d'institutrices. La conséquence malheureuse de cette situation spéciale, c'est que beaucoup de jeunes filles, n'ayant pas de place d'institutrice, ne trouvaient pas à utiliser l'instruction qu'elles avaient acquise. Le diplôme ne donnant pas la place espérée, elles se sont trouvées sans ressources, parce qu'elles avaient perdu l'habitude du travail manuel. La misère a poussé beaucoup de ces malheureuses jeunes filles à se jeter dans la prostitution. Dans ces dernières années, un contingent important de ces institutrices sans emploi a demandé à la prostitution réglementée

les ressources que l'enseignement ne leur avait pas fournies. C'est
là une des tristes constatations de l'étude que nous poursuivons.

On est peut-être trop disposé, de nos jours, à exagérer l'influence
moralisatrice de l'école. « Ouvrez des écoles et vous fermerez les
prisons », a-t-on dit, bien souvent. Malheureusement c'est fréquemment une illusion ; car dans beaucoup de pays où l'instruction est très
répandue, la criminalité n'a pas diminué, mais s'est transformée.

L'influence de l'école, pour être moralisatrice, doit s'appuyer sur
toutes les causes qui agissent sur l'enfant, notamment sur le sentiment
du devoir, sur les leçons et les exemples des familles honnêtes qui
créent autour de l'enfance une atmosphère de pureté et de vertu. On
pourrait dire avec Massimo d'Azeglio : « Ce n'est pas l'école qui fait
l'homme, comme ce n'est pas le gouvernement qui fait la société :
c'est la famille bonne ou mauvaise qui fait les bons ou mauvais
gouvernements. »

Un magistrat italien, M. Ferriani, a publié récemment un livre
sur l'enfance criminelle. Il étudie longuement la criminalité sur les
tout jeunes gens et examine le degré de leur instruction. Sur
2,000 enfants ou mineurs criminels, il a constaté que 1,336 d'entre
eux savaient lire et écrire ; 325 possédaient une instruction au-dessus
de la moyenne ; 129 avaient une instruction supérieure et 210 étaient
illettrés.

Ce que l'on a dit pour la criminalité en général s'applique
également à la prostitution, qui a gagné les toutes jeunes filles et
même l'enfance.

Nous allons examiner le degré d'instruction des prostituées
insoumises, bien qu'il soit difficile de dire, d'une façon précise, si
l'instruction a apporté un frein au développement de la prostitution.

Les renseignements sur l'instruction des insoumises ont fait défaut
dans beaucoup de circonstances et, dans d'autres cas, ils étaient
très incertains. J'ai trouvé seulement des détails exacts, sur leur
degré d'instruction, dans 6,308 des dossiers des insoumises malades.

Il y avait lieu d'étudier la question, non pas au point de vue d'une
instruction perfectionnée, ce qu'il eût été impossible d'établir, mais
seulement au point de vue d'une instruction rudimentaire. J'ai classé
les prostituées clandestines en quatre catégories : 1° suivant que les
femmes savaient lire et écrire ; 2° dans la seconde catégorie, j'ai
groupé celles qui, sachant lire, ne savaient pas écrire, mais pouvaient

cependant signer leur nom ; 3° dans le troisième groupe sont comprises celles qui sachant lire, ne peuvent ni écrire ni signer leur nom ; 4° dans la quatrième série se trouvent les insoumises complètement illettrées.

Cette classification donne :

<pre>
1° Insoumises sachant lire et écrire............... 4,297
2° Insoumises sachant lire et signer..............   988
3° Insoumises sachant lire mais ne sachant ni écrire
       ni signer leur nom.........................   11
4° Insoumises ne sachant ni lire ni écrire.......... 1,012
</pre>

Ces chiffres montrent que 68 pour 100 des insoumises arrêtées et trouvées malades savaient lire et écrire ; 15 pour 100 savaient lire et signer ; 0,18 pour 100 savaient lire, mais ne savaient pas écrire, pas même pour signer leur nom ; 16 pour 100 ne savaient ni lire ni écrire.

Il y a lieu d'être surpris du nombre relativement considérable des jeunes femmes qui n'ont reçu aucune instruction et de celles qui n'ont reçu qu'une instruction fort sommaire, puisqu'elles peuvent à peine signer leur nom. Cette surprise devient plus grande lorsqu'on constate que, dans cette catégorie, se trouvent un grand nombre de jeunes filles originaires du département de la Seine. Tout récemment, le 6 juin 1895, j'ai eu à examiner au dispensaire deux sœurs âgées l'une de quinze ans et demi, et l'autre de dix-sept ans et demi, qui étaient malades toutes les deux. Elles avaient été arrêtées précédemment et envoyées en correction. Elles habitaient Clichy, chez leur mère, ce qui ne les empêchait pas de se livrer à la prostitution. Ni l'une ni l'autre de ces jeunes filles mineures, originaires du département de la Seine, où elles ont toujours séjourné, ne savaient ni lire ni écrire ! Il existe cependant une loi sur l'instruction obligatoire !

Le gouvernement républicain et la ville de Paris ont fait des sacrifices considérables pour que tous les enfants puissent recevoir une instruction suffisante. Beaucoup de parents ont négligé de profiter des avantages qu'on mettait à leur disposition et, au lieu d'envoyer les enfants à l'école, ils les ont laissés courir à l'aventure. Par suite de la négligence des parents, les enfants ont pris des habitudes de vagabondage et de paresse qui devaient, plus tard, les conduire, les uns à être des souteneurs, les autres à se livrer à la prostitution !

CHAPITRE VII

Profession antérieure des insoumises.

I

PROFESSION DES INSOUMISES

Il n'y a pas de corps d'état ou de profession qui n'ait fourni son contingent à la prostitution clandestine. Dans le tableau que nous avons dressé pour connaître les professions qui lui ont donné le plus d'éléments, nous avons une longue liste d'états bien différents; mais quelques-uns d'entre eux fournissent un contingent très important, au milieu des chiffres relativement minimes des autres professions. Nous trouvons en tête les domestiques, puis viennent les couturières et lingères; au 3ᵉ rang, nous rencontrons les blanchisseuses, qui sont suivies par les journalières ou femmes sans profession déterminée; nous notons au-dessous les fleuristes, suivies, à peu de distance, par les mécaniciennes; dans une catégorie moins nombreuse figurent les passementières, les plumassières, les cartonnières, les boutonnières et les brunisseuses. Ce sont les ouvrières de l'aiguille et les blanchisseuses qui donnent le chiffre le plus important après les domestiques.

Dans le chapitre sur les causes de la prostitution, nous avons montré combien le salaire des ouvrières de l'aiguille était insuffisant pour leur permettre de vivre; il nous paraît inutile d'y revenir. Après avoir donné le tableau des professions nous nous occuperons spécialement des domestiques. Voici le tableau des professions.

Professions. — 1878-1887

		Report... 2.541		*Report...* 6.553	
Allumetières	1	Dévideuses	19	Plisseuses	1
Apprêteuses	2	Découpeuses	9	Porteuses de pain	3
Artistes	8	Domestiques	2.681	Portefeuillistes	3
Balayeuses	2	Doreuses	32	Placières	1
Bandagistes	2	Employées de commerce	64	Piqueuses de bottines	20
Batteuses d'or	12	Encarteuses	1	Professeurs de langues	1
Baleinières	1	Écuyères	4	Polisseuses	54
Bijoutières	45	Émailleuses	2	Plieuses de journaux	1
Blanchisseuses	614	Encadreuses	1	Professeurs	1
Bonnetières	4	Éventaillistes	4	Ouvrières en porte-monnaie	6
Bouquetières	1	Estampeuses	1	Ouv^res en poupées	1
Boutonnières	77	Feuillagistes	10	— chaussures	11
Bouchonnières	1	Frangistes	4	— parapluies	5
Brocheuses	66	Fleuristes	207	— bijoux	1
Brossières	9	Fruitières	2	— cravates	3
Bronzeuses	1	Figurantes	4	— imprimerie	4
Brunisseuses	78	Fille de place aux Halles	1	— jonc	2
Brodeuses	31	Gouvernantes	3	— jouets	4
Capitonneuses	2	Gauffreuses	1	— fourrures	1
Caissières	12	Giletières	39	— caoutchouc	3
Casquettières	10	Gainières	2	— dentelles	4
Cartonnières	97	Gantières	7	— cuir factice	1
Cannières	7	Garnisseuses	1	— soie	1
Cigaretières	5	Herboristes	1	Ouvrières en cartes à jouer	1
Cardeuses de laine	1	Infirmières	1	Ouvrières de la manufacture de tabacs	1
Chapelières	17	Institutrices	8	Ourdisseuses	1
Cotonnières	1	Jardinières	2	Raffineuses	2
Chenilleuses	1	Journalières et sans profession	307	Rempailleuses de chaises	17
Chanteuses	6	Marchandes	29	Régleuses de papier	1
Choristes	2	Marchandes aux Hal^es	3	Relieuses	25
Chiffonnières	5	Marchandes de fleurs	3	Repasseuses	27
Chemisières	20	Maîtresses de piano	1	Riveuses	24
Chaisières	4	Matelassières	3	Saltimbanques	1
Coloristes	1	Manœuvres	2	Sucrières	1
Chaînistes	3	Mécaniciennes	218	Tailleuses de cristal	1
Colleuses	1	Modèles	16	Talonnières	1
Culottières	8	Musiciennes	4	Tapissières	27
Coiffeuses	1	Modistes	80	Tailleuses	2
Confectionneuses	9	Nourrices	7	Typographes	2
Compositrices	3	Passementières	99	Tricoteuses	1
Corsetières	24	Parfumeuses	7	Teinturières	7
Confiseuses	1	Plumassières	81	Tisseuses	6
Colporteuses	1	Peintre en éventails	1	Vernisseuses	10
Couronnières	6	Papetières	27		
Couturières.Lingères	1.326	Perleuses	12		
Cordonnières	2				
Dame de compagnie	1				
Danseuses	9				

A reporter 2.541	*A reporter* 6.553	TOTAL 6.842

II

DOMESTICITÉ ET PROSTITUTION

Parmi les nombreuses professions qui ont fourni des recrues à la prostitution clandestine, il en est une qui tient un rang exceptionnel et hors ligne, c'est celle de domestique. Pendant la période décennale que nous étudions, sur 6,842 insoumises reconnues malades, on a trouvé 2,681 domestiques se livrant à la prostitution clandestine, ce qui donne 39,18 pour 100.

Ce chiffre est énorme et rend bien inquiet, car on peut avoir à son service une fille qui se livre à la prostitution clandestine et qui est syphilitique. Il est donc nécessaire d'examiner minutieusement cette question et de chercher à découvrir les causes principales de ce développement extraordinaire de la prostitution parmi les domestiques.

Dans l'étude à laquelle nous nous sommes livré, nous avons groupé, sous ce nom générique de domestiques, toutes les filles qui sont le plus souvent sans autre profession et se trouvent dans la nécessité d'entrer en place pour vivre. Dans cet ensemble se trouvent la domestique qui sert chez le marchand de vin, dans les restaurants et dans les brasseries, la bonne à tout faire, la bonne d'enfants, la cuisinière, la femme de chambre et même la femme de ménage.

Beaucoup de femmes, qui n'ont appris aucun état, se rendent à Paris, avec l'espérance de trouver facilement une place de domestique. Il semble que Paris, qui a pour la jeunesse une attraction des plus grandes, doit assurer le sort de toutes les jeunes filles qui quittent leur village, sans beaucoup de réflexion, souvent aussi malgré la volonté de leurs parents. Elles arrivent à Paris avec un modeste pécule, bien insuffisant pour attendre l'occasion favorable qui procurera une place convenable. Parmi ces filles, venues de leur pays, quelques-unes ont été attirées par une camarade d'enfance, qui est en service, et qui leur indique le bureau de placement où elles peuvent se faire inscrire ou le garni où elles peuvent loger à peu de frais. Au début, beaucoup de ces filles, qui ont plus de bonne volonté que de savoir, sont acceptées dans certaines maisons où elles ne séjournent pas longtemps, dès qu'on a reconnu leur insuffisance notoire ; elles retournent dans leur garni, espérant une chance meilleure et prochaine; mais le temps passe et l'argent apporté du village ou prêté par l'amie en place, s'épuise. Comment échapper aux difficultés qui grandissent à mesure que les ressources disparaissent? Il faut trouver de l'argent pour payer le logeur et les aliments indispensables à la vie de tous les jours. C'est dans ces circonstances qu'une voisine de garni, paraissant émue du chagrin et des larmes de la jeune bonne lui offre de partager son dîner; le repas terminé, elle lui propose une promenade au grand air, pour dissiper sa tristesse et l'entraîne insensiblement dans un bal du voisinage. Le mentor improvisé, qui guide les pas inexpérimentés de la novice dans ce milieu dangereux, paraît être au courant des habitudes de l'endroit : elle connaît tous les danseurs et tutoie la plupart des femmes; elle présente sa nouvelle amie à ses connaissances, qui lui font le meilleur accueil. Bientôt la jeune villageoise se décide à danser; grisée par les boissons qu'on lui a copieusement versées, séduite par les promesses qu'on lui a faites, elle se laisse entraîner par un danseur aimable, à la parole mielleuse, qui lui promet d'être son protecteur et son ami. Le lendemain, elle se réveille dans les bras d'un souteneur, qu'elle avait pris pour un honnête ouvrier ou un modeste employé. A partir de ce moment, elle est rivée à la prostitution clandestine; il ne lui sera pas facile d'échapper au joug infâme qui lui est imposé.

Les filles inexpérimentées qui arrivent à Paris, sans avoir fait préalablement un stage dans les ménages bourgeois de la province, ne cherchent pas immédiatement des places où on exige un ensemble de connaissances qui leur font défaut; elles s'adressent, soit directement, soit par l'intermédiaire des bureaux de placement, à certains marchands de vin, propriétaires de garnis, qui n'exigent pas des connaissances culinaires, ne demandent que de la bonne volonté et de la vigueur pour servir les clients fort nombreux à certaines heures de la soirée. Les gages sont minimes, mais on fait espérer des gratifications de la part des buveurs, aussi la domestique, qui ne voit là qu'un stage provisoire, attend-elle une place meilleure, lorsqu'elle aura été dégrossie par ce service rudimentaire. Pendant quelques jours, voire même pendant quelques semaines, le marchand de vin n'exige qu'un service peu fatigant; mais, si la fille est jolie et qu'elle soit remarquée par les clients, il l'engage à s'asseoir progressivement à leur table et à pousser à la consommation, en faisant miroiter à ses yeux une rénumération plus élevée et des pourboires plus nombreux. La jeune fille résiste d'abord par timidité, elle s'enhardit insensiblement, lorsqu'elle voit les clients se montrer généreux et accepte de boire un verre avec ceux qu'elle a servis plusieurs fois; elle s'habitue à écouter les propos graveleux, qui l'avaient offusquée primitivement; encouragée par le patron de l'établissement, excitée par la boisson, elle accepte les propositions qui lui sont faites et reçoit dans sa chambre l'homme qui lui a paru le plus aimable et le plus généreux. C'est le premier pas qui la conduira, plus tard, à faire régulièrement de la prostitution clandestine : à ce premier amateur favorisé en succédera un second, puis un nouveau et peu à peu tous les habitués de l'établissement connaîtront le chemin de sa chambre et de son lit. Le patron est satisfait : il vend sa marchandise et exige une redevance de tous ceux qui montent dans la chambre de sa domestique ; il lui accorde désormais une liberté illimitée et si, à certaines heures, les habitués sont rares, si la boutique devient à peu près déserte, il lui permet de se mettre à la fenêtre du logis ou sur le seuil de la porte, pour appeler, du geste et de la voix, les passants timides.

Les cabarets de cette espèce, très nombreux dans certains quartiers, sont devenus des écoles de prostitution; c'est là que viennent échouer beaucoup de filles de province qui avaient espéré trouver à Paris une place convenable et vivre d'un travail honnête!

A côté de ces cabarets, nous pouvons citer certains restaurants et certaines brasseries où les servantes deviennent bientôt autre chose que des serveuses de bouillon et de bocks; mais, ce ne sont pas généralement les filles qui arrivent de la province qui fournissent le personnel principal de ces maisons; le plus souvent les femmes entrent dans ces établissements après avoir déjà fait leur éducation dans d'autres milieux; elles ont des connaissances très complètes et elles savent pertinemment que certaines brasseries ne sont que des maisons de prostitution clandestine, aussi ne sont-elles pas effarouchées lorsqu'on leur fait comprendre que le service principal ne consistera pas à servir des bocks ou à allumer une cigarette!

Certains bureaux de placement sont souvent une cause de démoralisation des domestiques. Ils fournissent l'adresse, ainsi que nous l'avons vu plus haut, de marchands de vin chez lesquels on doit trouver des places convenables, alors qu'ils savent que la jeune fille qui entre dans ces maisons sera entraînée fatalement à se livrer à la prostitution clandestine, dans un temps plus ou moins éloigné. Quelques-uns de ces bureaux recrutent, pour le compte des proxénètes, des domestiques jeunes qu'elles entraînent progressivement dans la prostitution clandestine. M. Georges Berry (1), actuellement député de Paris, conseiller municipal en 1892, dans un très intéressant rapport sur la mendicité professionnelle, a étudié certains points de la prostitution clandestine et, à l'occasion de l'influence détestable de certains bureaux de placement, il dit :

« Les maisons clandestines se peuplent, encore, en attirant chez elles les bonnes venues à Paris pour y trouver une place et qui, grâce à la complicité de certains bureaux de placement, deviennent de véritables filles publiques.

« Une histoire, d'ailleurs entre mille, vous édifiera à ce sujet.

« L'année dernière, je faisais une visite à un asile de la ville de Paris où parmi les réfugiées se trouvent des filles-mères et des filles sur le point de le devenir.

« Apercevant une enfant, grêle et chétive, qui ne semblait pas avoir l'âge de puberté et dont la taille annonçait une grossesse de plusieurs mois, je m'approchai d'elle et je l'interrogeai. Voici ce qu'elle me raconta :

« Fille d'un ouvrier de Melun qui, devenu veuf, s'était remarié « avec une méchante femme, Emma s'enfuit un jour qu'elle avait été « frappée par sa marâtre plus violemment que d'habitude.

« Elle vint à Paris où une de ses tantes était vendeuse au carreau « des Halles. Celle-ci, qui avait déjà cinq enfants à son actif, ne « pouvait rien pour elle ; aussi l'envoya-t-elle immédiatement dans « un bureau de placement de son quartier.

« Le soir, Emma était casée dans une maison où elle servit « beaucoup de champagne et où elle assista à des scènes peu faites « pour la rassurer. Elle aurait eu d'ailleurs grand tort de ne pas être « inquiète, car, pendant la nuit, un homme s'introduisit dans « son lit.

« Elle n'avait pas quinze ans. Le bureau de placement l'avait « livrée à des entrepreneurs de débauche.

(1) Rapport présenté en 1892 au Conseil municipal de Paris par M. Georges Berry, au nom de la Commission de la mendicité professionnelle, sur l'exploitation de l'enfance.

« Elle resta cinq mois dans sa place, puis, comme elle commen-
« çait à se déformer, elle fut jetée à la porte et vint échouer dans
« l'asile où elle m'affirma qu'elle était bien heureuse.

« Le bureau de placement avait perdu cette enfant. »

N'est-ce pas là une histoire lamentable?

Dans certains cas, les bureaux de placement ne sont cause
qu'indirectement de la démoralisation des domestiques. Une
personne, qui semble honorable, demande une jeune domestique,
au maintien modeste et à la figure agréable. Cette personne n'est pas
une proxénète de profession, elle est la femme d'un homme honorable, employé dans une grande administration; elle n'a qu'un but,
c'est d'exploiter, à son profit, la jeunesse et les charmes de la
domestique qu'elle prend à son service.

Parmi les faits de cette nature qu'il m'a été donné de connaître,
il en est un particulièrement triste qu'il est utile de signaler :

R... Marie, est partie à quatorze ans et demi du département de
la Creuse pour chercher une place de domestique à Paris. Pendant
un an, elle est placée dans une famille honnête, qu'elle quitte pour
un motif futile. Par l'intermédiaire d'un bureau de placement, elle
entre chez la dame D..., femme d'un employé honorable.

Cette misérable femme, qui veut avoir à sa disposition plus
d'argent que son mari ne peut lui en donner, arrive, au bout de
quelques mois, à force d'habileté et d'insinuation, à décider sa
domestique à écouter les propositions d'un amateur qu'elle lui
présente. Cette jeune fille, qui était vierge, est déflorée, n'ayant pas
encore seize ans, dans l'appartement et sous les yeux de sa maîtresse,
qui touche, naturellement, le prix du marché honteux qu'elle a
conclu.

Bientôt sa patronne ne se contente pas de la mettre en rapport
avec des hommes dans son domicile ; elle la pousse à descendre
dans la rue et lui enseigne la stratégie savante pour attirer l'attention
des passants. Durant une année, Marie R... se livre régulièrement et
quotidiennement à la prostitution clandestine, et c'est dans les garnis,
voisins de l'habitation de ses maîtres, qu'elle conduit les hommes qui
acceptent ses propositions. Elle a toujours soin de remettre à sa
patronne tout l'argent qu'on lui donne.

Si Marie R... n'a retiré qu'un mince profit pécuniaire de la vie de
désordre qu'elle a mené, elle a, en revanche, contracté la syphilis.

Arrêtée au mois d'avril 1878, à cinq heures du soir, boulevard Poissonnière, pour faits de prostitution clandestine, R... passe au dispensaire de salubrité le 8 avril. On constate une angine syphilitique grave et une roséole syphilitique. Envoyée à l'infirmerie de Saint-Lazare, le 8 avril, R... est guérie, au bout de cinq mois, des accidents mentionnés. Le 12 septembre 1878, elle quitte l'infirmerie de Saint-Lazare pour passer quelques mois au couvent du Bon Pasteur, désirant reprendre des forces avant de rentrer dans son pays, chez ses parents qui lui avaient envoyé l'argent nécessaire pour le voyage. L'état de santé de cette pauvre fille ne s'améliore pas; l'affaiblissement augmente progressivement et elle succombe au Bon Pasteur le 11 décembre 1878.

Cette malheureuse enfant est donc morte des suites de la débauche à laquelle elle a été poussée par sa patronne!

Une instruction fut ouverte contre la femme D... et cette abominable créature fut condamnée à six mois de prison pour avoir excité cette mineure à la débauche! Six mois de prison pour avoir entraîné à la honte et à la mort une pauvre créature qui était entrée innocente dans une famille qu'on lui avait dit être honnête! Est-ce vraiment une punition sérieuse du crime abominable accompli?

Les bureaux de placement peuvent, par contre, envoyer dans des familles fort honorables des domestiques ayant les meilleurs certificats et produisant les références les plus sérieuses, alors qu'elles sont profondément vicieuses. Des domestiques moralement gangrénées ont une habileté particulière à cacher certains actes de leur existence passée pour ne mettre en relief que les faits qui leur sont très favorables. Elles arrivent à dissimuler leurs instincts pervers et à capter, par leur maintien modeste, les bonnes grâces des personnes qu'elles servent; mais, au bout de quelques mois, les dispositions mauvaises reprennent le dessus. Elles s'ingénient alors à pousser au vice et à la prostitution les domestiques de la maison qui sont devenues leurs amies. Le premier résultat à obtenir, c'est d'entraîner ses compagnes au bal; le second, c'est de leur persuader de prendre un amant et comme résultat ultime, c'est de les amener à faire de la prostitution clandestine. Il arrive fréquemment, en effet, que les domestiques dont les chambres sont éloignées des appartements de leurs maîtres, terminent le plus promptement possible leur besogne de la soirée et, sous prétexte de fatigue, elles remontent aux étages supérieurs; elles descendent ensuite dans la rue pour faire soi-disant une promenade hygiénique, mais cette promenade devient bientôt une chasse en règle pour trouver des amateurs généreux! Pendant que les maîtres dorment tranquilles, les domestiques courent les rues, rentrent fort avant dans la nuit et, naturellement, descendent fort tard pour leur service du matin. Ces manœuvres peuvent durer longtemps, sans que les maîtres soient avertis, pour peu que les concierges, trop souvent complices des domestiques, restent bien avec elles. Cette intimité sera durable, tant que les domestiques offriront généreusement une pièce de monnaie blanche à la rapacité de ces Cerbères peu scrupuleux!

Une des causes sérieuses de la prostitution des domestiques et, postérieurement, de la prostitution clandestine à laquelle elles se livrent, est la réunion, au même étage, des chambres des domestiques des deux sexes. Il y a là une promiscuité funeste qui entraîne fatalement au vice les femmes qui ont eu, jusqu'alors, une conduite régulière et des sentiments honorables. La femme qui se trouve, pour la première fois, avec les autres domestiques et dont la chambre est contiguë à celle des valets de chambre ou des maîtres d'hôtel, gardera souvent une certaine réserve; mais, après quelques mois de séjour dans la même maison, elle se départira de sa froideur; elle fera un bout de conversation; elle s'habituera à raconter ses impressions; elle écoutera tout le mal qu'on a l'habitude de dire des maîtres, et, s'il lui arrive de recevoir des reproches pour des fautes commises dans le service, elle fera sa partie dans le concert de calomnies débitées contre les patrons, trop souvent débonnaires, que l'on transforme en tyrans. Ce besoin de critiques rapproche l'intimité des serviteurs. Il arrive, dans ces conditions, que les soirées passées en causeries plus ou moins intimes se prolongent assez avant dans la nuit; soit lassitude, soit entraînement, on reste dans la même chambre, on couche dans le même lit. La femme de chambre de Mme X... est devenue la maîtresse du valet de chambre de M. Y... Ces liaisons ne sont pas de longue durée, soit que l'homme se lasse pour courir à d'autres aventures, soit que les maîtres, informés de ce qui se passe, donnent un congé en règle à la bonne. L'éloignement des deux complices amène un changement notable dans leurs habitudes et, dans la nouvelle maison où elle sera placée, la femme ne tardera pas à prendre un nouvel amant; après ce second, il en viendra un troisième; le moment est proche où elle trouvera ridicule de se donner à des hommes, sans exiger de rétribution, et on arrive ainsi progressivement à descendre dans la rue pour se livrer à la prostitution clandestine et gagner de l'argent. Gagner facilement de l'argent est devenu un désir violent chez beaucoup de domestiques! Les gages que les bonnes reçoivent, quelque bien payés que soient leurs services, leur semblent toujours au-dessous de leurs mérites; aussi sont-elles entraînées facilement à mettre dans leur poche l'argent du ménage, en majorant le prix des objets qu'elles ont achetés. Les fournisseurs ont contribué à abaisser le sens moral des domestiques, en leur donnant un appoint sur les achats qu'elles font; elles sont habituées, par suite, à recevoir de l'argent qu'elles n'ont rien fait pour gagner. De là est venu l'appât du gain facile, sans travail. Aussi, lorsqu'à la fin du mois, les maîtres leur payent les gages, qui sont la juste rémunération de leur labeur, trouvent-elles cette somme fort modeste. Elles étudient les combinaisons les plus favorables pour augmenter, par des moyens licites ou illicites, des salaires qui leur semblent minimes, parce qu'ils sont le résultat d'un travail sérieux; elles cherchent un amant qu'elles mettent à contribution et si celui-ci est insuffisant, au point de vue pécuniaire, elles en prennent un second, voire même un troisième et finissent, pour satisfaire leur rapacité, à chercher n'importe quel individu qui voudra d'elles, pourvu qu'il paye. Cet argent honteusement gagné ne les humilie pas; c'est un supplément de gages, obtenu sans trop de fatigue; mais cette rémunération spéciale n'est pas sans danger, puisqu'elle peut avoir pour compagne assidue la syphilis, avec toutes ses conséquences!

Ce qui étonne et paraît étrange, c'est la facilité avec laquelle certaines bonnes passent, d'une façon presque inconsciente, de l'état de domestique à la situation de prostituée clandestine et quelquefois de prostituée enregistrée, pour revenir, dans certaines circonstances, à leur première profession. Voici un curieux exemple de cette disposition spéciale, exemple que j'ai eu l'occasion d'observer en 1890 et qui m'a beaucoup surpris, en raison même de la résistance opiniâtre opposée par une jeune domestique aux conseils désintéressés qui lui étaient donnés pour l'empêcher de s'enrôler dans la prostitution :

Le 20 avril 1890, une fille de vingt-cinq ans se présente *sponta-*

nément dans les bureaux de la Préfecture de police pour demander à être inscrite sur les registres de la prostitution. L'employé chargé de prendre les renseignements nécessaires fut frappé de la bonne tenue et de l'air réservé de cette personne. Il était facile de comprendre qu'on ne se trouvait pas en présence d'une fille se livrant habituellement à la prostitution, aussi sa démarche paraissait-elle plus étrange. Un interrogatoire minutieux démontra que cette jeune personne avait été femme de chambre dans plusieurs familles très honorables de Paris et les certificats qu'elle possédait fournissaient la preuve que tous ses maîtres avaient été enchantés de ses services et qu'ils n'avaient rien à lui reprocher, ni sous le rapport de la moralité, ni sous le rapport de la probité. Elle avait quitté sa dernière place, ayant l'intention de se marier avec un employé des postes, dont elle était devenue la maîtresse. Après avoir vécu six mois avec elle, l'employé était retourné en province sans tenir ses promesses. Abandonnée par son amant, la jeune domestique ne cherche pas à retrouver une place de femme de chambre, ce qui lui aurait été facile avec les certificats excellents dont elle était munie, elle choisit le métier de prostituée! On lui fait les observations les plus sérieuses sur les tristesses et les misères de la profession qu'elle embrasse et sur l'avenir qui l'attend, mais les conseils sont sans influence sur la détermination qui semble avoir été prise avec une exaltation nerveuse que rien ne peut fléchir. Impossible de comprendre les motifs qui la poussent à cet acte qui paraît être un acte de désespoir; impossible de savoir sous l'influence de quelles personnes elle a pris cette résolution; les observations qu'on lui adresse semblent la toucher; elle pleure, mais elle persiste dans sa détermination! Il est probable que cette fille qui avait perdu l'habitude du travail, ayant éprouvé un violent chagrin et une grande déception, n'avait pas eu le courage, tout d'abord, de reprendre une vie laborieuse et trouvait plus simple de demander des ressources à la prostitution. Mais, par un de ces revirements étranges, comme il s'en produit souvent chez les personnes émotives, la résolution qui paraissait irrévocable n'eut qu'une courte durée. A peine cette jeune domestique est-elle inscrite sur les registres de la prostitution, qu'elle semble avoir renoncé à ses projets, puisqu'elle n'est pas entrée dans une maison de prostitution, comme elle en avait eu la pensée, et qu'elle n'a pas reparu au dispensaire de salubrité. A-t-elle repris sa profession de femme de chambre, ou a-t-elle quitté Paris? C'est ce qu'il a été impossible de savoir. Peut-être quelques instincts honnêtes se sont-ils réveillés chez elle au moment où elle allait tomber définitivement dans le vice; peut-être remplit-elle aujourd'hui son rôle de domestique aussi convenablement qu'elle l'avait fait autrefois.

A côté de cet exemple, nous pouvons citer l'histoire d'une jeune nourrice qui, après avoir allaité l'enfant d'un médecin de Paris, trouve tout simple de se livrer à la prostitution clandestine, dès qu'elle n'a plus de place.

Cette personne, qui avait eu un enfant à l'âge de dix-huit ans, avait quitté le département de la Somme, où habitaient ses parents, pour venir se placer comme nourrice à Paris. Elle trouva une place chez un médecin connu de Paris et demeura chez lui depuis le commencement de 1885 à la fin de février 1887. Quelle a été sa conduite pendant cette période et pendant qu'elle nourrissait l'enfant de notre confrère? Nous l'ignorons; mais il est à craindre qu'elle ait déjà commencé à mener la vie de désordre dans laquelle elle s'est lancée complètement plus tard. Dès qu'elle n'est plus en place, elle se livre à la prostitution clandestine, contracte la syphilis et entre à l'hôpital de Lourcine, où elle fait un séjour de cinq mois; elle quitte l'hôpital sans être guérie et recommence aussitôt à se livrer à la prostitution; depuis le 5 septembre 1887, date de sa sortie de Lourcine, jusqu'au 17 octobre 1887, date de son arrestation sur le boulevard de Grenelle, elle n'a pas cessé de se livrer régulièrement à la prostitution, bien que malade. Au dispensaire de salubrité, elle est trouvée atteinte d'accidents syphilitiques graves (angine syphilitique et plaques muqueuses de la vulve) et renvoyée en traitement à l'infirmerie de Saint-Lazare où elle fait un séjour de quatre mois. Elle quitte ensuite Paris et retourne dans sa famille qui l'a réclamée, en envoyant l'argent nécessaire pour le voyage. Voilà donc une jeune domestique qui, après avoir séjourné deux ans dans une famille honorable, passe, sans transition, de ce milieu honnête dans la prostitution clandestine! Combien de fois n'a-t-on pas été indignement trompé et n'a-t-on pas gardé, sous son toit, des domestiques profondément vicieuses, alors qu'elles avaient fourni les meilleurs certificats et produit des références qui paraissaient sérieuses! Mademoiselle X..., personne des plus distinguées et des plus honorables, qui est un remarquable professeur de musique, a eu à son service,

pendant deux ans, une bonne qui paraissait avoir toutes les qualités.
Elle avait servi en province dans des familles honorables ; les certificats fournis étaient excellents et les renseignements demandés
étaient des meilleurs ; et cependant cette domestique, aux dehors
convenables et à la tenue modeste, avait fait de la prostitution
clandestine en province ! Elle avait figuré dans un procès retentissant
en compagnie de femmes galantes et d'hommes arrêtés dans une
maison clandestine. On comprend facilement la violente émotion
ressentie par Mlle X..., lorsqu'un hasard fortuit lui a permis
d'être édifiée sur la valeur morale de cette domestique. Elle avait
pris cependant toutes les précautions nécessaires pour avoir à son
service une femme honnête. Il arrive malheureusement trop souvent
que des personnes qui ont eu chez elles des domestiques d'une moralité équivoque n'ont pas le courage de le déclarer et donnent, en
définitive, des certificats et des renseignements mensongers.

C'est d'une façon analogue qu'une famille respectable de Paris a
été indignement trompée. Elle avait pris à son service, en 1886,
une veuve âgée de trente-cinq ans, originaire du département de
l'Aisne. Les renseignements avaient été excellents : d'ailleurs, une
personne qui a été mariée et qui est âgée de trente-cinq ans, semble
présenter les meilleures garanties pour se trouver auprès d'une
jeune fille de dix-sept ans, qu'elle devait accompagner à des cours
de musique. C'était une erreur ; sous des dehors convenables, cette
misérable domestique cachait les instincts les plus pervers. Après
avoir gagné la confiance des parents et celle de leur jeune fille, elle
était arrivée progressivement à conduire sa jeune maîtresse dans
certains cafés où elle rencontrait des étudiants qu'elle connaissait
et parmi lesquels se trouvait un étudiant en médecine âgé de
vingt et un ans, qui était son amant. Mlle X... commit l'imprudence d'écrire des lettres à un jeune homme rencontré dans cette
société bizarre. Les parents ne purent rentrer en possession de ces
lettres qu'après des démarches nombreuses et pénibles. Il y a dans
cet exemple la preuve tristement éloquente de la nécessité, pour
une mère de famille, de ne confier sa fille qu'à des serviteurs
connus de longue date et de la moralité desquels on a des preuves
indéniables. Les serviteurs dévoués à leurs maîtres deviennent de
plus en plus rares et le domestique intègre, attaché à la famille dans
laquelle il vit, depuis plusieurs années, sera bientôt cité comme

une exception, comme une curiosité des temps passés! La race des serviteurs attachés à leurs maîtres, qui s'intéressent à la prospérité de la maison, au développement physique et moral des enfants qu'ils ont vus naître, est en train de disparaître. Est-ce la faute des maîtres ? Est-ce la faute des domestiques ?

Une femme de beaucoup de talent a publié dans un journal très répandu (1), un article important sur cette question des domestiques, question qui préoccupe, à juste titre, toutes les femmes qui s'occupent, d'une façon sérieuse, de la direction de leur maison. L'auteur, après avoir protesté contre la domesticité, qu'elle considère comme un état contre nature devant disparaître prochainement, admet volontiers que c'est de la faute des maîtres si les serviteurs sont devenus mauvais. Cet article ne manque pas d'un certain esprit; on sent que l'écrivain a soutenu une thèse avec une certaine passion et fait œuvre de dilettante; l'article du journal paraît avoir été rédigé avec cet entrain que certains musiciens mettent à jouer une fantaisie qu'ils accompagnent de variations brillantes et nombreuses. C'est joli, mais on cherche en vain l'argument topique et sérieux.

La thèse soutenue et les affirmations émises nous ont paru d'autant plus étranges que nous entendions, depuis longtemps, les doléances d'excellentes et dignes mères de famille qui se plaignaient, avec amertume, des serviteurs qu'elles gardaient encore, malgré les nombreux méfaits qu'elles avaient à leur reprocher. Ces plaintes étaient l'écho vibrant de tout ce qui se raconte de tous côtés sur la rapacité, l'indélicatesse, la paresse et l'ingratitude de beaucoup de domestiques. On nous a cité, à l'appui de ces plaintes, des faits nombreux démontrant que les maîtres, les meilleurs, ont été indignement trompés par des domestiques qui étaient à leur service depuis de nombreuses années, pour lesquels on avait eu beaucoup de bontés et auxquels on avait donné de nombreuses marques d'intérêt. Si l'adage « tel maître tel valet » avait quelque fondement, ceux-là avaient le droit de compter sur le dévouement et la gratitude de leurs serviteurs! Des exemples, à l'appui de ce que nous avançons, auront plus de portée que les raisonnements les meilleurs. Voici, par exemple, la femme d'un de mes confrères et

____

(1) Journal *l'Éclair* du 5 avril 1893.

amis : elle a, depuis huit ans, à son service, une femme de chambre qui a été plusieurs fois malade et a été soignée, chaque fois, avec un grand dévouement par sa maîtresse. Cette domestique, qui est bien nourrie et bien payée, habite dans un grand quartier et dans un hôtel où le personnel est nombreux ; son service est léger, puisqu'elle n'a à s'occuper que de sa maîtresse. Celle-ci, à qui tout le monde, médecins et clients, se plaît à reconnaître un jugement exceptionnel, une grande intelligence unie à une grande bonté et à toutes les qualités d'une excellente mère de famille, est dans le monde, comme elle est dans son logis, une femme accomplie dans toute l'acception du mot. Et cependant sa femme de chambre, qui a été bien choyée, bien payée et bien soignée, *pendant huit ans*, oublie tout ce qu'on a fait pour lui être utile ; un beau jour, sans motif sérieux, elle vient déclarer à sa maîtresse qu'elle quitte son service, parce qu'on lui offre 5 francs de plus à gagner par mois ! Elle ne demande pas une augmentation de gages qu'on aurait eu la faiblesse de lui accorder ; elle part et s'en va, dans on ne sait quel milieu, parce qu'on lui offre 5 francs de plus par mois !

Une autre personne également fort distinguée qui, comme la précédente, était la femme d'un de mes confrères et amis, a eu une aventure non pas analogue, mais aussi bizarre.

Mme K..., avait à son service, depuis sept ans, une première domestique, cuisinière et bonne à tout faire, et une seconde, sœur de la première, qui remplissait l'office de femme de chambre. La cuisinière âgée de trente-cinq ans, originaire de la Suisse, était mariée ; elle paraissait être dans les meilleures conditions, puisque le mari, bon ouvrier, était reçu dans la maison et habitait avec sa femme une chambre qu'on mettait à leur disposition. Il y avait chez mon confrère deux enfants encore jeunes dont les parents se préoccupaient beaucoup ; mais, comme on croyait pouvoir compter sur le dévouement et la sollicitude du ménage qu'on laissait à la maison, on lui montrait une confiance complète en laissant les clefs des différentes armoires, lorsque des obligations de relations ou d'amitié forçaient les parents à aller dans le monde. On avait augmenté progressivement les gages ; on avait donné de nombreuses preuves de l'intérêt qu'on portait à la famille de ces serviteurs ; on avait pris l'habitude d'envoyer, tous les six mois, des vêtements à leurs enfants, qui étaient dans leur pays. Ils paraissaient ravis de la situation qui leur était faite ; ils disaient sans cesse et ils espéraient qu'ils ne quitteraient leur place que pour rentrer définitivement dans leur village, pour retrouver leurs enfants et acheter une petite ferme, objet de leurs rêves. Ces domestiques comblés de bontés, de cadeaux et qui prétendaient être attachés à leurs maîtres, se sont conduits de telle façon qu'on a dû se débarrasser de leurs services. Ils avaient pris l'habitude, leur service terminé, de se réunir, le soir, chez les autres domestiques de la maison ou chez les concierges pour dire du mal de leurs patrons ou des personnes qu'ils recevaient ; ils inventaient des histoires de toutes pièces pour avoir l'occasion de critiquer leurs maîtres et de dénigrer les parents et les amis de la maison. Ces serviteurs ont cependant prouvé, par le désespoir qu'ils ont eu et les larmes qu'ils ont répandues, après la signification de leur congé, combien ils tenaient, non à leurs maîtres, mais à la place qui leur échappait. Cette disposition des serviteurs actuels à critiquer, à dénigrer ce qui se fait ou se dit chez leurs maîtres est devenu un besoin maladif qui a fait, depuis quelques années, des progrès étranges. Elle vient se joindre à la tendance qu'ils éprouvent à vouloir faire le moins possible, tout en demandant les gages les plus élevés. Leur paresse est telle qu'on est obligé de réfléchir, à deux fois, avant de leur demander de porter une lettre à la poste ou de faire la moindre commission dans le voisinage. Pour éviter des réponses désagréables ou des réflexions malséantes sur la lassitude qu'ils éprouvent à monter ou à descendre des escaliers, on se décide, le plus souvent, à faire soi-même les courses qui semblent les plus simples. Comme j'ai vu de pareils faits se produire fréquemment dans le monde médical, j'ai bien le droit de dire que ces tendances sont déplorables. Beaucoup de mes confrères et de mes amis ont franchi le cap de la soixantaine et cependant ils ne se lamentent pas, lorsqu'ils sont forcés, dans la journée, de faire l'ascension de cinquante, soixante et même quatre-vingts étages. Il est bien permis, dans des conditions pareilles, de trouver grotesques les prétentions de certains domestiques qui ne veulent pas descendre plus de deux ou trois fois par jour les trois ou quatre étages du domicile de leurs maîtres ! Il n'y a pas une femme s'occupant sérieusement de son intérieur et de son ménage qui ne fasse écho à ce qui se répète de tous côtés : « Les domestiques sont devenus impossibles ! » Après tout ce que nous entendons affirmer d'une façon générale, nous pourrions modifier ce que Beaumarchais disait des vertus exigées des serviteurs, et volontiers nous dirions : Aux qualités extraordinaires que les domestiques exigent de leurs patrons, y a-t-il beaucoup de serviteurs capables d'être des maîtres équitables? Mme Séverine, dans l'article publié dans le journal *l'Éclair*, dont nous avons parlé plus haut, a écrit : « En principe, je juge que la servitude est une infamie, la transformation sournoise du servage, » et plus loin : « Je pense donc que la domesticité, en soi, est un état contre nature; un de ces monstrueux abus que Demain rayera du doigt. »

Voilà donc une opinion, qui n'est pas isolée : des écrivains estiment que la situation de domestique est dégradante; mais ils ne voient pas ou ne veulent pas voir que, dans la société, quelque élevée que soit la situation d'un individu, il est obligé de recevoir une rémunération pour les services qu'il rend. Est-ce que toute fonction, légitimement rémunérée et loyalement acceptée et remplie, ne constitue pas une servitude, fort honorable d'ailleurs, puisque le salaire est le prix du travail? Le chef de bureau ou de division, dans une administration, ne reçoit-il pas une rémunération pour remplir certaines fonctions et pour accomplir un labeur imposé et qui l'oblige à une assiduité absolue à certaines heures déterminées? Si nous examinions les professions dites libérales, ne constaterions-nous pas que l'avocat accepte de plaider dans une affaire, qui lui plaît plus ou moins, pour remplir les devoirs de sa profession? Est-ce que le médecin hésite à monter, plusieurs fois par jour, des étages nombreux pour porter, à de malheureux souffrants, les secours de son art? Il n'est même pas certain, lui, de toucher des honoraires et cependant il va de l'avant, à l'heure même où il aurait le plus besoin de repos. Le serviteur est rémunéré pour les services qu'il rend à ses maîtres; en quoi sa dignité peut-elle être froissée, puisqu'il accomplit simplement la besogne qu'il a acceptée et pour laquelle il est entendu qu'une rémunération mensuelle lui sera accordée?

Les dispositions actuelles des serviteurs tiennent, pour beaucoup, à la jalousie native qui existe dans les démocraties, chez le moins élevé dans l'échelle sociale, vis-à-vis de celui qui est perché sur un échelon supérieur. Cette tendance, il faut avoir le courage de le dire, on n'a pas cherché à la réfréner, au contraire : au lieu d'exalter le côté supérieur de la démocratie, on s'étudie à mettre en avant les bas côtés; on laisse à l'écart l'idéal, et on flatte le côté brutal; on parle des droits de la démocratie et on néglige de laisser soupçonner que, dans cette démocratie, on peut avoir aussi quelques devoirs à remplir! Comment s'étonner que des individus que l'on flatte constamment, à qui, par principe, on donne toujours raison contre le patron, lorsqu'il s'agit de l'ouvrier, contre le maître, quand il s'agit du serviteur à gages; comment s'étonner alors que ces ouvriers et ces domestiques voient des exploiteurs dans ceux qui les emploient? Comment s'étonner qu'ils estiment toute besogne ennuyeuse et fatigante et qu'ils trouvent normal de s'approprier ce qui appartient aux maîtres, de faire le moins de travail possible et de se faire rémunérer dans de larges proportions?

La tendance des serviteurs modernes est bien connue de toutes les directrices des bureaux de placement qui avouent trouver rarement le sentiment du respect et de la gratitude chez les domestiques, alors même qu'ils sont restés pendant de nombreuses années dans une même maison. Il est, du reste, facile de contrôler cette opinion et d'acquérir cette expérience, en se mettant soi-même en rapports directs avec les serviteurs qui font, dans les journaux répandus, des insertions, pour dire les qualités qui les distinguent et faire connaître qu'ils accepteraient volontiers une place présentant des avantages déterminés. C'est dans des conditions analogues qu'il a été possible à des personnes du meilleur monde de faire une étude spéciale sur les types étranges qui se sont présentés à elles. Voici, par exemple, une femme de chambre. Elle dit être âgée de vingt-huit ans; c'est l'âge adopté de préférence, et toutes les domestiques, cuisinières ou femmes de chambre, avouent avoir vingt-huit ans, jamais plus, jamais moins. Elle trouve la place à sa convenance, mais elle fait remarquer qu'elle ne veut faire que certains travaux spéciaux; elle désire savoir, en outre, si madame voyage, l'été, ou va à la campagne, parce qu'elle a elle-même l'habitude d'aller passer un mois dans sa famille et, pendant cette période, on doit lui continuer ses gages et lui payer sa nourriture! Le même jour et chez la même personne, se présente une cuisinière. Elle a aussi vingt-huit ans. Elle déclare savoir tout faire et n'être embarrassée par rien dans le service; mais elle doit déclarer à madame qu'elle ne fait ni l'argenterie, ni la verrerie, ni les couteaux, ni les lampes, etc., etc. Après une énumération fort longue, la dame impatientée lui répond fort spirituellement : « Après cette série de choses que vous ne voulez pas faire, je ne vois pas beaucoup ce que vous consentez à accomplir, à moins que vous ne supposiez que je vais vous prendre pour jouer du piano ; dans ce cas, je dois vous prévenir charitablement que je connais un peu la musique et que je n'ai pas besoin de vos services ! »

Dans l'Inde, lorsque certains domestiques ne veulent pas faire la besogne qu'on leur commande, ils prennent pour prétexte que la religion leur défend le genre de travail qu'on leur indique ; mais, dans l'Inde, on peut se donner le luxe d'un personnel nombreux appartenant à des sectes religieuses différentes et se faire servir convenablement. Les domestiques vivent de peu, puisqu'ils se contentent d'une poignée de riz pour leur nourriture et de quelque menue monnaie pour leurs gages. Ce qui est possible dans l'Inde est impraticable à Paris où les domestiques sont nourris comme les maîtres et où les gages ne se composent pas de quelques sous par jour. Les ménages de braves gens simples et à fortune modeste ne peuvent adopter ni cette division du travail ni cette multiplicité des serviteurs !

Cette question des domestiques préoccupe le nouveau monde autant que l'ancien. Elle a été étudiée, en Amérique, dans de nombreux articles de revues pendant les années 1892 et 1893. Il me paraît utile de faire connaître quelques-unes des idées émises à ce sujet. Pour arriver à ce résultat, il me suffira de donner des extraits de trois articles parus dans une revue mensuelle d'Amérique, *The Nineteenth Century*, pendant les mois de janvier, février et mars 1893. Ces articles sont dus à la plume de trois auteurs différents, dont deux sont du sexe féminin.

Dans l'article publié en janvier 1893, Mrs. Lewis s'exprime ainsi :

« En étudiant les articles publiés sur les domestiques, sur notre manière de les traiter et sur la manière dont ils nous traitent, on arrive à cette conclusion : que nous sommes face à face avec la question de savoir si le service domestique ne nécessite pas une réforme et des modifications considérables, pour ramener la paix et la tranquillité dans nos existences à l'époque où elles doivent se dérouler. Nous sommes dans un siècle où le courant a renversé le système patriarcal et où chaque individu s'élève ou tombe d'après ses propres mérites...

« Le jour n'a pas lui encore où nous, Anglais, nous nous

tiendrons pour satisfaits avec le système des hôtels d'Amérique. »

Et plus loin : « Nous n'avons pas l'intention de faire revivre le temps passé ; nous voudrions seulement essayer d'améliorer l'état actuel des choses et mettre le système de domesticité sur un pied nouveau et pratique, nous rappelant toujours que ce qui est ancien n'est pas nécessairement bon, parce que c'est ancien, pas plus que ce qui est nouveau n'est bon parce que c'est nouveau... » et plus loin encore : « Le cérébral et le manœuvre sont deux travailleurs, chacun à sa façon, et d'après ses aptitudes, et l'ouvrage de chacun est bon, quoique différent. Car tout labeur manuel a sa noblesse, et l'on ne saurait assez blâmer ceux qui ont écrit que le travail des mains est une misérable et dégradante nécessité...

« Notre système domestique actuellement en vigueur est très vieux et suranné. Ne devrions-nous pas renoncer aux exhibitions vaniteuses d'un personnel nombreux et diminuer nos responsabilités et nos soucis en réduisant nos serviteurs au strict nécessaire ? Il est prouvé que si nous entretenons un certain nombre de serviteurs, plus ils sont, moins ils font. Plus nous leur accordons de douceurs, de repos et de congés, moins ils sont contents. Cependant leur manière de vivre chez nous est infiniment supérieure à l'existence qu'on leur faisait autrefois. Il nous serait désagréable de penser que quelqu'un vivrait sous notre toit sans être sainement et confortablement logé. Nous admettons, en somme, des gens inconnus dans le cœur de nos maisons ; vivant dans notre intimité, ils ont là facilité d'entrer dans tous les détails de notre vie, ils partagent notre bien-être, et nous ne les sentons pas à nous. Nous ne savons pas où ils vont et qui ils fréquentent, et comme ils changent continuellement de situation, leurs amis inconnus peuvent devenir un danger pour nous-mêmes et pour la sûreté de nos maisons. »

Ces dernières réflexions montrent que Mrs. Lewis devine les dangers que font courir à leurs maîtres les domestiques qui se livrent à la prostitution et c'est en cela que son étude rentre dans le cadre de nos observations. Nous devons reconnaître qu'elle a émis des idées fort justes sur la question de la domesticité ; mais, nous doutons que la conclusion à laquelle elle arrive soit bien en rapport avec nos mœurs. Elle demande la suppression de la domesticité à domicile et propose l'établissement d'un dépôt culinaire dans chaque rue, envoyant à domicile, et par des serviteurs *ad hoc*, non seulement le repas tout préparé, mais la vaisselle nécessaire pour le nombre de personnes indiqué. Chaque matin, la commande serait faite, à l'aide du téléphone, par la maîtresse de la maison qui assurerait, ainsi, la tranquillité de la journée.

Dans le numéro de février 1893 de la *Nineteenth Century* M. Georges Layard étudie la destinée de la cuisinière moderne et des préoccupations constantes qu'elle cause à toutes les maîtresses de maison qui s'occupent, d'une façon sérieuse, de leur intérieur. Il s'exprime, à ce sujet, d'une façon fort sensée et très humoristique : « Nous sommes d'accord, dit-il, pour convenir que la parfaite, économe et habile cuisinière de nos rêves est plus difficile que jamais à trouver, et que si, par hasard, on la rencontre, elle demande et obtient des gages de plus en plus élevés. Ces prétentions amènent chaque jour la désorganisation de nos intérieurs, et, en un mot, si nous pouvions obtenir notre alimentation mieux préparée, sans la présence d'une cuisinière chez nous, la maîtresse de maison remercierait le ciel de la délivrer d'une cause de souci constant, et de faire disparaître l'origine la plus commune de trouble et de malentendus conjugaux..... Jusqu'à présent, nous avons préparé nos aliments dans nos demeures. Ce système devient de plus en plus coûteux chaque année. La question qui se pose est celle-ci : n'est-il pas extravagant d'augmenter incessamment les dépenses d'un mauvais service quand on pourrait obtenir une alimentation de meilleure qualité, mieux préparée, en dehors de chez soi, et sans crainte d'augmentation de prix? Les conditions de production seront au contraire réduites à leur minimum par le seul fait d'une vaste coopération. »

L'auteur conclut en proposant d'établir un « office de cuisine » dans chaque quartier des grandes villes.

Miss Clémentine Black, dans le numéro de mars 1893 de la même revue, exprime des idées analogues à celles qui ont été développées par M\ᵐᵉ Séverine, dans l'article de l'*Eclair;* cet article avait été la conséquence de l'étude de miss Clémentine Black. Nous aurons fait connaître la manière de penser de cet auteur, en citant les quelques lignes suivantes de son travail : « Le domestique, en somme, vit encore sous un système de dépendance personnelle totale. Le sentiment est venu, de nos jours, que cette dépendance est intolérable et dégradante, et c'est ce sentiment qui est cause que le service domestique est tenu en basse estime par des femmes qui travaillent plus rudement et pour un salaire beaucoup moindre que beaucoup de servantes. La servante est méprisée, non parce qu'elle fait la cuisine ou le ménage, ou nourrit un enfant, encore moins parce qu'elle doit obéissance à des ordres — tout mercenaire a la même obligation dans ses heures de travail — mais parce qu'elle consent à se mettre elle-même, d'une manière permanente, à la disposition d'une autre personne. »

Comme Mrs. Lewis, et pour des raisons différentes, l'auteur demande la suppression de la domesticité à domicile; il ajoute : « Il serait nécessaire qu'une agence de services nombreux et expérimentés fût établie pour fournir des domestiques capables et honnêtes, ayant chacun une spécialité et pouvant servir un nombre d'heures plus ou moins limité. »

Quelles que soient les conclusions des différents auteurs que nous venons de citer, il ressort clairement de tout ce qu'ils ont écrit que la question des serviteurs est l'objet d'une préoccupation aussi générale dans le nouveau continent que dans l'ancien.

Après avoir étudié les causes multiples de la démoralisation des domestiques, il nous reste à montrer les maladies que nos servantes ont contractées et les dangers qu'elles ont fait courir aux personnes chez lesquelles elles ont été en service.

Nous suivons la méthode admise précédemment en adoptant, pour cette étude pathologique, la classification, par années successives, des domestiques trouvées malades et des manifestations constatées.

III

SYPHILIS CHEZ LES DOMESTIQUES

1878.

282 domestiques ont été reconnues malades en 1878 ; dans le nombre, il y en a 14 qui ont été arrêtées deux fois et trouvées malades deux fois et une quatre fois dans la même année; il s'ensuit que les manifestations morbides sont plus nombreuses que les unités domestiques; il y a en effet 299 accidents observés alors qu'il n'y a que 282 unités domestiques,

L'âge de ces domestiques varie de treize à cinquante ans.

Le nombre des mineures est de 135 et le nombre des domestiques majeures est de 137 ; nous comptons, en outre, 9 filles de brasserie ou de restaurant et une femme de ménage.

Dans le groupe des mineures il y a 4 nourrices ; il y en a aussi 12 parmi les majeures.

Dans le groupe des domestiques mineures, nous avons trouvé 57 fois des accidents syphilitiques, 98 fois des accidents vénériens et 2 fois la gale ; les filles de brasserie ont fourni 4 accidents vénériens au chiffre total 98.

Dans le groupe des majeures, nous avons constaté 55 fois des accidents syphilitiques, 83 fois des accidents vénériens et 4 fois la gale.

Chez les filles de brasserie, il y avait 5 fois des accidents syphilitiques et 4 fois des accidents vénériens.

La femme de ménage était atteinte de plaques muqueuses de la vulve.

L'ensemble des manifestations syphilitiques est de 112.

Dans le groupe des mineures, en comprenant les filles de brasserie, les accidents syphilitiques se divisent de la façon suivante :

Chancre.................................	23	
Plaques muqueuses de la vulve...............	25	
Plaques muqueuses de la bouche............	2	57
Plaques muqueuses de la bouche et de la vulve..	6	
Gomme ulcérée de la voûte palatine..........	1	

En ajoutant les filles de brasserie et la femme de ménage. Les manifestations syphilitiques trouvées chez les domestiques majeures sont :

Chancre.................................	14	
Plaques muqueuses de la vulve...............	25	
Plaques muqueuses de la bouche et de la vulve..	6	55
Plaques muqueuses de la bouche.............	8	
Syphilides..............................	2	

1879.

Le nombre des domestiques trouvées malades en 1879 est de 246 ; mais comme 7 ont été malades deux fois dans le courant de l'année et 2, trois fois, les accidents morbides sont de 11 unités plus nombrenx que les unités domestiques ; il y a, en effet, 257 accidents morbides.

Parmi les 246 domestiques, nous avons trouvé 9 filles de brasserie et une femme de ménage ; dans les 9 filles de brasserie, il y en avait 6 qui étaient mineures. Sur ces 9 filles de brasserie, on a trouvé des accidents syphilitiques chez 6 d'entre elles.

L'âge des domestiques varie de quatorze à quarante-huit ans.

En divisant les domestiques malades en mineures et majeures, nous trouvons 134 mineures, en comptant les filles de brasserie mineures et 112 majeures ; dans ce dernier chiffre sont comprises 3 filles de brasserie et une femme de ménage.

Les accidents syphilitiques sont au nombre de 77 chez les mineures et de 63 chez les majeures. On compte 56 fois des maladies vénériennes chez les mineures et 8 fois la gale ; chez les domestiques majeures, il y a 48 fois des accidents vénériens et 5 fois la gale.

Les accidents syphilitiques sont presque tous dans la catégorie des accidents contagieux et facilement transmissibles.

Nous trouvons, en effet, pour les domestiques mineures, les manifestations suivantes :

$$77 \begin{cases} \text{28 fois, chancre ;} \\ \text{33 fois, plaques muqueuses de la vulve ;} \\ \text{6 fois, plaques muqueuses de la bouche ;} \\ \text{9 fois, plaques muqueuses de la bouche en même temps que de la vulve ;} \\ \text{1 fois, syphilide.} \end{cases}$$

Dans ce nombre sont comprises : 3 filles de brasserie mineures ayant : 1° chancre ; 2° plaques muqueuses de la bouche ; 3° plaques muqueuses de la vulve.

Les accidents syphilitiques constatés chez les domestiques majeures comprennent :

$$63 \begin{cases} \text{15 fois, chancre ;} \\ \text{26 fois, plaques muqueuses de la vulve ;} \\ \text{12 fois, plaques muqueuses de la bouche ;} \\ \text{9 fois, plaques muqueuses de la vulve et de la bouche ;} \\ \text{1 fois, syphilide.} \end{cases}$$

Dans ce nombre sont comprises 3 filles de brasserie majeures qui ont à leur actif : 1° chancre ; 2° plaques muqueuses de la vulve ; 3° plaques muqueuses de la bouche.

1880.

Le nombre des domestiques reconnues malades en 1880 est de 331 ; mais comme 30 d'entre elles ont été trouvées deux fois malades, que 2 l'ont été trois fois et une quatre fois, il s'ensuit que le nombre des accidents morbides dépasse de 37 le nombre des unités domestiques.

Parmi ces 331 domestiques, il y avait 20 filles de brasserie avec vingt-quatre manifestations morbides.

Parmi les maladies observées, on a constaté, 231 fois des accidents syphilitiques, 118 fois des accidents vénériens et 19 fois la gale.

L'âge des domestiques varie entre quatorze et cinquante ans.

Les domestiques mineures, qui étaient au nombre de 178, ont été atteintes de 207 accidents morbides : 125 fois la syphilis, 64 fois des accidents vénériens, et 18 fois la gale.

Parmi les mineures, il y avait 11 filles de brasserie.

Parmi les domestiques majeures, au nombre de 153, on a trouvé 161 fois des accidents morbides variés : 106 fois la syphilis, 54 fois des accidents vénériens et une fois la gale.

Dans ce dernier groupe, il y avait 9 filles de brasserie.

Les filles de brasserie figurent dans ces deux catégories avec les manifestations suivantes : 14 fois des accidents syphilitiques, 6 fois des accidents vénériens et 4 fois la gale.

Il est utile de mentionner les accidents syphilitiques qui ont été observés dans ces deux grandes divisions :

Les manifestations syphilitiques observées, à part deux roséoles syphilitiques, étaient toutes contagieuses et transmissibles. On a trouvé chez les domestiques mineures les accidents suivants :

$$125 \begin{cases} 34 \text{ fois, chancre ;} \\ 64 \text{ fois, plaques muqueuses de la vulve ;} \\ 9 \text{ fois, plaques muqueuses de la bouche ;} \\ 21 \text{ fois, plaques muqueuses de la bouche et de la vulve.} \end{cases}$$

Les filles de brasserie mineures ont fourni dans cette classification 3 fois des chancres, 6 fois des plaques muqueuses de la vulve et une fois des plaques muqueuses de la bouche en même temps que de la vulve.

Les accidents syphilitiques constatés chez les domestiques majeures se composent de :

$$106 \begin{cases} 28 \text{ fois, chancre ;} \\ 51 \text{ fois, plaques muqueuses de la vulve ;} \\ 11 \text{ fois, plaques muqueuses de la bouche ;} \\ 14 \text{ fois, plaques muqueuses de la bouche et de la vulve ;} \\ 2 \text{ fois, roséole syphilitique.} \end{cases}$$

Les filles de brasserie majeures ont fourni 4 fois des plaques muqueuses de la vulve.

1881.

283 domestiques ont été trouvées malades en 1881 et comme 11 d'entre elles ont été arrêtées deux fois et reconnues deux fois malades dans le courant de cette année, il s'ensuit que le nombre des maladies constatées a été supérieur de 11 unités au nombre des domestiques, ce qui donne, par suite, 294 manifestations morbides.

L'âge des domestiques varie de quatorze à quarante-six ans.

En séparant les domestiques majeures des domestiques mineures, nous trouvons 153 domestiques mineures avec 159 manifestations morbides et 130 majeures avec 135 accidents divers.

Parmi les mineures, il y a 11 filles de brasserie ayant cinq fois des accidents syphilitiques, cinq fois des accidents vénériens et une fois la gale.

Dans le groupe des domestiques majeures, il y a 4 filles de brasserie, une nourrice et une femme de ménage chez lesquelles on a constaté : quatre fois des accidents syphilitiques, deux fois des accidents vénériens et une fois là gale.

L'ensemble des domestiques a fourni 181 fois des accidents syphilitiques, 95 fois des accidents vénériens et 18 fois la gale.

Les mineures figurent dans cet ensemble :

95 fois avec des accidents syphilitiques, 53 fois avec des accidents vénériens et 11 fois avec la gale.

Les domestiques majeures ont fourni :

86 fois des accidents syphilitiques, 42 fois des maladies vénériennes et 7 fois la gale.

Les accidents syphilitiques constatés, à part quatre fois des roséoles syphilitiques, étaient tous très virulents et très contagieux.

L'énumération des manifestations syphilitiques chez les domestiques mineures a donné :

$$95 \begin{cases} \text{25 fois, chancre ;} \\ \text{43 fois, plaques muqueuses de la vulve ;} \\ \text{10 fois, plaques muqueuses de la bouche ;} \\ \text{14 fois, plaques muqueuses de la bouche en même temps que de la vulve ;} \\ \text{3 fois, des syphilides.} \end{cases}$$

Les manifestations syphilitiques observées chez les domestiques majeures se composent de :

$$86 \begin{cases} \text{21 fois, chancre ;} \\ \text{45 fois, plaques muqueuses de la vulve ;} \\ \text{6 fois, plaques muqueuses de la bouche ;} \\ \text{13 fois, plaques muqueuses de la bouche en même temps que de la vulve ;} \\ \text{1 fois, roséole syphilitique.} \end{cases}$$

1882.

Parmi les insoumises reconnues malades en 1882, il y a eu 296 domestiques; mais comme 20 parmi elles ont été deux fois malades et une, trois fois, il s'ensuit qu'il y a 22 fois des manifestations morbides en plus du chiffre des unités domestiques, ce qui donne, par suite, 296 domestiques et 318 accidents morbides.

Parmi les 296 malades, il y a 163 domestiques mineures avec 181 manifestations morbides. Dans ce groupe des mineures, sont comprises 6 filles de brasserie, qui fournissent deux fois des plaques muqueuses de la vulve, une fois des plaques muqueuses de la bouche, deux fois des accidents vénériens et une fois la gale.

L'ensemble des domestiques mineures donne 110 accidents syphilitiques, 57 accidents vénériens et 14 fois la gale.

Les domestiques majeures sont au nombre de 133.

On a constaté chez elles : 79 fois des accidents syphilitiques, 48 fois des accidents vénériens et 10 fois la gale. Dans ce groupe des domestiques majeures sont comprises 18 filles de brasserie ou de restaurant ayant à leur actif : un chancre, quatre fois des plaques muqueuses de la vulve, deux fois des plaques muqueuses de la bouche, deux fois des plaques muqueuses de la bouche et de la vulve, huit fois des accidents vénériens et une fois la gale.

Les accidents observés chez les mineures et les majeures se divisent de la façon suivante : 189 fois des accidents syphilitiques, 105 fois des accidents vénériens et 24 fois la gale.

L'âge de ces différentes domestiques varie entre quatorze et cinquante ans.

Les accidents syphilitiques trouvés sont parmi les plus contagieux; ils sont donc dans la période de la transmission la plus facile.

Ces accidents, dans le groupe des domestiques mineures, sont les suivants :

110 {
28 fois, chancre;
61 fois, plaques muqueuses de la vulve ;
13 fois, plaques muqueuses de la bouche;
5 fois, plaques muqueuses de la bouche et de la vulve;
3 fois, syphilides papuleuses.
}

Chez les domestiques majeures on trouve les accidents suivants :

79 {
26 fois, chancre;
38 fois, plaques muqueuses de la vulve;
9 fois, plaques muqueuses de la bouche;
5 fois, plaques muqueuses de la bouche et de la vulve;
1 fois, syphilide papuleuse.
}

1883.

Sur 255 domestiques reconnues malades en 1883, il y en a 9 qui ont été arrêtées deux fois et trouvées deux fois malades, ce qui fait que les accidents constatés sont plus nombreux que les unités domestiques; il y en a, en effet, 264.

Il y a 118 domestiques mineures avec 125 manifestations morbides. Dans ce groupe de mineures, il y a 5 filles de brasserie avec deux chancres, deux fois des plaques muqueuses de la vulve, et une fois des accidents vénériens.

Les domestiques majeures, au nombre de 137, avec 139 accidents variés comprennent : 7 filles de brasserie ayant deux fois des chancres, deux fois des plaques muqueuses de la vulve, deux fois des plaques muqueuses de la bouche, deux fois des accidents vénériens et une fois la gale; il y a, en outre, 2 femmes de ménage, l'une avec des plaques muqueuses vulvaires et l'autre avec des accidents vénériens.

Les domestiques mineures figurent 70 fois avec des accidents syphilitiques, 47 fois avec des accidents vénériens et 8 fois avec la gale.

Les domestiques majeures ont fourni : 92 fois des accidents syphilitiques, 38 fois des accidents vénériens et 9 fois la gale.

L'ensemble des domestiques majeures et mineures a fourni 162 fois des accidents syphilitiques, 85 fois des accidents vénériens et 17 fois la gale.

L'âge de ces différentes insoumises varie entre treize ans et demi et quarante ans.

Tous les accidents syphilitiques, à part deux fois des syphilides papuleuses et deux fois des roséoles syphilitiques, sont des accidents facilement transmissibles et contagieux.

Dans le groupe des domestiques mineures on a trouvé :

70
- 23 fois, chancre ;
- 35 fois, plaques muqueuses de la vulve ;
- 6 fois, plaques muqueuses de la bouche ;
- 6 fois, plaques muqueuses de la bouche et de la vulve.

Les domestiques majeures ont fourni les accidents suivants :

92
- 27 fois, chancre ;
- 47 fois, plaques muqueuses de la vulve ;
- 9 fois, plaques muqueuses de la bouche ;
- 5 fois, plaques muqueuses de la bouche et de la vulve ;
- 2 fois, roséole syphilitique ;
- 2 fois, syphilide papuleuse.

1884.

Parmi les 239 domestiques trouvées malades en 1884, il y a eu 6 mineures et une domestique majeure qui ont été reconnues malades deux fois, ce qui porte les accidents morbides constatés à 246.

Les maladies observées se composent de : 133 fois, accidents syphilitiques, 103 fois, maladies vénériennes et 10 fois, la gale.

Les domestiques mineures, au nombre de 125, figurent dans ces chiffres : 71 fois avec des accidents syphilitiques, 48 fois avec des maladies vénériennes et 6 fois avec la gale. Dans ce groupe sont comprises 4 filles de brasseries, avec deux fois des plaques muqueuses de la vulve et deux fois des maladies vénériennes.

Les domestiques majeures, au nombre de 120, ont fourni 62 fois des accidents syphilitiques, 55 fois des maladies vénériennes et 4 fois la gale. Dans cette catégorie ont été comprises 7 filles de brasserie qui avaient : 3, des plaques muqueuses de la vulve, une, des plaques muqueuses de la bouche, et 3 des maladies vénériennes; il y avait, en outre, une femme de ménage, avec des plaques muqueuses de la vulve, et une autre avec des accidents vénériens.

L'âge de ces différentes insoumises varie entre quinze ans et quarante-six ans.

Si on met à part un ecthyma syphilitique et une syphilide papuleuse, tous les accidents syphilitiques constatés étaient facilement transmissibles et contagieux.

Le groupe des domestiques mineures a donné :

<blockquote>
71 {
20 fois, chancre;
32 fois, plaques muqueuses de la vulve;
11 fois, plaques muqueuses de la bouche;
6 fois, plaques muqueuses de la bouche et de la vulve;
1 fois, ecthyma syphilitique;
1 fois, syphilide papuleuse.
</blockquote>

Les domestiques majeures ont fourni :

<blockquote>
62 {
16 fois, chancre;
34 fois, plaques muqueuses de la vulve;
10 fois, plaques muqueuses de la bouche;
2 fois, plaques muqueuses de la bouche et de la vulve.
</blockquote>

1885.

Sur les 276 domestiques reconnues malades en 1885, 2 domestiques majeures ont été trouvées malades deux fois; 9 domestiques mineures ont été trouvées malades deux fois et une trois fois; par suite, les accidents morbides sont au nombre de 289.

Dans ce chiffre de 276 domestiques, il y a 139 mineures avec 150 accidents morbides et 137 majeures avec 139 accidents.

Dans la catégorie des mineures sont comprises 9 filles de brasserie ayant : trois fois des accidents syphilitiques, cinq fois des accidents vénériens et une fois la gale. Parmi les domestiques majeures, il y a 7 filles de brasserie ayant : quatre fois des accidents syphilitiques et trois fois des accidents vénériens; il y a, en plus, 3 femmes de ménage sur lesquelles 2 ont des chancres et une des accidents vénériens; on a trouvé, en outre, une nourrice avec des accidents vénériens.

Chez les 139 domestiques mineures on a constaté : 55 fois des accidents syphilitiques, 90 fois des accidents vénériens et 5 fois la gale.

Les domestiques majeures, au nombre de 137, ont présenté : 77 fois des accidents syphilitiques, 56 fois des accidents vénériens et 6 fois la gale.

Les manifestations morbides observées sur les 276 domestiques de tout âge, comprennent : 132 fois des accidents syphilitiques, 146 fois, des maladies vénériennes et 11 fois la gale.

Pendant cette année l'âge des domestiques va de quinze à quarante-six ans.

Comme dans les années précédentes les accidents syphilitiques sont tous dans la période où la contagion et la transmission se font avec la plus grande facilité. Ces accidents dans les groupes des domestiques mineures sont les suivants :

55 $\left\{\begin{array}{l}\text{29 fois, chancre;} \\ \text{17 fois, plaques muqueuses de la vulve;} \\ \text{8 fois, plaques muqueuses de la bouche;} \\ \text{1 fois, plaques muqueuses de la bouche et de la vulve.}\end{array}\right.$

Parmi les domestiques majeures, les accidents syphilitiques trouvés ont été :

77 $\left\{\begin{array}{l}\text{32 fois, chancre;} \\ \text{31 fois, plaques muqueuses de la vulve;} \\ \text{10 fois, plaques muqueuses de la bouche;} \\ \text{4 fois, plaques muqueuses de la bouche et de la vulve.}\end{array}\right.$

1886.

Les domestiques trouvées malades en 1886 sont au nombre de 249; mais comme 14 d'entre elles ont été reconnues deux fois malades, dans le cours de cette année, il s'ensuit que le nombre des accidents constatés est plus élevé que le nombre des domestiques; il y a, en effet, 249 domestiques et 263 accidents morbides.

Les manifestations morbides constatées se composent de : 120 fois, accidents syphilitiques, 132 fois, accidents vénériens et 11 fois, la gale.

Dans les 249 domestiques, il y a : 115 mineures avec 58 accidents syphilitiques, 60 accidents vénériens et 5 fois la gale ; dans ce groupe sont comprises 6 filles de brasserie, qui ont à leur actif deux fois des accidents syphilitiques, trois fois des accidents vénériens et une fois la gale.

Les domestiques majeures, au nombre de 134, ont : 62 fois des accidents syphilitiques, 72 fois des accidents vénériens et 6 fois la gale ; parmi ces domestiques majeures, il y a 4 filles de brasserie chez lesquelles on a trouvé : deux fois des accidents syphilitiques et deux fois des accidents vénériens ; il y a aussi une femme de ménage avec des accidents vénériens.

L'âge des domestiques, pendant l'année 1886, est compris entre quatorze et quarante-deux ans.

Tous les accidents syphilitiques observés, à part une roséole syphilitique, étaient contagieux et facilement transmissibles. Ces accidents dans le groupe des insoumises mineures comprennent :

$$58 \begin{cases} 10 \text{ fois, chancre;} \\ 34 \text{ fois, plaques muqueuses de la vulve;} \\ 5 \text{ fois, plaques muqueuses de la bouche;} \\ 9 \text{ fois, plaques muqueuses de la bouche et de la vulve.} \end{cases}$$

Chez les domestiques majeures on a trouvé :

$$62 \begin{cases} 9 \text{ fois, chancre;} \\ 34 \text{ fois, plaques muqueuses de la vulve;} \\ 8 \text{ fois, plaques muqueuses de la bouche;} \\ 10 \text{ fois, plaques muqueuses de la bouche et de la vulve;} \\ 1 \text{ fois, roséole syphilitique.} \end{cases}$$

1887.

224 domestiques ont été trouvées malades en 1887 ; dans ce nombre, 8 domestiques majeures et 5 domestiques mineures ont été malades deux fois dans le courant de l'année, ce qui donne un chiffre de manifestations morbides supérieur de 13 unités au chiffre exact des domestiques ; il y a donc eu 237 constatations d'accidents morbides.

Les maladies reconnues se composent de : 94 fois des accidents syphilitiques, 133 fois des accidents vénériens et 10 fois la gale.

Dans les 224 domestiques, il y a 111 mineures avec 34 fois des accidents syphilitiques, 75 fois des accidents vénériens et 7 fois la gale. Dans ces domestiques mineures sont comprises 5 filles de brasserie ayant l'une un chancre, 3, des maladies vénériennes et une la gale.

Les domestiques majeures sont au nombre de 113; elles ont présenté : 60 fois des accidents syphilitiques, 58 fois des accidents vénériens et 3 fois la gale. Parmi ces 113 domestiques sont comprises 6 filles de brasserie ayant une fois un chancre, trois fois des plaques muqueuses de la vulve et deux fois des maladies vénériennes; il y a aussi une femme de ménage avec des accidents vénériens.

L'âge des domestiques pendant l'année 1887 va de quinze à cinquante et un ans.

A part trois syphilides, tous les accidents syphilitiques reconnus sont éminemment contagieux et transmissibles. Ces accidents chez les domestiques mineures sont les suivants :

$$34 \begin{cases} \text{12 fois, chancre;} \\ \text{11 fois, plaques muqueuses de la vulve;} \\ \text{4 fois, plaques muqueuses de la bouche;} \\ \text{6 fois, plaques muqueuses de la bouche et de la vulve;} \\ \text{1 fois, syphilide.} \end{cases}$$

Parmi les domestiques majeures, on a trouvé les accidents suivants :

$$60 \begin{cases} \text{16 fois, chancre;} \\ \text{28 fois, plaques muqueuses de la vulve;} \\ \text{7 fois, plaques muqueuses de la bouche;} \\ \text{7 fois, plaques muqueuses de la bouche et de la vulve;} \\ \text{2 fois, syphilides.} \end{cases}$$

Domestiques. — 1878-1887.

En groupant ensemble les faits observés pendant chacune des années qui constituent la période décennale que nous avons étudiée, nous obtenons le tableau suivant :

Années	Nombre de domestiques	ACCIDENTS		Gale
		syphilitiques	Vénériens	
1878	282	112	177	6
1879	246	140	104	13
1880	331	231	118	19
1881	283	181	95	18
1882	296	189	105	24
1883	255	162	85	17
1884	239	133	103	10
1885	276	132	146	11
1886	249	120	132	11
1887	224	94	133	10
	2.681	1.494	1.198	139
			2.831	

Il résulte de ce tableau qu'il y a eu, en dix ans, 2,681 domestiques malades, chez lesquelles on a trouvé :

1° 1,494 fois, des accidents syphilitiques ;

2° 1,198 fois, des accidents vénériens ;

3° 139 fois, la gale ;

4° 2,831 manifestations morbides.

Le groupe des accidents syphilitiques figure pour plus de la moitié dans l'ensemble des manifestations morbides ; il est de 53 pour 100 ; il y a utilité à montrer la variété de ces différents accidents, en les énumérant suivant qu'ils ont été constatés chez des domestiques mineures ou chez des domestiques majeures. On jugera ainsi plus facilement de la gravité de ces différents symptômes, dans ces deux grandes divisions, et aussi de leur plus ou moins grande facilité de transmission, suivant le siège qu'ils occupent.

Les accidents syphilitiques observés chez les domestiques mineures sont les suivants :

752 {

232 fois, chancre ;

352 fois, plaques muqueuses de la vulve ;

83 fois, plaques muqueuses de la bouche en même temps que de la vulve ;

74 fois, plaques muqueuses de la bouche ;

10 fois, syphilides ;

1 fois, gomme ulcérée de la voûte palatine.

Chez les domestiques majeures, on a trouvé :

742 {
204 fois, chancre;
359 fois, plaques muqueuses de la vulve;
75 fois, plaques muqueuses de la bouche et de la vulve;
90 fois, plaques muqueuses de la bouche;
14 fois, syphilides.

Parmi les accidents les plus graves dont la transmission peut se faire le plus facilement et d'une façon involontaire, nous devons noter, d'une façon spéciale, ceux qui ont pour siège la bouche. Nous trouvons 322 fois des plaques muqueuses de la bouche, soit 157 fois chez les domestiques mineures et 165 fois chez les domestiques majeures. Dans ces différents cas, la syphilis a pu être transmise, de la façon la plus inconsciente, par l'intermédiaire d'une fourchette, d'une cuillère, d'un verre à boire, etc.

Lorsqu'on constate que des manifestations syphilitiques ont été observées 1,494 fois sur un personnel total de 2,681 domestiques, il y a lieu d'être épouvanté. On peut dire, sans exagération, que la syphilis règne en maîtresse dans les demeures les plus simples comme dans les plus luxueuses; on la rencontre dans la cuisine et à l'office, aussi bien que dans l'antichambre; dans la salle à manger comme dans la chambre de la mère de famille, ainsi qu'auprès du lit des enfants! Parmi ces domestiques contaminées, d'une façon si grave, il y a 752 domestiques mineures. Or, les domestiques mineures sont celles qui, en raison même de leur âge, sont généralement chargées des soins à donner aux enfants; elles peuvent donc contaminer facilement, et d'une façon inconsciente, les pauvres petits êtres qui leur sont confiés; un rien suffit, dans ces circonstances, pour transmettre la syphilis et lorsque les manifestations morbides ont pour siège la bouche, il ne faudra qu'un baiser pour amener ce résultat funeste! Si la domestique syphilitique est dangereuse dans la cuisine, dans la salle à manger, dans la chambre auprès de la mère de famille, combien elle est autrement dangereuse lorsque son service l'appelle à s'occuper spécialement des enfants! Ce contact quotidien avec ces innocentes créatures amènera fatalement une contamination syphilitique et toutes les conséquences déplorables que cette maladie entraîne à sa suite. Lorsqu'on a été témoin d'un semblable malheur et qu'on a vu le désespoir des parents affolés, on se sent pris d'une profonde indignation contre ces écrivains qui, sous prétexte de liberté individuelle, professent que la prostitution doit être libre et qu'il n'y a pas à prendre des mesures prophylactiques contre le développement de la syphilis!

IV

TRANSMISSION DE LA SYPHILIS PAR LES DOMESTIQUES,
EN DEHORS DES RAPPORTS SEXUELS

Les médecins russes se sont occupés d'une façon spéciale, dans ces dernières années, de la syphilis chez les domestiques et de la transmission de cette maladie, en dehors du coït. Ces différents travaux vont nous fournir des documents importants pour compléter l'étude que nous venons de faire et montrer le danger qui menace les familles qui ont à leur service des domestiques syphilitiques, alors même que ces domestiques ont contracté la maladie en dehors de la prostitution et en dehors du coït.

Le docteur Edouard Schperck a fait une étude statistique de la population féminine de Saint-Pétersbourg, au point de vue de la syphilis (1); il constate que, dans le courant de quatre années, du 1er janvier 1872 au 1er janvier 1876, 4,108 femmes atteintes de syphilis ont été admises à l'hôpital Kalinkine; sur ce nombre, il y avait 779 domestiques divisées en : 333 cuisinières, 249 femmes de chambre, 75 bonnes d'enfants, 51 nourrices, 68 blanchisseuses (2), 3 bonnes. La proportion des domestiques, comparativement aux autres femmes atteintes de syphilis, est de 19 pour 100.

Le professeur Stoukovenkoff a fait, au mois d'août 1882, un rapport à la société de surveillance de la santé publique, sur la propagation de la syphilis dans la population ouvrière de Saint-Pétersbourg; nous allons résumer ce rapport paru dans le journal *la Santé* (8 août 1882), organe de cette Société.

Dans une société de bienfaisance de Saint-Pétersbourg, dont les statuts défendaient l'accès au dispensaire des malades atteints de

---

(1) *Revue de médecine et de psychiatrie légale, de l'hygiène, de la police médicale, de l'épidémiologie et de la statistique médicale,* éditée par le département de médecine, 1877, t. I, page 154.

(2) En Russie, les blanchisseuses font partie du personnel domestique.

syphilis ou d'autres maladies vénériennes, nous avons trouvé que sur 2,534 malades, il y en avait 462, c'est-à-dire 18 pour 100 qui étaient atteints de syphilis; or, comme ces malades étaient des syphilitiques d'occasion, puisqu'ils ignoraient la maladie dont ils étaient atteints, il s'ensuit que le 1/5 des malades du dispensaire, à peu près 18 pour 100, étaient syphilitiques sans s'en douter et pouvaient par conséquent répandre leur maladie dans les milieux qu'ils fréquentaient.

Sur ces 462 malades, il y avait 109 hommes et 353 femmes, dont 141 domestiques.

D'après le compte rendu des autres sociétés de bienfaisance de Saint-Pétersbourg, pour 1880, il résulte que 608 femmes syphilitiques se sont présentées dans leurs dispensaires, parmi lesquelles il y avait : 214 domestiques, 45 blanchisseuses et 11 bonnes d'enfants; on voit donc que parmi les malades atteints de syphilis, les domestiques occupent la première place, surtout parmi les femmes syphilitiques.

Pour démontrer le danger énorme que ces domestiques faisaient courir aux personnes qu'ils approchaient, notre confrère mentionne les accidents constatés qui, presque tous, sont des accidents secondaires contagieux et il ajoute : « De cette courte description, il résulte que 72 pour 100 des domestiques syphilitiques avaient des accidents secondaires, papules humides, papules muqueuses, etc., éléments excessivement contagieux. Favorisés par l'absence presque complète de contrôle médical, ces domestiques, en vertu même de leur profession qui les met en contact assez intime avec des familles entières, *sont des foyers terribles de cette infection*. Des faits quotidiens confirment ce que je viens de dire. » A l'appui de cette opinion, le professeur Stoukovenkoff cite un exemple tiré de sa clientèle, où une nourrice a contaminé son nourrisson, alors qu'elle avait contracté la syphilis, en dehors de tous rapports sexuels, par le fait d'une de ses camarades de domesticité atteinte de syphilis, puis il ajoute : « *Les contagions par les domestiques sont assez fréquentes pour que l'on prenne des mesures énergiques.* »

Le professeur Stoukovenkoff attire l'attention de ses collègues de la société de surveillance de la santé publique, sur l'absence de garanties contre la propagation de la syphilis par les domestiques; il n'y a ni loi ni arrêt qui ait pour but d'interdire aux personnes atteintes de syphilis de servir comme domestiques. On renvoie en général les domestiques qui ont des affections cutanées apparentes, mais on ne se préoccupe pas de ceux qui ont des manifestations syphilitiques (plaques muqueuses) sur des parties couvertes du corps. Si un médecin voit à sa consultation un domestique atteint de syphilis même sous une forme très contagieuse, il ne peut rien faire pour l'éloigner de la famille où ce domestique est en service ; il ne peut pas informer la famille, puisqu'il doit se conformer aux obligations du secret professionnel ; la seule exception, c'est le cas où il s'agit d'une nourrice que les familles ne prennent en général que sur la présentation d'un certificat de santé et après l'avoir fait examiner par un médecin. Pour les ouvriers, la situation n'est pas la même, puisque la loi exige dans les fabriques un médecin spécial, en dehors du médecin du comité de la police sanitaire. Ce médecin est chargé de veiller sur la santé des ouvriers et il doit les renvoyer des fabriques lorsqu'ils sont atteints d'une maladie contagieuse. Le professeur Stoukovenkoff désirerait qu'il existât une loi analogue contre la propagation de la syphilis par les domestiques et pour arriver à ce résultat, il propose l'établissement de certificats spéciaux destinés aux domestiques indemnes de syphilis. Ces certificats, qui seraient fournis par la direction de la santé publique à tous les médecins, seraient délivrés aux domestiques exempts de syphilis et ne seraient valables que pendant un mois. Ces certificats seraient délivrés gratuitement dans les hôpitaux, maisons de secours, etc. Lorsqu'un domestique ne pourrait pas fournir un pareil certificat, il ne serait pas admis dans les familles. La famille exigeant le certificat de santé, le domestique ne pourra pas se dérober à l'examen médical qui deviendra une condition indispensable pour trouver une place.

En voyant les mesures de précaution prises contre la syphilis, les domestiques malades se décideront à se faire soigner.

Un médecin autrichien a traité la même question, d'une façon à peu près analogue et, comme le professeur Stoukovenkoff, il voudrait qu'on exigeât des domestiques un certificat sanitaire. Le 10 janvier 1876, le Dr Kranse (1), à propos de ce qui se passait à Vienne, au point de vue de la prostitution, écrivait :

(1) *Allgemeine wiener medicinische Zeitung.*

« A supposer que les ordonnances de police soient bien exécutées et que la prostitution des rues soit bien surveillée, il y a toute une catégorie de gens qui, à Vienne plus que dans une autre ville, se livrent à la prostitution sans pouvoir être surveillés ; nous voulons dire les domestiques et les ouvriers. Il faut compter avec ces facteurs de prostitution et les surveiller ; c'est le devoir des hygiénistes ; la société a le devoir de réclamer d'eux cette amélioration.

« Dans les sociétés et les grandes fabriques, des médecins font la police sanitaire ; mais il faut plus. Dans les maisons privées la surveillance est plus difficile ; et cependant la grande source de la syphilis est là : elle est dans les rapports des domestiques avec les patrons et les enfants. Le patron n'a-t-il pas le droit de demander au serviteur qu'il va faire participer à sa vie, un certificat affirmant, non seulement qu'il est en bonne santé, mais aussi et surtout qu'il n'a aucune maladie contagieuse. »

Après avoir constaté le danger de la prostitution des domestiques, au point de vue de la dissémination de la syphilis, le Dr Kranse arrive logiquement à demander un certificat spécial comme garantie pour les familles.

Les mesures proposées par le Dr Kranse, comme celles qui sont préconisées par notre confrère russe, pourraient être appliquées facilement, s'il se faisait un courant général d'idées et de convictions, pour se garantir des dangers que les domestiques peuvent faire courir aux familles dans lesquelles ils sont admis. Cette proposition montre, d'une façon bien évidente, la préoccupation des médecins russes et viennois au point de vue de la syphilis.

M. le Dr Pospieloff, professeur à l'Université de Moscou, a signalé de nombreux cas de contamination de la syphilis, par voie non sexuelle, parmi les ouvriers de la ville de Moscou. Il nous semble intéressant de donner des extraits de cette étude importante (1) :

« Dans les archives de l'hôpital Miasnitzki, dont la population, à quelques exceptions près, est composée d'ouvriers parmi lesquels se recrutent *la plupart des domestiques*, j'ai trouvé plusieurs cas de contagion de la syphilis par voie non sexuelle.

« Le nombre des cas des syphilitiques contaminés *par voie non*

____

(1) *Messager de l'hygiène et de la médecine légale et pratique.* Juillet 1889. Tome III, liv. I.

sexuelle pour les dix années, de 1878-1888, bien qu'étant au-dessous de la vérité, n'en est pas moins très inquiétant.

« Quinze à vingt-cinq ouvriers, parmi lesquels se trouvent bon nombre de nos domestiques, deviennent annuellement syphilitiques, par voie extra-coïtale, en vivant, dans les mêmes habitations, avec des syphilitiques et deviennent, à leur tour, des agents propagateurs de cette terrible maladie, qui fait des progrès inquiétants dans notre société.

« De 1878 à 1888, il a été constaté 198 cas de contamination syphilitique extra-coïtale dont 57 chez les hommes et 141 chez les femmes. Cette propagation de la syphilis, dans ces conditions, était la conséquence : 1° de l'absence de connaissances élémentaires de propreté; 2° de la surveillance insuffisante des usines et des ateliers; 3° de la négligence des patrons pour leurs domestiques.

« Comme démonstration caractéristique de ce qui précède, on peut citer l'histoire caractéristique de la maladie de ces jeunes filles, presque des enfants, qui ne se sont jamais livrées au coït et qui ignorent, à plus forte raison, le coït pervers.

« C'est un petit groupe de petites filles, apprenties, couturières et modistes de nos ateliers de Moscou, qui ont contracté la syphilis de leurs camarades aînées, soignées déjà dans notre hôpital, comme syphilitiques avérées. Cette contamination s'est produite, pour ainsi dire, par voie professionnelle : une piqûre avec une épingle qui avait déjà été dans la bouche d'une syphilitique et qui a été rejetée dans la boîte commune. Ces petites apprenties fument aussi les bouts de cigarettes jetés par leurs aînées, se servent des mêmes serviettes, mais ce qui est la cause essentielle de la contagion, c'est le fait de manger et de boire toutes ensemble dans la vaisselle commune et l'emploi des mêmes cuillères en bois. Ces jeunes filles n'entraient à l'hôpital que deux ou trois mois après la contamination avec des plaques muqueuses et des lésions des parties génitales, non sans avoir au préalable contaminé ceux qu'elles approchaient.

« Les lésions considérables avec lesquelles elles entraient, les morsures multiples des punaises, ainsi que les traces parfois sanglantes du fouet, prouvaient éloquemment que si l'on exigeait d'elles beaucoup de travail, si on les punissait sévèrement, on s'occupait fort peu de leur santé. »

M. le professeur Pospieloff fait remarquer que l'hôpital, de concert avec le comité de police médicale, envoyait examiner les ouvrières de l'atelier, d'où sortait la malade venue spontanément à l'hôpital, et cette expertise faisait constater cinq ou six malades syphilitiques restées dans le même atelier.

Après l'énumération des différentes catégories des malades syphilitiques il ajoute : « Toutes ces personnes ont contracté la syphilis en mangeant et en buvant en commun avec des malades avérées. »

Parmi les 32 femmes qui ont eu leur première manifestation syphilitique sur le voile du palais, 22, c'est-à-dire les 2/3, étaient des domestiques. Parmi ces 22 domestiques, il y avait 12 femmes de chambre, 15 cuisinières, 3 bonnes d'enfant et 2 nourrices. Ces différentes personnes ont été contaminées par l'emploi des objets et ustensiles communs à d'autres domestiques malades. Les *cuisinières syphilitiques* sont doublement dangereuses, à son avis, pour les maîtres et pour les autres domestiques et, par leur nombre, les cuisinières syphilitiques occupent le premier rang ; les nourrices occupent le second rang, après les cuisinières.

Ces nourrices infectées, ou par leur nourrisson, ou par les autres domestiques qui vivent avec elles, deviennent un nouveau foyer de propagation de la maladie, car la nourrice, en Russie, est presque toujours une femme de chambre, une cuisinière, une blanchisseuse, etc., qui devient nourrice par hasard ; une fois son rôle de nourrice terminé, elle rentre à l'atelier ou chez des maîtres et continue à propager la maladie ; mais ce qui est un véritable malheur, c'est que la nourrice infectée n'abandonne pas ce métier relativement lucratif et privilégié, et continue à être nourrice, quatre, cinq et même six fois après l'infection.

M. le Dr Miller, médecin en chef de la maison des enfants trouvés et assistés de Moscou, affirme que 30 nourrices contractent annuellement la syphilis de leur nourrisson, ce qui démontre que les nourrices soignées à l'hôpital Miasnitzki constituent une minime partie des domestiques qui deviennent annuellement syphilitiques à Moscou.

M. le professeur Pospieloff signale un autre mode de propagation de la syphilis par les nourrices, et qui consiste à donner le sein, un peu au hasard, à des enfants des voisins ou des amis qui sont quelquefois syphilitiques. « Ce mode traître de contamination des mères et des nourrissons est malheureusement très fréquent, par suite de la croyance qu'ont les domestiques qu'un bébé syphilitique ne peut pas contaminer d'autres personnes. » On voit donc que les domestiques contractent très souvent la syphilis par voie extra-coïtale.

Dans le protocole de la Société syphilitique et dermatologique de Saint-Pétersbourg, nous trouvons de nombreux exemples de domestiques ayant contracté la syphilis en dehors des rapports sexuels.

M. le docteur Tchapine (1) communique l'observation d'une cuisinière de trente-sept ans, non déflorée, ayant l'hymen intact et les organes génitaux sains, qui présente des accidents syphilitiques du côté de l'amygdale gauche et des piliers; ces accidents remontent à deux mois.

Cette cuisinière a été contaminée par une femme de chambre qui était en service dans la même maison et qui a été reçue, plus tard, à l'hôpital Kalinkine pour être soignée pour la syphilis.

Le même confrère cite (2) l'exemple d'une domestique de vingt-six ans qui a contracté au commencement du mois d'octobre 1892, un chancre de la lèvre inférieure; ce chancre a été suivi de roséole syphilitique le 25 novembre.

Cette domestique avait été embrassée de force, deux semaines avant l'apparition du chancre, par un jeune domestique qui était atteint de la syphilis, comme elle le sut plus tard, et qui fut forcé, peu de temps après, d'entrer à l'hôpital pour cette maladie.

Le Dr Froloff (3) cite l'exemple d'un marchand de vin, âgé de vingt-sept ans, qui a contracté un chancre de la lèvre inférieure, suivi peu de temps après d'une roséole syphilitique, en fumant des bouts de cigarettes ramassés dans son établissement.

Le Dr Tchistiakoff (4) relate l'observation d'un domestique de trente-quatre ans qui a eu des accidents syphilitiques et des végétations à l'anus, sans qu'on puisse établir le point de départ des manifestations observées; mais le côté intéressant de cette observation, c'est que ce malade a rempli pendant six mois les fonctions

(1) Volume 8, page 222, septembre 1892.
(2) Id., page 226, décembre 1892.
(3) Même volume, observation XXIII, juin 1892.
(4) Volume VII, avril 1892, observation XVI.

de valet de chambre, dans une grande famille, alors qu'il avait des accidents syphilitiques graves ; les fonctions de valet de chambre mettaient cet homme dans une grande intimité avec les maîtres et les domestiques de la maison.

Le Dr Lavi (1) signale le fait d'une domestique de trente-cinq ans, qui avait des accidents syphilitiques secondaires de la bouche, de la gorge et d'autres parties du corps et qui avait contracté la syphilis en soignant un enfant de deux ans qui avait été admis à l'hôpital Kalinkine pour une syphilis congénitale.

Le Dr Moskaleff cite (2) l'observation d'une petite fille de trois ans chez laquelle il a constaté une angine syphilitique, des plaques muqueuses de la lèvre supérieure, etc. Cette petite fille a été contaminée par sa bonne qui était syphilitique.

Le Dr Tchapine (3) parle d'une domestique de trente-cinq ans qui contracta un chancre du pilier antérieur gauche du voile du palais suivi d'une roséole généralisée. Cette domestique a été contaminée en soignant un enfant syphilitique auprès duquel elle a été pendant quatre mois et qu'elle embrassait fréquemment.

Dans une autre observation (4) il signale une domestique de vingt-quatre ans qui contracte un chancre de la lèvre inférieure suivi de roséole en se trouvant en rapports quotidiens de service avec une autre domestique de la maison, atteinte de syphilis.

Le Dr Gratsiansky, professeur agrégé, dans une leçon faite à Saint-Pétersbourg au profit des victimes de la disette de 1892, s'exprime ainsi : « Dans ma clientèle privée, j'ai trouvé 12 nourrices ayant indubitablement des manifestations syphilitiques. Sur ces 12 nourrices, 6 remplissaient déjà leurs fonctions depuis un laps de temps variant de 2 à 18 jours. Pour le grand malheur des familles qui avaient à leur service ces malades, *cinq enfants* ont contracté la syphilis. »

M. le professeur Stoukovenkoff (5) a publié l'observation du jeune B..., âgé de onze ans, qui avait eu un chancre à l'amygdale droite, suivi plus tard de plaques muqueuses de la gorge.

---

(1) Volume VII, avril 1892, page 148.
(2) Observation xxvii, page 232, mai 1891.
(3) Observation xxxiv, page 235, janvier 1893.
(4) Observation xxxv, février 1893.
(5) Clinique dermatologique de l'Université de Kieff.

Le père du jeune B... a raconté que son beau-frère, qui était domestique et était atteint de syphilis, était venu passer quelque temps dans sa famille, dont tous les membres avaient été, jusqu'alors, bien portants. Son fils avait été contaminé par cet hôte de passage et sa femme avait aussi contracté une syphilis buccale. Comme cette dame était enceinte de huit mois, elle accoucha d'un enfant, en apparence bien portant, mais qui eut bientôt des accidents syphilitiques. A ce moment, la mère avait des plaques muqueuses à la vulve et à la région anale.

Ainsi, dans cette famille, il y a eu trois victimes de la syphilis, en dehors de rapports sexuels, par suite des relations familiales du frère de Mme B..., avec ses parents.

Nous pouvons citer des faits analogues mentionnés par différents écrivains.

Sigmund (1) a publié l'observation d'un individu qui a contracté la syphilis de son domestique.

Diemer (2) cite le cas d'un individu qui a contracté un chancre de la lèvre en se servant d'un couteau commun à bord d'un bateau.

Il a publié, en outre, deux cas de deux enfants ayant contracté la syphilis de leur nourrice et d'une domestique.

H. Lee (3) a publié l'observation d'une jeune femme qui a contracté un chancre de la langue en se servant d'une cuillère de sa domestique qui avait des lésions syphilitiques de la bouche, mais dont les organes génitaux étaient absolument sains.

Bottellus (4) relate l'observation d'un individu qui a contracté un chancre de la lèvre en se servant du verre dans lequel avait bu un syphilitique.

L. Duncan Bulkley (5), qui mentionne les faits signalés par les quatre derniers auteurs, cite d'après Flamonde et Hjort des familles où la contamination syphilitique s'est faite par les relations de parenté, en dehors de tout rapport sexuel, et où le nombre des victimes a été de 25, dans un cas, et de 21, dans un autre. Il assure

---

(1) *Wiener med., Wochenschr.*, 1868, page 137.
(2) *Abhandlung über die Heilwirkung der Aachener Schwefelthermen*, pages 1, 2.
(3) *Lectures on Syphilic and vaccino-syph., inoculation*, 2e édition, London 1867, pages 260, 261.
(4) *Von der Franzosen-Krankheit und ihrer Cur.*, Nürberg, 1676, from the latin ed. of 1563.
(5) *Syphilis in the innocent*, pages 118 et 144.

aussi qu'on pourrait citer des cas nombreux où des domestiques ont communiqué la syphilis par les ustensiles de ménage.

Les nombreuses citations que nous venons de faire nous semblent suffisantes pour montrer la gravité de la prostitution chez les domestiques et le danger de la contamination de la syphilis par leur intermédiaire. Elles viennent largement corroborer ce que nous avons observé nous-même.

Nous avons tenu à donner à cette question tous les développements qu'elle comporte, parce qu'il y a là un véritable péril social, qu'il fallait signaler vigoureusement. En appelant l'attention du public médical sur ce point spécial de la prostitution, nous espérons que les familles seront instruites du danger qu'elles courent et que courent spécialement les enfants, si on n'apporte pas un soin méticuleux dans le choix des domestiques.

CHAPITRE VIII

Que sont devenues les insoumises après leur guérison et leur sortie de l'infirmerie de Saint-Lazare?

Après avoir analysé les différents points qui constituent l'état civil des insoumises reconnues malades, il nous reste à constater ce qu'elles sont devenues, après avoir quitté l'infirmerie de Saint-Lazare.

Nous étudierons ce côté particulier en examinant successivement par années, ce qui s'est produit pour les différents groupes d'insoumises envoyées en traitement.

Nous devons faire remarquer, tout d'abord, que dans l'étude que nous allons faire, les chiffres ne seront plus en rapport avec le nombre des unités mineures.

Ici, nous n'avons pas à établir, comme pour les maladies, l'unité malade; nous avons à examiner ce qu'est devenue chaque insoumise, après chacun de ses passages à l'infirmerie de Saint-Lazare. Comme plusieurs d'entre elles sont entrées à Saint-Lazare et en sont sorties plusieurs fois dans la même année, leur nombre correspondra au chiffre des constatations des maladies.

Ceci dit, voici ce que nous trouvons pour chaque année de la période décennale.

I

1878.

Pendant l'année 1878, il y a eu *huit cent trois* femmes insoumises qui ont été envoyées en traitement à l'infirmerie de Saint-

Lazare. Quelques-unes de ces femmes ayant été reconnues malades, plusieurs fois, dans le courant de l'année, il y avait à tenir compte des unités maladies.

Voici ce qu'elles sont devenues :

1° *Trois* sont mortes à l'infirmerie.

2° *Trois cent soixante-six* ont été rendues à la liberté, après leur guérison. Sur ce nombre il y en a *quatre-vingt-six* qui, d'abord rendues à la liberté, mais arrêtées de nouveau, pour faits de prostitution et non trouvées malades, ont été inscrites, soit dans le courant de l'année 1878, soit dans les années suivantes.

3° Pour *cent trente-trois*, l'inscription a suivi immédiatement la constatation de la guérison.

4° *Cent quatre-vingt-quatorze* ont été rendues à leurs parents. Dans ce nombre, il y en a 34 qui, arrêtées plus tard, pour prostitution, et non trouvées malades, ont été inscrites.

5° Sur *treize* insoumises envoyées, après guérison, dans leur famille en province, au moyen d'une réquisition de transport, une d'entre elles, revenue à Paris, et se livrant à la prostitution, a été arrêtée de nouveau, reconnue saine et inscrite.

6° *Quinze* ont été envoyées dans leur famille en province, au moyen de l'argent expédié par les parents. Parmi celles-là, une est revenue à Paris, peu de temps après ; arrêtée pour de nouveaux actes de prostitution, elle a été inscrite.

7° Sur *vingt-neuf* insoumises admises au Bon Pasteur, une d'entre elles a été inscrite plus tard, après s'être livrée de nouveau à la prostitution.

8° *Vingt-sept* ont été reçues dans des maisons de refuge dirigées par des religieuses du même ordre que les religieuses qui sont à l'infirmerie de Saint-Lazare. Sur ces 27 insoumises, 2 sont revenues à Paris, pour se livrer à la prostitution et ont été inscrites après une nouvelle arrestation.

9° *Dix-neuf* ont été enfermées par leurs parents dans des maisons de correction. 3 d'entre elles, ramenées dans leur famille, à la sortie du couvent de la Madeleine, ont quitté le domicile paternel, peu de jours après, pour recommencer leur vie de débauche ; elles ont été arrêtées de nouveau, et inscrites, les parents ne voulant plus s'occuper d'elles.

10° *Trois* ont été recueillies par les dames diaconesses protestantes.

11° *Une* entrée à l'Asile Sainte-Anne, a été inscrite plus tard.

1879.

Six cent quatre-vingt-six insoumises, reconnues malades, une ou plusieurs fois, pendant l'année 1879, ont été envoyées à l'infirmerie de Saint-Lazare. Voici ce qu'elles sont devenues :

1° *Trois cent quatre-vingt et une* insoumises ont été, tout d'abord, rendues à la liberté après leur guérison ; mais dans ce nombre il y en a eu 98 qui, arrêtées de nouveau, dans le courant de l'année 1879 ou dans les années suivantes, pour faits de prostitution et non trouvées malades, ont été inscrites.

2° *Soixante* ont été inscrites immédiatement après leur guérison.

3° Sur *cent quatre-vingt-quatre* filles rendues à leurs parents, à Paris, il y en a eu 22 qui, ayant recommencé à se livrer à la prostitution, arrêtées de nouveau en 1879 ou plus tard, ont été inscrites, bien que, cette fois, elles ne fussent pas malades.

4° *Six* ont été rendues à leur famille en province, grâce à l'argent envoyé par leurs parents.

5° *Neuf* ont été renvoyées dans leur famille en province, au moyen d'une réquisition de transport. Dans ce nombre, il y en a une qui n'est pas arrivée à destination ; 3 autres revenues à Paris ont continué à se livrer à la prostitution et ont été inscrites après une nouvelle arrestation.

6° Sur *quatorze* qui sont entrées au Bon Pasteur, il y en a une qui a été inscrite plus tard.

7° *Neuf* ont été envoyées en correction. Sur ces 9, il y en a 2 qui, après avoir été rendues à leur famille, ont quitté la maison paternelle peu de jours après, pour se livrer de nouveau à la prostitution ; elles ont été inscrites après une autre arrestation.

8° *Seize* sont entrées dans des refuges dirigés par des religieuses de l'ordre de Marie-Joseph.

9° *Une* est entrée dans un asile protestant.

10° *Deux* sont retournées dans leur famille à Londres, grâce à des subsides fournis par une dame protestante.

11° *Trois* ont été l'objet d'un arrêt d'éloignement du département de la Seine, avec interdiction de séjour pendant deux ans ; l'une d'elles est revenue à Paris et a été inscrite.

12° *Une* est morte à Saint-Lazare.

1880.

En 1880, il y a eu *mille cent quarante-huit* arrestations d'insoumises malades envoyées en traitement à l'infirmerie de Saint-Lazare ; voici ce qu'elles sont devenues :

1° *Six cent soixante et onze* de ces malades ont été relaxées, après constatation de leur guérison.

Sur ce nombre, il y en a eu *deux cent treize* qui ont été arrêtées, soit pendant l'année 1880, soit pendant les années suivantes, pour s'être livrées encore à la prostitution clandestine ; ces insoumises qui n'avaient pas été trouvées malades, au moment de leur arrestation, ont été inscrites sur les registres des filles soumises.

2° *Cent vingt-deux* ont été inscrites immédiatement après la constatation de leur guérison.

3° *Deux cent dix-neuf* ont été rendues à leurs parents à Paris.

Il y en a 31 de ce groupe qui, après avoir recommencé à se livrer à la prostitution clandestine, ont été arrêtées et inscrites, soit en 1880, soit dans les années suivantes.

4° *Sept* ont été envoyées dans leurs familles en province, grâce à l'argent que celles-ci avaient adressé à l'administration.

5° *Vingt-deux* ont été rendues à leurs parents, au moyen d'une réquisition de transport. 2 d'entre elles ne sont pas arrivées à destination et se sont arrêtées en route. Parmi celles qui sont parvenues dans leur famille, il y en a 2 qui ont quitté le toit paternel, peu de jours après leur arrivée ; ayant recommencé à se livrer à la prostitution, dès leur retour à Paris, elles ont été arrêtées de nouveau et inscrites.

6° *Trente-six* ont été l'objet d'un arrêt d'éloignement du département de la Seine, avec interdiction de séjour pendant deux ans. Sur ces 36 insoumises, il y en a 5 qui sont revenues à Paris, pour recommencer à se livrer à la prostitution. Après arrestation et constatation de leur état de santé, elles ont été inscrites en 1880 ou plus tard.

7° *Quatre*, de nationalité étrangère, ont été expulsées du territoire français et reconduites à la frontière.

8° *Vingt-deux* sont entrées au couvent du Bon Pasteur. Sur ce nombre, il y en a 5 qui, après avoir quitté cet établissement, ont recommencé à se livrer à la prostitution, puis ont été inscrites.

9° *Vingt-neuf* ont été envoyées en correction. Sur ce nombre, il y en a 11 qui, après avoir été rendues à leurs parents, ont recommencé leur existence de débauche; arrêtées pour prostitution, elles ont été inscrites.

10° *Onze* sont entrées dans des refuges dirigés par des religieuses du même ordre que celles de l'infirmerie de Saint-Lazare.

11° *Deux* ont été remises à des dames protestantes.

12° *Une* a été envoyée à l'asile d'aliénées de Sainte-Anne.

13° *Deux* sont mortes à Saint-Lazare.

1881.

Pendant l'année 1881, on a fait *huit cent vingt-neuf* arrestations d'insoumises malades, qui ont été soignées à l'infirmerie de Saint-Lazare. Voici ce qu'elles sont devenues :

1° *Trois cent vingt-quatre* ont été mises en liberté ; mais, dans ce nombre, il y en a 120 qui se sont fait arrêter de nouveau et qui ont été inscrites après constatation de leur état sanitaire.

2° *Cent soixante-douze* ont été inscrites immédiatement après leur guérison.

3° *Cent soixante-quatorze* insoumises ont été rendues à leurs parents à Paris; mais, dans ce nombre, il y en a 40 qui, arrêtées plus tard et trouvées saines, ont été inscrites dans le courant de 1881 ou dans les années suivantes.

4° *Trente-quatre* ont été envoyées dans leur famille en province, par voie de réquisition de transport.

5° *Neuf* ont été rendues à leur famille en province, au moyen de l'argent expédié par les parents.

6° *Vingt-neuf* ont été l'objet d'un arrêt d'éloignement. Sur ce nombre, 4 sont rentrées à Paris et, après avoir été arrêtées pour prostitution, ont été inscrites.

7° *Seize* ont été soumises à un arrêt d'expulsion du territoire français et reconduites à la frontière.

8° *Vingt-six* sont entrées au couvent du Bon Pasteur. Dans ce nombre, il y en a 3 qui, ayant recommencé à se livrer à la prostitution, après avoir quitté le Bon Pasteur, ont été inscrites.

9° Parmi les *vingt-deux* envoyées en correction, il en est 2 qui, après avoir été rendues à leurs parents, ont recommencé à se livrer à la prostitution et ont été inscrites.

10° *Dix-neuf* sont entrées dans des refuges dirigés par des religieuses de l'ordre de Marie-Joseph. 2 d'entre elles sont rentrées à Paris ; après avoir été arrêtées pour prostitution, elles ont été inscrites.

11° *Deux* ont été admises dans des refuges protestants.

12° *Deux* sont mortes à Saint-Lazare.

1882.

Les insoumises trouvées *mille quinze fois* malades en 1882 et envoyées à l'infirmerie de Saint-Lazare, sont réparties de la façon suivante :

1° *Trois cent quatre-vingt-treize* ont été rendues à la liberté, après constatation de leur état de guérison ; mais dans ce chiffre total des relaxées, il y en a 133 qui ont été arrêtées, plus tard, pour prostitution et ont été inscrites, bien qu'elles ne fussent pas malades, cette fois-là.

2° *Cent cinquante-huit* ont été inscrites immédiatement après leur guérison.

3° *Deux cent cinquante-neuf* insoumises ont été rendues à leurs parents à Paris ; mais, dans ce nombre, il y en a 67 qui ont recommencé à se livrer à la prostitution ; arrêtées de nouveau, elles ont été inscrites, leur famille n'ayant plus voulu ni les réclamer ni s'occuper d'elles.

4° *Trente-huit* ont été envoyées dans leur famille en province, au moyen d'une réquisition de transport ; mais 3 d'entre elles ont échappé à la surveillance et ne sont pas arrivées dans leur pays. Parmi les 35 arrivées à destination, 6 sont revenues à Paris pour se livrer, de nouveau, à la prostitution ; elles ont été inscrites, après une nouvelle arrestation.

5° *Dix-neuf* sont retournées chez leurs parents en province, au moyen de l'argent qu'ils avaient envoyé.

6° *Cinquante-quatre* ont été envoyées en correction, pour une période de trois à six mois ; dans ce nombre, il y en a 19 qui, après avoir été ramenées dans leur famille, ont bientôt quitté le toit paternel pour se livrer à la prostitution ; arrêtées de nouveau, elles ont été inscrites.

7° *Vingt-quatre* sont entrées au couvent du Bon Pasteur ; dans ce nombre, il y en a 3 qui ont recommencé à se livrer à la prostitution, après avoir été rendues à leur famille ; arrêtées de nouveau et trouvées non malades, elles ont été inscrites.

8° *Quatorze* ont été envoyées dans des refuges dirigés par les religieuses de l'ordre de Marie-Joseph. Dans ce nombre, il y en a 2 qui, après avoir quitté ces asiles, sont rentrées à Paris pour se livrer à la prostitution ; arrêtées de nouveau, elles ont été inscrites.

9° *Trois* ont été remises à des dames protestantes.

10° *Trente-six* ont été l'objet d'un arrêté d'éloignement avec interdiction de séjour dans le département de la Seine, pendant deux ans. Dans ce nombre, 11 sont rentrées à Paris, malgré l'interdiction de séjour ; elles ont recommencé à se livrer à la prostitution et ont été inscrites après une nouvelle arrestation.

11° *Quatorze*, qui étaient de nationalité étrangère, ont été expulsées du territoire français et reconduites à la frontière.

12° *Trois* sont mortes à Saint-Lazare.

1883.

Voici la répartition des insoumises trouvées 865 fois malades et envoyées à l'infirmerie de Saint-Lazare pendant l'année 1883.

1° *Trois cent quatre* ont été rendues à la liberté ; mais dans ce nombre il y en a 126 qui ont été arrêtées de nouveau pour faits de prostitution ; elles ont été inscrites comme filles soumises, quelques-unes pendant l'année 1883, d'autres pendant les années suivantes.

2° *Cent soixante-sept* ont été inscrites immédiatement après leur guérison.

3° *Cent quatre-vingt-deux* ont été rendues à leurs parents à Paris ; mais, dans ce nombre, il y en a 51 qui ont recommencé à se livrer à la prostitution ; arrêtées de nouveau et non trouvées malades, elles ont été inscrites, soit pendant l'année 1883, soit pendant les années suivantes.

4° *Trente et une* ont été envoyées chez leurs parents en province, au moyen d'une réquisition de transport ; 3 ne sont pas arrivées à destination et une est repartie quelques jours à peine après son retour ; 2 autres sont revenues à Paris et ont recommencé à se livrer à la prostitution ; arrêtées de nouveau et non reconnues malades, elles ont été inscrites en 1883 ou dans les années suivantes.

5° *Douze* sont retournées dans leur famille en province, au moyen de l'argent envoyé par leurs parents. Sur ce nombre, 3 sont reparties pour Paris ; elles ont été inscrites, après avoir été arrêtées pour actes de prostitution.

6° *Quatre-vingt-cinq* ont été l'objet d'un arrêt d'éloignement du département de la Seine, avec interdiction de séjour pendant deux ans. Malgré l'arrêt d'éloignement, 26 sont revenues à Paris. Après avoir recommencé à se livrer à la prostitution, elles ont été arrêtées, non trouvées malades et inscrites en 1883 ou plus tard.

7° *Douze* ont été admises au Bon Pasteur ; mais 5 d'entre elles y ont fait un court séjour ; elles ont recommencé à se livrer à la prostitution, ont été arrêtées de nouveau et inscrites.

8° *Quarante-deux* ont été envoyées en correction par leurs parents. Sur ce nombre, 21 ont recommencé à se livrer à la prostitution, après le temps de correction accompli ; arrêtées de nouveau, elles ont été inscrites soit en 1883, soit plus tard.

9° *Quinze* sont rentrées dans des refuges dirigés par les religieuses de l'ordre Marie-Joseph ; une s'est de nouveau livrée à la prostitution, après avoir quitté le refuge ; elle a été arrêtée et inscrite.

10° *Quatre* sont entrées dans des refuges protestants.

11° *Trois* ont été l'objet d'un arrêt d'expulsion du territoire français et conduites à la frontière.

12° *Deux*, de nationalité suisse, ont été remises à la légation de ce pays, qui les a rapatriées.

13° Il y en a *deux* qui sont entrées à l'asile d'Auteuil, mais l'une d'elles a été inscrite plus tard.

14° *Une* a été reconduite à l'hospice des Enfants-Assistés ; *une* autre est entrée à l'asile de la rue de Lourmel ; une *troisième* a été admise en hospitalité à l'infirmerie de Saint-Lazare, comme domestique et une *quatrième* est morte à Saint-Lazare.

1884.

Parmi les insoumises reconnues 766 fois malades en 1884, on trouve les catégories suivantes :

1° *Deux cent quatre-vingt-dix-neuf* ont été rendues à la liberté. Sur ce nombre, 151 insoumises relaxées une première fois, arrêtées de nouveau dans le courant de l'année ou dans les années suivantes et non trouvées malades, ont été inscrites.

2° *Deux cent cinquante-trois* ont été inscrites immédiatement après leur guérison.

3° *Quatre-vingt-sept* réclamées par leurs parents à Paris, leur ont été remises ; mais 12 des insoumises rendues à leur famille, ont été arrêtées de nouveau et inscrites plus tard.

4° *Quatorze* ont été envoyées dans leur famille en province, avec l'argent expédié par les parents. Sur ce nombre, 3 étant rentrées à Paris pour se livrer à la prostitution, ont été arrêtées de nouveau, et inscrites.

5° *Vingt* sont retournées dans leur famille en province, au moyen d'une réquisition de transport ; sur ce nombre, 5 sont bientôt revenues à Paris pour se livrer à la prostitution, ont été arrêtées de nouveau et inscrites.

6° Sur *huit* insoumises admises au Bon Pasteur, il y en a une qui a recommencé à se livrer à la prostitution après avoir quitté cet établissement ; arrêtée de nouveau, elle a été inscrite.

7° *Vingt-quatre* ont été, sur la demande des parents, envoyées en correction pour des périodes de trois à six mois. Rentrées dans leur famille, 5 d'entre elles, ayant recommencé à vivre de la prostitution, ont été arrêtées et inscrites.

8° *Trente-sept* ont été éloignées du département de la Seine, par arrêté, avec interdiction de séjour pendant deux ans ; mais 13 sont rentrées à Paris pour recommencer à se livrer à la prostitution ; arrêtées de nouveau, elles ont été inscrites.

9° *Neuf* ont été l'objet d'un arrêt d'expulsion et conduites à la frontière, parce qu'elles étaient étrangères, sans autre moyen d'existence que la prostitution.

10° *Deux*, qui étaient de nationalité suisse, ont été remises à la légation suisse pour les rapatrier.

11° *Huit* sont entrées dans des refuges dirigés par les religieuses de Marie-Joseph ; une est rentrée à Paris, a été arrêtée pour prostitution et inscrite.

12° *Deux* ont été envoyées à l'asile des aliénées de Sainte-Anne.

13° *Trois* sont mortes à Saint-Lazare.

1885.

Voici ce que sont devenues les insoumises trouvées 886 fois malades en 1885 :

1° *Trois cent vingt-six* ont été rendues à la liberté après guérison ; sur ce nombre, il y en a 127 qui, ayant recommencé à se livrer à la prostitution, ont été arrêtées en 1885 ou dans les années suivantes, non trouvées malades et inscrites.

2° *Trois cent trente-neuf* ont été inscrites comme filles soumises, immédiatement après leur guérison.

3° *Cent dix-sept* ont été rendues à leurs parents à Paris ; mais dans ce groupe, il y en a 12 qui, arrêtées de nouveau pour actes de prostitution, ont été examinées au dispensaire dans le courant de 1885 ou dans les années suivantes, et non reconnues malades ; elles ont été inscrites.

4° *Trente et une* sont retournées dans leur famille en province, au moyen d'une réquisition de transport. 3 de ces insoumises ne sont pas arrivées à destination et se sont arrêtées en route. Parmi celles qui sont arrivées chez leurs parents, 2 ont quitté leur famille, peu de jours après leur arrivée ; rentrées à Paris, elles se sont livrées à la prostitution, ont été arrêtées et inscrites.

5° *Onze* ont été envoyées chez leurs parents en province, avec l'argent qu'ils avaient adressé à la Préfecture. Une d'entre elles est rentrée à Paris, s'est de nouveau livrée à la prostitution et a été inscrite.

6° Sur *dix* qui ont été envoyées en correction, il y en a une qui a été arrêtée de nouveau, pour faits de prostitution, et inscrite.

7° Parmi les *vingt* admises au Bon Pasteur, il y en a 3 qui ont été inscrites plus tard.

8° Sur les *quatorze* recueillies dans des refuges dirigés par des religieuses de l'ordre de Marie-Joseph, 2 ont été inscrites plus tard.

9° *Quatre* ont été expulsées du territoire français et reconduites à la frontière.

10° *Une* a été remise à la légation suisse, qui s'est chargée de la rapatrier.

11° Pour *deux*, il a été pris un arrêt d'éloignement du département de la Seine.

12° *Trois* sont entrées à l'asile de la rue de Lourmel et *trois* à l'asile d'Auteuil ; *trois* autres ont été admises dans des refuges protestants.

13° *Une* a été conduite à l'hospice des Enfants-Trouvés.

14° *Une* est morte à Saint-Lazare.

1886.

En 1886, il y a eu un nombre d'insoumises reconnues une ou plusieurs fois malades, qui ont été envoyées 760 fois en traitement à l'infirmerie de Saint-Lazare. Voici ce qu'elles sont devenues :

1° *Deux cent quatre-vingt-deux* ont été rendues à la liberté ; mais, dans ce nombre, il y en a 94 qui, relaxées une première fois, ont été arrêtées de nouveau pour faits de prostitution et inscrites.

2° *Deux cent soixante-six* ont été inscrites comme filles soumises, immédiatement après leur guérison.

3° *Cent dix* ont été rendues directement à leurs parents à Paris ; sur ce nombre, 4 ont été arrêtées postérieurement et inscrites.

4° *Vingt-cinq* sont entrées au Bon Pasteur. 2 de ces insoumises n'y sont restées que peu de semaines ; arrêtées de nouveau, elles ont été inscrites.

5° *Vingt* ont été envoyées dans leur famille en province, au moyen d'une réquisition de transport. Parmi ces insoumises, il y en a 3 qui sont rentrées à Paris pour se livrer à la prostitution ; arrêtées de nouveau, elles ont été inscrites.

6° *Douze*, sur la requête du père ou de la mère, et par jugement du tribunal, ont été envoyées en correction ; 4 d'entre elles, après avoir été rendues à leurs parents, ont recommencé à se livrer à la prostitution et ont été inscrites après nouvelle arrestation.

7° *Onze* ont été envoyées dans leur famille en province, au moyen de l'argent expédié à cet effet ; une de celles-là est rentrée à Paris pour continuer sa vie de débauche ; elle a été arrêtée et inscrite.

8° *Dix* ont été reçues dans des refuges dirigés par les religieuses de l'ordre de Marie-Joseph.

9° *Huit* ont été admises dans des refuges protestants.

10° *Six*, après avoir été l'objet d'un arrêt d'expulsion du territoire français, parce qu'elles étaient étrangères n'ayant d'autre ressource que la prostitution, ont été reconduites à la frontière.

11° *Trois* sont entrées à l'asile d'Auteuil (Hospitalité du travail pour les femmes).

12° *Deux* ont été admises à l'asile de la rue de Lourmel.

13° *Une* a été remise a une Société allemande de bienfaisance ; *une* autre a été envoyée à l'établissement des Enfants-Assistés ; *une troisième* admise à l'asile de Sainte-Anne a été inscrite plus tard.

14° *Deux* sont mortes à Saint-Lazare.

1887.

Parmi les insoumises arrêtées en 1887, une ou plusieurs fois, et reconnues malades 718 fois, on constate une grande variété dans leur situation après leur entrée à l'infirmerie; on trouve, en effet :

1° *Deux cent quatre-vingt-cinq* ont été rendues à la liberté immédiatement après la guérison ; dans ce nombre, il y en a 108 qui, arrêtées de nouveau pour prostitution, ont été inscrites.

2° *Deux cent dix-sept* ont été inscrites immédiatement après leur guérison.

3° Sur *cent trente* insoumises rendues à leurs parents à Paris, il y en a eu 4 qui, ayant recommencé à se livrer à la prostitution, ont été inscrites en 1887 ou plus tard.

4° *Dix-sept* ont été envoyées dans leur famille en province, grâce à l'argent expédié par les parents.

5° *Huit* ont été également renvoyées dans leur famille en province, au moyen d'une réquisition de transport.

6° *Seize* sont entrées au Bon Pasteur; dans le nombre, il y en a 2 qui ont été inscrites plus tard.

7° *Huit* ont été admises dans des refuges dirigés par des religieuses de l'ordre de Marie-Joseph.

8° *Une* a été recueillie dans un asile protestant.

9° *Deux* ont été reçues à l'asile d'Auteuil.

10° *Treize* ont été envoyées en correction.

11° *Dix-sept*, soumises à un arrêt d'expulsion, comme étrangères n'ayant d'autre ressource que la prostitution, ont été reconduites à la frontière.

12° *Une* a été envoyée à Sainte-Anne.

13° *Trois* sont mortes à Saint-Lazare.

Femmes mariées.

Pour compléter l'analyse que nous venons de faire de ce qui s'est produit pour les insoumises malades sorties de Saint-Lazare, nous devons mentionner une catégorie spéciale de malades, dont l'état civil n'a pas été désigné précédemment d'une façon particulière; nous voulons parler des femmes mariées.

Pendant la période décennale, 415 insoumises mariées ont été soignées à l'infirmerie de Saint-Lazare, et comme quelques-unes d'entre elles ont été arrêtées plusieurs fois et trouvées plusieurs fois malades, le nombre des arrestations, comme celui des constatations morbides, s'est élevé à 477.

Parmi ces insoumises mariées, il y avait 59 veuves.

Dans le groupe complet des femmes mariées, nous trouvons 70 mineures et 345 majeures.

On a eu à constater, chez les femmes mariées, 265 fois des accidents syphilitiques, 182 fois des accidents vénériens et 30 fois la gale.

Nous énumérons, plus loin, dans quelles conditions ces femmes ont été rendues à la liberté et nous constatons ce qu'elles sont devenues après avoir quitté l'infirmerie de Saint-Lazare; mais nous pouvons dire immédiatement que 166 de ces insoumises mariées ont été inscrites, soit dans l'année même de leur guérison, soit postérieurement.

Femmes mariées. — 1878-1887.

	Unités	Arrestations	
	415	477	
Malades 1 fois			364
— 2 fois			41
— 3 fois			9
— 4 fois			1
			415

Veuves		59
Mineures	70	
Majeures	340	(L'âge des majeures varie entre 21 et 60 ans).
	415	

Accidents syphilitiques	265
Maladies vénériennes	182
Gale	30
	477

Femmes mariées. — 1878-1887.

Sont rendues à leur mari................. 41

   Parmi ces femmes :

      5 sont inscrites plus tard ;

      1 renvoyée avec l'argent du mari ;

      1 renvoyée au moyen d'une réquisition de
         transport ;

Sont rendues à leur père... 7

   Parmi ces femmes :

      1 renvoyée avec l'argent du père.

Sont rendues à leur mère................. 9

   —　　　—　　sœur.................. 2

   —　　　—　　beau-père............ 1

   —　　　—　　belle-mère 1

   —　　　—　　beau-frère 2

   —　　　—　　famille 3

Sont renvoyées avec réquisition de transport. 2

Sont l'objet d'un arrêt d'éloignement........ 21

Sont expulsées......................... 4

Sont envoyées en correction............... 1

   —　　　　à l'asile Sainte-Anne......... 1

Restent à Saint-Lazare comme domestiques.. 4

Envoyée dans un refuge.................. 1

Envoyée à l'asile de la Madeleine........... 1

Morte à Saint-Lazare.................... 1

Sont inscrites après la sortie de l'infirmerie... 113

Sont relaxées et inscrites la même année..... 9

Sont inscrites　　　1 an après............ 13

Relaxées et inscrites 1　　—　　........... 3

Sont inscrites　　　2 ans après........... 9

   —　　　　3　　—　　........... 5

   —　　　　4　　—　　........... 5

   —　　　　5　　—　　........... 1

Relaxées et inscrites 5　　—　　........... 2

Sont inscrites　　　6　　—　　........... 2

   —　　　　7　　—　　........... 3

   —　　　　9　　—　　........... 1

Sont mises en liberté..................... 205

Sur lesquelles on n'a pas de renseignement.. 2
                                         ——

                                         475

(La différence de 2 se porte sur l'année 1884).

II

Les minutieuses analyses que je viens de faire m'ont permis de montrer ce que sont devenues les insoumises malades entrées à l'infirmerie de Saint-Lazare. Il m'a été possible de les suivre pas à pas et de signaler dans quelles conditions elles ont quitté l'infirmerie de Saint-Lazare et le dispensaire de salubrité. Avant d'examiner, d'une façon plus complète, quelques-unes des questions de ces différents groupements, qui nécessitent une étude plus importante et plus développée, il est bon de signaler les mobiles qui ont dirigé l'administration dans les décisions variées qui ont été prises.

Insoumises relaxées. — Les conditions de la mise en liberté, après leur guérison, des insoumises traitées à Saint-Lazare, ont été évidemment très variables.

Dans la période de dix ans, il y a eu *trois mille six cent trente et une filles* qui ont été relaxées et qui ont pu agir immédiatement à leur fantaisie. Dans ce nombre, il y avait des majeures et des mineures.

Pour ce qui concerne les majeures, la décision administrative ne présentait pas beaucoup de difficultés, puisque l'intervention des parents n'était pas nécessaire. On a tenu compte des promesses, faites par les intéressées, de se bien conduire et de travailler; on a pris en considération l'attitude de l'insoumise et le nombre, plus ou moins considérable, des arrestations subies, ainsi que leur déclaration énergiquement exprimée de repousser l'inscription. Cet ensemble d'éléments a déterminé la résolution adoptée. Pour ce qui regarde les mineures, la situation n'était pas la même : avant de relaxer les insoumises mineures, la Préfecture de police avait pris les précautions les plus minutieuses pour retrouver les parents, soit à Paris, soit en province. J'ai montré dans un chapitre spécial combien cette recherche était hérissée de difficultés; j'ai dit l'insistance et les efforts de l'administration pour obtenir l'expression de la volonté des parents, en ce qui concernait la détermination à prendre. Très souvent la famille faisait attendre sa réponse et bien des jours s'écoulaient avant qu'on connût ses intentions; on écrivait successivement plusieurs lettres et lorsqu'on avait la certitude absolue que les parents avaient été avisés des démarches de la Préfecture de police, on arrivait à la conviction que le silence était voulu, qu'ils ne désiraient plus s'occuper de l'insoumise dont la situation leur avait été révélée ; en pareille circonstance, l'administration recouvrait sa liberté d'action. Dans d'autres cas, les parents, après avoir fait espérer leur réponse assez longtemps, se décidaient enfin à déclarer qu'ils ne voulaient plus s'occuper de leur fille, qu'ils ne voulaient plus entendre parler d'elle et que la Préfecture de police pouvait la rendre à la liberté ou en faire ce qu'elle voudrait. Cette déclaration n'était pas toujours irrévocable ; elle était, parfois, le résultat d'un premier mouvement d'irritation contre la fille qui s'était mal conduite ; aussi l'administration insistait-elle pour qu'on accueillît favorablement la fille disposée à s'amender ; parfois, un nouvel appel adressé au cœur et à l'indulgence des parents, obtenait un heureux résultat. Le plus souvent cependant le refus était définitif. Dans ce cas, comme dans l'hypothèse d'un silence volontairement obstiné, il fallait agir. En raison même de l'âge de la mineure, les difficultés étaient plus grandes et les hésitations plus naturelles. C'est après avoir minutieusement examiné les avantages et les inconvénients des différentes solutions, que l'administration se décidait à rendre l'insoumise mineure à la liberté. Malheureusement en la relaxant et en la livrant à la libre circulation, on la rejetait, trop souvent, dans la prostitution clandestine. Les promesses de bonne conduite, les résolutions de se livrer à un travail honnête ne durent pas longtemps ; et puis, où est le travail rémunérateur ? Si l'insoumise ne va pas frapper à la porte de certaines institutions charitables et si elle ne rencontre pas des personnes généreuses, elle retombe dans la misère et la prostitution.

Parmi les 3,603 insoumises rendues à la liberté, combien y en a-t-il qui ont été de nouveau malades et qui ont été inscrites après un nouveau séjour à l'infirmerie de Saint-Lazare ? On trouvera dans le chapitre concernant l'inscription, des renseignements précis sur ce point. Je puis dire immédiatement le chiffre de celles qui ont recommencé à se livrer à la prostitution et qui, arrêtées de nouveau, ne sont pas passées par l'infirmerie de Saint-Lazare, puisqu'elles n'étaient pas malades, et ont été inscrites.

Ce chiffre est exactement de 1,256.

Insoumises rendues à leurs parents à Paris. — Lorsque les parents des insoumises habitaient Paris, l'administration se mettait en rapport avec eux ; ils étaient convoqués à la Préfecture de police et, après quelque résistance de leur part, on obtenait la promesse qu'ils recevraient leur fille, dès qu'elle pourrait, après guérison, quitter l'infirmerie de Saint-Lazare. Il est arrivé cependant que certaines familles, malgré l'engagement pris par elles de reprendre leurs enfants, restaient sourdes au nouvel appel adressé par la Préfecture de police; dans ces cas, on n'attendait pas la venue des parents; des agents spéciaux étaient chargés de conduire au domicile paternel les insoumises non réclamées. *Seize cent cinquante-six* insoumises ont été rendues, dans ces conditions, à leurs parents à Paris. Il faut bien dire que parmi les jeunes filles, en apparence repentantes, un certain nombre avait le désir très vif de recommencer la même existence de débauche. Quelques-unes ont quitté leur famille, trois ou quatre jours après y avoir été ramenées; d'autres ont abandonné le toit paternel, le jour même où elles y étaient revenues; elles se sont réfugiées dans un garni quelconque et, dès le premier soir de la mise en liberté, elles ont recommencé à se livrer à la prostitution. Parmi les filles rendues à leurs parents à Paris, il en est qui ont été reconnues malades après une nouvelle arrestation, envoyées à Saint-Lazare et inscrites, après un nouveau séjour à l'infirmerie; d'autres, arrêtées pour prostitution et non reconnues malades, ont été inscrites; le chiffre de ces dernières s'est élevé à 277.

Insoumises envoyées dans leur famille en province. — Lorsque les parents sont éloignés de Paris, l'administration se met en rapport avec eux par l'intermédiaire des maires des communes qu'ils habitent. Les lettres citées précédemment ont montré les difficultés dont il faut triompher pour arriver à rapatrier les jeunes insoumises, car il s'agit ici des mineures, les seules sur lesquelles on peut avoir quelque action. A force de patience et d'insistance, on obtient que des parents, qui d'abord étaient très rétifs, se décident à répondre favorablement aux lettres qu'ils ont reçues; ils adressent leur consentement afin que la Préfecture de police fasse le nécessaire pour réaliser le voyage de leur enfant. Il n'y a pas que les parents à convaincre de l'utilité d'une pareille solution; il faut agir également sur les insoumises pour les maintenir dans de bonnes dispositions et leur faire accepter, comme agréable, leur retour dans la famille. Ces jeunes filles sont très versatiles : après avoir sollicité la faveur de rentrer dans leur pays, elles changent d'avis au moment décisif et on n'obtient pas toujours qu'elles renoncent à cette velléité de résistance, pour revenir à leur premier projet. Quand l'entente est enfin établie entre la famille et l'insoumise, l'administration charge un agent de conduire la jeune fille au chemin de fer ; il doit prendre le billet, qu'il doit remettre au chef du train chargé de veiller sur elle ; ce dernier ne lui donnera définitivement son ticket que lorsqu'elle sera arrivée à destination. Au préalable, on a délivré, à la jeune fille, un passeport et une petite somme de 2 francs comme secours de route. L'agent chargé de conduire l'insoumise au chemin de fer, la surveille jusqu'au moment où le train quitte la gare de Paris.

L'envoi en province se fait de deux façons : le prix de la placé du chemin de fer est payé avec l'argent adressé par les parents ou, s'ils sont indigents, au moyen d'une réquisition de transport. Lorsque les parents déclarent ne pas avoir l'argent nécessaire pour le voyage de leur enfant, il leur est répondu qu'il suffira d'envoyer un certificat d'indigence délivré par le maire de la commune, pour que la Préfecture de police prenne les mesures utiles et réalise l'envoi de la jeune insoumise dans sa famille. Munie du certificat d'indigence, l'administration adresse une réquisition de transport à la Compagnie du chemin de fer, qui conduit dans le pays habité par les parents, puis elle informe le ministre de l'Intérieur de la mesure qui a été prise par une lettre analogue à la suivante :

RÉQUISITION DE TRANSPORT

PRÉFECTURE DE POLICE

Paris, 12 mai 1878.

1re DIVISION

2e BUREAU

3e SECTION

N°

Demande d'approbation d'une réquisition de transport relative à la nommée M...

Note pour la Direction de la Sûreté générale.

Une nommée M..., âgée de vingt ans et demi, mise à la disposition de la Préfecture de police comme se trouvant à Paris sans moyens d'existence avouables, a demandé instamment à être envoyée auprès de son père, le sieur M..., résidant à C... (Loiret). Consulté par la Préfecture de police, M. le maire de ladite commune a représenté le sieur M... comme étant dans l'indigence la plus complète et dans l'impossibilité de subvenir aux frais de voyage de sa fille.

Dans cet état de choses, la Préfecture de police a cru devoir assurer le départ de la nommée M... en adressant, le 30 avril dernier, à la Compagnie du chemin de fer d'Orléans, une réquisition de transport de Paris à C... (Loiret).

Prière à la Direction générale de faire approuver cette mesure par M. le ministre de l'intérieur et de faire connaître, le plus promptement possible, la date de cette approbation.

LE CHEF DE DIVISION, X...

Le ministre de l'Intérieur répond à la Préfecture de police et signale les faits intéressants, se rapportant au voyage de l'insoumise, par une lettre analogue à celle qui concerne l'insoumise M.

MINISTÈRE DE L'INTÉRIEUR

DIRECTION DE LA SURETÉ GÉNÉRALE

3e BUREAU

Moyens de transport

Paris, le 3 juin 1878.

Monsieur le Préfet,

Conformément à vos propositions du 12 mai dernier, j'approuve la mesure par laquelle vous avez accordé les moyens de transport à la nommée M... pour se rendre à C..., où réside sa famille.

Toutefois, je crois devoir vous informer que cette jeune fille est repartie pour Paris, le 20 du même mois, abandonnant sa mère qui est gravement malade; elle vient d'écrire à sa famille qu'en raison de l'état de santé de la mère, votre administration devait lui faciliter les moyens d'aller la voir de temps en temps. Votre collègue du Loiret émet l'avis que les moyens de transport ne lui soient pas accordés, dans l'intérêt même de sa jeune sœur restée auprès de leur mère.

Recevez, monsieur le Préfet, l'assurance de ma considération distinguée,

Le ministre de l'Intérieur
Pour le ministre
Le directeur de la Sûreté générale.

L'envoi des insoumises en province, qu'elles partent avec l'argent adressé par la famille ou au moyen d'une réquisition de transport, se fait toujours dans les mêmes conditions, et avec les précautions signalées plus haut. Malgré la sollicitude de l'administration, malgré les soins minutieux dont le départ de l'insoumise est entouré, elle n'arrive pas toujours à destination; elle trouve moyen de déjouer la surveillance; elle s'arrête en route et reprend le chemin de Paris. Comment expliquer cette détermination, suivant de si près le désir exprimé de revoir la famille? Par le motif bien simple qu'en donnant le consentement au voyage qui doit la ramener au pays natal, l'insoumise a voulu surtout recouvrer la liberté. Les parents ayant exigé que la jeune fille rentrât au domicile paternel, elle a compris qu'il fallait dissimuler et taire ses intentions réelles. Ne pouvant, après guérison, quitter l'infirmerie de Saint-Lazare que pour retourner auprès des siens, l'insoumise paraît accepter cette décision avec satisfaction, bien résolue cependant à triompher des obstacles pour être libre de ses mouvements. Quelques exemples donneront une idée de leur façon d'agir :

A...., jeune fille de dix-huit ans, originaire du département des Landes, avait d'abord refusé de rentrer dans son pays, mais dès qu'elle se trouve guérie, ayant le désir de quitter Saint-Lazare et ne voulant plus être sous l'autorité de la Préfecture de police, elle déclare avoir l'intention de revenir auprès de son père. Elle est conduite au chemin de fer d'Orléans et, au moyen d'une réquisition de transport, on remet au chef du train les tickets nécessaires pour le voyage. Toutes ces précautions sont sans résultat, puisque cette mineure s'arrête à Bordeaux, après avoir échappé à la surveillance du chef de train. De Bordeaux, elle envoie un télégramme à sa famille pour l'informer de son départ pour l'Amérique.

En voici une qui procède d'une autre façon :

X... a dix-sept ans à peine ; elle a été soignée une première fois à l'infirmerie de Saint-Lazare, au mois de mars 1883 ; après guérison, elle entre dans un refuge protestant où elle ne demeure que peu de jours ; après avoir recommencé à se livrer à la prostitution, elle est arrêtée, de nouveau, au mois de juin 1883 et envoyée à l'infirmerie de Saint-Lazare, d'où elle sort guérie le 16 août 1883. Elle sollicite la faveur de retourner dans son pays, auprès de sa mère. On réalise son désir et, au moyen d'une réquisition de transport, on la conduit au chemin de fer pour la rapatrier. Elle n'arrive pas cependant dans sa famille et s'arrête en route.

La suivante D..., originaire du département du Cher, est âgée de dix-huit ans ; après avoir été traitée à Saint-Lazare, pour des accidents syphilitiques, elle demande à rentrer auprès de son père. Le 16 juillet 1883, on l'installe dans un compartiment de chemin de fer, au moyen d'une réquisition de transport et on ne la quitte qu'au moment du départ du train ; malgré cette précaution, elle n'arrive pas dans sa famille ; elle se rend à Bourges et se fait inscrire sur les registres de la prostitution.

Dans un autre cas, la direction de la Sûreté générale signale une fille à qui on a accordé une réquisition de transport pour rentrer dans sa famille. Elle arrive bien dans la localité où habitent ses parents, mais elle ne va pas les voir et repart, le lendemain, pour Paris.

L'exemple suivant montre le peu de scrupules de ces jeunes

filles. G..., qui a dix-huit ans, s'est livrée à la prostitution, après avoir été domestique, pendant quelque temps; arrêtée pour avoir provoqué les passants à la prostitution et les avoir insultés, elle est envoyée à l'infirmerie de Saint-Lazare, pour accidents syphilitiques et y demeure cinq mois. Pendant son séjour à Saint-Lazare, elle écrit à son père et à sa mère des lettres remplies des meilleurs sentiments et indiquant une soumission et un repentir absolus, en même temps qu'elle sollicite le retour dans sa famille. Les parents se laissent fléchir. Bien que leur travail quotidien soit peu rémunérateur, ils arrivent à recueillir une petite somme qu'ils envoient à l'administration, pour payer la place au chemin de fer de leur fille et aussi pour lui remettre le surplus de cet argent. Le 12 octobre 1882, cette jeune fille est accompagnée à la gare, et le ticket du chemin de fer est confié au chef de train, tandis qu'on lui remet à elle-même 6 francs. Malgré les précautions prises, et sans souci des sacrifices faits par ses parents, cette insoumise s'arrête en route, et le lendemain, 13 octobre, elle rentre à Paris. Elle recommence à se livrer à la prostitution, est arrêtée et envoyée en traitement à Saint-Lazare (20 novembre 1882). Elle trouve moyen de fléchir de nouveau ses parents, qui lui pardonnent et consentent à l'accueillir au foyer domestique. Le 15 janvier 1883, elle est envoyée dans sa famille au moyen d'une réquisition de transport. Cette fois, elle arrive à destination; mais le ministre, en approuvant la réquisition de transport, fait remarquer que cette mineure n'est guère digne d'une faveur.

A côté des insoumises qui n'arrivent pas à destination, il faut mentionner celles qui rentrent dans leur famille pour n'y faire qu'un séjour de quelques jours ou de quelques heures et qui s'empressent de revenir à Paris pour continuer à vivre de la prostitution. Il suffira de citer un fait caractéristique pour qu'on puisse se faire une idée de ce qui arrive fréquemment.

P... Françoise, originaire du département du Rhône, âgée de seize ans, est modiste à Paris, mais elle se livre spécialement à la prostitution.

Arrêtée une première fois, mais trouvée saine, elle est rendue à sa mère, qui a fait le voyage de Lyon pour réclamer sa fille à la Préfecture de police. Ramenée au domicile maternel, cette mineure quitte Lyon quinze jours après son retour, pour rentrer à Paris. Elle est arrêtée, trouvée atteinte d'accidents syphilitiques et envoyée à l'infirmerie de Saint-Lazare le 10 avril 1878 ; elle a dix-sept ans. Après sa guérison, la mère ayant refusé de la recevoir à son domicile, elle est relaxée. Le 6 juin 1879, on l'arrête de nouveau, mais elle est reconnue saine. Elle avoue vivre de la prostitution et être entraînée à la débauche par l'amant avec lequel elle vit depuis deux ans. Sa mère ayant consenti, cette fois encore, à la recevoir, elle est envoyée à Lyon, au moyen d'une réquisition de transport (13 juin 1879). Dix jours après, elle abandonne sa famille pour retourner se livrer à la prostitution à Paris ! Il est bien évident qu'on ne pouvait rien obtenir de cette malheureuse créature, qui avait la nostalgie de la débauche ! Combien nombreuses ont été celles qui ont agi de la même façon !

Pendant la période décennale, la Préfecture de police a pu faire recevoir au domicile paternel *trois cent quarante-sept* mineures.

Dans ce nombre, il y en a eu 226 qui ont fait le voyage, au moyen d'une réquisition de transport ; pour 121 insoumises mineures, c'est grâce à l'argent envoyé par les parents que le voyage a pu être réalisé. Parmi les insoumises envoyées dans leur famille, au moyen d'une réquisition de transport, il y en a eu 12 qui ne sont pas arrivées à destination. D'un autre côté, 34 sont rentrées à Paris, peu de jours après avoir été envoyées dans leur famille.

Arrêt d'éloignement. Arrêt d'expulsion. — Dans bien des cas, et avant de se décider à inscrire une insoumise, l'administration a recours à une mesure spéciale pour l'empêcher de se livrer à la prostitution : elle décide qu'elle sera éloignée de Paris et que le séjour du département de la Seine lui sera interdit pendant deux ans. L'arrêté pris dans ce sens est appliqué aux insoumises qui ne sont pas originaires du département de la Seine.

Les insoumises devraient quitter Paris après avoir reçu signification de l'arrêt qui les concerne, puisqu'on leur délivre un passeport et un secours de route ; mais il arrive souvent que lors même qu'elles ont paru acquiescer à la décision prise contre elles, un revirement se fait dans leur détermination. Pour prolonger leur séjour à Paris, elles changent de domicile et espèrent échapper ainsi à la recherche des agents. D'autres, au contraire, se résignent et vont chercher du travail dans les départements voisins. Lorsque les insoumises sont arrêtées, pour avoir enfreint l'arrêt d'éloignement, elles sont condamnées par le tribunal correctionnel à des peines variant de quelques semaines à quelques mois de prison.

Pendant la période décennale, le Préfet de police a eu à prendre 110 arrêts d'éloignement et d'interdiction de séjour.

Les insoumises de nationalité étrangère, qui n'avaient, pour vivre, d'autres ressources que la prostitution, ont été soumises à des arrêts d'expulsion. 73 arrêts d'expulsion ont été appliqués dans ces conditions. Dans ces cas, comme pour les insoumises envoyées en province, on prenait toutes les mesures de précaution indispensables pour que l'insoumise arrivât sûrement à la frontière française la plus rapprochée de son pays d'origine.

Refuges. — *Cent soixante-dix-huit* insoumises mineures ont été recueillies dans différents refuges où elles étaient occupées à des travaux d'aiguille, d'une façon spéciale; *vingt-six* ont été admises dans des asiles protestants; *dix* ont été reçues à l'asile d'Auteuil (Hospitalité du travail) ; *cent quarante-deux* sont entrées dans des refuges dirigés par les religieuses de l'ordre de Marie-Joseph. L'admission dans ces différents établissements n'a pu avoir lieu qu'après avoir obtenu, au préalable, l'autorisation des parents. C'est également ce qui a lieu pour le Bon Pasteur, dont je vais m'occuper plus loin. En étudiant ce qui concerne cette maison religieuse, j'aurai à développer des considérations qui pourront s'appliquer aux maisons de refuge que je ne fais que mentionner en passant.

III

LE BON PASTEUR

La maison du Bon Pasteur, qui est située rue Denfert-Rochereau, 71, est destinée spécialement à recueillir les jeunes filles qui se sont livrées à la prostitution clandestine et à obtenir leur relèvement moral par le travail et par la prière.

C'est en 1819, d'après Maxime du Camp, que le nouveau Bon Pasteur a été établi sur l'emplacement de celui qui avait été fondé en 1698 par Mme de Comté. C'est en 1821, d'après Parent-Duchatelet, qu'il a commencé à fonctionner. L'établissement du Bon Pasteur a été incendié en 1871, pendant la semaine sanglante qui a mis aux prises les troupes du gouvernement légal et les bataillons de la commune. Il y avait, à ce moment, 130 filles hospitalisées. Les religieuses, suivies de leurs pensionnaires, se sont dirigées, au milieu des balles, vers l'hôpital de l'Hôtel-Dieu, où elles ont été recueillies. Un fait important à signaler, c'est que, pendant cette tourmente, toutes les filles ont voulu accompagner les religieuses à l'Hôtel-Dieu et aucune n'a profité de la circonstance pour s'esquiver. Le Bon Pasteur a été reconstruit sur le même emplacement, grâce à l'indemnité reçue, grâce aux dons recueillis par les Dames assistantes. Trois ans après sa destruction, il a repris son organisation et ses habitudes d'autrefois. La direction de la maison est confiée aux religieuses de Saint-Thomas de Villeneuve. Le recrutement des filles hospitalisées est fait par les Dames de l'œuvre du Bon Pasteur, qui sont des femmes du monde n'appartenant à aucune congrégation religieuse. C'est à Saint-Lazare et à l'hôpital de Lourcine que se fait le recrutement des malheureuses créatures dégradées par le vice et la maladie. Pendant mon internat à l'infirmerie de Saint-Lazare, j'ai été souvent témoin de la bienveillante énergie et du courage mis par ces femmes charitables au service de ces jeunes filles démoralisées, qui les rebutaient souvent, mais ne les lassaient jamais. Le rôle de ces femmes du monde qui se sont donné la mission difficile et délicate d'arracher à la débauche et de ramener au travail honnête des créatures vicieuses est fort touchant et digne d'admiration. Que d'efforts pour triompher des résistances et des défaillances survenues sous l'influence de camarades plus perverties ! Combien il a fallu aussi de prudence et de persuasion pour décider les parents à autoriser leur fille à entrer dans cette maison hospitalière ! Depuis la laïcisation de l'hôpital de Lourcine, c'est presque uniquement à Saint-Lazare que les Dames de l'œuvre du Bon Pasteur exercent leur science de patient prosélytisme. Lorsque l'insoumise a accepté d'entrer au Bon Pasteur et que les parents ont accordé leur consentement, la Préfecture de police informée donne l'autorisation et la confie à une des dames de l'œuvre du Bon Pasteur, qui vient la recevoir au dispensaire, pour la conduire dans le refuge de la rue Denfert-Rochereau. — Le nombre des filles reçues au Bon Pasteur est limité : il n'a jamais dépassé 150, mais dans la période décennale que j'étudie, il n'y a jamais eu plus de 130 pensionnaires. Les jeunes filles sont admises de seize à vingt-trois ans, mais on ne s'interdit pas cependant la possibilité de ne pas les recevoir suivant les circonstances au-dessous de seize ans; mais elles sont refusées après vingt-trois ans, l'expérience ayant démontré qu'au-dessus de cet âge, on ne se plie pas facilement à la règle imposée. Toute fille qui entre au Bon Pasteur peut y rester, si cela lui convient, jusqu'à la fin de ses jours. J'en ai vu qui s'y trouvaient depuis quatorze, quinze et même seize ans. Elle n'est pas obligée de séjourner dans ce refuge, lorsque la règle et les habitudes de la maison lui déplaisent; elle peut sortir quand elle veut, mais dans ce cas, elle ne peut plus y rentrer. Le départ est volontaire, mais il est définitif. Quand la pensionnaire désire quitter le refuge, si elle est mineure, elle doit être rendue à ses parents. Lorsqu'elle n'a pas de parents et si sa conduite est défectueuse, on la remet à la Préfecture de police. La conduite de la mineure a-t-elle été convenable? On tâche de la placer dans un autre refuge. La supérieure n'a pas le droit d'admettre les pensionnaires, pas plus qu'elle n'est autorisée à les renvoyer. La présidente des Dames de l'œuvre du Bon Pasteur a seule cette prérogative. « Par une précaution très touchante, dit Maxime du Camp, nulle ne peut conserver son vrai nom, lorsqu'elle passe le seuil du refuge; elle laisse toute trace palpable de ses souvenirs dans la vie qui est derrière elle; elle entre nue, comme après un baptême nouveau, dans l'existence humble, recluse, monacale, qui se ferme sur sa jeunesse. » La même tradition, qui se continue encore aujourd'hui, aurait pour but, m'a-t-on dit, de faire oublier le passé et d'empêcher que les pensionnaires soient reconnues si elles rentrent dans la vie ordinaire. Elles reçoivent la visite de leurs parents, tous les quinze jours, et c'est souvent à la suite de ces visites qu'elles quittent le Bon Pasteur, pour rentrer dans leur famille. Quelques-unes quittent le Bon Pasteur pour se marier. Celles qui sont parties dans de bonnes conditions et dont la vie est restée honnête, peuvent revenir au refuge pour faire visite aux religieuses et solliciter leurs conseils.

La maison du Bon Pasteur est propre, bien tenue. « On a tiré, dit Maxime du Camp (1), le meilleur parti possible du local et des jardins; les ateliers sont grands, les réfectoires assez spacieux et les dortoirs seraient irréprochables si, à l'instar des dortoirs protestants,

---

(1) *Paris, ses organes, ses fonctions et sa vie.* Tome III, page 485.

ils étaient munis d'ustensiles de propreté. Ne point donner du linge de toilette à des femmes, les réduire à aller, si la fantaisie les y engage, se laver à la fontaine banale de la cour, c'est pousser l'austérité au delà des limites. » Les choses ont changé, depuis la critique faite par Maxime du Camp. En visitant le Bon Pasteur en 1894, j'ai été frappé de la bonne tenue des dortoirs qui sont aérés, très propres et les planchers lavés avec soin. Chaque pensionnaire a une cuvette et un pot à eau pour sa toilette (1). Il y a 28 lits par dortoir, une religieuse couche à une des extrémités, dans une chambre ayant une fenêtre ouverte sur la salle, ce qui permet facilement la surveillance. Indépendamment de la religieuse, il y a, dans chaque dortoir, des filles déjà anciennes dans la maison, qui ont mérité la confiance des religieuses et exercent un contrôle sur ce qui se passe. Il est difficile qu'il se produise, dans ces conditions, les désordres que l'on constate souvent dans les agglomérations de femmes.

On se lève, selon la saison, entre cinq heures un quart et six heures; on se couche à huit heures et demie. Le matin, les pensionnaires font leur toilette et leur lit, puis elles descendent à la chapelle où elles entendent la messe. Elles vont après au réfectoire où on leur donne de la soupe et du pain à discrétion; on donne du cacao à celles dont la santé est délicate. Rentrées dans les ateliers, elles travaillent jusqu'à onze heures, puis reviennent à l'église pour entendre l'*Angelus*. A midi, elles dînent avec une soupe grasse et un plat de viande très saine. Celles dont la santé est débile ont de la viande rôtie. Elles boivent de l'eau rougie. Après le dîner, on leur accorde une heure de récréation, qu'elles passent dans les cours à courir, à faire des rondes, à jouer à la corde, au volant, etc. Elles rentrent dans les ateliers jusqu'à quatre heures. A ce moment, elles goûtent et ont un quart d'heure de récréation. A sept heures, souper composé d'une soupe et de légumes, puis une demi-heure de récréation; le coucher a lieu à huit heures et demie. — La nourriture est saine et abondante et la viande qui leur est accordée, tous les jours à un des repas, est de

(1) C'est bien pour la toilette générale et publique; mais il y a une toilette intime, indispensable pour toute fille, spécialement pour les filles qui ont eu des affections vénériennes, toilette hygiénique au premier chef, qui ne peut se faire en public. Je ne crois pas qu'on s'en soit beaucoup préoccupé et je n'ai vu aucune chambre réservée où puisse s'accomplir cette toilette spéciale.

bonne qualité. Les provisions viennent de l'extérieur, même le lait. Il n'est pas exact, comme l'ont écrit Parent-Duchatelet et Maxime du Camp, qu'on leur distribue le lait fourni par des vaches élevées dans la maison. Il n'y a pas de vacherie, l'espace manquant pour cela; partant, il n'y a pas de vaches. Le lait donné aux pensionnaires est acheté au dehors. Il en est de même des légumes qui ne sont pas récoltés dans le jardin de la maison. A voir la quantité de légumes employés tous les jours, pour la préparation du repas du soir, il est facile de comprendre qu'il ne peut pas y avoir, dans un espace restreint, de potager suffisamment grand pour fournir à l'alimentation quotidienne. La cuisine que j'ai visitée est bien tenue et spacieuse. J'ai constaté combien était minutieuse la propreté apportée dans la préparation des aliments. Le plus grand nombre des pensionnaires sont employées au travail de la lingerie fine, en général; mais il y en a d'autres qui sont occupées aux soins du ménage, à la buanderie, aux raccommodages, à la fabrication des robes, du linge, des chaussons de lisière, des matelas, etc. Le travail ne rapporte aucune rétribution pécuniaire à la personne qui le fait. C'est un point qui m'a paru défectueux dans l'organisation de cette maison, qui rend tant de services à de pauvres filles malheureuses. Lorsque j'ai communiqué mes impressions sur ce point particulier, il m'a été répondu de la façon suivante : « Nous ne pouvons rétribuer nos pensionnaires, leurs dépenses étant supérieures à nos ressources, mais nous n'abandonnons pas celles qui nous quittent et qui méritent notre intérêt; seulement on ne leur fait aucune promesse. La décision à prendre est laissée à l'appréciation de la supérieure et de la présidente, qui tiennent compte de la conduite de la jeune fille et du temps passé au Bon Pasteur. » Je n'ai garde d'oublier que la maison est soutenue par les dons de personnes aussi charitables que généreuses et aussi par le gain qui résulte du travail accompli par les pensionnaires (1); il me semble néanmoins, malgré l'objection qui m'a été faite, qu'une modification aux usages établis pourrait donner un résultat doublement heureux : pour la jeune fille, qui aurait un petit pécule, si elle quittait le Bon Pasteur, pécule qui lui permettrait de vivre, en attendant

(1) Pendant plusieurs années, le Conseil municipal et le Conseil général ont accordé un subside assez important au Bon Pasteur. Cette allocation a été supprimée à l'époque de l'exécution des décrets contre les congrégations religieuses.

d'avoir trouvé une place; pour le refuge, qui obtiendrait plus de soin et plus de zèle, dans la tâche à accomplir. Du moment que la jeune fille aurait une participation, telle minime fût-elle, au gain résultant de son labeur, elle travaillerait avec plaisir et ardeur sachant qu'elle augmenterait ainsi progressivement la somme à recevoir, le jour où elle se déciderait à quitter la maison. L'usage établi au Bon Pasteur existe dans la plupart des refuges qui n'accordent aucune participation aux bénéfices résultant du labeur accompli. On dit, avec juste raison, il faut le reconnaître, que le résultat du travail exécuté par les pensionnaires est consacré à les vêtir, les loger, les nourrir et les entretenir, jusqu'à la fin de leurs jours si elles le désirent. Mais à cet argument ne doit-on pas opposer un argument moral d'un ordre plus élevé? Le but principal, lorsqu'on a recueilli les jeunes prostituées dans les refuges, a été de les arracher au vice et d'en faire des femmes honnêtes pouvant vivre de leur travail. Ce résultat n'est pas atteint, si la situation matérielle de la malheureuse fille reste, au moment de la sortie de l'asile, ce qu'elle était à l'époque où elle y est entrée. En admettant qu'elle n'ait pas de parents ou que la famille ne veuille pas la recevoir, elle se retrouvera dans la même situation où elle était au moment de sa sortie de l'infirmerie de Saint-Lazare. Jetée sur le pavé de Paris, sans place et sans ressources qui lui permettent d'attendre des jours meilleurs, elle retombera fatalement dans la prostitution d'où on l'avait retirée. On aura donc perdu tous les bénéfices des leçons de morale reçues et des habitudes de travail régulier qu'on lui avait fait acquérir!

J'ai vu souvent au dispensaire des jeunes filles revenant du Bon Pasteur donner pour motif de leur sortie de cette maison hospitalière le travail qu'elles accomplissaient sans aucune rémunération et sans espérance d'en obtenir plus tard; ce n'était, peut-être, qu'un prétexte, mais il reposait sur un semblant de raison. J'ai également vu une jeune fille admise au refuge d'Alençon, qui en était repartie sans secours et était revenue à Paris en sollicitant la charité dans les localités qu'elle traversait! N'en est-il pas, à peu près, de même dans les maisons de correction? Les filles qui sont envoyées en correction à Nanterre en sortent dans des conditions presque identiques. Il y a peu de temps (30 mai 1893), j'ai eu à examiner au dispensaire une jeune fille revenant de Nanterre où elle avait fait deux mois de correction. Occupée à coudre des chemises, elle était arrivée, après un travail sérieux, à gagner, pour sa part, 11 fr. 50! Que pouvait-elle faire avec une somme pareille, si sa famille, refusant de l'accueillir, elle se trouvait seule à Paris? Récemment, le 28 janvier 1896, j'ai constaté au dispensaire deux faits qui rentrent dans le même ordre d'idées que le précédent : il s'agit de deux jeunes filles envoyées en correction à Nanterre. L'une A... Henriette, âgée de dix-sept ans et demi, est entrée à Nanterre le 9 décembre 1895 et en est sortie le 17 janvier 1896. Pendant son séjour dans la maison de correction, elle avait été employée à confectionner des chemises de femmes, et chaque chemise était payée 15 centimes. Après avoir travaillé assidûment pendant quarante-deux jours, elle était parvenue à gagner 14 francs, déduction faite des fournitures, fil, aiguilles, dé, etc. Sur ces 14 francs gagnés, il lui a été remis 7 francs, l'autre moitié de la somme étant destinée à la maison même. La seconde, K... Gabrielle, âgée de seize ans et demi, a séjourné pendant six semaines à Nanterre. Avant son arrestation et son envoi en correction, elle avait été occupée chez un brocanteur de chiffons chez lequel elle gagnait 1 fr. 50 par jour. Ne connaissant pas la couture, elle avait été employée à un travail rudimentaire consistant à raccommoder des sacs. Après six semaines de travail, elle était arrivée à gagner 4 fr. 70; mais comme il est dans les habitudes de la maison de garder la moitié de la somme gagnée, cette jeune fille a reçu, pour son labeur, 2 fr. 35 qui lui ont été remis au moment de sa sortie de Nanterre.

Ces deux filles, n'ayant pas dix-huit ans, ne pouvaient pas, d'après les usages actuels, être inscrites; elles ont échappé, par suite, à la prostitution surveillée; comme, d'un autre côté, les parents refusaient de les recevoir, elles ont été mises en liberté le 28 janvier. Sans ressources, que feront-elles de leur liberté? Elles se livreront fatalement à la prostitution clandestine, c'est-à-dire à la prostitution non surveillée. C'est, du reste, ce qui est arrivé immédiatement pour la plus jeune : mise en liberté le 28 janvier à trois heures, elle a été arrêtée à onze heures du soir, pour faits de prostitution. Nous l'avons revue au dispensaire le 30 janvier.

Les ressources des filles qui quittent les refuges religieux ou qui sortent des établissements dirigés par l'État ou les municipalités, sont nulles, quel que soit le travail accompli, quelle que soit la durée du séjour fait dans ces différentes maisons. Il s'ensuit qu'elles recommencent à se livrer à la prostitution clandestine. N'est-il pas évident qu'il est indispensable d'apporter une modification aux usages établis, dans la plupart des refuges, comme dans les établissements publics. C'est une réforme à la fois morale et sociale qui s'impose. Je montrerai, du reste, qu'à l'Hospitalité du travail, le problème a été résolu d'une autre façon; mais revenons au Bon Pasteur.

Le travail habituel, je l'ai déjà dit, est, d'une façon générale, le travail à l'aiguille, qui devient, à la longue, pénible à cause de l'immobilité à laquelle il condamne, pendant bien des heures, de très jeunes filles qui auraient surtout besoin d'exercice; il a, de plus, cet inconvénient de ne pas être suffisamment rémunérateur pour permettre à la femme de vivre avec les seules ressources qu'il procure. Ce n'est pas très important pour les filles qui restent au Bon Pasteur, d'une façon définitive; il en est tout autrement pour celles dont le séjour dans cet établissement est seulement de quelques mois ou de quelques années. C'est ce qui faisait dire à Parent-Duchatelet et à Maxime du Camp après lui, que ce refuge et les établissements similaires devraient être installés à la campagne où les pensionnaires pourraient être exercées aux travaux agricoles et à la culture des plantes maraîchères, aux travaux de blanchissage, etc. Ces différents métiers seraient une ressource pour les femmes qui rentreraient dans la vie régulière; leur santé physique et morale se trouverait très bien de cette vie au grand air. Il est nécessaire de remarquer que le travail et les exercices religieux absorbent beaucoup trop de temps et qu'on ne laisse pas suffisamment de latitude pour les exercices physiques et les récréations à l'air libre.

Les malades sont soignées par un médecin de la ville, dans l'infirmerie de la maison, qui est bien installée. Seules, les malades qui ont des récidives d'accidents syphilitiques, sont renvoyées à l'infirmerie de Saint-Lazare et reprises, après la constatation de la guérison. Une d'elles est allée ainsi quatre fois à l'infirmerie de Saint-Lazare et ramenée, après guérison, au Bon Pasteur. Il arrive aussi quelquefois que des pensionnaires renvoyées à l'infirmerie de Saint-Lazare, pour traitement, n'ont plus voulu, après guérison, rentrer au Bon Pasteur.

Dans la période de 1878 à 1887, *cent quatre-vingt-seize insou-mises* sortant de l'infirmerie de Saint-Lazare, ont été admises au Bon Pasteur. Elles sont réparties de la façon suivante :

		Report... 115	
1878............	29 admissions.	1883............	12 admissions.
1879............	14 —	1884............	8 —
1880............	22 —	1885............	20 —
1881............	26 —	1886............	25 —
1882............	24 —	1887............	16 —
A reporter...	115	Total...	196

L'âge de ces filles variait de quatorze ans à vingt-neuf ans. Il y avait : *deux* insoumises de quatorze ans ; *dix-neuf* de quinze ans ; *trente-trois* de seize ans ; *quarante* de dix-sept ans ; *quarante-quatre* de dix-huit ans ; *vingt-cinq* de dix-neuf ans ; *vingt-trois* avaient vingt ans ; *quatre* avaient vingt et un ans ; *deux* avaient vingt-deux ans ; *une* avait vingt-trois ans et *deux* autres vingt-quatre ans, *une* seule avait vingt-neuf ans. Il y avait donc *cent quatre-vingt-six* mineures et *dix* majeures.

Cent cinq de ces insoumises avaient été traitées à l'infirmerie de Saint-Lazare pour des accidents vénériens et *quatre-vingt-onze* pour des accidents syphilitiques. Dans cet ensemble, *quarante-quatre* étaient mortes à l'époque où j'ai fait mes recherches, c'est-à-dire au mois de juin 1894. Trois étaient décédées dans les hôpitaux ordinaires et quarante et une au Bon Pasteur. Une est morte après un court séjour de quarante jours ; *trois*, après un séjour variant de deux à six mois ; *sept*, après un séjour allant de neuf à dix-huit mois ; *huit* ont succombé après un séjour variant de deux ans à trois ans et demi ; pour *huit*, le séjour dans la maison était de quatre ans et pour *quinze*, il avait oscillé entre cinq ans et six ans et demi ; *une* était au Bon Pasteur depuis sept ans et *une* autre depuis douze ans, au moment de leur décès.

Quarante-quatre décès, sur une population de 196 jeunes filles entrées au Bon Pasteur de 1878 à 1887, constitue une mortalité considérable puisque la proportion est de 22,45 pour 100 ; elle est plus forte que pendant la période étudiée par Parent-Duchatelet (28 octobre 1821, 9 avril 1833). Il avait constaté cinquante décès sur 245 pensionnaires, ce qui fournissait une proportion de 20,40, pour 100. A quoi attribuer la grande mortalité observée parmi ces jeunes filles ? L'assiduité du travail à l'aiguille et l'immobilité prolongée, outre mesure, qui en est la conséquence, une insuffisance dans les exercices physiques et dans les récréations en plein air, l'état de débilité et d'anémie de beaucoup de ces jeunes filles qui ont vécu de privations, la nostalgie de la liberté et, pour beaucoup, l'influence de la syphilis, tels sont les facteurs principaux qui ont contribué à amener ce résultat. Parent-Duchatelet qui trouvait déjà la mortalité excessive, à son époque, avait cru devoir admettre parmi les causes de ces décès disproportionnés, la privation des satisfactions génésiques. Je ne partage pas cette opinion ; je ne pense pas qu'il faille chercher dans l'absence de coït, un des éléments qui ont contribué à élever le chiffre de la mortalité.

Au mois de juin 1894, il restait encore au Bon Pasteur dix-sept des jeunes filles admises de 1878 à 1887. *Trois* y avaient fait un séjour de plus de six ans ; *trois* s'y trouvaient depuis huit ans ; *une* depuis sept ans ; *deux* depuis huit ans et demi ; *quatre* y demeuraient depuis dix, douze, treize et treize ans et demi ; *deux* y étaient depuis quatorze ans ; *une* depuis quinze ans et *une* autre depuis seize ans. La durée du séjour a été plus longue dans la période que j'examine que dans celle qui a été étudiée par Parent-Duchatelet. — L'épreuve difficile pour toutes ces filles, c'est l'acclimatation au début : Se plier à une règle sérieuse et à l'obéissance, lorsqu'on avait pris l'habitude de l'indépendance et du vagabondage ; s'astreindre à un travail fatigant et régulier, quand on se complaisait dans le farniente le plus absolu ; se soumettre à des pratiques religieuses minutieuses, quand on avait oublié, si jamais on les avait apprises, les prières les plus élémentaires ; avoir un langage décent et convenable, quand on s'était habituée aux paroles ordurières et cyniques, c'est une transformation totale à obtenir, c'est une conversion radicale à produire ! Les premières semaines sont à la fois les plus dures et les plus difficiles à traverser : aussi voit-on s'en aller progressivement celles dont la conversion n'était qu'apparente et dont les résolutions de bien faire étaient vacillantes. Ce n'est guère qu'après plusieurs mois de persistance que les résolutions paraissent inébranlables et à l'abri des coups de tête. Parmi les 42 mineures qui ont été ramenées à la Préfecture de police pour insubordination, mauvaise conduite ou impossibilité de se plier à la règle du Bon Pasteur, il y en a 40 dont l'âge variait de quinze à vingt ans : *Cinq* sont parties au bout de huit jours; *une* après dix jours; *une* autre après douze jours; *une* autre après quinze jours; *deux* après vingt jours; *deux* après vingt-sept jours; *deux* après trente jours; *deux* après trente-cinq jours; *cinq* après deux mois; *trois* après deux mois et demi; *cinq* après trois mois; *deux* après quatre mois; *trois* après cinq mois; *une* après six mois; *une* après sept mois; *deux* après un an; *une* après quatorze mois; *une* autre après seize mois.

Indépendamment de ces mineures, il y a eu une insoumise de vingt-deux ans, qui a été renvoyée pour excentricités, après un séjour de deux ans et demi; une autre, qui était entrée au Bon Pasteur à dix-huit ans, en a été renvoyée à vingt-sept ans, après neuf années de séjour. Il ne m'a pas été possible de connaître le motif de ce renvoi. Indépendamment de ces 42 pensionnaires remises à la Préfecture de police, il y en 43 qui ont quitté le Bon Pasteur pour rentrer dans leur famille et ont été rendues à leurs parents.

Pour *dix* de ces insoumises la durée du séjour au Bon Pasteur a varié de six jours à trois mois; trois y ont séjourné pendant quatre mois; quatre pendant cinq mois; quatre autres pendant six, sept, huit et neuf mois. Sept y ont fait un séjour allant de douze à vingt mois; huit y ont fait un séjour allant de deux à cinq ans; trois y ont habité pendant six ans; une pendant huit ans; deux pendant neuf ans et une pendant douze ans. Les pensionnaires rendues à leur famille ont été forcées, parfois, de quitter le refuge, parce que leur conduite laissait à désirer; d'autres, réclamées par leurs parents pour s'occuper des soins du ménage, quittaient la maison à regret; une est sortie pour se marier. Parmi les insoumises remises à la Préfecture de police ou rendues à leur famille, un certain nombre a quitté le Bon Pasteur pour ne pas se soumettre à l'obligation d'avoir les cheveux coupés. Il est d'usage que toute fille qui entre au Bon Pasteur doit avoir les cheveux coupés à la nuque et se coiffe à la Ninon. La raison qui a fait prendre cette mesure est d'abord une question de propreté, puisque les filles peuvent plus facilement se peigner dans ces conditions; en second lieu, on a voulu éviter une perte de temps qu'entraîne, pour beaucoup de femmes, l'entretien d'une longue chevelure; la troisième raison, c'est que beaucoup de filles, qui désirent ne pas rester sous l'autorité de la Préfecture de police, s'empresseraient, si on ne leur imposait pas le sacrifice de cet ornement, d'entrer au Bon Pasteur pour y faire un très court séjour, sachant qu'on en sort plus facilement qu'on n'arrive à recouvrer sa liberté lorsqu'on est à la Préfecture de police. On a voulu éviter ainsi l'encombrement du Bon Pasteur par des filles qui n'avaient pas plus le désir d'y faire un long séjour qu'elles n'avaient la volonté de s'amender. Cette mesure que beaucoup d'insoumises acceptent sans opposition, dans les premiers jours de leur installation au refuge, provoque des résistances qui se terminent par le départ de la maison, lorsqu'on veut la renouveler après six mois de séjour; c'est, en effet, tous les six mois que l'on procède à cette petite opération. J'ai vu au dispensaire un certain nombre de jeunes filles qui avaient quitté le Bon Pasteur, parce qu'on avait voulu couper leurs cheveux une seconde ou une troisième fois. Parent-Duchatelet s'élève très vivement contre cette pratique qui semble cependant bien naturelle, au point de vue de l'hygiène. J'avoue ne pas trouver là matière à indignation. Si les jeunes filles sont sincères et ont le désir de ne pas retomber dans leur vie de débauche, elles font, sans trop de peine, le sacrifice de leur chevelure, avec la pensée de prolonger leur séjour au Bon Pasteur. Si, plus tard, elles désirent retourner dans leur famille, elles s'habitueront progressivement à cette coiffure spéciale, qu'elles pourront modifier, dans peu de mois, lorsque les cheveux auront repris une certaine longueur. Il est probable que les insoumises qui ont quitté le Bon Pasteur, pour ce motif, n'avaient pas le désir bien ardent d'y faire un long séjour.

En parlant des quarante-deux insoumises, qui avaient été rendues à la Préfecture de police, j'ai mentionné, plus haut, le groupe des vingt-quatre qui avaient été inscrites. Indépendamment de celles-là, il s'en trouve quatre autres parmi celles qui ont été rendues à leur famille; j'en trouve, en outre, sept parmi les vingt filles hospitalisées sur lesquelles les renseignements très circonstanciés m'ont fait défaut. Ce qui me fournit un chiffre de trente-cinq insoumises inscrites, sur le nombre total de cent quatre-vingt-seize, qui sont entrées au Bon Pasteur. Ces trente-cinq jeunes filles, qui ont fait un séjour plus ou moins prolongé dans ce refuge, n'ont pas profité des exemples donnés et le milieu ambiant n'a pas eu une influence assez puissante pour modifier leurs tendances perverses.

Voici, par années l'époque de leur inscription :

		Report... 23	
5 en 1878		2 en 1883	
1 en 1879		1 en 1884	
7 en 1880		5 en 1885	
7 en 1881		2 en 1886	
3 en 1882		2 en 1887	
23 *à reporter*		TOTAL... 35	

Un certain nombre d'insoumises ont quitté le Bon Pasteur pour entrer à l'Hospitalité du travail. Ces filles, au nombre de onze, sont parties après avoir fait au Bon Pasteur un séjour assez prolongé, à l'exception d'une qui n'y est restée que quatorze jours. Parmi les autres, il y en a qui étaient au refuge depuis un an, deux ans, quatre ans, cinq ans, six ans et même huit ans. Pourquoi ces filles, qui avaient eu le temps de s'acclimater à cette existence spéciale, ont-elles pris la résolution d'entrer à l'Hospitalité du travail ? Il est probable qu'elles ont souhaité rentrer dans la vie ordinaire et reprendre une liberté relative en cherchant une place de domestique ou d'ouvrière. Pour compléter les renseignements sur les motifs du départ de certaines pensionnaires, il me reste à signaler quelques faits particuliers : quatre insoumises ont été envoyées à l'hôpital ; une est entrée dans un bureau de placement, après cinq mois et demi de séjour au Bon Pasteur ; deux ont été enfermées à l'asile de Sainte-Anne ; une a été envoyée à Nevers et une autre au Bon Pasteur de Bruxelles, après huit mois de séjour rue Denfert-Rochereau ; trois sont entrées dans d'autres asiles ; une est entrée en place, comme domestique, après un séjour de vingt-six mois ; une autre a quitté l'asile, après un séjour de deux mois, et a été envoyée dans sa famille, au moyen d'une réquisition de transport. Pour vingt des pensionnaires, les renseignements n'ont pas été suffisamment circonstanciés pour dire exactement dans quelles conditions elles sont parties, mais j'ai constaté que, dans ce petit groupe, il y en avait sept qui avaient été inscrites plus tard.

L'ensemble de mes recherches et des documents cités dans l'étude que je viens de faire montre clairement que l'établissement du Bon Pasteur est utile et qu'il peut rendre de très grands services. Comme Parent-Duchatelet et Maxime du Camp, je regrette que cet établissement ne soit pas installé loin de Paris, en pleine campagne. Les jeunes filles seraient dans des conditions hygiéniques meilleures. La vie au grand air, les exercices plus fréquents et les travaux des champs contribueraient à améliorer des santés délabrées; ils diminueraient notablement la trop grande mortalité que nous avons constatée chez des personnes qui sont à l'âge où la nature est si puissante et tient en réserve des ressources inattendues. Loin du bruit et des agitations de la grande ville, l'état moral se modifierait, le besoin du calme intérieur et le repos de la conscience donneraient du charme à la vie régulière et rendraient attrayante la besogne quotidienne; il n'y a pas jusqu'aux exercices religieux, moins fréquents, qui arriveraient à paraître moins monotones et moins pesants, si leur obligation n'en était pas aussi absolue. On arriverait plus facilement aussi à pouvoir accorder une participation dans les bénéfices que l'on pourrait faire; on rendrait ainsi possible le retour dans la vie ordinaire de malheureuses créatures qui, guéries moralement et physiquement, pourraient attendre, pendant quelque temps, la place ou le travail souhaité. En ce qui concerne spécialement la maladie syphilitique, on n'aurait plus à renvoyer à l'infirmerie de Saint-Lazare des malades qui pourraient suivre avantageusement, pendant deux ou trois ans, un traitement régulier, sérieux et définitif, de façon à rendre impossible, désormais, l'apparition de tout accident contagieux. Ce serait réaliser, en partie, le projet désiré et admis en principe par le Conseil municipal de Paris, la création d'un asile hospitalier spécial destiné au traitement moral et physique des prostituées mineures.

Malgré quelques desiderata, le Bon Pasteur donne à de nombreuses prostituées insoumises l'occasion de rentrer en elles-mêmes, de modifier leurs instincts pervers et de vivre, pendant plus ou moins longtemps, d'une vie régulière. Si les résultats ne répondent pas toujours immédiatement aux efforts que l'on a tentés, on peut espérer voir se développer, plus tard, les germes semés sur les terrains qui semblent les plus ingrats. On aura, dans tous les cas, essayé d'arracher au vice et à la misère des créatures si mal douées que le bourbier semble être leur élément indispensable.

En signalant le bien que fait le Bon Pasteur, il était utile de montrer les modifications qu'il pourrait subir pour obtenir des résultats meilleurs; on peut dire, avec Parent-Duchatelet, que cette maison et les refuges analogues sont non seulement utiles mais nécessaires.

Il me reste à parler d'une maison, de création plus récente, dirigée également par des religieuses; elle est installée à Auteuil et a pour dénomination l'*Hospitalité du travail*.

IV

L'HOSPITALITÉ DU TRAVAIL POUR LES FEMMES

L'*Hospitalité du travail pour les femmes* a pour but d'assurer aux femmes, sans ressources et sans ouvrage, un travail provisoire qui leur permette de vivre en attendant le moment où elles trouveront à se placer. Tel est l'article 1er du règlement de cette maison, qui donne une définition exacte de l'entreprise que l'on s'est proposée.

Cette œuvre qui, au début, était installée à Auteuil, Grande Rue d'Auteuil, n° 39, a pris un grand essor dans ces dernières années et se trouve établie maintenant au n° 52 de l'avenue de Versailles.

Son organisation remonte à l'année 1880, et c'est le 19 novembre 1880 qu'elle a commencé à fonctionner.

Un certain nombre d'insoumises sont entrées directement à l'Hospitalité du travail en quittant l'infirmerie de Saint-Lazare; d'autres n'ont frappé à cette porte qu'après un séjour plus ou moins prolongé au Bon Pasteur. Il est donc nécessaire de savoir dans quelles conditions elles se sont trouvées, et de révéler, par suite, l'organisation de cet établissement.

Avant de faire connaître l'état actuel de l'Hospitalité du travail, depuis son installation avenue de Versailles, il convient de jeter un regard en arrière pour examiner ce qu'elle était à son origine. Dans un article très documenté, et qui avait pour titre « la charité privée à Paris — l'Hospitalité du travail — la maison de la rue d'Auteuil », Maxime du Camp a donné, dans la *Revue des Deux-Mondes* (n° du 1er avril 1884), des détails très intéressants qui ont signalé cette institution à l'attention du public. Je lui emprunterai quelques renseignements. « Pour sauver, dit Maxime du Camp, une femme qui se perd, qui va disparaître dans le marécage de la misère et de la démoralisation, il suffit, parfois, de lui tendre la main, de la mettre à l'abri, de lui donner le temps de reprendre haleine et de raffermir son courage épuisé par une lutte trop longue. De cette idée très simple est née l'*Hospitalité du travail*, qui est un refuge temporaire où les forces renaissent et où l'avenir s'éclaircit. »

La direction de la maison a été confiée aux religieuses de Notre-Dame du Calvaire, congrégation qui n'a rien de contemplatif, mais est très active et se dévoue aux faibles et aux malheureux. La supérieure, la sœur Saint-Antoine, femme très intelligente, très instruite et très énergique, a neuf religieuses pour la seconder.

Dès qu'une femme est admise dans la maison, on lui fait prendre un bain et ses vêtements sont passés à l'étuve de désinfection. On accueille les femmes, même lorsqu'elles ont un enfant, et il y a pour elles un dortoir spécial avec des petits lits pour les bébés. Une précaution est prise en faveur des femmes qui ont un enfant : dès qu'elles sont admises dans la maison, quel que soit leur âge et leur état civil, on les appelle madame et on ne prononce jamais le nom de famille ; c'est ainsi que l'on dit Mme Jeanne ou Mme Berthe, quel que soit l'âge de la personne reçue ; par un raffinement de délicatesse, la supérieure remet à la femme qui n'est pas mariée une alliance, de façon à faire supposer que la situation est régulière et qu'elle a légitimement le droit à la maternité. On enseigne à ces femmes le travail qui leur permettra, plus tard, de vivre et de faire vivre leur enfant. Le séjour dans la maison, qui était autrefois de trois mois, a pu se prolonger au delà, jusqu'au jour où on a trouvé un placement convenable.

Une autre catégorie d'hospitalisées est constituée par des femmes convalescentes, sortant de l'hôpital et qui, même après un séjour au Vésinet, sont dans l'impossibilité de travailler. La maison d'Auteuil les recevait et les gardait jusqu'au moment où, les forces étant revenues, elles pouvaient se livrer à un travail rémunérateur.

« Dans les trois dernières années, dit Maxime du Camp, 1,815 femmes, sortant des hôpitaux ou de l'hospice du Vésinet, ont achevé de se guérir sous la surveillance et par les soins des religieuses de Notre-Dame du Calvaire. » Pendant les années 1881, 1882, 1883, le nombre des femmes reçues en hospitalité a été de 7,534, sur lesquelles 3,653, c'est-à-dire près de la moitié, ont été placées. Le travail est donné en proportion des forces de la femme. Dans chaque ouvroir se trouvent une trentaine de femmes qui travaillent sous la surveillance d'une religieuse ; c'est surtout le travail à l'aiguille qui occupait la plupart des femmes. Pendant cette première époque, l'hospitalisée ne recevait aucune rémunération et le produit du travail servait à la nourrir et à l'entretenir. Cette manière de procéder a été complètement modifiée, ainsi que nous le dirons plus loin.

« En 1884 (1) la maison contenait 115 femmes, ce qui est à peu près le chiffre normal. 115 femmes à héberger, à nourrir, à vêtir pendant les trois cent soixante-cinq jours de l'année, cela coûte cher. Elles ont beau travailler courageusement au profit de l'œuvre, l'œuvre ne pourrait pas subsister si elle n'avait d'autres ressources que le produit de l'ouvroir. J'ai entre les mains les comptes de 1883 ; ils sont intéressants à faire connaître et permettront de surprendre la charité privée sur le fait.

« Les dépenses se sont élevées au chiffre de 59,628 fr. 40, ce qui est bien peu, car le loyer compte déjà pour 8,500 francs, et les dons en linge et en vêtements pour 3,300 francs. Le produit du travail représente 19,000 francs. L'écart est considérable ; pour faire face aux exigences de l'hospitalité, il faut ajouter 40,000 francs : où les trouver ? Le ministère de l'Intérieur accorde une subvention de 2,000 francs, et la Préfecture de police lui donne 1,000 francs ; une quête produit 720 francs et une vente 6,450 francs, et enfin 30,768 francs par souscription ou de la main à la main. De sorte qu'au 31 décembre, toutes dépenses payées, on reste avec 115 pensionnaires dans la maison et 310 francs en caisse. » Et plus loin : « La nourriture est bonne, substantielle et supérieure à celle de bien des ménages d'ouvriers. Régulièrement et chaque jour, les pensionnaires font quatre repas : au déjeuner, la soupe et du pain de la veille ; au dîner, la soupe, un plat de viande et un plat de légumes ; au goûter, du pain ; au souper, la soupe et des légumes. La provende est donc abondante ; pour l'année 1883, elle n'a coûté que 36,440 francs, ce qui représente une dépense quotidienne de 0 fr. 86 1/2 pour la table de chaque pensionnaire ; une femme hospitalisée rapporte 0 fr. 45 par jour et son entretien revient à 1 fr. 42. Le déficit entraînerait immédiatement la perte de l'œuvre si la charité privée se ménageait et ne fouillait dans sa bourse. »

En énumérant les difficultés rencontrées pour le développement de l'Hospitalité du travail, Maxime du Camp fait remarquer que le

____

(1) Maxime du Camp, *loco citato.*

Conseil municipal de Paris et le Conseil général de la Seine sont venus au secours de l'œuvre en accordant, en 1883, deux subventions de 1,000 francs ; il signale, en même temps, l'opinion du directeur de l'Assistance publique, développée au Conseil municipal où il s'est exprimé de la façon suivante sur cette institution : « Le grand avantage de cette œuvre, c'est qu'elle place les jeunes filles, et les empêche ainsi de tomber dans la mauvaise voie. Elle est très méritante et je déclare que, pour ma part, j'en suis jaloux. »

Cet éloge n'a pas besoin de commentaires.

Parmi les femmes qui entraient à Auteuil, beaucoup étaient des journalières, incapables d'exercer un métier déterminé, demandant un apprentissage un peu long. Ce fait, qui avait frappé l'esprit de la supérieure, lui avait donné le désir de créer une blanchisserie. Les femmes hospitalisées, sans profession déterminée, pourraient être facilement employées à la buanderie : avec les lessiveuses et les laveuses mécaniques, une femme peut, sans apprentissage préalable, blanchir le linge convenablement et produire un gain dont profiterait l'œuvre commune. La sœur Saint-Antoine était convaincue qu'elle pourrait se passer des offrandes et des souscriptions, le jour où son projet serait exécuté. Son idée a été réalisée et l'Hospitalité du travail a été installée sur un vaste terrain, 52, avenue de Versailles. Elle est aménagée de telle façon qu'elle peut employer plus de 3,000 femmes par an, aux travaux de blanchisserie. C'est la seconde phase du développement de cette œuvre. Dans cette nouvelle période, des transformations importantes se sont produites.

En parlant de la première manière de faire, Maxime du Camp avait dit : « Non contente de s'ouvrir devant les malheureuses, de les hospitaliser, de les nourrir et bien souvent de les vêtir, de leur offrir un repos de trois mois, cette institution ne s'en sépare qu'en leur donnant une condition où la vie est assurée. »

La sœur Saint-Antoine a cru indispensable de donner aux hospitalisées du travail les habitudes des ouvrières libres. Aussi a-t-elle substitué à la méthode première qui consistait à défrayer les femmes, sans tenir compte du travail plus ou moins important qu'elles produisaient et sans leur accorder une rémunération quelconque, un autre procédé.

La nouvelle manière est plus intéressante puisqu'elle habitue les ouvrières à disposer d'une façon intelligente et réfléchie, du gain qu'elles ont fait. Voici, du reste, les articles du règlement qui font connaître la façon de procéder actuellement. Je ne reproduis pas l'article 1er donné en tête de cette étude :

Art. 2. — La durée du séjour à l'OEuvre de l'hospitalité du travail ne doit pas dépasser quarante jours.

Art. 3. — L'obéissance et la déférence sont dues à Mme la supérieure, aux religieuses et aux employées.

Art. 4. — Les ateliers sont fermés les dimanches et fêtes.

Art. 5. — La journée de travail est de dix heures et le salaire de 1 fr. 50 par jour.

Art. 6. — Les femmes qui n'ont pas de domicile sont logées et blanchies gratuitement dans la maison, mais alors elles seront tenues d'aider à tous les nettoyages, tels que ateliers, dortoirs, réfectoires, vaisselle et autres.

Art. 7. — Les femmes ne pourront sortir pendant la journée, une pension alimentaire, où elles peuvent se nourrir à bon marché, est annexée à l'établissement.

Art. 8. — Bien que l'OEuvre s'occupe très attentivement du placement des hospitalisées, un jour par semaine leur sera accordé pour se chercher elles-mêmes du travail et ce jour-là, elles ne reçoivent de salaire que celui qui leur sera dû pour le travail qu'elles auront fait à raison de 0 fr. 15 l'heure.

Art. 9. — Toutes conversations, lectures et entretiens malsains sont défendus.

Art. 10. — Toute personne qui se conduira mal ou qui ne se conformera pas au réglement sera renvoyée immédiatement et toute personne qui aura été expulsée de l'établissement ne pourra plus y être admise.

Il ressort de ces différents articles que la durée du séjour à l'avenue de Versailles est de quarante jours, au lieu des trois mois accordés antérieurement. La journée de travail est de dix heures et le gain de 1 fr. 50.

Avec cette somme l'ouvrière achète à la cantine, dans des conditions excellentes, la nourriture qui lui est nécessaire, le paiement de sa journée de travail ayant lieu tous les jours ; avec la somme de 1 fr. 50, l'ouvrière peut choisir et payer elle-même la nourriture qu'elle consomme et qui varie suivant l'appétit de chacune ; mais, en général, la nourriture achetée au fourneau spécial, nourriture de bonne qualité et substantielle, n'absorbe pas plus de 0 fr. 75 ou 0 fr. 80 par jour ; il reste donc à chaque femme hospitalisée 0 fr. 70 par jour. Si l'ouvrière, avant de trouver une place ou du travail suffisamment rémunérateur fait un séjour dans la maison, de trente ou quarante jours, elle aura pu ramasser un petit pécule de 21 francs ou de 28 francs ; c'est peu certainement, mais c'est une petite avance qui semble d'autant plus précieuse, qu'elle a été économisée sur le gain quotidien et qui peut servir de réserve dans un cas imprévu ; c'est aussi un encouragement et un excitant salutaire pour continuer à économiser, si possible, de façon à grossir la réserve qui peut être si utile dans l'avenir. Pendant la période de l'hospitalisation, l'ouvrière sort une fois par semaine, afin de chercher une place ou du travail en rapport avec ses aptitudes, ce qui n'empêche pas les religieuses de faire elles-mêmes les investigations nécessaires pour arriver au même résultat. En laissant une journée de liberté, par semaine, à l'hospitalisée, qui peut ainsi chercher une place ou du travail, on lui fait comprendre qu'avant de compter sur les autres il est nécessaire de compter sur soi-même ; c'est un moyen de maintenir l'initiative personnelle et de faire ressortir la responsabilité que l'on a de ses propres actes. — Lorsque l'ouvrière a trouvé une place, soit spontanément, soit par l'intermédiaire des religieuses, la supérieure, qui seule connaît sa vie antérieure, instruit la famille où elle va entrer de ses antécédents. Il y a, en effet, pour elle un devoir de délicatesse et de conscience de ne rien taire du passé, de façon que les maîtres ou les patrons puissent, en connaissance de cause et en toute liberté, prendre une décision raisonnée, en acceptant ou en refusant la jeune fille qui veut entrer en condition ou qui demande du travail. On s'abstient, avec soin, de façon à éviter toute indiscrétion, de révéler aux autres femmes l'adresse de la maison où elle va entrer ; il ne peut y avoir, par suite, ni échange de lettres, ni échange de visites. La sœur Saint-Antoine m'a dit n'avoir jamais eu à regretter la confiance qu'elle avait témoignée à certaines filles, dont la conduite avait été fort désordonnée autrefois et n'avoir jamais reçu de plaintes sur leur existence ultérieure. Il semble que le milieu sain où elles ont vécu, pendant quelques semaines, a modifié radicalement leur vie et transformé leurs idées et leurs aspirations.

J'ai cité plus haut les résultats obtenus à l'Hospitalité du travail en 1884, époque étudiée par Maxime du Camp ; il est bon de montrer ce qui a été réalisé, dix ans plus tard, en 1894. Dans un compte rendu spécial, dû à la plume de M. Léon Lefébure, je trouve que la maison de l'avenue de Versailles a recueilli, en 1894, trois mille deux cent deux femmes qui ont été occupées à des travaux de blanchissage et de couture représentant 39,807 journées de travail, ce qui donne une moyenne de séjour de 12 journées et demie. Sur ce nombre de femmes, il y en a 79 pour 100 qui ont été placées sur la recommandation de la maison, où se sont placées elles-mêmes; 2 pour 100 ont quitté Paris et ont été rapatriées; 14 pour 100 sont des clientes habituelles des œuvres de charité; 5 pour 100 ont disparu sans qu'on sache ce qu'elles sont devenues. Dans les quatre premiers mois de 1895, neuf cent soixante-dix-sept femmes ont été hospitalisées et ont fourni 13,322 journées de travail et une moyenne de 13 journées de séjour. En ce qui concerne le placement, la moyenne a été de 80 pour 100. Ces résultats sont très remarquables, à tous les points de vue, et font ressortir les grands services rendus par l'Œuvre de l'Hospitalité du travail. J'ai visité la maison de l'avenue de Versailles, le 9 août 1894, sous la direction de la sœur Saint-Antoine qui a bien voulu m'en faire connaître tous les détails. Il m'est resté de cette excursion une impression d'admiration pour la femme qui est à la tête de cette œuvre et pour les résultats qu'elle a obtenus; il est impossible de ne pas reconnaître qu'elle a les idées les plus larges et les plus généreuses, jointes à un esprit remarquable de tolérance. Le vêtement religieux qu'elle porte n'a pas fait d'elle une fanatique. Dans l'œuvre qu'elle dirige, elle n'a pas subordonné ses déterminations au développement du côté religieux; elle estime, en effet, qu'il ne faut pas imposer des pratiques pieuses à des gens qui ne les accomplissent qu'avec hypocrisie, lorsque ces pratiques ne sont pas spontanées ou quand elles sont dictées par l'intérêt. A l'Hospitalité du travail, on n'accorde pas plus de bienveillance à une personne qui accomplit tous ses devoirs religieux qu'à celle qui s'abstient de toute démonstration pieuse, parce que ses sentiments ou ses convictions ne l'y poussent pas. A quelque culte qu'on appartienne, on est reçu dans la maison, sans que jamais on soit interrogé sur la religion que l'on professe : catholiques, protestantes, israélites ou libres penseuses trouvent toujours le même accueil. Le règlement dit bien que les ateliers sont fermés les dimanches et les jours de fête, mais il ne renferme aucun article spécial concernant les devoirs religieux à accomplir. Cette rare tolérance n'est pas le côté le moins intéressant de cette œuvre, remarquable à tant d'autres points de vue.

Au moment où j'écris ces lignes, je viens d'observer deux faits qui démontrent, d'une façon brutale, la justesse des idées développées par la sœur Saint-Antoine, en ce qui concerne l'hypocrisie de certaines filles et le peu d'influence des pratiques religieuses obligatoires, sur le moral et la conduite de certaines personnes.

Le 4 février 1896, deux jeunes filles, arrêtées pour actes de prostitution, ont été visitées au dispensaire de salubrité, trouvées malades et envoyées à l'infirmerie de Saint-Lazare. Toutes deux avaient quitté, depuis fort peu de temps, les couvents de religieuses où elles avaient été élevées. Leur histoire mérite d'être mentionnée.

B... Anne est âgée de vingt ans. Elle a été élevée au couvent du Bon Pasteur d'Angers où elle est restée pendant onze ans. Au mois de juin 1895, elle a quitté Angers pour se rendre au couvent de Conflens, près Paris, où elle a séjourné pendant quatre mois ; à la fin de septembre 1895, elle est placée, par les soins d'une congrégation religieuse de la rue de Vaugirard, dans une maison bourgeoise de Rosny-sous-Bois. Elle était dans cette place depuis quelques jours à peine, lorsqu'elle s'est livrée à un garçon laitier du même âge qu'elle. Le 22 décembre 1895, elle a quitté Rosny, s'est placée à Paris, dans un restaurant du faubourg Saint-Martin, pendant quinze jours, puis elle s'est livrée à la prostitution. Arrêtée rue du Louvre, le 3 février 1896, dans son exercice de prostituée clandestine, elle a été conduite au dispensaire et trouvée atteinte d'accidents syphilitiques.

Y... Berthe, âgée de dix-huit ans, est orpheline. Pendant quatre ans, elle a séjourné dans un couvent d'Alençon, dirigé par des religieuses de la corporation de Marie-Joseph. Rappelée par sa grand'mère à M.... dans le département de la Manche, elle est entrée en place et a bientôt des relations avec des hommes. Dix-huit mois après, elle se rend à Paris et trouve une place de domestique dans une maison bourgeoise où elle demeure seulement pendant un mois, puis se livre à la prostitution. Elle est également arrêtée le 3 février 1896, rue Saint-Denis, reconnue malade au dispensaire et envoyée à l'infirmerie de Saint-Lazare.

N'est-il pas intéressant de constater la facilité avec laquelle ces deux jeunes filles, après avoir fait un séjour prolongé dans des couvents où les exercices religieux étaient obligatoires et fréquents, avaient oublié, dès qu'elles avaient été libres de leurs actes, les enseignements qui leur avaient été donnés et s'étaient rapidement lancées dans le dévergondage et la prostitution ? — Ces deux exemples corroborent la thèse soutenue par la sœur Saint-Antoine et démontrent combien, dans beaucoup de cas, les pratiques religieuses forcées laissent une empreinte superficielle et passagère. Ils expliquent, je ne dis pas l'indifférence, mais la tolérance religieuse mise en pratique à l'Hospitalité du travail.

La prostituée clandestine, abandonnée sans ressources par sa famille, peut trouver, à l'avenue de Versailles, un asile qui lui permettra, pendant une période déterminée, de reprendre des habitudes de travail régulier et de faire quelques économies. Si elle n'est pas foncièrement pervertie, elle subira l'influence salutaire de ce milieu d'honnêteté, d'activité et d'initiative. Dans le salaire qui lui sera remis quotidiennement et dont elle pourra disposer librement, elle verra, non une aumône qu'on lui fait, mais bien la rémunération du labeur accompli. Elle comprendra qu'en agissant ainsi, on a voulu relever sa dignité de femme en l'encourageant à bien faire. Relever la femme, relever l'ouvrière à ses propres yeux, n'est-ce pas avoir déjà résolu un des points importants de ce difficile problème de la régénération de la fille tombée? C'est pour cela que la méthode employée à l'Hospitalité du travail me semble pouvoir rendre les plus grands services à tant de malheureuses qui, ne voulant pas du régime du Bon Pasteur, pourraient accepter la règle de l'Œuvre de l'avenue de Versailles, où elles gardent une certaine indépendance et où elles sont pécuniairement intéressées au travail qu'elles font. Bien des jeunes filles se sont livrées accidentellement à la prostitution parce qu'elles se trouvaient sans argent, sans travail ou sans place, tout en conservant cependant des sentiments honnêtes; celles-là ne sont pas à jamais perdues et il y a bon espoir de pouvoir les ramener à une vie régulière; il suffit qu'on leur trouve l'occasion de travailler en les dirigeant vers l'Hospitalité du travail. J'ai montré, dans un chapitre spécial, combien étaient nombreuses les domestiques qui se livraient à la prostitution; beaucoup sont foncièrement vicieuses, mais il s'en trouve, dans le nombre, qui sont tombées, parce que la misère a été une mauvaise conseillère. Ce serait, pour celles-ci, une bonne fortune de connaître l'Œuvre de l'Hospitalité du travail, puisque cette maison leur fournirait l'occasion de trouver une place qui leur permettrait de vivre honnêtement. Il serait à souhaiter qu'il pût s'établir des rapports réguliers entre la Préfecture de police et l'établissement de l'avenue de Versailles. En faisant une sélection intelligente parmi les insoumises que les familles abandonnent et que la Préfecture de police est obligée de rendre à la liberté, on pourrait organiser un recrutement intéressant pour l'Hospitalité du travail et rendre au labeur honnête et à la vie régulière beaucoup de celles qui sont entraînées à la débauche par la misère ou l'influence pernicieuse des camarades.

A côté du Bon Pasteur et de l'Hospitalité du travail, je pourrais citer l'asile de la Madeleine, 81, boulevard Montparnasse, le patronage des libérées, rue de Lourmel, 49 *bis ;* mais ces asiles, qui rendent de très grands services, n'ont pas une organisation spéciale qui mérite d'être signalée d'une façon particulière.

Je dois également faire connaître les asiles municipaux, qui ont été organisés, dans ces dernières années, pour les femmes ; ils pourront rendre des services à certaines des insoumises qui quitteront Saint-Lazare.

Ces maisons sont :

L'*Asile George Sand*, rue de Stendhal, où les femmes peuvent être hospitalisées, sans conditions, pendant trois jours.

L'*Asile Pauline Roland*, installé rue Fessard, 37 ; c'est une création du Conseil municipal ; il est désigné sous le nom de *l'hospitalité du travail pour les femmes enceintes.*

Lorsque j'ai visité cette maison intéressante, au mois d'août 1894, elle donnait l'hospitalité à 150 femmes enceintes et à 40 enfants.

Les femmes peuvent ne pas travailler et elles ont la liberté de sortir tous les jours. — Elles sont logées et nourries. La nourriture consiste, le matin, dans un plat de viande et un plat de légumes ; le soir, il y a un plat de légumes. On donne, en outre, du pain et du vin aux deux repas.

Les femmes enceintes qui travaillent peuvent gagner de 0 fr. 20 à 0 fr. 40 par jour.

Les femmes enceintes peuvent rester dans cet asile jusqu'au huitième mois de la grossesse ; à partir du huitième mois, elles vont à l'*Asile Michelet* où on les garde jusqu'au moment de l'accouchement.

L'Asile Michelet est situé rue de Tolbiac.

Il y a, enfin, l'*Asile Ledru-Rollin*, à Fontenay, où on reçoit, pour quinze jours, les femmes relevant de couches, qui ont ainsi une période salutaire de convalescence.

V

CORRECTION

Dans l'examen des insoumises qui ont été envoyées en correction, il y a lieu d'établir deux divisions : 1° les insoumises envoyées en correction antérieurement à leur passage à l'infirmerie de Saint-Lazare; 2° les insoumises condamnées à la correction après le séjour fait à l'infirmerie de Saint-Lazare.

Dans le premier groupe, je trouve 142 insoumises, parmi lesquelles 28 sont restées dans un établissement correctionnel jusqu'à l'âge de dix-huit et de vingt ans. Pour cette catégorie spéciale, la durée de la correction a été, on peut le dire, exceptionnelle; une a fait un séjour de sept ans dans une maison de correction; une autre y a demeuré pendant six ans; 6 y sont restées pendant cinq ans; 11 pendant quatre ans; 6 pendant trois ans; 3 pendant deux ans. En établissant une moyenne, pour ces 28 insoumises, je trouve quatre années de correction pour chaque individualité. Il m'a paru utile de faire une classification particulière de ces 28 insoumises qui ont passé plusieurs années en correction, de façon à ne pas majorer la moyenne du séjour en correction du plus grand nombre des filles qui ont été envoyées, pour quelques mois seulement, dans un établissement spécial. En mettant à part ce groupe exceptionnel, il reste 114 insoumises condamnées à un séjour dans une maison de correction pendant un, deux, trois, quatre, cinq mois et parfois six mois. Pour établir une moyenne générale des mois de correction subis par chacune de ces 114 insoumises, il y a à établir le temps de correction accompli par l'ensemble, ce qui fournit 543 mois. La moyenne du temps de correction pour chacune des 114 insoumises est de 4 mois.

Ces différentes insoumises constituant le groupe des filles condamnées à la correction avant leur séjour à l'infirmerie de Saint-Lazare, n'ont pas retiré un bénéfice moral de leur condamnation; elles n'ont pas modifié leur manière de se conduire, puisqu'elles ont été arrêtées, plus tard, pour acte de prostitution, et envoyées en traitement à l'infirmerie de Saint-Lazare. Dans cette série de 142 mineures, il y en a 35 qui sont devenues des prostituées inscrites.

Dans la seconde division sont comprises toutes les insoumises mineures arrêtées pour prostitution, envoyées en traitement à Saint-Lazare et condamnées à la correction, sur la demande de leurs parents, après leur guérison. Celles-ci constituent une catégorie spéciale signalée année par année, lorsque j'ai cherché à déterminer l'avenir qui avait été réservé aux filles soignées à Saint-Lazare.

Il y a eu, dans la période décennale, 234 insoumises, sorties de l'infirmerie de Saint-Lazare, qui, sur la demande de leurs parents, ont été condamnées à la correction, pour une période de trois à six mois. Parmi les 234 mineures, beaucoup ont recommencé à se livrer à la prostitution; dans ce nombre, il y en a 69 qui, après avoir été définitivement abandonnées par les parents, ont été inscrites sur les registres de la prostitution.

Lorsque le père et la mère ont épuisé la série des conseils et des réprimandes affectueuses, pour ramener dans la bonne voie leur fille égarée, ils se décident, ne sachant plus que faire, à demander au Président du tribunal de la localité qu'ils habitent, une ordonnance pour qu'elle soit envoyée dans une maison de correction, soit pendant plusieurs mois, soit jusqu'à l'âge de dix-huit ou de vingt ans. C'est ainsi que des jeunes filles ont pu passer six mois dans une maison de correction à l'âge de quinze ans. Quand, à l'expiration de la peine, la mineure rentre sous le toit paternel, elle n'est pas toujours améliorée, il s'en faut. Il arrive souvent, en effet, qu'elle abandonne sa famille quelques jours à peine après lui avoir été rendue, parfois même dans les vingt-quatre heures qui ont suivi son retour, pour recommencer à se livrer à la prostitution. Une nouvelle ordonnance est réclamée du Président du tribunal et cette insoumise de quinze ou de seize ans est condamnée encore à six mois de correction. Des jeunes filles ont fait ainsi, à trois ou quatre reprises successives, six mois de correction, sans que leurs instincts pervers se soient modifiés.

Voici les articles du code civil qui prescrivent la façon de procéder, pour ce qui concerne la correction :

Art. 375. — Le père qui aura des sujets de mécontentement très graves sur la conduite d'un enfant, aura les moyens de correction suivants :

Art. 376. — Si l'enfant est âgé de moins de seize ans commencés, le père pourra le faire détenir pendant un temps qui ne pourra excéder un mois; et, à cet effet, le Président du tribunal d'arrondissement devra, sur sa demande, délivrer l'ordre d'arrestation.

Art. 377. — Depuis l'âge de seize ans commencés jusqu'à la majorité ou l'émancipation, le père pourra seulement requérir la détention de son enfant, pendant six mois au plus; il s'adressera au Président dudit tribunal, qui, après avoir conféré avec le procureur de la République, délivrera l'ordre d'arrestation ou le refusera, et pourra, dans le premier cas, abréger le temps de la détention requis par le père.

Art. 378. — Il n'y aura dans l'un et l'autre cas, aucune écriture ni formalité judiciaire, si ce n'est l'ordre même d'arrestation dans lequel les motifs ne seront pas énoncés. Le père sera seulement tenu de souscrire une soumission de payer tous les frais et de fournir les aliments convenables (1).

Art. 379. — Le père est toujours maître d'abréger la durée de la détention par lui ordonnée ou requise. Si, après sa sortie, l'enfant tombe dans de nouveaux écarts, la détention pourra être de nouveau ordonnée de la manière prescrite aux articles précédents.

Art. 380. — Si le père est remarié, il sera tenu, pour faire détenir son enfant du premier lit, lors même qu'il serait âgé de moins de seize ans, de se conformer à l'article 377.

Il faut citer, en outre, l'article qui concerne les droits du tuteur.

Art. 468. — Le tuteur qui aura des sujets de mécontentement graves sur la conduite du mineur, pourra porter ses plaintes à un conseil de famille, et, s'il y est autorisé par ce conseil, provoquer la réclusion du mineur, conformément à ce qui a été statué à ce sujet, au titre de la puissance paternelle (Code civil, art. 376 et suivants).

Après avoir fait connaître les moyens que la loi met à la disposition des parents, pour envoyer les prostituées mineures dans des maisons de répression, je reviens à ce que j'ai dit plus haut au sujet des deux divisions d'insoumises envoyées en correction.

En réunissant ces deux groupes de jeunes filles envoyées en correction, soit avant leur séjour à l'infirmerie de Saint-Lazare, soit postérieurement à leur maladie, nous trouvons 376 mineures condamnées à la correction, par le Président du tribunal, sur la demande des parents. Sur ces 376, il y en a 104 qui ont recommencé leur vie de débauche et ont été inscrites sur les registres de la prostitution; c'est plus du quart du chiffre total, puisque la pro-

____

(1) Le Président peut accorder à un père *indigent* l'ordre de faire enfermer son enfant mineur, par forme de correction, bien qu'il ne souscrive pas la soumission de payer les frais et de fournir les aliments convenables, pourvu qu'il justifie de son indigence par un certificat du maire et par un extrait du rôle des contributions, et que l'autorité administrative consente à prendre à sa charge les frais de détention.

portion est de 27,65 pour 100. Le séjour dans la maison de correction n'a donc eu aucune influence salutaire sur ces jeunes filles!

Les mineures sortent fréquemment des maisons de correction plus perverties qu'avant leur condamnation. Les moralistes et les magistrats, qui ont eu à s'occuper de la répression des vices chez les enfants, ont été frappés de ce fait et ont cherché à y remédier en demandant l'isolement cellulaire pour les condamnés à la correction. Pendant les trois années d'internat que j'ai faites à l'infirmerie de Saint-Lazare, j'avais été frappé de voir les filles mineures condamnées à la correction ou à la correction Duval, n'obtenir aucune amélioration morale de leur séquestration à la prison. J'avais remarqué que beaucoup d'entre elles sortaient plus corrompues de la prison qu'elles n'y étaient entrées. La promiscuité de ces insoumises, d'âge un peu différent, amenait fatalement ce résultat déplorable, parce que les filles les moins vicieuses subissaient progressivement l'influence de celles qui étaient plus perverties et se trouvaient bientôt au même diapason moral. La contagion du vice est bien plus intense que la contagion de la vertu. Les préceptes de la morale pure ou de la religion sont accueillis avec tiédeur, alors que les professeurs du vice ont un auditoire attentif, toujours rempli de bon vouloir et de zèle. — Le quartier des mineures condamnées à la correction était entièrement séparé de l'infirmerie spéciale des filles se livrant à la prostitution; néanmoins, ces toutes jeunes filles trouvaient le moyen d'être en correspondance régulière avec les prostituées soumises ou insoumises. Il se nouait là des amitiés qui devenaient le point de départ d'actes où la saine morale n'avait rien à voir. En général, les mineures envoyées en correction étaient, au début, quelque peu corrompues; elles sortaient absolument vicieuses! Depuis mon internat à Saint-Lazare, j'ai eu soin d'interroger au dispensaire les mineures sortant des maisons de correction; de toutes, j'ai reçu le même aveu : le séjour qu'elles venaient de faire, dans différents établissements, n'avait pas modifié leurs instincts pervers; elles avaient acquis, au contraire, une science du vice qu'elles ne soupçonnaient pas antérieurement.

Il y avait autrefois à Saint-Lazare une section (troisième section) dénommée *correction Duval*, qui était destinée à recueillir les jeunes filles que l'administration envoyait en hospitalité, à la prison, pendant un certain nombre de semaines, en attendant qu'on eût retrouvé leur famille et qu'on eût connu leurs intentions. A côté de la correction Duval se trouvait la correction paternelle. Les mineures condamnées à la correction, par les tribunaux, sur la demande des parents, étaient réunies dans un compartiment spécial qui ne communiquait pas avec celui qui était consacré aux insoumises de la correction Duval. Dans chacune de ces deux divisions les condamnées vivaient en commun sous la surveillance des religieuses; elles travaillaient ensemble, prenaient les repas ensemble, et se trouvaient réunies pendant les récréations. Il n'existait pas à Saint-Lazare des cellules d'isolement. Il y avait donc, dans ces conditions, tous les dangers de l'influence délétère de la promiscuité. La correction Duval a été supprimée le 29 octobre 1893 et transférée à la maison de Nanterre

Le couvent de la Madeleine, rue Saint-Jacques, n° 196, recevait, il y a quelques années, les mineures condamnées à la correction paternelle; mais, à partir du 7 octobre 1887, on a cessé d'envoyer des condamnées dans cet établissement et celles qui s'y trouvaient ont été transférées à la maison d'éducation correctionnelle de la Fouilleuse (Seine-et-Oise).

La maison de la Fouilleuse a été fermée le 1er février 1892 et une section de la maison de Nanterre a été désignée comme lieu de détention pour les filles placées en correction paternelle et condamnées par les tribunaux à la correction jusqu'à vingt ans.

Dans la maison de Nanterre, les jeunes filles sont soumises à l'isolement cellulaire absolu, avec travail obligatoire.

Parmi les insoumises envoyées en correction, sous le régime de la vie en commun, ou dans des maisons à isolement cellulaire absolu, il en est dont le caractère indiscipliné et la dépravation invétérée ne subissent aucune modification dans les maisons de correction, quel que soit le régime auquel elles sont soumises. Deux exemples caractéristiques, choisis parmi les mineures ayant séjourné dans des établissements correctionnels, à organisation différente, viennent à l'appui de mon observation.

Au mois d'août 1891, a été examinée au dispensaire la nommée K... Marie, originaire du XIe arrondissement de Paris et qui avait, à ce moment, dix-neuf ans. Elle était atteinte, depuis plusieurs mois, d'accidents syphilitiques très graves, sans qu'elle se fût préoccupée de sa santé, sans qu'elle eût cessé, jusqu'au moment de son arrestation, de se livrer à la prostitution. Elle avouait avec un cynisme exceptionnel, n'avoir nul souci des accidents syphilitiques qu'elle pouvait transmettre aux individus qu'elle racolait.

Cette fille, qui n'avait jamais travaillé, avait quitté sa famille à l'âge de treize ans et demi, pour se livrer à la prostitution. Arrêtée, pour la première fois, à l'âge de quinze ans, elle avait été condamnée sept fois à la correction, à différentes époques, et une fois à six mois de prison, pour complicité de vol. Elle avait fait deux ans de correction paternelle ou administrative, soit à Saint-Lazare, soit au couvent de la Madeleine, en dehors, par conséquent, du régime cellulaire. Les condamnations subies n'avaient produit aucun amendement sur cette nature foncièrement mauvaise, mais je ne crois pas que l'isolement cellulaire eût produit un meilleur résultat.

Après un séjour de cinq mois à l'infirmerie de Saint-Lazare, cette insoumise a été inscrite, comme fille soumise, à l'âge de dix-neuf ans et demi, alors qu'elle vivait de la prostitution depuis six ans. Depuis son inscription, elle est restée une indisciplinée et elle sera toujours une fille d'un cynisme invétéré.

Voici un exemple récent choisi parmi les mineures envoyées en correction cellulaire.

Le 13 février 1896, est passée au dispensaire une insoumise mineure, P... Angèle, née le 15 juin 1878 et ayant, par conséquent, dix-sept ans et huit mois. Elle revenait de Nanterre où elle avait été envoyée en correction administrative pendant six semaines.

Cette fille, orpheline, se livrait depuis longtemps à la prostitution. Elle avait été arrêtée, pour la première fois, le 21 juin 1894 et envoyée en traitement à l'infirmerie de Saint-Lazare. Depuis cette première arrestation, jusqu'au 13 février 1896, c'est-à-dire dans l'espace de dix-huit mois, cette mineure, arrêtée dix fois pour actes de prostitution, a séjourné deux fois à l'infirmerie de Saint-Lazare et huit fois à la prison de Nanterre où elle avait été envoyée pour faire, chaque fois, six semaines de correction, par décision de la commission d'inscription. Elle a séjourné 160 jours à Saint-Lazare et 360 jours en correction cellulaire, soit, en tout, 520 jours de réclusion.

P... a eu à peine quelques jours de liberté, pendant ces dix-huit mois. Dès qu'elle était relaxée, elle recommençait à se livrer à la prostitution et était arrêtée souvent, dans les deux ou trois jours qui suivaient la sortie du dispensaire; dans une circonstance, elle a été arrêtée dans la soirée du même jour où elle avait été rendue à la liberté.

Dans ce cas, la commission de l'inscription a envoyé *huit fois* en correction cellulaire, pour six semaines chaque fois, une mineure qu'elle ne voulait pas inscrire, parce qu'elle n'avait pas encore dix-huit ans.

Cette insoumise, mineure et orpheline, avait toujours refusé d'entrer au Bon Pasteur ou dans d'autres refuges, désirant vivre indépendante, dès qu'elle était rendue à la liberté; elle a donc été soumise huit fois à la correction non paternelle, mais administrative, la commission de l'inscription ne sachant que faire d'elle. L'envoi fréquent en correction cellulaire à Nanterre n'a modifié en rien les instincts de cette jeune fille, qui a continué et continuera indéfiniment à se livrer à la prostitution.

Sur certaines natures, il faut bien le reconnaître, la correction en cellule ne produit pas plus d'effet que la correction en commun, mais il n'y a pas à craindre, au moins, les dangers de la promiscuité et de la contamination vicieuse qui en est la conséquence.

Dans une étude importante et fort intéressante, M. Puibaraud (1), inspecteur général des services administratifs au Ministère de l'Intérieur, après avoir signalé les inconvénients du séjour des mineures dans les maisons où l'isolement cellulaire n'est pas établi, s'exprime ainsi : « L'envoi en correction paternelle dans de pareilles conditions est donc un leurre, pour ne pas dire un péril, car il est bien mauvais de donner à un enfant cette idée qu'en définitive, la prison, ce n'est pas l'enfer du Dante, et, qu'après avoir eu le chagrin d'y entrer, on a toujours la certitude d'en sortir. Et il en sort plutôt aigri qu'amendé, n'ayant emporté de la leçon que le ressentiment profond de l'avoir subie, puisque aucune pensée de moralité n'a pu être développée en lui, durant sa détention. »

Il parle, plus loin, des maisons paternelles qui pourraient être établies sur le modèle de celle qui a été fondée par M. Demetz et qui est une annexe du domaine de Mettray et il émet le double vœu suivant :

« 1° Que les enfants envoyés en correction paternelle ne puissent

____

(1) Louis Puibaraud, *les Maisons d'éducation préventive et correctionnelle*, 1894. Pages 19, 21, 47, 61.

jamais être internés que dans des prisons cellulaires. officiellement classées comme telles, et auxquelles est attaché un instituteur;

« 2° Que l'administration pénitentiaire agrée la fondation d'établissements privés, construits et aménagés suivant le mode cellulaire, disposant d'un personnel enseignant convenable pour sa mission, établissements qui seraient affectés à l'éducation et au redressement des enfants indisciplinés envoyés en correction paternelle, par application des articles 375 et suivants du Code civil. »

En parlant des prostituées clandestines qui se livrent à la prostitution avant l'âge de seize ans, M. Puibaraud demande ce que l'on doit faire à leur égard; il s'exprime ainsi :

« Une question particulière et bien importante se pose pour les filles : où placer les malheureuses qui, avant l'âge de seize ans, se sont déjà livrées à la prostitution et qu'une jurisprudence nouvelle a assimilées à des vagabondes? Je n'hésite pas à dire : dans des quartiers spéciaux, car la contagion du vice est encore plus à craindre de la part de celles-ci que de la part des délinquantes. Je suis donc résolument partisan d'une sélection administrative pour les jeunes prostituées. Mais il sera assez embarrassant, je dois le dire, de discerner les mineures qui se seront livrées à ce triste commerce, car il est quasi inséparable du vagabondage et de la mendicité, au moins dans les grandes villes. Je ne crois pas que personne accepte l'idée de créer des petits Saint-Lazare pour les mineures de seize ans. Il y aurait je ne sais quoi de révoltant dans un pareil projet. Le mieux serait, il semble, de les parquer dans des quartiers cellulaires isolés, tant dans des établissements de préservation que dans des établissements de réforme. »

En donnant de nombreux extraits du travail de M. Puibaraud, j'ai tenu à montrer l'évolution qui s'est faite, en ce qui concerne la correction, dans l'esprit des administrateurs qui joignent, à une grande expérience, une rare sagacité et une tendance philosophique à signaler le mal pour améliorer ce qui leur semble défectueux ou dangereux. Il ne faut pas se payer de mots et avoir le courage de signaler les réformes qui s'imposent.

Il semble que la tendance actuelle des magistrats est d'envoyer en province, dans des maisons pénitentiaires, comme à Cavaillon, ou dans des maisons mixtes, moitié laïques et moitié religieuses, comme le Bon Pasteur de Rouen, les jeunes filles qui tombent sous le coup de l'article 66 du Code pénal, et que l'on condamne pour vagabondage.

Il reste à examiner la réglementation et l'inscription; mais cette question est trop délicate et trop importante pour ne pas exiger de très grands développements. Son étude nécessite un chapitre spécial.

CHAPITRE IX

Inscription et Réglementation.

I

Avant de traiter, dans son ensemble, la question de l'inscription, il nous a paru nécessaire de montrer dans quelles conditions ont été inscrites beaucoup des insoumises qui ont été soignées à l'infirmerie de Saint-Lazare pendant la période que nous examinons. Pour obtenir ce résultat, il y avait à se préoccuper de l'âge des insoumises au moment de leur envoi à Saint-Lazare, de leur âge au moment de l'inscription, ainsi que de l'année où elle a eu lieu, du nombre des arrestations subies et des maladies constatées, au moment où l'inscription a été faite. En tenant compte de ces différents éléments, nous avons été amené à dresser une série de tableaux qui permettent de voir ce qui s'est produit, pour chaque année, de 1878 à 1887.

Les tableaux que nous avons dressés nous semblent d'une lecture facile; ils permettent de reconnaître aisément ce qui s'est passé, au point de vue des insoumises inscrites. En analysant un de ces tableaux, il sera facile de reconnaître les divers éléments constitutifs des autres, puisqu'ils sont faits d'une façon analogue.

A la première colonne on trouve l'âge des insoumises et à la seconde le nombre des femmes du même âge. La troisième colonne fournit l'indication du nombre des arrestations et c'est dans la quatrième colonne que se trouve la moyenne des arrestations, par chaque insoumise. Les colonnes 5 et 6 permettent de voir le nombre des maladies constatées avec la moyenne par chaque malade. Dans les colonnes allant de 7 à 18, on trouvera l'indication de l'inscription, suivant l'année où elle a été décidée. La colonne 19 mentionne l'âge où l'inscription a eu lieu, et la colonne 20, le nombre des insoumises du même âge qui ont été inscrites, quelle que soit, du reste, l'année où l'inscription a été faite.

Tableau d'un groupe des Insoumises trouvées malades en 1878 et inscrites en 1878 ou dans les années suivantes.

INSOUMISES		ARRESTATIONS		MALADIES		INSCRIPTION — INSCRITES EN												INSCRIPTION	
Âge	Nombre	Total des arrestations	Moyenne par femme	Total des maladies	Moyenne par femme	1878	1879	1880	1881	1882	1883	1884	1885	1886	1887	1889	1890	Âge	Nombre
14 ans	1	3	3	1	1								1					16 ans	2
15 —	1	5	5	2	2								1					17 —	5
16 —	10	46	4.60	16	1.60	2	2				4	1				1		18 —	11
17 —	11	39	3.54	12	1.09	3		1	4			3						19 —	10
18 —	26	88	3.38	34	1.30	11			3	3	3	2	2		1	1		20 —	19
19 —	23	74	3.21	32	1.39	9	1	5	3	2		2	1					21 —	38
20 —	34	97	2.85	47	1.38	14	6	4	3	6	1							22 —	40
21 —	35	81	2.31	42	1.20	19	6	4	1	3	1				1			23 —	36
22 —	33	74	2.24	38	1.15	22	4	4		1	1	1						24 —	20
23 —	21	46	2.19	27	1.28	17	1	2					1					25 —	22
24 —	11	26	2.36	14	1.27	6	3					1	1					26 —	14
25 —	14	32	2.28	16	1.14	9	3	1				1	1					27 —	10
26 —	11	38	3.45	13	1.18	7	2							1				28 —	6
27 —	6	11	1.83	7	1.16	5				1								29 —	5
28 —	5	10	2	5	1	4			1								1	30 —	6
29 —	8	21	2.62	8	1	5	2		1									31 —	7
30 —	4	10	2.50	4	1	1	2											32 —	3
31 —	3	10	3.33	4	1.33	2		1							1			33 —	3
33 —	2	6	3	2	1	2												35 —	1
35 —	1	2	2	1	1	1												36 —	2
36 —	2	6	3	2	1	2												38 —	2
TOTAUX	262	725	2.76	327	1.24	141	32	22	16	16	10	11	8	1	2	2	1		262

Tableau d'un groupe des Insoumises trouvées malades en 1879 et inscrites en 1879 ou dans les années suivantes.

| INSOUMISES | | ARRESTATIONS | | MALADIES | | INSCRIPTION | | | | | | | | | | | |
| | | | | | | INSCRITES EN | | | | | | | | | | | |
Age	Nombre	Total des arrestations	Moyenne par femme	Total des maladies	Moyenne par femme	1879	1880	1881	1882	1883	1884	1885	1886	1887	1888	Age	Nombre
15 ans	2	11	5.50	2	1						1	1				18 ans	2
16 —	3	18	6	5	1.66			1		2						19 —	2
17 —	7	29	4.14	10	1.42			2	1	2			1	1		20 —	8
18 —	12	48	4	15	1.25	1		2	4	1	3				1	21 —	39
19 —	15	48	3.20	16	1.06			5	6		2	1	1			22 —	34
20 —	25	77	3.08	32	1.28	2	12	3	6			1	1			23 —	33
21 —	37	103	2.78	46	1.24	15	6	7	5	2		1		1		24 —	21
22 —	29	66	2.27	36	1.24	18	7	2			1	1				25 —	17
23 —	15	41	2.73	20	1.33	10	2	2							1	26 —	7
24 —	17	45	2.64	20	1.17	9	6		1	1						27 —	5
25 —	8	21	2.62	13	1.62	5	3									28 —	7
26 —	2	5	2.50	3	1.59	2										29 —	3
27 —	4	11	2.75	4	1		1	1	1				1			30 —	2
28 —	6	18	3	9	1.50	4	1					1				32 —	»
30 —	1	1	1	1	1	1										33 —	1
32 —	1	3	3	1	1		1									34 —	4
33 —	1	3	3	1	1		1									45 —	1
44 —	1	5	5	1	1				1							47 —	1
45 —	1	3	3	1	1				1								
Totaux	187	556	2.97	236	1.26	67	40	25	26	8	7	6	4	2	2		187

Tableau d'un groupe des Insoumises trouvées malades en 1880 et inscrites en 1880 ou dans les années suivantes.

<table>
<tr>
<th colspan="2">INSOUMISES</th>
<th colspan="2">ARRESTATIONS</th>
<th colspan="2">MALADIES</th>
<th colspan="11">INSCRIPTION — INSCRITES EN</th>
<th colspan="2"></th>
</tr>
<tr>
<th>Âge</th><th>Nombre</th>
<th>Total des arrestations</th><th>Moyenne par femme</th>
<th>Total des maladies</th><th>Moyenne par femme</th>
<th>1880</th><th>1881</th><th>1882</th><th>1883</th><th>1884</th><th>1885</th><th>1886</th><th>1887</th><th>1888</th><th>1889</th><th>1890</th>
<th>Âge</th><th>Nombre</th>
</tr>
<tr><td>15 ans</td><td>3</td><td>13</td><td>4.33</td><td>3</td><td>1</td><td></td><td></td><td></td><td></td><td></td><td></td><td>3</td><td></td><td></td><td></td><td></td><td>17 ans</td><td>1</td></tr>
<tr><td>16 —</td><td>8</td><td>34</td><td>4.25</td><td>10</td><td>1.25</td><td></td><td>1</td><td></td><td>2</td><td>3</td><td>1</td><td></td><td></td><td></td><td>1</td><td></td><td>18 —</td><td>6</td></tr>
<tr><td>17 —</td><td>22</td><td>90</td><td>4.09</td><td>36</td><td>1.63</td><td></td><td>5</td><td>2</td><td>4</td><td>4</td><td>3</td><td>1</td><td>1</td><td>1</td><td>1</td><td></td><td>19 —</td><td>24</td></tr>
<tr><td>18 —</td><td>41</td><td>170</td><td>4.14</td><td>69</td><td>1.68</td><td>1</td><td>16</td><td>2</td><td>9</td><td>5</td><td>4</td><td>1</td><td>1</td><td>2</td><td></td><td></td><td>20 —</td><td>33</td></tr>
<tr><td>19 —</td><td>37</td><td>159</td><td>4.29</td><td>71</td><td>1.91</td><td>4</td><td>11</td><td>12</td><td>4</td><td>1</td><td>3</td><td></td><td></td><td>1</td><td></td><td>1</td><td>21 —</td><td>84</td></tr>
<tr><td>20 —</td><td>70</td><td>255</td><td>3.64</td><td>133</td><td>1.90</td><td>13</td><td>25</td><td>15</td><td>6</td><td>4</td><td>4</td><td>2</td><td>1</td><td></td><td></td><td></td><td>22 —</td><td>63</td></tr>
<tr><td>21 —</td><td>54</td><td>165</td><td>3.05</td><td>81</td><td>1.50</td><td>30</td><td>9</td><td>8</td><td>1</td><td>2</td><td></td><td>3</td><td>1</td><td></td><td></td><td></td><td>23 —</td><td>48</td></tr>
<tr><td>22 —</td><td>48</td><td>123</td><td>2.56</td><td>60</td><td>1.25</td><td>27</td><td>10</td><td>6</td><td>3</td><td></td><td></td><td>1</td><td></td><td></td><td>1</td><td></td><td>24 —</td><td>30</td></tr>
<tr><td>23 —</td><td>30</td><td>69</td><td>2.30</td><td>38</td><td>1.26</td><td>18</td><td>4</td><td>3</td><td>1</td><td></td><td>2</td><td></td><td>1</td><td></td><td>1</td><td></td><td>25 —</td><td>22</td></tr>
<tr><td>24 —</td><td>18</td><td>48</td><td>2.66</td><td>20</td><td>1.11</td><td>10</td><td>2</td><td>3</td><td>1</td><td>1</td><td>1</td><td></td><td></td><td></td><td></td><td></td><td>26 —</td><td>16</td></tr>
<tr><td>25 —</td><td>12</td><td>26</td><td>2.16</td><td>13</td><td>1.08</td><td>5</td><td>3</td><td>1</td><td>1</td><td></td><td></td><td>2</td><td></td><td></td><td></td><td></td><td>27 —</td><td>15</td></tr>
<tr><td>26 —</td><td>9</td><td>23</td><td>2.55</td><td>10</td><td>1.11</td><td>4</td><td>1</td><td>3</td><td>1</td><td></td><td></td><td></td><td></td><td></td><td></td><td></td><td>28 —</td><td>13</td></tr>
<tr><td>27 —</td><td>11</td><td>30</td><td>2.72</td><td>13</td><td>1.18</td><td>7</td><td>1</td><td></td><td>1</td><td>1</td><td>1</td><td></td><td></td><td></td><td></td><td></td><td>29 —</td><td>8</td></tr>
<tr><td>28 —</td><td>7</td><td>20</td><td>2.85</td><td>11</td><td>1.56</td><td>3</td><td>1</td><td>1</td><td></td><td>1</td><td></td><td></td><td></td><td></td><td>1</td><td></td><td>30 —</td><td>3</td></tr>
<tr><td>29 —</td><td>6</td><td>14</td><td>2.33</td><td>7</td><td>1.16</td><td>4</td><td>2</td><td>2</td><td></td><td></td><td></td><td></td><td></td><td></td><td></td><td></td><td>31 —</td><td>4</td></tr>
<tr><td>31 —</td><td>6</td><td>17</td><td>2.83</td><td>8</td><td>1.33</td><td>4</td><td></td><td></td><td></td><td></td><td></td><td></td><td></td><td></td><td></td><td></td><td>32 —</td><td>8</td></tr>
<tr><td>32 —</td><td>1</td><td>3</td><td>3</td><td>1</td><td>1</td><td></td><td></td><td></td><td></td><td></td><td></td><td>1</td><td></td><td></td><td></td><td></td><td>33 —</td><td>3</td></tr>
<tr><td>34 —</td><td>1</td><td>3</td><td>3</td><td>1</td><td>1</td><td></td><td>1</td><td></td><td>1</td><td></td><td></td><td></td><td></td><td></td><td></td><td></td><td>35 —</td><td>1</td></tr>
<tr><td>35 —</td><td>2</td><td>5</td><td>2.50</td><td>3</td><td>1.50</td><td></td><td>1</td><td></td><td></td><td></td><td></td><td></td><td></td><td></td><td></td><td></td><td>36 —</td><td>2</td></tr>
<tr><td>36 —</td><td>1</td><td>3</td><td>3</td><td>2</td><td>2</td><td>1</td><td></td><td></td><td></td><td></td><td></td><td></td><td></td><td></td><td></td><td></td><td>38 —</td><td>3</td></tr>
<tr><td>43 —</td><td>1</td><td>2</td><td>2</td><td>1</td><td>1</td><td></td><td>1</td><td></td><td></td><td></td><td></td><td></td><td></td><td></td><td></td><td></td><td>43 —</td><td>1</td></tr>
<tr><td>44 —</td><td>1</td><td>4</td><td>4</td><td>1</td><td>1</td><td></td><td></td><td>1</td><td></td><td></td><td></td><td></td><td></td><td></td><td></td><td></td><td>46 —</td><td>1</td></tr>
<tr><td>Totaux</td><td>389</td><td>1.276</td><td>3 28</td><td>592</td><td>1.52</td><td>131</td><td>94</td><td>59</td><td>35</td><td>22</td><td>19</td><td>14</td><td>5</td><td>4</td><td>5</td><td>1</td><td></td><td>389</td></tr>
</table>

Tableau d'un groupe des Insoumises trouvées malades en 1881 et inscrites en 1881 ou dans les années suivantes.

INSOUMISES		ARRESTATIONS		MALADIES		INSCRITES EN									INSCRIPTION — Âge	Nombre
Âge	Nombre	Total des arrestations	Moyenne par femme	Total des maladies	Moyenne par femme	1881	1882	1883	1884	1885	1886	1887	1888	1889	Âge	Nombre
14 ans	1	2	2	1	1								1		16 ans	1
15 —	5	27	5.40	6	1.20				2	2	1				17 —	5
16 —	11	46	4.18	15	1.36	1		1	5	2		2			18 —	12
17 —	22	89	4.04	47	2.13	5		5	4	5	2	1			19 —	37
18 —	27	112	4.14	44	1.62	9	1	4	6	3	2			1	20 —	29
19 —	37	127	3.43	74	2	24	4	4	3	2					21 —	63
20 —	48	161	3.35	84	1.75	14	16	9	6	1	1	1			22 —	53
21 —	52	152	2.92	83	1.59	31	10	4	5		2				23 —	49
22 —	41	90	2.19	56	1.36	24	13	1	1	2					24 —	25
23 —	29	55	1.89	38	1.31	21	7		1						25 —	9
24 —	13	28	2.15	18	1.38	10	2	1							26 —	23
25 —	11	16	1.45	11	1	5	4			2					27 —	6
26 —	15	32	2.13	18	1.20	11	2		1			1			28 —	2
27 —	6	13	2.16	10	1.66	4		1		1					29 —	12
28 —	8	19	2.37	10	1.25	2	4	1		1					30 —	3
29 —	4	6	1.50	4	1	4				1					31 —	3
30 —	2	4	2	2	1	2									32 —	3
31 —	3	9	3	3	1	2					1				35 —	1
32 —	1	1	1	1	1	1									38 —	1
33 —	1	4	4	2	2							1			39 —	1
39 —	1	3	3	1	1	1				1					41 —	1
41 —	1	2	2	2	2	1									42 —	2
42 —	3	8	2.66	5	1.66	2				1					46 —	1
52 —	1	5	5	2	2					1					56 —	1
TOTAUX	343	1.011	2.94	537	1.36	174	63	31	34	24	9	6	1	1		343

Tableau d'un groupe des Insoumises trouvées malades en 1882 et inscrites en 1882 ou dans les années suivantes.

INSOUMISES		ARRESTATIONS		MALADIES		INSCRIPTION — INSCRITES EN							
Âge	Nombre	Total des arrestations	Moyenne par femme	Total des maladies	Moyenne par femme	1882	1883	1884	1885	1886	1887	1888	1889
15 ans	4	18	4.50	4	1				3	1			
16 —	20	86	4.30	28	1.40		1	10	4	3	1	1	
17 —	38	149	3.92	56	1.47	1	4	16	13	2	2		
18 —	33	135	4.09	64	1.93	1	7	12	8	3	1	1	
19 —	35	142	4.05	54	1.54	3	11	11	3	4	1	2	
20 —	51	183	3.58	92	1.80	15	17	9	6	3			1
21 —	38	113	2.97	51	1.34	23	8	6	1				
22 —	56	138	2.46	73	1.30	32	16	3	2	2	1		
23 —	35	83	2.37	45	1.28	26	2	3	1	1	1	1	
24 —	19	35	1.84	26	1.36	17	2						
25 —	10	39	3.90	13	1.30	6	1		2		1		
26 —	17	34	2	25	1.47	13		1	1	1	1		
27 —	11	26	2.36	14	1.27	7	3	1					
28 —	5	16	3.20	8	1.60	4		1					
29 —	5	11	2.20	6	1.20	3	1				1		
30 —	4	15	3.75	8	2	3	1						
31 —	2	7	3.50	3	1.50	2							
32 —	8	30	3.75	10	1.25	5			2	1			
34 —	2	4	2	3	1.50	1	1						
38 —	1	3	3	1	1		1						
40 —	1	2	2	1	1		1						
41 —	2	6	3	3	1.50	1			1				
43 —	1	2	2	1	1			1					
49 —	1	3	3	3	3	1							
TOTAUX	399	1.280	3.20	592	1.48	164	77	74	47	21	10	5	1

INSCRIPTION

Âge	Nombre
17 ans	2
18 —	18
19 —	31
20 —	54
21 —	62
22 —	58
23 —	59
24 —	28
25 —	15
26 —	17
27 —	10
28 —	11
29 —	6
30 —	7
31 —	4
32 —	5
34 —	2
35 —	1
36 —	2
37 —	1
39 —	1
41 —	2
44 —	1
45 —	1
49 —	1
	399

Tableau d'un groupe des Insoumises trouvées malades en 1883 et inscrites en 1883 ou dans les années suivantes.

INSOUMISES		ARRESTATIONS		MALADIES		INSCRIPTION								
						INSCRITES EN								
Age	Nombre	Total des arrestations	Moyenne par femme	Total des maladies	Moyenne par femme	1883	1884	1885	1886	1887	1888	1889	Age	Nombre
13 ans	1	8	8	1	1				1				17 ans	4
15 —	6	28	4.66	7	1.16			3	1		2		18 —	24
16 —	8	37	4.62	10	1.25			6	1	1			19 —	42
17 —	29	103	3.55	45	1.55		11	8	6	2		2	20 —	60
18 —	41	182	4.43	74	1.80	6	23	9	1	2			21 —	60
19 —	51	205	4.01	98	1.92	10	26	6	7	2			22 —	54
20 —	48	192	4	85	1.77	16	16	11	4	1			23 —	50
21 —	56	156	2.78	87	1.55	35	16	2	1	1	1		24 —	20
22 —	28	67	2.39	35	1.25	18	9	1					25 —	20
23 —	48	114	2.37	62	1.29	31	7	4	3	2	1		26 —	15
24 —	15	33	2.20	18	1.20	10	4	1					27 —	10
25 —	17	37	2.17	21	1.23	11	5			1			28 —	6
26 —	9	20	2.22	12	1.33	5	2	1	1				29 —	10
27 —	9	26	2.88	10	1.11	6			3				30 —	8
28 —	6	9	1.50	6	1	4	2						31 —	3
29 —	8	13	1.62	10	1.25	6	1	1					32 —	3
30 —	4	8	2	5	1.25	4							33 —	3
31 —	3	4	1.33	3	1	2	1						34 —	2
32 —	4	12	3	4	1	2	1	1					36 —	1
33 —	3	5	1.66	3	1	2	1						37 —	1
35 —	1	2	2	1	1			1					38 —	1
36 —	4	14	3.50	4	1	1			3				39 —	4
38 —	3	13	4.33	3	1	1	1	1					40 —	1
41 —	1	10	10	1	1								44 —	1
TOTAUX	403	1.298	3.22	605	1.50	170	126	56	33	12	4	2		403

Tableau d'un groupe des Insoumises trouvées malades en 1884 et inscrites en 1884
ou dans les années suivantes.

| INSOUMISES | | ARRESTATIONS | | MALADIES | | INSCRIPTION | | | | | | | |
| | | | | | | INSCRITES EN | | | | | | | |
Age	Nombre	Total des arrestations	Moyenne par femme	Total des maladies	Moyenne par femme	1883	1884	1885	1886	1887	1888	1889	1890
15 ans	5	20	4	6	1.20				4	1			
16 —	13	43	3.30	21	1.61			3	7	1	1	1	
17 —	34	159	4.67	57	1.67		5		7		1		
18 —	54	143	2.64	87	1.61		26	20	5		3		
19 —	44	129	2.93	72	1.63		23	16	3	2			
20 —	75	211	2.81	101	1.34		42	28	3	1	1		
21 —	37	76	2.05	50	1.35		22	10	3				
22 —	51	120	2.35	66	1.29	1	32	15	1	1			1
23 —	28	60	2.14	36	1.28		18	8	1	1		1	
24 —	20	51	2.55	24	1.20		11	8		1			
25 —	22	49	2.22	29	1.31		17	2	3				
26 —	19	35	1.84	24	1.26		15	2	2		1		
27 —	9	18	2	10	1.11		4	2	3				
28 —	8	20	2.50	9	1.12		4	3			1		
29 —	2	4	2	3	1.50		2						
30 —	2	3	1.50	2	1		2				1		
31 —	1	1	1	1	1								
32 —	2	14	7	2	1		1						
33 —	2	5	2.50	2	1		1	1	1				
34 —	1	2	2	1	1		1		1				
35 —	3	10	3.33	3	1		1			1			
36 —	4	15	3.75	5	1.25		2						
38 —	1	2	2	1	1		1	1	1				
39 —	3	7	2.33	3	1		2	2					
40 —	2	5	2.50	3	1.50		2						
42 —	1	3	3	2	2		1	1					
50 —	1	2	2	1	1		1						
TOTAUX	444	1.207	2.71	621	1.39	1	236	143	45	8	8	2	1

INSCRIPTION (répartition par âge à l'inscription) :

Age	Nombre
17 ans	12
18 —	55
19 —	51
20 —	64
21 —	55
22 —	50
23 —	37
24 —	22
25 —	27
26 —	19
27 —	9
28 —	10
29 —	9
30 —	2
32 —	3
33 —	1
34 —	2
35 —	2
36 —	3
37 —	3
38 —	1
39 —	2
40 —	3
42 —	1
50 —	1
	444

Tableau d'un groupe des Insoumises trouvées malades en 1885 et inscrites en 1885 ou dans les années suivantes.

INSOUMISES		ARRESTATIONS		MALADIES		INSCRIPTION (INSCRITES EN)				
Age	Nombre	Total des arrestations	Moyenne par femme	Total des maladies	Moyenne par femme	1885	1886	1887	1888	1890
15 ans	4	16	4	5	1.25		2	1	1	
16 —	13	46	3.54	21	1.61	1	7	5		
17 —	34	107	3.14	48	1.41	14	14	4	2	
18 —	64	184	2.87	101	1.57	46	14	2	2	
19 —	52	128	2.46	71	1.36	34	15	3		
20 —	74	170	2.29	103	1.39	53	17	4		
21 —	30	68	2.26	39	1.30	25	3	2		
22 —	42	95	2.26	58	1.38	32	10			
23 —	32	79	2.46	42	1.31	25	5	1		1
24 —	29	69	2.37	35	1.20	21	7	1		
25 —	18	48	2.66	25	1.38	14	4			
26 —	18	40	2.22	21	1.16	17	1			
27 —	21	39	1.85	26	1.23	13	8			
28 —	6	12	2	6	1	4	1	1		
29 —	8	20	2.50	8	1	6	2			
30 —	10	23	2.30	14	1.40	8	1	1		
32 —	7	22	3.14	8	1.14	4	3			
33 —	5	15	3	6	1.20	5				
34 —	6	23	3.83	6	1	4	1	1		
35 —	3	11	3.66	5	1.66	3				
36 —	2	4	2	2	1	1	1			
37 —	3	7	2.33	3	1	2	1			
39 —	3	9	3	5	1.66	2	1			
41 —	2	4	2	2	1	2				
46 —	1	2	2	1	1	1				
TOTAUX	487	1.241	2.54	661	1.35	337	118	26	5	1

INSCRIPTION	
Age	Nombre
16 ans	3
17 —	22
18 —	66
19 —	52
20 —	72
21 —	47
22 —	39
23 —	37
24 —	26
25 —	22
26 —	22
27 —	14
28 —	13
29 —	7
30 —	11
31 —	1
32 —	5
33 —	8
34 —	4
35 —	4
36 —	2
37 —	3
38 —	1
39 —	2
40 —	1
41 —	2
46 —	1
TOTAUX	487

Tableau d'un groupe des Insoumises trouvées malades en 1886 et inscrites en 1886
ou dans les années suivantes.

INSOUMISES		ARRESTATIONS		MALADIES		INSCRIPTION					
						INSCRITES EN					
Age	Nombre	Total des arrestations	Moyenne par femme	Total des maladies	Moyenne par femme	1886	1887	1888	1889	Age	Nombre
15 ans	3	11	3.66	3	1		2	1		16 ans	5
16 —	12	38	3.16	17	1.41	3	6	3		17 —	28
17 —	33	95	2.87	55	1.66	21	10	2		18 —	44
18 —	42	104	2.47	73	1.73	31	8	3		19 —	57
19 —	55	122	2.21	80	1.45	47	5	2	1	20 —	50
20 —	51	113	2.21	78	1.52	42	7	2		21 —	29
21 —	27	54	2	37	1.37	20	7			22 —	37
22 —	34	74	2.17	50	1.47	27	6	1		23 —	27
23 —	25	53	2.12	30	1.20	21	3	1		24 —	16
24 —	14	25	1.78	18	1.28	12	2			25 —	13
25 —	13	28	2.15	17	1.30	10	2	1		26 —	5
26 —	6	13	2.16	7	1.16	3	3			27 —	13
27 —	12	25	2.08	14	1.16	9	2	1		28 —	8
28 —	8	18	2.25	10	1.25	6	2			29 —	9
29 —	9	18	2	11	1.22	6	2	1		30 —	8
30 —	7	17	2.42	8	1.14	6	1			31 —	4
31 —	4	9	2.25	4	1	2	1	1		32 —	5
32 —	6	11	1.83	6	1	4	1	1		33 —	3
33 —	2	8	4	2	1	1		1		34 —	3
34 —	2	4	2	3	1.50	2				35 —	3
35 —	4	16	4	5	1.25	2	2			36 —	2
37 —	1	3	3	1	1	1				37 —	1
39 —	1	4	4	3	3			1		41 —	2
41 —	2	3	1.50	2	1	1	1			42 —	1
46 —	1	1	1	1	1		1			47 —	1
Totaux	374	867	2.31	535	1.43	277	74	22	1		374

Tableau d'un groupe des Insoumises trouvées malades en 1887 et inscrites en 1887
ou dans les années suivantes.

INSOUMISES		ARRESTATIONS		MALADIES		INSCRIPTION					
						INSCRITES · EN					
Age	Nombre	Total des arrestations	Moyenne par femme	Total des maladies	Moyenne par femme	1887	1888	1889	1890	Age	Nombre
14 ans	1	7	7	5	5				1	15 ans	1
15 —	4	12	3	10	2.50	1	3			16 —	6
16 —	8	23	2.87	16	2	3	5			17 —	26
17 —	32	94	2.93	54	1.68	20	12			18 —	33
18 —	34	70	2.05	52	1.52	21	12	1		19 —	50
19 —	48	108	2.25	70	1.45	38	9	1		20 —	44
20 —	45	90	2	62	1.37	34	11			21 —	28
21 —	22	45	2.04	31	1.40	16	5	1		22 —	25
22 —	26	55	2.11	34	1.30	20	6			23 —	23
23 —	20	42	2.10	30	1.50	16	4			24 —	14
24 —	12	25	2.08	15	1.25	10	2			25 —	14
25 —	14	26	1.85	16	1.14	12	2			26 —	16
26 —	16	28	1.75	19	1.18	14	1	1		27 —	8
27 —	10	18	1.80	11	1.10	7	3			28 —	11
28 —	9	21	2.33	11	1.22	7	2			29 —	5
29 —	3	7	2.33	4	1.33	3				30 —	3
30 —	5	17	3.40	9	1.80	3	2			31 —	5
31 —	5	10	2	6	1.20	3	2			32 —	4
32 —	2	3	1.50	2	1	2				33 —	2
33 —	2	3	1.50	2	1	2				34 —	3
34 —	3	7	2.33	4	1.33	3				36 —	1
35 —	1	1	1	1	1		1			37 —	1
37 —	1	2	2	1	1	1				39 —	1
38 —	2	4	2	2	1		1	1		40 —	1
45 —	1	3	3	2	2	1				45 —	1
46 —	1	17	17	2	2		1			47 —	1
48 —	1	1	1	1	1	1				48 —	1
49 —	1	2	2	2	2	1				49 —	1
51 —	1	2	2	1	1		1			52 —	3
52 —	2	8	4	2	1	2					
TOTAUX	332	751	2.26	477	1.43	241	85	5	1		332

L'analyse de chacun de ces dix tableaux peut être la même. Ce que nous constatons pour une année peut être reproduit de la même façon, pour les tableaux des neuf autres années.

Prenons, comme point de départ, le tableau de l'année 1878.

La première ligne de ce tableau nous fournit l'indication qu'il y a eu, cette année, une insoumise de quatorze ans, qui a été arrêtée trois fois et trouvée malade une fois seulement. Cette insoumise n'a été inscrite qu'après sa troisième arrestation en 1885 ; elle avait, par conséquent, vingt et un ans, à ce moment ; elle se trouve faire partie du groupe des 38 insoumises inscrites à vingt et un ans.

A la seconde ligne, nous trouvons une insoumise de quinze ans, qui a été arrêtée cinq fois et a été trouvée deux fois malade ; comme elle a été inscrite à l'époque de sa cinquième arrestation, c'est-à-dire en 1885, elle avait vingt-deux ans ; elle fait partie, par conséquent, des 40 insoumises inscrites à cet âge.

A la troisième ligne du tableau, nous trouvons 10 insoumises de seize ans arrêtées, dans leur ensemble, quarante-six fois, ce qui donne une moyenne d'arrestations de 4,60 par chaque insoumise ; elles ont été malades seize fois, ce qui fournit une moyenne de 1,60 de constatation morbide par femme. 2 ont été inscrites en 1879 ; elles figurent, par suite, dans le groupe des 5 insoumises inscrites à dix-sept ans ; 4 ayant été inscrites en 1883, figurent dans la catégorie des 38 insoumises inscrites à vingt et un ans ; celle qui a été inscrite en 1884 fait partie de la catégorie des femmes inscrites à vingt-deux ans ; enfin celle qui a été arrêtée de nouveau en 1889 et inscrite cette même année, est comprise dans l'ensemble des insoumises inscrites à vingt-six ans.

Si on prend, au hasard, une autre ligne, et qu'on examine, par exemple, la dix-septième, on trouve 4 insoumises ayant trente ans, lorsqu'elles ont été arrêtées et trouvées malades en 1878. Comme il y a eu dix arrestations parmi elles, nous avons une moyenne de 2,50 arrestations par personne. Elles n'ont été reconnues malades qu'une fois.

Sur ces 4 insoumises de trente ans, une a été inscrite en 1878 et figure dans le groupe des 6 inscrites à trente ans ; 2 ont été inscrites en 1879 et figurent dans la catégorie des 7 insoumises inscrites à trente et un ans ; une ayant été inscrite en 1886, est comprise dans les 2 insoumises inscrites à trente-huit ans.

Ces différentes explications nous semblent suffisantes pour qu'on puisse se retrouver dans l'examen de tous ces tableaux.

Poursuivons néanmoins l'analyse de ces différents tableaux, afin de résumer les faits qui se sont déroulés dans chacune de ces années.

1878. — Parmi les insoumises arrêtées et trouvées malades en 1878, il y a eu 262 femmes inscrites. Parmi ces inscrites, on en compte qui ont été inscrites en 1878 et les autres dans une période allant de 1879 à 1890.

Sur ces 262 inscrites, il y avait 47 mineures et 215 majeures. Parmi les mineures, nous trouvons : 2 filles dè seize ans ; 5 de dix-sept ans ; 11 de dix-huit ans ; 10 de dix-neuf ans et 19 de vingt ans.

Il n'y a pas de mineures au-dessous de seize ans ; il y en a 40 qui ont dix-huit ans et plus.

Le nombre des arrestations, pour les 262 insoumises inscrites, ayant été de 725, la moyenne d'arrestation, pour chaque fille inscrite, est de 2,76 ; le total des maladies étant de 327, nous avons une moyenne de 1,24 maladie pour chaque inscrite.

1879. — Sur les insoumises soignées à l'infirmerie de Saint-Lazare en 1879, il y en a eu 187 qui ont été inscrites, parmi lesquelles 67 ont été inscrites en 1879 même, les autres dans les années qui ont suivi jusqu'en 1888.

L'inscription a porté sur 12 mineures et 175 majeures. Dans les mineures, il y a : 2 filles de dix-huit ans ; 2 de dix-neuf ans et 8 de vingt ans ; il n'y a donc pas eu d'inscription au-dessous de dix-huit ans.

Ces 187 insoumises inscrites ont été arrêtées 556 fois, ce qui donne pour chacune d'elles une moyenne d'arrestation de 2,97 ; comme elles ont été reconnues malades 236 fois, la moyenne de maladie, pour chaque femme inscrite, est de 1,26.

1880. — Nous trouvons dans les insoumises soignées en 1880 à l'infirmerie de Saint-Lazare, 389 d'entre elles qui ont été inscrites ; 131 ont été inscrites en 1880 ; les autres l'ont été dans une série d'années allant de 1880 à 1890.

64 étaient mineures au moment de leur inscription : une avait dix-

sept ans; 6 avaient dix-huit ans; 24 avaient dix-neuf ans et 33 avaient vingt ans. Il y avait donc 325 majeures parmi les autres insoumises inscrites.

Ces 389 insoumises avaient eu un ensemble d'arrestations s'élevant à 1,276, ce qui donne une moyenne d'arrestation de 3,28 pour chaque insoumise, au moment de l'inscription. Comme les maladies constatées ont été de 592 chez les 389 insoumises, la moyenne de maladie a été de 1,52 par unité inscrite.

1881. — Dans le nombre des insoumises soignées en 1881, il y en a 343 qui ont été inscrites. Sur ce nombre, 174 ont été inscrites en 1881 et les autres dans les années allant de 1882 à 1889.

Parmi ces femmes inscrites, il y avait 84 mineures et 259 majeures. Les mineures comprenaient : une fille de seize ans; 5 de dix-sept ans; 12 de dix-huit ans; 37 de dix-neuf ans et 29 de vingt ans.

L'ensemble des 343 insoumises avait à son actif 1,011 arrestations, ce qui donnait une moyenne de 2,94 arrestations par fille inscrite.

Pour ces 343 inscrites, on a constaté 537 maladies, ce qui donne une moyenne de 1,56 de maladie pour chacune d'entre elles.

1882. — Sur la quantité des insoumises trouvées malades en 1882, il y en a 399 d'inscrites, sur lesquelles 164 ont été inscrites en 1882; les autres ont été inscrites dans les années suivantes, jusqu'en 1889.

L'inscription a porté sur 105 mineures et 294 majeures. Parmi les mineures, il y avait : 2 insoumises de dix-sept ans; 18 avaient dix-huit ans; 31 avaient dix-neuf ans et 54 étaient âgées de vingt ans au minimum.

Les 399 inscrites avaient été arrêtées 1,280 fois, ce qui donnait, pour chaque femme inscrite, une moyenne d'arrestation de 3,20.

Le nombre des maladies observées ayant été de 592, la moyenne, pour chacune des femmes inscrites, a été de 1,48.

1883. — 403 des insoumises soignées à Saint-Lazare en 1883 ont été inscrites. Sur ce nombre, 170 ont été inscrites en 1883 et les autres dans les années qui ont suivi jusqu'en 1889.

Sur ces 403 femmes, il y avait 130 mineures et 273 majeures,

Parmi les mineures, on en trouve : 4 âgées de dix-sept ans ; 24 âgées de dix-huit ans ; 42 de dix-neuf ans et 60 de vingt ans.

Il y a eu 1,298 arrestations, pour les 403 femmes inscrites, ce qui donne une moyenne de 3,22 arrestations pour chacune, au moment de l'inscription. Le nombre des maladies ayant été de 605, fournit une moyenne de 1,50 pour chaque femme inscrite.

1884. — En 1884, nous constatons 444 inscriptions parmi les insoumises malades traitées à Saint-Lazare. 236 ont été inscrites en 1884 et les autres dans les années qui ont suivi jusqu'en 1890.

Il y avait 182 mineures et 262 majeures.

Les mineures comprenaient : 12 filles de dix-sept ans ; 55 filles de dix-huit ans ; 51 filles de dix-neuf ans et 64 filles de vingt ans.

Le nombre des arrestations ayant été de 1,207, fournit une moyenne d'arrestation de 2,71 pour chaque femme inscrite. Le nombre des maladies ayant été de 621, donne une moyenne de 1,39 maladie pour chaque femme.

1885. — 487 insoumises soignées à Saint-Lazare en 1885 ont été inscrites. Dans ce nombre, il y en a 337 qui ont été inscrites en 1885 et les autres, à part 6, ont été inscrites en 1886 et 1887.

Dans ces 487 inscriptions, il y avait 215 mineures et 272 majeures.

On trouve parmi les mineures : 3 filles de seize ans ; 22 filles de dix-sept ans ; 66 filles de dix-huit ans ; 52 filles de dix-neuf ans et 72 filles de vingt ans.

L'ensemble des arrestations pour ces 487 inscrites ayant été de 1,241, la moyenne d'arrestation a été de 2,54 pour chaque insoumise inscrite.

Les maladies constatées ayant été au nombre de 661, la moyenne de maladie a été de 1,35 pour chaque personne.

1886. — Parmi les insoumises trouvées malades en 1886, il y en a eu 374 qui ont été inscrites. L'inscription a porté sur 184 mineures et 190 majeures.

Les mineures comprennent : 5 filles de seize ans ; 28 filles de dix-sept ans ; 44 filles de dix-huit ans ; 57 filles de dix-neuf ans ; 50 filles de vingt ans.

277 insoumises ont été inscrites en 1886 ; les autres ont été inscrites en 1887, 1888 et 1889.

Il y a eu un total de 867 arrestations pour ces 374 filles, ce qui donne une moyenne de 2,31 arrestations par fille inscrite.

Le nombre des maladies ayant été de 535, donne une moyenne de 1,43 par femme inscrite.

1887. — Dans le nombre des insoumises arrêtées et soignées à l'infirmerie de Saint-Lazare en 1887, 332 ont été inscrites, parmi lesquelles 241 ont été inscrites en 1887, 85 en 1888, 5 en 1889 et une en 1890.

Il y a dans ce nombre : 160 mineures et 172 majeures.

Parmi les mineures, on trouve : une fille de quinze ans ; 6 filles de seize ans ; 26 filles de dix-sept ans ; 32 filles de dix-huit ans ; 50 filles de dix-neuf ans et 44 de vingt ans.

La totalité des arrestations, pour ces 332 inscrites, ayant été de 751, la moyenne d'arrestation pour chaque femme a été de 2,26.

Le nombre des maladies constatées ayant été de 477, fournit une moyenne de 1,43 de maladie par femme inscrite.

Le résumé des analyses que nous venons de faire nous montre qu'il y a eu, parmi les insoumises soignées à l'infirmerie de Saint-Lazare dans la période de 1878 à 1887, *trois mille six cent vingt* de ces malades qui ont été inscrites.

Sur ce nombre, il y avait : 1,183 mineures et 2,437 majeures. On trouve : une mineure de quinze ans, ce qui est, au point de vue de l'inscription, un âge absolument exceptionnel ; 17 mineures de seize ans et 105 mineures de dix-sept ans. L'ensemble donne un total de 123 mineures inscrites dont l'âge était au-dessous de dix-huit ans.

Les autres mineures, soit 1,060, étaient âgées de dix-huit ans au moins, et pouvaient même atteindre plus de vingt ans, lorsqu'elles ont été inscrites.

Depuis que la rédaction des tableaux est terminée, il a pu y avoir quelques-unes des malades de la période décennale qui ont été inscrites ; mais elles doivent être en très petit nombre.

D'autres insoumises, en dehors de celles qui ont été trouvées malades, ont dû également être inscrites, soit qu'elles se soient présentées spontanément à la Préfecture de police, soit qu'elles aient été inscrites d'office, après un certain nombre d'arrestations. Je n'avais pas à m'en occuper, puisque mon travail ne porte que sur les insoumises reconnues malades au dispensaire et traitées à l'infirmerie de Saint-Lazare.

Il est nécessaire de faire remarquer que nos chiffres, au point de vue de l'inscription, peuvent ne pas être analogues à ceux qui ont été cités par différents auteurs, si on prend l'inscription par année. Nous avons calculé l'inscription, non en prenant le chiffre de telle ou telle année, mais bien en mentionnant l'inscription, pour les insoumises soignées en 1887, je suppose, et en groupant les malades de cette année-là qui ont été inscrites, quelle que soit l'année de leur inscription. Nous devons insister sur ce point, bien que nous en ayons déjà fait mention plus haut. Nous préférons nous répéter que laisser s'établir une équivoque. Nous aurons ainsi l'explication des différences que nous avons trouvées entre nos états et les chiffres qui nous avaient été fournis dans les bureaux de la Préfecture. Nous pouvons signaler quelques-unes de ces différences.

Dans un document qui nous avait été communiqué par M. Bar, ancien sous-chef du bureau des mœurs, nous trouvons que la commission d'inscription a décidé l'inscription : en 1883, de 130 mineures; en 1884, de 294; en 1885, de 347; en 1886, de 370 et en 1887, de 276.

Nous constatons, nous, que parmi les *insoumises soignées à Saint-Lazare*, pendant ces cinq mêmes années, il y a : 130 des mineures de 1883 qui ont été inscrites; 182 mineures de 1884 ont été inscrites; 285 mineures de 1885 ont été inscrites; 184 mineures de 1886 ont été inscrites et 160 mineures de 1887 ont été inscrites. Nous avons dit plus haut à quel moment l'inscription s'était produite.

II

L'âge de l'inscription a pu varier suivant les opinions du Préfet de police en exercice; mais, d'une façon générale, c'est surtout après dix-huit ans que la mineure a été inscrite. Nous avons déjà dit que sur 1,183 mineures inscrites, dans une période de dix ans, il y en avait 1,060 qui avaient au moins dix-huit ans et plus. Il n'y a eu que 17 mineures de seize ans; mais par une circonstance absolument exceptionnelle, une mineure de quinze ans a été inscrite. Il est même probable qu'il y a eu une erreur dans la mention de la date de sa naissance, ou bien des circonstances spéciales ont dû peser dans la décision qui a été prise pour ce fait anormal. Il a pu y avoir des motifs analogues à ceux qui ont été signalés par M. Th. Roussel (1), à propos d'une enquête faite par le Sénat et des révélations qui lui ont été communiquées. Voici le fait signalé :

« Une jeune fille de quinze ans, était-il dit dans une lettre adressée à M. le sénateur Huguet, maire de Boulogne-sur-Mer, s'est présentée devant le commissaire central de police demandant une carte de prostituée.

« Cette demande a été transmise à la mairie. Examen fait, nous fûmes amenés à constater que les parents de cette fille, après l'avoir placée comme bonne à l'âge de treize ans, n'avaient plus voulu en prendre souci.

« L'administration municipale fut vivement frappée de cette situation. Il lui répugnait d'ordonner l'inscription d'une enfant sur les registres des femmes publiques... Elle fit alors, pour échapper à cette conséquence déplorable, de nombreuses démarches, sans omettre celle qu'elle pensa utile de faire auprès du Procureur de la République.

« Tout échoua, le père refusa de reprendre son enfant; l'autorité administrative ne voulut pas s'en occuper : l'enfant ayant plus de douze ans, l'Assistance publique, répondit-on, n'en avait pas également la charge; le Parquet s'en désintéressa complètement, déclarant ne pouvoir rien faire, de sorte que, forcé d'agir, d'assurer au moins la santé publique que cette fille pouvait compromettre, le maire dut ordonner l'inscription d'une enfant de quinze ans sur les registres de la prostitution.

« Appuyée de ce précédent, la police a, depuis, requis et obtenu l'encartement de huit ou dix autres mineures également abandonnées, la plupart filles naturelles ou orphelines.

« Je pourrais multiplier ces citations, car j'ai eu trop souvent à déplorer, en ces matières, l'imprévoyance de la loi. Or la loi en préparation au Sénat serait bien incomplète si elle omettait d'attaquer le mal à la racine en frappant sans pitié les parents qui accroissent ainsi chaque jour, par un lâche oubli de leurs devoirs, le nombre des

____

(1) *Bulletin de l'Académie de médecine,* n° 11, séance du 13 mars 1888.

voleurs, des vagabonds, des mendiants et des filles publiques. »

A part ce fait exceptionnel que nous avons mentionné, c'est à partir de dix-huit ans que l'inscription des mineures s'est produite, en grande partie.

Si nous portons nos regards en arrière, nous devons citer ce qui s'est passé pendant les années de la Restauration. Parent-Duchatelet a eu soin d'insister sur ce point, d'une façon spéciale; nous allons résumer ce qu'il dit à ce sujet.

Le Préfet de police Delavau (1821-1828) décida, dès son installation, que l'inscription n'aurait lieu qu'à la majorité absolue; mais après quelques mois d'expérience, il reconnut les inconvénients de cette détermination et il autorisa l'inscription après l'âge de dix-huit ans; cet arrêté, pris en 1824, ne fut même pas absolu. Devant la gravité de certains faits, M. Delavau fut obligé de reconnaître la nécessité de l'inscription au-dessous de dix-huit ans.

M. Debelleyme, successeur de M. Delavau à la Préfecture de police (janvier 1828 — août 1829), ne voulait de l'inscription qu'à l'époque de la majorité absolue des femmes. Après avoir institué une commission chargée d'étudier la question concernant l'âge où l'inscription était possible, commission que M. Debelleyme présida lui-même, on décida qu'il y avait lieu d'autoriser l'inscription à dix-sept ans (mars 1828) et M. Debelleyme dut renoncer à son idée première.

M. Mangin, qui fut Préfet de police après M. Debelleyme (13 août 1829 — 16 août 1830), regarda l'inscription des mineures comme contraire à la loi et il prit un arrêté pour que l'inscription n'eût lieu qu'après vingt et un ans. Après avoir reconnu les inconvénients graves de la mesure adoptée, il reporta à dix-huit ans l'âge où on pouvait inscrire les filles; il alla même plus loin, en autorisant, dans certains cas, l'inscription au-dessous de quinze ans! N'est-il pas curieux, ainsi que le remarque Parent-Duchatelet, de voir ces trois Préfets de police, d'opinions et de caractère différents, tous trois adversaires de l'inscription des mineures, être obligés, après quelques mois d'expérience, de renoncer à leurs idées premières? En présence du mal causé par la prostitution clandestine des mineures, ils se trouvent contraints, malgré leurs convictions antérieures, à autoriser l'inscription à dix-huit ans, et même au-dessous de cet âge.

A l'occasion des modifications survenues dans les opinions des trois Préfets de police dont nous venons de parler, Parent-Duchatelet mentionne le fait suivant, bien propre à peser sur les convictions les plus enracinées.

« J'ai (1) trouvé dans les archives de la Préfecture l'histoire de deux sœurs qui, dès l'âge de treize à quatorze ans, arrêtaient les hommes en plein jour avec une impudence extrême. Arrêtées, elles étaient à l'instant réclamées par leurs parents; à plusieurs reprises, elles leur furent rendues, après avoir été guéries d'affections vénériennes. Enfin, lors de leur inscription, la plus jeune avait été arrêtée *vingt-cinq fois* et l'aînée *trente-huit fois*. Ne pourrait-on pas, dans ce cas particulier, blâmer l'administration et lui reprocher d'avoir trop temporisé? Que l'on juge, d'après cet exemple, des précautions qu'elle prend et jusqu'où va la prudence de ceux qu'elle emploie. »

Comment ne pas renoncer à des idées préconçues, lorsque l'expérience, ainsi que la pratique des affaires, montre la gravité de la prostitution clandestine des mineures, au point de vue social? Un administrateur consciencieux, qui a la volonté de bien faire et de sauvegarder la santé publique, ne doit-il pas modifier son opinion, lorsque des faits analogues à ceux que signale Parent-Duchatelet passent devant ses yeux? Que peuvent les théories savamment édifiées, devant la brutalité des perversions précoces et persistantes, tant au point de vue moral qu'au point de vue physique?

C'est bien ce qui explique la nécessité de l'inscription des mineures, reconnue par les hommes distingués qui ont eu successivement la direction de la Préfecture de police. Du mois d'août 1830 au 15 octobre 1831, les Préfets n'ont pas fait un long séjour à la Préfecture de police.

Il faut arriver à M. Gisquet et à M. Delessert pour trouver des administrateurs qui soient restés plusieurs années à leur poste. Sous ces deux Préfets, comme sous leurs prédécesseurs, l'inscription des mineures avait lieu à partir de l'âge de seize ans.

Le terme de seize ans a été adopté parce que la jeune fille est adulte, à ce moment; c'est l'époque où le développement physique de la femme lui donne l'aptitude au mariage, aptitude reconnue, du reste, par le Code civil après quinze ans révolus. L'âge de seize ans

____

(1) Parent-Duchatelet. *Prostitution dans la ville de Paris*, tome I, page 375.

n'est-il pas considéré, en outre, par le Code pénal, comme la limite extérieure de la responsabilité?

Après la République de 1848, sous l'administration de MM. Caussidière et Ducoux et, plus tard, sous le colonel Rebillot, c'était encore à partir de seize ans que l'inscription pouvait avoir lieu. Il en a été de même, pendant la durée de la présidence de Louis-Napoléon et pendant la période de l'Empire, sous l'administration de M. Piétri, sénateur, de M. Boitelle et de M. J.-M. Piétri.

Après le 4 Septembre 1870, les différents Préfets qui ont dirigé la Préfecture de police, notamment MM. Léon Renault, Félix Voisin et Albert Gigot, ont autorisé, dans un certain nombre de cas, l'inscription à partir de seize ans.

Très peu de mineures ont été inscrites pendant l'administration de M. Andrieux (4 mars 1879 — juillet 1881).

Pendant le séjour de M. Camescasse à la Préfecture de police, du 24 juillet 1881 au 22 avril 1885, dans les quatre années 1881, 1882, 1883, 1884, il y a eu 13 insoumises inscrites dont l'âge allait de seize à dix-huit ans et 678 qui étaient âgées de plus de dix-huit ans.

Dans l'année 1885, les inscriptions ont été beaucoup plus nombreuses. La Préfecture de police a été administrée jusqu'au 22 avril par M. Camescasse, et à partir de cette date par M. Gragnon. Le nombre des inscriptions a été de 41 insoumises de seize à dix-huit ans et de 368 de dix-huit à vingt et un ans.

Pendant la seconde période de l'administration de M. Gragnon (1886 et 1887), l'inscription des mineures de seize à dix-huit ans a été de 141, tandis que le chiffre des mineures dont l'âge variait de dix-huit à vingt et un ans, a été de 505.

M. Bourgeois (18 novembre 1887 — 11 mars 1888) est resté trop peu de temps à la Préfecture de police pour qu'il y ait eu une règle absolue, au point de vue de l'inscription des mineures.

Pendant l'administration de M. Lozé (11 mars 1888 — 11 juillet 1893) l'inscription des prostituées clandestines a été faite à partir de l'âge de seize ans. M. Lozé s'en est expliqué très nettement dans différentes discussions au Conseil municipal, notamment dans la grande discussion de 1890 sur la réorganisation de la police des mœurs.

Depuis que M. Lépine est Préfet de police (11 juillet 1893), l'inscription des mineures n'a eu lieu qu'après dix-huit ans.

Comment a-t-on procédé pour l'inscription des insou-mises ?

Il faut distinguer deux périodes : l'une allant de 1878 à la fin de 1882 et la seconde, de 1883 à 1887 inclusivement.

Dans la première période, jusqu'au 15 octobre 1878, époque où M. le Préfet de police Albert Gigot apporta des modifications au règlement de 1843, l'inscription, quand elle était jugée nécessaire, était décidée par le chef de la première division, sur le rapport du commissaire-interrogateur, chef du bureau des mœurs. Depuis le 15 octobre 1878 jusqu'à l'année 1883, l'inscription n'appartint pas exclusivement au chef de la première division, mais à une commission composée du Préfet ou de *son délégué,* du chef de la première division et du commissaire-interrogateur. « A première vue, dit Le Fort (1), cette modification paraît importante ; vous allez voir qu'elle a peu changé l'état des choses. Nous trouvons, en effet, dans ce même chapitre V de l'arrêté, ce paragraphe : « Lorsque la « commission ne sera pas présidée par le Préfet personnellement, « sa décision devra être ratifiée par lui. » On conçoit, en effet, que le Préfet de police ne puisse intervenir tous les jours de sa personne pour décider si une fille doit être inscrite. N'oublions pas que le chiffre moyen des arrestations est annuellement de deux mille.

« Il reste donc, comme dans l'ordonnance de 1843, le commissaire-interrogateur et le chef de division. Il est vrai qu'il y a cette diffé-rence, que le premier, au lieu d'envoyer comme jadis son rapport et son avis au second, agit simultanément avec lui à titre de membre d'une commission qu'ils composent conjointement. Quant à la ratification du Préfet, on peut soupçonner ce qu'elle peut être : une signature donnée au bas d'une pièce, à l'heure où l'on présente à la signature des centaines de pièces que l'administrateur le plus zélé est bien forcé de signer de confiance. » Cette spirituelle critique aurait pu avoir une portée sérieuse autrefois, mais au moment où le professeur Le Fort prononçait son discours, la situation avait été radicalement modifiée. Depuis 1883, l'inscription est décidée par une commission composée du chef de la première division, du chef du bureau des mœurs ainsi que du sous-chef, ces deux derniers ayant le titre de commissaires de police interrogateurs et de deux commis-

____

(1) Discours prononcé à l'Académie de médecine, le 21 janvier 1888, page 8.

saires de police de la ville de Paris (1). Cette commission se réunit une ou deux fois par semaine, suivant le nombre de dossiers à examiner. Les deux commissaires de police siègent dans la commission, par roulement et à tour de rôle. Dans les premiers temps, conformément à l'instruction de M. Gigot, les deux commissaires de police avaient été appelés seulement pour entendre les réclamations des filles inscrites, qui protestaient contre les punitions imposées ; plus tard, les pouvoirs de la commission ont été étendus, et c'est de sa décision que dépend maintenant l'inscription. C'est depuis 1883 surtout que la commission a été appelée à délibérer dans les questions de l'inscription. La présence dans la commission de deux

(1) Il me paraît indispensable de faire connaître toute la partie de l'instruction réglementaire promulguée par M. Albert Gigot, au mois d'octobre 1878, en ce qui concerne l'inscription, puisqu'elle a été le point de départ de ce qui se fait actuellement :

« Paragraphe V. Service administratif.

« Préalablement à toute opération, le commissaire-interrogateur, chef du bureau des mœurs, devra procéder à l'examen des pièces relatives à l'arrestation des filles insoumises, afin de rechercher les cas où il y aurait lieu de surseoir à la visite corporelle.

« L'interrogatoire des filles insoumises est fait par le commissaire-interrogateur en personne ; il donne lecture à la fille des déclarations par elle faites et lui fait signer le procès-verbal dressé à cette occasion. Il entend, au besoin, les agents.

« Lorsqu'il s'agira de procéder à l'inscription d'une fille insoumise majeure qui refuse de se soumettre aux obligations sanitaires et administratives ou d'une fille insoumise *mineure*, au lieu de se borner, comme on l'a fait jusqu'ici, à un exposé écrit des faits, la décision sera réservée à une commission composée du Préfet ou de son délégué, du chef de la 1re division et du commissaire-interrogateur. Cette commission entendra la femme arrêtée et les agents.

« Il importe de rappeler que les filles publiques, au moment de leur inscription, reçoivent un avis imprimé portant qu'elles peuvent obtenir leur radiation des contrôles de la prostitution, sur leur demande, et s'il est établi par une vérification, faite d'ailleurs avec discrétion et réserve, qu'elles ont cessé de se livrer à la débauche.

« En ce qui touche les punitions disciplinaires à infliger aux filles inscrites, on continuera de procéder, comme aujourd'hui, c'est-à-dire que les punitions seront infligées par le Préfet, sur les propositions du commissaire-interrogateur, visées par le chef de la 1re division. *Toutefois dans les cas où une fille inscrite réclamerait contre la punition qui lui est infligée, sa réclamation sera portée sans délai devant une commission composée du Préfet de police ou de son délégué assisté de deux commissaires de police de la ville de Paris appelés à tour de rôle.*

« Cette commission statuera après avoir entendu la personne arrêtée ainsi que les agents s'il y a lieu.

« Lorsque la commission ne sera pas présidée par le Préfet personnellement, sa décision devra être ratifiée par lui.

« Afin d'assurer la permanence du service, le sous-chef de la 3e section du 2e bureau sera nommé commissaire-interrogateur suppléant, mais il n'interviendra qu'en cas d'empêchement du commissaire-interrogateur titulaire. »

commissaires de police, qui sont deux magistrats, du commissaire-interrogateur, ayant également le titre de magistrat, prête un caractère spécial à cette organisation. Le roulement établi parmi les commissaires de police, leur donne une plus grande indépendance dans les appréciations, ce qui est une garantie pour les filles sur le sort desquelles on a à se prononcer.

La commission est appelée à délibérer : 1° sur l'inscription des filles mineures ; 2° sur l'inscription des femmes mariées ; 3° sur l'inscription des filles majeures qui refusent l'inscription.

Les personnes dont la situation n'est pas soumise au contrôle de la commission sont : 1° les filles majeures qui se présentent spontanément pour être inscrites ; 2° les filles majeures qui viennent de la province pour continuer à Paris le métier de prostituée qu'elles exerçaient dans les départements ; 3° les filles majeures arrêtées pour actes de prostitution et qui ne refusent pas leur inscription.

Si la fille est mineure, elle est très souvent rendue à la liberté ; quand elle est inscrite, c'est qu'elle est orpheline ou abandonnée par sa famille et que des raisons spéciales militent en faveur de l'inscription.

Lorsque la commission se réunit, les dossiers des insoumises sur le sort desquelles on va délibérer sont prêts et, le plus souvent, complètement à jour. On connaît, par suite, le nombre des arrestations, le nombre des séjours faits à l'infirmerie de Saint-Lazare, l'origine des insoumises et la décision prise par les familles à leur égard. La fille est interrogée minutieusement afin que les membres de la commission puissent se faire une opinion sur sa valeur morale, sur ses instincts et sur son désir, plus ou moins sincère, de réformation. L'attitude de l'insoumise aura une grande influence sur la décision qui sera prise à son égard. Il n'y a pas, en effet, de critérium absolu pour l'inscription, et la décision dépend de l'impression ressentie par la majorité de la commission. On tient évidemment compte du nombre des arrestations ; on met en ligne l'énumération des maladies subies, mais les membres de la commission n'ayant pas la compétence voulue pour apprécier la gravité des états pathologiques qui sont à l'actif de l'insoumise, la syphilis n'est pas un facteur dont il est tenu suffisamment compte.

Nous avons assisté, plusieurs fois, aux séances de la commission des mœurs ; il était de notre devoir de ne parler de ses délibérations qu'après avoir pu apprécier, par nous-même, sa façon de procéder.

Nous avons été témoin du soin minutieux apporté à l'examen du dossier et à l'interrogatoire des insoumises; nous avons été souvent surpris de l'indulgence excessive dont témoignaient ses décisions, puisque des mineures, âgées de plus de dix-huit ans, se livrant à la prostitution depuis plusieurs années et arrêtées douze et quinze fois, n'étaient pas inscrites, bien qu'elles eussent été atteintes d'accidents syphilitiques. Il nous a paru qu'il n'y avait pas de règle précise dans les décisions arrêtées; elles étaient fréquemment le résultat de l'impression du moment. Cette critique pourrait s'adresser également aux jugements des magistrats de n'importe quel tribunal. Ne subissent-ils pas, dans beaucoup de circonstances, l'influence de la parole d'un avocat plus ou moins éloquent? Quoi qu'il en soit, il nous a paru que l'élément *maladie* ne jouait pas un rôle assez sérieux dans la question et qu'on n'attachait pas une attention suffisante à rechercher si la prostituée insoumise avait été atteinte de la syphilis. Il y a là une lacune importante, dans le rôle dévolu à la commission, lacune à laquelle il serait facile de remédier. Que faudrait-il pour cela? Il suffirait, avant la réunion de la commission, de consulter le médecin en chef du dispensaire et de lui demander son avis sur l'état pathologique des jeunes filles sur le sort desquelles on doit délibérer. Lorsque le médecin en chef aura signalé l'existence, depuis une période plus ou moins récente, d'accidents syphilitiques contagieux, ce devrait être un motif sérieux pour déterminer l'inscription. Puisque l'occasion s'est présentée de signaler ce qui devrait être pratiqué, en ce qui concerne le côté médical de la question, il est peut-être opportun de mentionner également un autre progrès à réaliser: il s'agirait de modifier la compotion actuelle de la commission en lui adjoignant un juge de paix. En lisant le compte rendu de la discussion soutenue au Sénat sur la prostitution, on est frappé du rôle important que l'on pourrait donner au juge de paix dans les décisions à prendre à l'égard des mineures. M. le Dr Th. Roussel, dans son discours à l'Académie de médecine (13 mars 1888) le fait intervenir pour décider du sort des filles mineures. M. Georges Berry, dans son projet de loi présenté à la Chambre des députés, adopte les idées de M. Th. Roussel. La présence d'un juge de paix dans la commission, donnerait à ses décisions une sanction judiciaire et enlèverait aux adversaires de la réglementation un prétexte pour blâmer le soi-disant arbitraire administratif.

Nous n'avons pas à insister sur ce point, puisque nous étudierons plus loin, dans tous ses développements, la question de l'inscription. Pour le moment, nous n'avons qu'à continuer le récit de ce qui se fait actuellement et de ce qui s'est fait de 1883 à 1887.

L'étude préparatoire des dossiers, avant la réunion de la commission, a une grande importance, et l'administration y apporte un soin particulier. Il faut bien dire qu'avant même la constitution de la commission, le chef du bureau des mœurs, commissaire-interrogateur, mettait un soin scrupuleux à peser les raisons qui devaient le faire agir dans un sens ou dans l'autre.

Le professeur Le Fort, dans sa dissertation à l'Académie de médecine, a communiqué une note que M. Lecourt, alors chef du bureau des mœurs, lui avait adressée en 1868; dans cette note manuscrite, il était dit :

« Quant à ce qui concerne les mineures, l'administration ne peut avoir pour unique point de vue le côté sanitaire, aux prises qu'elle est avec de légitimes considérations d'humanité, d'avenir et de moralisation. *Elle s'épuise en mesures de rapatriement et d'intervention officieuse et discrète auprès des familles, et chaque cas représente des efforts respectables et obligatoires qu'on ne soupçonne pas.* »

M. Lecourt avait bien raison de dire que le public ignore absolument les efforts tentés par l'administration pour ramener dans leur famille des filles égarées qui ne vivent plus que de la prostitution. Je m'en suis expliqué dans le chapitre II, lorsque j'ai cité les lettres échangées entre la Préfecture de police et les parents des insoumises arrêtées. J'ai dit également combien étaient nombreuses les investigations de l'administration pour arriver à établir exactement l'état civil de ces filles et pour déjouer les manœuvres de celles qui cherchent à la tromper. Des erreurs ont pu néanmoins se produire et des inscriptions être faites pour des personnes qui fournissaient de faux renseignements et de faux papiers.

Quelques exemples donneront une idée sommaire des ruses inventées par certaines créatures particulièrement vicieuses.

La nommée P..., née dans le département d'Eure-et-Loir le 29 mai 1859, se présente *spontanément* au bureau des mœurs, le 27 septembre 1877 pour demander son inscription sur les registres de la prostitution. Comme elle n'était âgée que de dix-huit ans et trois mois, elle craignait qu'on ne fît pas droit à sa demande; elle se procura les papiers d'une fille nommée V..., Ilda, née à Londres le 28 mai 1855, et déclara être orpheline, son père étant mort à Dinan, depuis sept ans et sa mère depuis trois ans. Elle affirma avoir vécu en concubinage à Genève, pendant cinq ans, et se livrer à la prostitution à Paris, depuis six mois. Cette personne étant grande et vigoureuse et les papiers présentés à l'administration prouvant qu'elle était âgée de vingt-deux ans, elle fut inscrite le 27 septembre 1877.

A la visite du dispensaire, le 18 octobre 1877, on constata qu'elle avait des accidents syphilitiques ; elle fut envoyée en traitement à l'infirmerie de Saint-Lazare. Pendant le séjour qu'elle fit à l'infirmerie, l'administration acquit la preuve que les papiers de V... s'appliquaient à une autre personne et que P... était mineure et avait encore ses parents. La mère, convoquée à la Préfecture de police, démontra la fausseté des déclarations de sa fille, qui fut rayée des contrôles de la prostitution le 6 novembre 1877.

Dans l'exemple suivant, c'est une mineure de dix-huit ans, originaire de la Haute-Vienne, qui prend le nom d'une personne chez laquelle elle avait servi comme domestique.

L..., Jeanne, est née le 2 juin 1865. Elle est arrêtée le 6 juillet 1882, dans le faubourg Montmartre, pour actes de prostitution et envoyée en traitement à l'infirmerie de Saint-Lazare.

Arrêtée une deuxième fois, le 23 mai 1883, L... est reconnue, au dispensaire, atteinte d'angine syphilitique et envoyée à l'infirmerie de Saint-Lazare. Après sa guérison, on prend contre elle un arrêt d'éloignement du département de la Seine (juin 1883), mais elle ne quitte pas cependant Paris.

L... est arrêtée une troisième fois, en novembre 1883, sur le boulevard des Italiens ; elle déclare se nommer C..., qui est le nom d'une personne chez laquelle elle a servi comme domestique. Elle trompe l'administration en montrant des papiers au nom de C..., notamment un extrait de baptême, et, comme ces papiers prouvent qu'elle est majeure, elle demande une carte de fille soumise et est inscrite sur les registres de la prostitution.

En réalité, elle avait, à ce moment, dix-huit ans et quatre mois.

L'administration ayant eu la preuve, plus tard, qu'elle avait été trompée, cette inscription fut annulée.

L'exemple suivant est encore plus caractéristique : il s'agit d'une mineure qui prend le nom d'une camarade d'enfance, laquelle est religieuse. Elle est condamnée pour vol, sous ce nom, et inscrite sur les registres de la prostitution.

P... Victorine est originaire du département de Maine-et-Loire où elle est née le 23 août 1858.

A l'âge de dix ans, elle commence à avoir des rapports avec des hommes. On l'envoie dans le département du Morbihan chez une de ses tantes; elle y séjourne jusqu'au moment où elle vient se placer à Paris comme domestique (janvier 1875); elle reste peu de temps en place, vit en concubinage, pendant quelques semaines, avec un cocher, et bientôt se livre à la prostitution.

Le 25 juin 1875, elle est arrêtée sous son vrai nom et envoyée à l'infirmerie de Saint-Lazare pour accidents syphilitiques. Elle est rendue à sa mère, après sa guérison. Une seconde fois, elle est arrêtée le 20 mai 1876 et trouvée atteinte d'accidents syphilitiques secondaires, pour lesquels elle est soignée à l'infirmerie de Saint-Lazare, jusqu'au 4 juillet. Cette fois, elle déclare ne pas vouloir retourner auprès de sa mère et demande à être inscrite; elle est à peu près âgée de dix-huit ans. Sa mère refusant son consentement pour l'inscription, elle est rendue à la liberté.

Le 18 novembre 1876, elle est arrêtée de nouveau, mais cette fois elle a pris le nom de C... Elle déclare vivre de la prostitution mais n'avoir jamais été arrêtée; elle réclame son inscription.

Sachant que les parents de sa compagne d'enfance C... étaient morts, elle a eu l'habileté d'écrire au maire de sa commune, qui était aussi le lieu de naissance de son amie, pour réclamer l'acte de décès de M. C... et de Mme C..., ainsi que l'extrait de naissance de Mlle C..., et a signé du nom et des prénoms de C... Ces papiers lui ont été envoyés.

Bien que, d'après l'extrait de naissance, elle fût majeure, comme elle était censée n'avoir été arrêtée qu'une fois et qu'on a constaté qu'elle était saine, elle est rendue à la liberté.

Le 9 décembre 1876, elle se présente spontanément au bureau des mœurs pour demander son inscription sous le nom de C... Elle est trouvée malade et envoyée à l'infirmerie de Saint-Lazare où elle demeure jusqu'au 8 janvier 1877. Elle refuse d'aller dans une maison de refuge et réclame son inscription. Le maire de son pays, auquel l'administration a écrit pendant qu'elle est à Saint-Lazare, déclare que les père et mère de C... sont morts.

Il n'y avait donc pas de raison pour que C..., qui était orpheline et majeure, ne fût pas inscrite, puisqu'elle déclarait vouloir continuer à vivre de la prostitution ; l'inscription est faite le 11 janvier 1877.

Le 23 avril 1878, elle est condamnée, toujours sous le nom de C..., à six mois de prison pour vol.

Le 31 janvier 1879, elle est arrêtée de nouveau pour racolage, mais, cette fois, elle déclare ne pas s'appeler C... et s'être servie du nom et des papiers d'une camarade d'enfance, qui est orpheline et religieuse dans un couvent de la Vendée ; elle a commis cette action parce que sa camarade, étant dans un couvent, ignorerait son inscription.

De nouveau l'administration écrit au maire de la commune de Mlle C..., qui répond, cette fois, qu'il avait bien été étonné du séjour à Saint-Lazare de la demoiselle C..., qu'il savait être entrée dans un couvent de Bretagne comme religieuse ; ce changement de mœurs l'avait bien surpris, mais il n'avait pas insisté, les noms et prénoms se rapportant exactement à l'orpheline C...!

Les renseignements qu'il a pris, de nouveau, lui ont prouvé que Mlle C... était toujours en religion dans un couvent de Bretagne ; il supposait que celle qui avait pris son nom devait être une de ses camarades d'enfance du nom de P...

Cette fois, le maire avait vu clair dans la situation.

Le vrai nom de P... étant connu, on convoque sa mère ; comme cette fille est mineure, elle n'est pas inscrite et le dossier C... est annulé.

On a informé le Procureur de la République que C... avait été condamnée à tort et que le jugement s'appliquait à P... et qu'il y avait lieu de le rectifier, ce qui eut lieu.

Quant à P... elle a été inscrite sur les registres de la prostitution, sous son vrai nom, le 26 janvier 1880 ; elle avait, à ce moment, plus de vingt et un ans.

Peut-on imaginer situation plus dramatique que celle de Mlle C... dont la vie consacrée à Dieu est vouée à la prière et aux œuvres religieuses, et dont le nom a pu figurer dans les dossiers de la prostitution réglementée !

Lorsqu'une fille est inscrite, il lui est délivré, par l'administration, une carte où sont indiqués les jours des visites. C'est à des jours fixés à l'avance que la femme en carte doit se rendre au dispensaire.

Lorsqu'elle a été examinée et trouvée saine, on indique, sur la carte, le jour de la visite qui est sanctionné par l'application du timbre du dispensaire. Les dates doivent être portées sur des livres spéciaux par un des médecins qui applique également sur la carte le timbre enregistreur du dispensaire. Les visites ont lieu tous les quinze jours, à date fixe. Avec la carte, on remet, dans les bureaux, une feuille spéciale qui mentionne les obligations et les défenses imposées aux femmes inscrites. Voici ces pièces, avec l'indication spéciale, suivant que la visite doit avoir lieu au commencement ou à la fin des quinzaines :

PRÉFECTURE DE POLICE   (Mod. 49.)

1re DIVISION — 2e BUREAU — 3e SECTION

OBLIGATIONS & DÉFENSES IMPOSÉES AUX FEMMES PUBLIQUES

Les filles publiques en carte sont tenues de se présenter, une fois au moins tous les quinze jours, au dispensaire de salubrité, pour être visitées.

Il leur est enjoint d'exhiber leur carte à toute réquisition des officiers et agents de police.

Il leur est défendu de provoquer à la débauche pendant le jour; elles ne pourront entrer en circulation sur la voie publique, qu'une demi-heure après l'heure fixée pour le commencement de l'allumage des réverbères, et, en aucune saison, avant sept heures du soir, et y rester après onze heures.

Elles doivent avoir une mise simple et décente qui ne puisse attirer les regards, soit par la richesse ou les couleurs éclatantes des étoffes, soit par les modes exagérées.

La coiffure en cheveux leur est interdite.

Défense expresse leur est faite de parler à des hommes accompagnés de femmes ou d'enfants, et d'adresser à qui que ce soit des provocations à haute voix ou avec insistance.

Elles ne peuvent, à quelque heure et sous quelque prétexte que ce soit, se montrer à leurs fenêtres, qui doivent être tenues constamment fermées et garnies de rideaux.

Il leur est défendu de stationner sur la voie publique, d'y former des groupes, d'y circuler en réunion, d'aller et venir dans un espace trop resserré, et de se faire suivre ou accompagner par des hommes.

Les pourtours et abords des églises et temples, à distance de vingt mètres au moins, les passages couverts, les boulevards de la rue Montmartre à la Madeleine, les Champs-Élysées, les jardins et abords du Palais-Royal, des Tuileries, du Luxembourg, et le Jardin des Plantes leur sont interdits. L'Esplanade des Invalides, les quais, les ponts, et généralement les rues et lieux déserts et obscurs leur sont également interdits.

Il leur est expressément défendu de fréquenter les établissements publics ou maisons particulières où l'on favoriserait clandestinement la prostitution, et les tables d'hôte, de prendre domicile dans les maisons où existent des pensionnats ou externats, et d'exercer en dehors du quartier qu'elles habitent.

Il leur est également défendu de partager leur logement avec un concubinaire ou avec une autre fille, ou de loger en garni sans autorisation. Dans le cas où elles obtiendraient cette autorisation, il leur est expressément interdit de se prostituer dans le garni.

Les filles publiques s'abstiendront, lorsqu'elles seront dans leur domicile, de tout ce qui pourrait donner lieu à des plaintes des voisins ou des passants.

Celles qui contreviendront aux dispositions qui précèdent, celles qui résisteront aux agents de l'autorité, celles qui donneront de fausses indications de demeure ou de noms, encourront des peines proportionnées à la gravité des cas.

AVIS IMPORTANT. — Les filles inscrites peuvent obtenir d'être rayées des contrôles de la prostitution, sur leur demande, et s'il est établi par une vérification, faite d'ailleurs avec discrétion et réserve, qu'elles ont cessé de se livrer à la débauche.

1895   { *A...*   *Alice*

Les visites auront lieu le 1er et le 16 de chaque mois.

Lorsque la visite tombera un **DIMANCHE** ou un **JOUR FÉRIÉ**, elle sera remise au lendemain.
Les jours fériés sont : le 1er Janvier, le Mardi-Gras. le Vendredi-Saint, le Lundi de Pâques, l'Ascension, le Lundi de la Pentecôte, le 14 Juillet, le 15 Août, la Toussaint et la Noël.

MOIS	1re QUINZAINE	VISA	2e QUINZAINE	VISA
Janvier.	1	disp	16	disp
Février.	1	disp	16	disp

1896   { *V...*   *Louise*

Les visites auront lieu le 15 et le 30 de chaque mois.

Lorsque la visite tombera un **DIMANCHE** ou un **JOUR FÉRIÉ**, elle sera remise au lendemain.
Les jours fériés sont : le 1er Janvier, le Mardi-Gras, le Vendredi-Saint, le Lundi de Pâques, l'Ascension, le Lundi de la Pentecôte, le 14 Juillet, le 15 Août, la Toussaint et la Noël.

MOIS	1re QUINZAINE	VISA	2e QUINZAINE	VISA
Janvier.	15	disp	30	disp
Février.				

Dans les obligations, trop nombreuses, imposées aux filles inscrites, il y en a de bien surannées, que l'on pourrait facilement faire disparaître. Ce qui me paraît le plus indispensable, c'est l'*Avis important* qui termine cette feuille. On indique dans quelles conditions les filles enregistrées peuvent être rayées des contrôles de la prostitution.

Il serait très utile que cet avis fût signalé à l'attention des filles, d'une façon toute spéciale. Il devrait être imprimé en très gros caractères, et avec une encre de couleur voyante, de manière à frapper les yeux et l'esprit. Au lieu de se trouver sur une feuille volante qui se perd trop aisément, il devrait figurer dans un carnet ou livret particulier que l'on égarerait moins facilement. Je souhaiterais même qu'il fît partie intégrante de la carte ; il passerait ainsi sous les yeux de la fille inscrite, au moins deux fois par mois. En indiquant, d'une façon spéciale, aux prostituées le moyen de sortir de leur triste situation, pour rentrer dans la vie de l'honnêteté et du travail, on provoquerait des réflexions qui pourraient être salutaires et déterminer d'énergiques résolutions chez celles qui ne sont pas dénuées de sens moral. Il faut que la prostituée sache qu'elle n'est pas rivée à jamais à cette existence déshonorante. Il serait nécessaire, lorsque la carte est délivrée à une fille, qu'on lui fît remarquer *avec insistance* qu'elle sera rayée des cadres de la prostitution, le jour où elle sera sérieusement décidée à reprendre la vie régulière de l'ouvrière. Si j'insiste, d'une façon particulière, sur ce point, c'est que j'ai observé, dans plusieurs circonstances, des femmes qui, depuis un an ou deux ans, avaient renoncé à la prostitution pour reprendre les habitudes des ouvrières tranquilles, et qui, néanmoins, se rendaient régulièrement à la visite du dispensaire, ne sachant pas qu'elles pouvaient obtenir leur radiation.

L'administration facilite cependant les radiations, dans une large mesure. Je dois même ajouter que lorsqu'elle apprend que d'anciennes filles ont renoncé à la prostitution, elle ferme les yeux et évite de les tourmenter, bien qu'elles n'aient pas demandé et obtenu régulièrement leur radiation. C'est ce qui explique le nombre considérable des filles *disparues* que l'on ne recherche pas, que l'on ne tracasse pas, parce qu'elles sont retournées à une vie régulière et normale. En agissant ainsi on se conforme, du reste, aux instructions très sages données par M. Gigot. Voici, à ce sujet, les recommandations prescrites :

« La recherche des filles *disparues* doit être faite avec la plus grande circonspection.

« Les inspecteurs devront se borner, à l'égard des filles disparues qui seraient rentrées dans leur famille, qui se livreraient à un travail honnête ou qui ne paraîtraient plus tirer leurs moyens d'existence de la prostitution publique, à faire connaître, par un rapport particulier, la situation actuelle de ces femmes.

« Ils n'amèneront au Bureau administratif que les filles *disparues* qui seraient trouvées dans des maisons de tolérance, chez des filles publiques ou dans des lieux publics ouverts à la prostitution, et celles qui, rencontrées sur la voie publique, dans une maison garnie ou particulière, ne seraient dans aucun des cas d'exception sus-énoncés. »

Les différentes causes de la radiation sont : 1° radiation par la mort; 2° radiation pour cause de mariage ; 3° radiation parce que les femmes ont trouvé quelqu'un qui fournit à leur entretien; 4° radiation parce que les femmes ont recommencé à travailler. Il y a, en outre, les femmes qui sont *disparues*. Les motifs de la disparition des femmes sont variables : quelques-unes sont parties pour la province, avec ou sans passeport; d'autres ont renoncé à la prostitution. Il y en a également un certain nombre figurant dans la catégorie des disparues qui continuent néanmoins leur métier de prostituées et négligent de se rendre à leur visite. Il y a, par suite, suivant les motifs de la radiation, une radiation définitive et une autre, qui est provisoire. Voici l'indication des radiations qui ont eu lieu de 1878 à 1887.

Radiations de 1878 à 1887.

		1878	1879	1880	1881	1882	1883	1884	1885	1886	1887
Radiations définitives	par décès.........	61	50	46	34	39	39	39	43	22	18
	par mariage......	10	14	1	2	4	8	13	9	6	8
	comme ayant des moyens d'existence	16	40	6	27	16	11	»	14	3	4
	comme vivant de leur travail.......	23	32	41	28	21	3	6	5	9	18
	TOTAL...	110	136	94	91	80	61	58	71	40	48
Radiations provisoires	disparues.........	1.733	1.589	1.757	1.524	1.419	1.505	985	2.003	2.223	2.503

Comparativement à ce tableau, nous pouvons indiquer les radiations des deux dernières années :

1894.

Radiations par décès	11	
— par mariage	16	835
— par reprise du travail	14	
— disparues	794	

1895.

Radiations par décès	11	
— par mariage	25	1.523
— par reprise du travail	31	
— disparues	1456	

Le mariage est une des causes de la radiation. Il y a, tous les ans, un certain nombre de femmes qui échappent à la prostitution par le mariage. Dans la période décennale, le chiffre le plus fort est de 14 pour l'année 1879, mais il devient plus considérable plus tard et, en 1895, il est de 25. Il semble étrange que ces malheureuses filles trouvent des hommes disposés, non seulement à les retirer de la fange, mais encore à les épouser.

Il y a là certainement un de ces phénomènes psychologiques qui rentrent dans les bizarreries du caractère humain. Ces excentricités s'expliquent par la passion qu'un homme peut éprouver pour la femme, quelque bas tombée qu'elle soit. Le milieu social, plus ou moins élevé, dans lequel on a vécu, n'est pas toujours un frein suffisant pour empêcher de pareilles folies. Quand des fils de famille ont eu la faiblesse d'épouser des filles entretenues, prostituées élégantes qui avaient laissé des traces de leur passage dans tous les cabarets à la mode, on s'explique que des ouvriers n'aient pas hésité à chercher une compagne parmi les prostituées. J'ai signalé, dans le chapitre premier, les aventures d'une femme, aussi connue à Paris comme prostituée que comme proxénète, qui a trouvé, dans les dernières années de sa vie, un jeune homme de bonne volonté et de famille honorable, qui n'a pas hésité à l'épouser. Celui-là a vendu son nom, déterminé par le sentiment le plus bas, le désir d'avoir de la fortune, trouvant, comme l'empereur Vespasien, que l'argent, quelle que soit son origine, sent toujours bon ; mais combien d'autres ont été guidés par des impressions, en apparence plus élevées! Tel a cédé à un sentiment d'ordre supérieur, qui le poussait à vouloir réhabiliter une créature tombée; tel autre a été entraîné par la passion brutale, qui avait pris possession de tout son être, au point de faire taire la froide raison. Pour beaucoup, il y a eu dans une pareille détermination, l'acte inconscient d'un homme qui cherche une compagne, sans se soucier du milieu où il la trouve.

Il n'y a pas à prétendre que les hommes qui ont donné leur nom à une prostituée l'aient fait par ignorance de la situation spéciale de cette femme. Cela a pu arriver à certains, de la bonne foi desquels on a abusé; mais, pour la plupart, c'est en connaissance de cause qu'ils sont allés jusqu'au mariage.

Quelques-unes de ces unions n'ont pas marché plus mal que tant d'autres mariages accomplis dans des conditions plus ou moins normales; mais, dans certains cas, ces unions n'ont pas eu une longue durée, le mari reprochant quotidiennement à sa compagne sa vie antérieure; la femme, fatiguée des discussions sans cesse renouvelées, trouvait l'existence en commun insupportable et, pour y échapper, elle se laissait aller à reprendre les habitudes d'autrefois. Il en est, parmi ces prostituées qui, après avoir repris la vie régulière, n'ont fait aucun effort pour conserver cette situation.

Un exemple récent m'a vivement frappé, en raison des circonstances exceptionnelles qui avaient entouré le mariage, puisque le mari est mort sans savoir qu'il avait épousé une prostituée.

Voici le fait : L... Louise, née dans le IIIe arrondissement de Paris, en 1870, s'était livrée à la prostitution clandestine pendant trois ans, lorsqu'elle fut inscrite au mois de mai 1889 et devint une pensionnaire d'une maison de prostitution.

Dans les visites qu'elle faisait à sa grand'mère, elle eut l'occasion de rencontrer, plusieurs fois, un ouvrier tourneur en cuivre, habitant dans la même maison; cet homme, qui ignorait sa situation de fille inscrite, demande à l'épouser. L... s'empresse de quitter la maison de prostitution, pour s'installer chez sa grand'mère. On laisse cet honnête ouvrier dans l'ignorance des antécédents de L... Le mariage eut lieu le 19 septembre 1891, à la mairie du IIIe arrondissement, avec cette particularité que la mariée était habillée en blanc et qu'elle portait des fleurs d'oranger. Le mari meurt le 18 juin 1892. Sa veuve s'est empressée de retourner à ses anciennes habitudes. De nouveau, elle s'est fait inscrire, et à la fin du mois de juin 1892, quelques jours à peine après la mort de son mari, elle était pensionnaire dans une maison publique. Les fleurs d'oranger qui avaient couronné son front étaient restées sans vertu ; la vie régulière et honnête n'avait pas eu d'influence sur ses dispositions.

Si le mariage est, parfois, sans effet sur les destinées futures de ces créatures, il semble que le labeur quotidien, quelque pénible qu'il soit, produise des résultats meilleurs et plus durables. Les femmes qui ont le courage d'abandonner la prostitution, pour reprendre le travail honnête, mettent l'obstination la plus énergique à persister dans leur résolution. Les fatigues, les privations de toute sorte n'ébranlent pas leur détermination. Celles-là ont horreur de leur vie passée et plutôt que de recommencer cette existence de débauche, elles n'hésiteraient pas à avoir recours au suicide. C'est à ces malheureuses, à ces vaillantes, qu'il faudrait tendre une main bienveillante et secourable !

A la carte actuelle, on devrait substituer un carnet ou livret spécial, avec photographie de la personne inscrite. On serait sûr, dans ces conditions, qu'il n'y a pas substitution de personne et qu'une fille saine, mais remplie de bonne volonté, ne se présente pas à la visite du dispensaire, au lieu et place d'une camarade dont la santé pouvait être douteuse.

Le carnet contiendrait en grosses lettres et en caractères distinctifs l'avis essentiel qu'on peut être rayée des cadres de la prostitution, dans les conditions mentionnées plus haut. Ce carnet qui porterait la mention régulière des visites du dispensaire, pourrait avoir un signe distinctif, appelant l'attention du médecin, lorsque la femme a été reconnue syphilitique et qu'elle est dans la période de la transmission possible d'accidents spécifiques. Pour la femme en carte, comme pour la femme en maison, ce signe spécial aurait pour résultat une investigation plus minutieuse de la part du médecin, puisque cette femme doit rester suspecte pendant une période déterminée.

Ce ne serait pas une difficile innovation que de substituer le carnet avec photographie à la carte actuelle. Ce mode de faire existe dans la plupart des États où la prostitution est soumise à la réglementation. Il serait également nécessaire de visiter les prostituées plus fréquemment. Les filles en maison devraient être soumises à l'examen médical deux fois par semaine ; les filles en carte devraient être dans l'obligation de se rendre régulièrement au dispensaire une fois par semaine, à jour fixe. On verra plus loin qu'en Allemagne, en Autriche, en Roumanie, en Russie les prostituées sont visitées deux fois par semaine.

III

Dans la question de la prostitution, c'est la réglementation et l'inscription qui dominent toute la situation. Il est indispensable d'apporter dans l'examen de cette matière les soins les plus minutieux en faisant connaître l'opinion de beaucoup de ceux qui n'ont pas reculé devant l'étude de ce grave problème.

Récemment, M. le garde des sceaux Trarieux (1), dans la discussion du projet de loi sur la prostitution, disait au Sénat, après avoir fait remarquer que le législateur devait tenir compte des passions, même des passions mauvaises : « La question est vieille comme le monde. Nous la trouvons traitée dans le Deutéronome ; les pères de l'Église s'en sont expliqués et saint Augustin lui-même, *de ordine*, dit que supprimer les courtisanes serait mettre partout le désordre. » Cette parole de saint Augustin ayant été mentionnée dans beaucoup des ouvrages qui ont été consacrés à cette étude spéciale, il semble nécessaire de donner intégralement le passage tiré du livre de ce savant père de l'Église : « Quoi de plus abject, quoi de plus vain, quel mélange plus complet de beauté et de laideur que les courtisanes, les marchands de femmes et tous les autres fléaux de ce genre ? Supprime les prostituées, les passions bouleverseront le monde ; donne-leur le rang des femmes honnêtes, l'infamie et le déshonneur flétriront l'univers. C'est pour cela que cette race, la plus impure par sa vie et ses mœurs, appartient en même temps, de par les lois de l'harmonie, à la condition la plus vile (2). »

Cicéron (3) dit de son côté : « Si quelqu'un pense qu'il faille

(1) *Journal officiel* du 29 mai 1895.
(2) *Saint Augustin, de ordine*, lib. II. cap. iv, § 12 (*Pathologiæ*, tomus XXXII, *Accurante*, J. P. Migne, 1845).
(3) *Oratio pro Cœlio*, XX.

défendre à la jeunesse tout commerce avec les prostituées, je ne puis nier que celui-là soit un homme très austère ; mais ses principes s'accordent trop peu avec notre siècle ou même avec la coutume et la tolérance de nos ancêtres. Quand donc, en effet, s'est-on abstenu de ce commerce ? Quand l'a-t-on blâmé ? Quand ne l'a-t-on pas permis ? »

Horace (1), à son tour, s'exprime ainsi : « Il est des gens qui ne veulent caresser que des matrones, revêtues de la longue robe dont la bordure de pourpre traîne sur les talons ; d'autres, au contraire, n'ont de goût que pour les pensionnaires d'un lupanar infect.

« Un homme connu sortait un jour d'un de ces lupanars : « A la bonne heure, lui dit le sage et divin Caton, c'est là que les hommes jeunes doivent descendre quand d'infâmes désirs gonflent leurs organes ; mais il est déloyal de chevaucher la femme d'autrui. »

Après ces citations empruntées à quelques-uns des écrivains de l'antiquité, il est utile de mentionner les opinions des auteurs modernes. En France, à quelques rares exceptions près, les médecins et les syphiligraphes, en particulier, sont partisans de l'inscription. Beaucoup de philosophes sont du même avis. Nous allons mentionner l'opinion de quelques-uns des écrivains modernes.

Dans le congrès international médical de 1867, le Dr Maugeot dit : « Au nom des intérêts les plus élevés, nous tenons pour les plus grandes rigueurs dans les mesures administratives, non seulement pour les femmes publiques et soumises, mais vis-à-vis de ce qui touche plus ou moins à la prostitution clandestine. Toute cette catégorie appartient, selon nous, aux établissements insalubres et doit subir la réglementation. »

En parlant de l'inscription, le Dr Rollet a écrit : « Elle est la base de toute organisation ayant pour but soit la répression morale, soit l'assainissement de la prostitution. Il est impossible, en effet, de soumettre les prostituées à une surveillance régulière et à des visites sanitaires, sans les avoir sous la main, c'est-à-dire sans que leur nom, leur domicile et leur état civil soient couchés sur un registre de police. »

Nous trouvons émise dans le livre du Dr Mireur (2) l'opinion

(1) Satire 2.
(2) *La syphilis et la prostitution*, page 219. 1875, G. Masson, éditeur.

suivante sur la prostitution : « L'histoire des siècles passés sera l'histoire des siècles à venir. La prostitution a été de tout temps, elle sera toujours. Destinée à survivre aux poursuites dont elle deviendra l'objet, elle restera attachée à l'humanité comme une plaie incurable. Résignons-nous donc à la considérer comme une nécessité malheureuse, mais indestructible. »   -

Maxime du Camp (1) donne l'avis suivant, au point de vue de l'inscription : « Ces femmes qui se sont placées elles-mêmes hors de la moralité, ne doivent-elles pas, au nom d'un intérêt supérieur et sans danger pour le respect impérieusement dû à la liberté individuelle, être mises hors la loi? Elles ont fait retour à la vie purement animale : sont-elles dignes de jouir des garanties de la vie civilisée qu'elles outragent? Il faut que l'administration compétente puisse inscrire d'office toute fille insoumise malade ou qui aura été surprise en récidive flagrante de faits de débauche. »

Le Dr Martineau (2) s'attache à démontrer que la prostitution, étant un métier, doit être réglementée comme les industries insalubres. Sa thèse, soutenue avec beaucoup d'énergie et de logique, doit être reproduite dans ses lignes principales : « La prostitution est un métier, aussi bien pour les femmes enrôlées dans les maisons publiques, les femmes en carte, soumises au contrôle de la police, que pour les femmes qui, quelle que soit leur vie sociale, se livrent à la prostitution clandestine, à la seule fin de gagner leur vie, d'augmenter leur salaire, d'y trouver des compléments pécuniaires pour satisfaire leur luxe.

« C'est un métier alors que la femme cherche, non un moyen de gagner honnêtement sa vie, mais des facilités de se prostituer plus facilement en se plaçant dans les brasseries, dans les restaurants, en établissant des boutiques de parfumerie, de papeterie, de parapluies, d'articles de Paris, de cabinets de lecture, etc., etc.

« C'est un métier, alors qu'elle va se livrer dans ces maisons de passe, si nombreuses à Paris, non pour satisfaire ses passions sexuelles, mais pour augmenter son luxe et ses moyens de briller.

« A ce titre, elle doit, comme tous les métiers, être soumise aux lois et règlements que l'hygiène commande, que la police communale ou générale surveille. Elle doit notamment, suivant la loi *de*

(1) *Paris, ses organes, ses fonctions et sa vie*, tome III, page 490.
(2) *La prostitution clandestine*, 1885, pages 163, 164, 165.

commodo et de l'incommodo, être entourée des garanties effectives d'une surveillance attentive et assidue; elle doit être soumise, en un mot, à la réglementation, à la surveillance que la police communale applique à l'industriel, au commerçant, au négociant qui, sous peine d'amendes, de prison, ne peuvent établir des industries nuisibles et dangereuses à la santé individuelle ou générale, vendre des produits avariés ou falsifiés, introduire dans le pays des denrées, des aliments susceptibles de propager des affections contagieuses, des affections parasitaires.

« Toutes les industries nuisibles à la santé publique, à la santé des habitants, telles que les professions insalubres, les fabriques de noir animal, etc., sont soumises à des lois et règlements. Pourquoi donc la femme se livrant à la prostitution, profession nuisible au premier chef, puisqu'elle est un foyer immense de maladies, d'affections contagieuses, échapperait-elle à la loi, aux règlements de police? Pourquoi les industriels qui facilitent la prostitution clandestine seraient-ils à l'abri des sévérités de la loi?

« La syphilis n'est-elle pas aussi nuisible, aussi malfaisante pour la santé publique que les industries signalées plus haut? N'exerce-t-elle pas une influence pernicieuse non seulement sur l'individu, mais encore sur la nation, alors qu'elle entrave la reproduction, la génération, qu'elle produit l'abâtardissement, la dégénérescence de la race? Il suffit pour cela de rappeler les nombreux avortements que la syphilis provoque, la nombreuse mortalité qui atteint les enfants issus de parents syphilitiques, les maladies générales constitutionnelles ou diathésiques qui se développent chez les descendants des syphilitiques.

« La prostitution clandestine, ainsi que toute industrie frauduleuse, doit être poursuivie, doit être défendue; cette industrie est des plus dangereuses, puisqu'elle compromet, jusqu'à un certain point, l'existence de la nation entière, en facilitant la propagation de la syphilis. »

On ne saurait mieux dire. La prostitution doit être considérée comme une profession d'une nature particulière. Lorsque la femme fait le métier de prostituée, elle fait commerce de son corps, qu'elle livre au premier venu, pendant une période qui varie suivant des conventions acceptées de part et d'autre. Son corps est une marchandise qu'elle vend plus ou moins cher, suivant qu'il a des qualités plus ou moins reconnues. La prostituée qui trafique de son corps comme d'une denrée fait un commerce public reconnu par elle et reconnu par tout le monde. Ne doit-elle pas, dans ces conditions, être soumise à certaines règles auxquelles sont soumis les marchands de produits plus ou moins sains? La prostitution est une industrie nuisible, puisqu'elle peut être la cause de maladies contagieuses; elle doit, par suite, comme tous les métiers nuisibles, être atteinte par les ordonnances de police.

J'ai fait connaître en 1888 (1), ce qui s'était produit en 1887, à l'Académie de médecine de Belgique, à l'occasion de la discussion sur la prostitution; il n'est pas inutile de rappeler que l'Académie de médecine de Belgique, dans sa séance du 29 octobre 1887, a voté à l'unanimité des membres présents, une série de propositions dont la plus importante est la première, qui assure, en définitive, la nécessité scientifiquement reconnue de la réglementation de la prostitution; elle est ainsi conçue :

« L'Académie estime que la réglementation de la prostitution est nécessaire pour restreindre la propagation des maladies vénériennes. »

Dans le résumé de la discussion de l'Académie de médecine de Belgique, j'ai eu soin de développer l'idée soutenue par le Dr Martineau que la prostitution doit être considérée comme une profession spéciale et que la femme qui se prostitue vend son corps, comme elle vendrait une marchandise quelconque et qu'elle doit, par suite, être astreinte à des règlements particuliers.

Dans une revue (2) créée spécialement pour combattre la réglementation, nous avons trouvé un document important : c'est un rapport dû à la plume de M. Jeanhenry, ancien procureur général suisse, chargé d'être l'interprète d'une commission législative instituée pour examiner un projet de code pénal. Nous croyons devoir donner quelques extraits de cet important travail qui renferme sur la prostitution des développements d'une grande portée :

« La prostitution est vieille comme le monde. Elle a été pratiquée dans tous les temps, sur toutes les latitudes et dans tous les pays. En outre, elle n'a pas toujours eu le mauvais renom dont elle

---

(1) *La prostitution devant l'Académie de médecine de Belgique*, Paris, Asselin et Houzeau, éditeurs.

(2) *Revue de morale progressive* (août 1892).

jouit aujourd'hui. Dans l'antiquité grecque, la courtisane était respectée à l'égal de la mère de famille. Elle remplissait un rôle et exerçait une véritable fonction sociale. La débauche était, comme on le sait, pratiquée dans les temples de Corinthe, de Paphos et autres lieux. Et les femmes ainsi destinées à la prostitution sacrée, qui était en rapport direct avec le culte des divinités païennes, ne sont que le prototype des prostituées de nos jours.

« Il était réservé à la société moderne de faire de la prostitution un vice et de poursuivre de son mépris, mais non toutefois de son dédain — ce qui aurait peut-être mieux valu — les femmes qui en vivent. L'augmentation croissante de la population, les difficultés de la vie, l'amour du plaisir et de la sensualité, les raffinements de la civilisation, les habitudes d'oisiveté et de luxe, l'insuffisance des salaires, ont poussé à une progression effrayante de la prostitution, qui est devenue aujourd'hui un fait social de la plus haute gravité. La santé, la moralité, la vigueur, la virilité des peuples, sont mises par elle en péril. Elle a pris place à côté de l'alcoolisme, comme une des principales questions sociales dont la solution s'impose à bref délai et elle fait, en ce moment, l'objet des méditations de tous ceux qui s'intéressent au bien public.

« Mais il serait inutile de se dissimuler que la prostitution est d'autant plus difficile à combattre qu'elle repose sur une véritable loi naturelle. La nature, en effet, dans son désir intense de vivre, n'a rien négligé pour assurer son éternité. Elle pousse de tout son pouvoir, par l'acte générateur, à la procréation de nouveaux êtres et à la perpétuité de l'espèce.

« Dans le monde végétal, dans le monde animal, chez les peuples à l'état d'enfance, le rapprochement des sexes s'opère, suivant cette loi naturelle, avec la plus absolue liberté. Mais plus une société s'affine et se civilise, plus les conventions sociales, les usages, les mœurs, les lois tendent à modifier l'état de nature, ce qui n'était que l'obéissance à une loi naturelle devient un acte répréhensible et défendu par la morale s'il ne s'accomplit pas dans certaines conditions préalablement déterminées. Ainsi, partout où règne la monogamie, l'acte sexuel accompli en dehors du mariage est envisagé comme immoral.

« Or, dans une société aussi compliquée que la nôtre, il n'est malheureusement pas donné à tout homme — car c'est ici que nous entrevoyons le véritable remède — de pouvoir se marier à l'heure voulue par la nature. Entre l'âge de la puberté et celui où la position qu'il s'est faite dans le monde lui permet de prendre femme et de se créer un foyer, le jeune homme ne peut donner satisfaction à ses besoins sexuels qu'en violant les conventions sociales. Le rapprochement des sexes qui se présente comme un besoin physique plus ou moins impérieux, suivant les tempéraments, ne peut se produire que dans des conditions anormales. La prostitution qui n'est pas l'obéissance pure et simple à la loi naturelle du rapprochement des sexes, mais un produit artificiel de la civilisation, est née de ces circonstances. La femme, voyant l'empire que, par ce côté, elle exerçait sur l'homme, s'est fait payer ses services. Au lieu de s'abandonner, elle s'est vendue. Or, du jour où certaines femmes ne se sont plus données, mais vendues, le rapprochement des sexes a cessé d'être pour elles l'obéissance à une loi naturelle, il est devenu *une véritable industrie*, un moyen de vivre et même de s'enrichir.

« A partir de ce moment, la prostituée s'est dégagée de la femme, dont l'homme est devenu doublement tributaire. La prostitution a fini par avoir sa source dans la misère et l'insuffisance du salaire féminin. La question des mœurs vient se perdre ainsi, comme l'affirmait, il n'y a pas longtemps, M. le professeur Ch. Secrétan, dans la question économique, dans la question d'existence. Et, dans les complications grandissantes de notre société, avec ses besoins toujours nouveaux et ses exigences croissantes, il s'est trouvé des gens pour se livrer à l'exploitation systématique de la misère de la femme et des faiblesses sexuelles de l'homme. La prostitution s'est organisée, perfectionnée, affinée, et elle a marché à la conquête du monde. Elle est aujourd'hui reconnue par la plupart des États, qui l'envisagent comme une institution sociale, indispensable aux exigences de la santé publique. A force de vivre avec elle, en contact pour ainsi dire permanent, la société a fini par la tenir réellement pour un « mal nécessaire ». Nous ajoutons que la science médicale a contribué puissamment à ce résultat, en montrant les dangers que faisaient courir à la santé des populations ces rapprochements sexuels anormaux, en insistant pour que des mesures énergiques vinssent arrêter le développement des maladies contagieuses terribles que peut engendrer l'acte sexuel. »

Nous arrêtons ici les considérations, très importantes et très élevées, développées par M. Jeanhenry; mais pourquoi cette contradiction entre ces prémisses et ce qui suit? Après avoir reconnu que la prostitution était une industrie, pourquoi se prononcer cependant contre la réglementation ! M. Jeanhenry arrive à dire que la maison de tolérance est une véritable *institution de l'État*, pour les partisans de la réglementation; qu'elle est surveillée *et protégée* par la police qui la signale à la jeunesse comme un *asile sûr !* Nous aurons à discuter ces assertions lorsque nous réfuterons plus loin la doctrine des partisans de la liberté de la prostitution.

Signalons en opposition, avec ce dernier point de vue, l'opinion très formelle de M. le Dr Reuss (1) : « Loin de gémir, avec certains moralistes, sur le dévergondage et la corruption croissante du siècle, il vaut mieux se réjouir de l'augmentation du nombre des inscriptions qui, quoi qu'on en dise, est une sauvegarde de plus pour la santé publique. »

M. le professeur Fournier, dans son très remarquable rapport à l'Académie de médecine, sur la prophylaxie publique de la syphilis et dans la grande discussion qui en a été la suite, s'est prononcé très nettement pour la réglementation. Je ne veux pas revenir sur ce point spécial, mais il est instructif de publier un extrait d'une leçon professée récemment à l'hôpital Saint-Louis, leçon qui montre la gravité de la syphilis et la nécessité d'une barrière à opposer à son envahissement général (2). « Quel est donc l'intérêt pratique qui se rattache aux grandes annexions cliniques qu'a faites ou est en train de faire la syphilis, depuis une quinzaine d'années, telles que le tabès, la paralysie générale et autres? A mon sens, cet intérêt est de montrer la syphilis pour ce qu'elle est véritablement, de la montrer plus chargée d'accidents et d'accidents graves, plus redoutable, plus dangereuse qu'on ne le suppose généralement; et, comme conséquence, de nous inviter, jusqu'à nous forcer la main (si je puis parler ainsi), à nous prémunir et à nous protéger contre elle plus efficacement que nous ne l'avons fait jusqu'à ce jour. En toute logique, on mesure à la gravité d'un danger l'intérêt qu'on peut avoir à s'en défendre. Or, la syphilis étant reconnue plus grave qu'on ne se la représentait jusqu'à présent, peut-être bien cela aura

(1) *Loco citato,* page 11.
(2) *Bulletin médical* (3 mai 1893, page 409).

pour résultat de conduire les médecins à la traiter mieux et plus sévèrement, plus longuement qu'ils ne la traitent encore aujourd'hui ; peut-être bien cela donnera-t-il l'éveil à l'administration préfectorale, qui ne s'en préoccupe plus guère, au point de vue prophylactique, et à nos conseils d'hygiène, qui ne s'en préoccupent jamais. »

Émile Richard, l'ancien président du Conseil municipal de Paris, dans son livre sur la prostitution (1) s'est prononcé pour la réglementation, avec certaines restrictions cependant ; il s'exprime ainsi, au point de vue des inscriptions volontaires : « Ici la question de liberté se trouve singulièrement simplifiée. Si pour jouir des immunités relatives accordées aux prostituées qui acceptent de se soumettre aux prescriptions sanitaires que commande l'hygiène publique, une femme majeure sollicite spontanément son inscription sur les registres de la prostitution publique, nous cherchons en vain en vertu de quel droit on la lui interdirait. Il y a là, en effet, comme une sorte de contrat entre elle et la puissance publique, qui reste maîtresse de fixer les conditions auxquelles elle est admise à exercer son métier, conditions analogues à celles auxquelles sont soumises les industries insalubres en général.

« C'est, du reste, ce qu'admettait parfaitement M. le docteur Georges Martin, qui exprimait au sein de la Commission spéciale de la police des mœurs cette opinion que « le traitement d'office « pouvait être imposé aux prostituées, qui demanderaient leur ins- « cription d'office sur les registres de la police, afin de pouvoir « exercer impunément leur commerce. »

« Ainsi comprise, l'inscription perd ce caractère d'arbitraire qui l'a justement fait réprouver par tant d'excellents esprits. Elle ne devient qu'une simple mesure d'enregistrement, justifiée par la nécessité de connaître les femmes qui, exerçant habituellement la profession de prostituées, doivent être astreintes à des visites sanitaires périodiques, et envoyées à l'hôpital pour y subir un traitement approprié à leur état, lorsqu'elles deviennent dangereuses pour la santé publique. » Nous aurons à revenir sur le livre et les opinions d'Émile Richard, lorsque nous étudierons le point spécial de l'inscription d'office et de l'inscription des mineures.

(1) *La Prostitution à Paris*. Librairie Baillière et fils, 1890, pages 107 et 108.

Tous les médecins qui ont eu à s'occuper de la prostitution clandestine et spécialement de la prostitution des mineures, médecins de Saint-Lazare ou médecins du dispensaire de salubrité, demandent, d'un commun accord, la réglementation et l'inscription.

Tout ce qui se rattache à la prostitution ayant été examiné, avec le plus grand soin, par l'Académie de médecine, en 1888, dans la mémorable discussion qui a suivi le rapport de M. le professeur Fournier, il est de notre devoir d'analyser cette discussion et de faire connaître les opinions des principaux orateurs.

Deux doctrines principales se sont trouvées en présence : l'une, soutenue principalement par le professeur Léon Le Fort qui demandait que l'inscription devînt une peine provisoire et ne fût prononcée que par l'autorité judiciaire; l'autre, qui a eu pour porte-parole le professeur Brouardel, montrait combien il serait malaisé de faire une loi sur la prostitution en attribuant au pouvoir judiciaire seul le droit de prononcer l'inscription des prostituées. Donner quelques extraits de leur discours, c'est révéler clairement les divergences qui se sont produites particulièrement entre la doctrine professée par le Dr Le Fort et la thèse soutenue par M. Brouardel.

Le Fort qui avait étudié, à maintes reprises, cette question a montré une compétence spéciale pour révéler la faiblesse des mesures prises en dehors d'une loi précise. Partisan déterminé de l'inscription, il demandait des garanties particulières et voulait armer l'administration d'un pouvoir qu'il ne croyait trouver que dans l'application d'une décision judiciaire; il désirait, en outre, que l'autorité paternelle qui, trop souvent, fait obstacle à l'action protectrice de l'administration, fût restreinte par l'autorité judiciaire et non par l'autorité administrative. Voici comment il s'exprime à ce sujet (1) : « Quand la police arrête une mineure comme se livrant à la prostitution, par un sentiment des plus louables, elle cherche à la retirer du gouffre où elle s'enlize. Elle prévient directement la famille, lui conseille de rappeler auprès d'elle la mineure égarée; le père assez souvent remercie avec effusion l'administration, demande qu'on s'intéresse à sa fille, mais se garde bien d'envoyer l'argent nécessaire au rapatriement. Trop souvent la fille, déjà profondément viciée, refuse de retourner dans sa famille, et surtout de retourner au travail; elle

____

(1) Discours du 21 février 1888, pages 16 et 17.

continue son métier et après plusieurs récidives, l'administration l'inscrit d'office. Mais alors peut intervenir et intervient souvent l'autorité du père qui s'oppose à l'inscription et a le droit de s'y opposer. »

Dans son discours du 28 février (page 34) Le Fort faisait connaître complètement son opinion sur la question de l'inscription; il s'exprimait ainsi :

« L'inscription doit pouvoir être volontaire. En fait, elle l'est quelquefois, et un certain nombre de femmes, considérant l'inscription comme une autorisation de se livrer à la prostitution, se présentent d'elles-mêmes au bureau des mœurs.

« J'ai déjà dit que cette inscription était souvent refusée quand elle n'était inspirée que par la misère et le désespoir, je n'y reviens pas. Il est évident que pour l'inscription volontaire, il n'est pas besoin de la garantie du pouvoir judiciaire. Ce rôle appartient d'autant mieux au pouvoir administratif que l'administration a qualité pour intervenir par des conseils, des secours matériels qui peuvent avoir pour effet de sauver la fille de la prostitution.

« L'inscription doit pouvoir être imposée aux filles exerçant la prostitution clandestine ; cela ne saurait faire matière à discussion, nous sommes tous d'accord à cet égard ; mais à quel pouvoir doit être confié l'inscription? » Le Fort se prononce pour le pouvoir judiciaire. Des citations que je viens de faire, il ressort bien nettement la nécessité reconnue par lui de l'inscription *imposée* aux prostituées clandestines.

M. le professeur Brouardel avec sa lucidité habituelle, avec son sens pratique et sa profonde connaissance des difficultés inhérentes aux questions judiciaires, après avoir fait repousser l'idée, admise par la commission de l'Académie, d'assimiler la prostitution à un délit, a montré combien il serait malaisé d'obtenir une loi qui déciderait l'inscription des filles sur les registres de la prostitution. Pour tourner la difficulté, il a demandé à ses collègues de solliciter le vote d'une loi de police sanitaire contre la prostitution. En donnant quelques extraits de sa dissertation, nous montrerons les divergences existant entre son opinion et la manière de voir de Le Fort.

« Je vous prie (1) donc instamment de rester sur le terrain mé-

_____

(1) *Bulletin de l'Académie* (séance du 13 mars 1888), page 381.

dical en demandant une loi sanitaire, parce que le syphilis est un danger public, parce que c'est une maladie contagieuse. Ce qui distingue une loi sanitaire, c'est qu'elle est confiée à des agents spéciaux ayant une compétence spéciale, c'est que l'exécution est immédiate et que si la personne vis-à-vis de qui les mesures ont été prises les croit injustes, celle-ci peut en appeler devant les tribunaux. Nous en avons un modèle dans la loi de 1822 sur les épidémies venant du dehors. Ce sont des agents spéciaux qui l'appliquent, et nonobstant appel. Ceux qui sont punis peuvent aller en appel, et le tribunal se montre toujours très indulgent. Faites la même chose pour les prostituées et vous éviterez ainsi d'encombrer les tribunaux qui auraient non seulement à prononcer l'inscription des filles, mais encore à renouveler tous les ans ce jugement. »

Et plus loin :

« Quoi qu'il en soit, je crois que la commission pourrait se déclarer satisfaite si nous étions d'accord pour demander que lorsqu'une fille est signalée par la police, elle soit inscrite sur les registres, sauf pour la fille à en appeler devant un tribunal, qui confirmerait ou désapprouverait la mesure.

« Ainsi, l'administration resterait chargée de réprimer la provocation, de réglementer l'exercice de la prostitution, de séquestrer les filles malades pendant le temps nécessaire à la guérison des accidents transmissibles, et l'autorité judiciaire n'interviendrait que pour déclarer, si la fille proteste de son innocence, qu'elle doit être inscrite temporairement. » En ce qui concerne les mineures, il ajoute : « Il y a là une difficulté d'autant plus grave que ce sont les mineures surtout qui donnent la syphilis, bien plus que les vieilles prostituées, qui ont depuis longtemps franchi les étapes où la maladie se communique. »

L'éloquence persuasive du Doyen de la faculté de médecine a entraîné la conviction de l'Académie qui, parmi les résolutions adoptées a voté les propositions suivantes :

Article 4. — Ces divers ordres de provocations ayant pour conséquence la dissémination des maladies syphilitiques, l'Académie réclame des pouvoirs publics une *loi de police sanitaire* réglant et fortifiant l'intervention administrative, en particulier à l'égard des mineures et permettant d'atteindre la provocation partout où elle se produit.

Article 5. — La sauvegarde de la santé publique exige que les filles se livrant à la prostitution soient soumises à l'inscription et aux visites sanitaires.

Article 6. — Si l'inscription n'est pas consentie par la fille à laquelle l'administration l'impose, elle ne pourra être prononcée que par l'autorité judiciaire.

M. le sénateur Th. Roussel était venu appuyer de son autorité morale la thèse soutenue par M. Brouardel, avant que l'Académie eût adopté les propositions que nous venons de mentionner. Son intervention dans la discussion avait aussi pour but de montrer que le grand danger de la propagation de la syphilis résidait dans la prostitution clandestine des mineures; il engageait l'Académie à exercer une influence salutaire sur la prostitution en suggérant des mesures préventives; il disait en effet (1) : « Il peut être remédié par la loi, à ce que *ce mal nécessaire de la prostitution* a de plus douloureux pour notre société et de plus redoutable pour la propagation de la syphilis : je parle de la prostitution clandestine des mineures. » Après avoir analysé les causes multiples de la prostitution des mineures, après avoir signalé l'incurie des parents, incurie qui contribue, pour une large part, au développement de cette situation; après avoir montré le nombre toujours croissant des recrues que les mineures fournissent à la prostitution clandestine, M. le Dr Roussel proposa une disposition spéciale qui pourrait être insérée dans une loi sur la prostitution; elle est ainsi conçue : « *Toute* (2) *mineure de plus de seize ans rencontrée dans un état habituel de prostitution est conduite devant le juge de paix qui décide, suivant les circonstances, si elle doit être : soit remise en liberté, soit rendue à ses parents, soit placée, par les soins de l'administration, dans un établissement approprié à sa réformation morale, soit à raison de son état de santé, soumise à telles autres mesures qui seraient reconnues nécessaires dans l'intérêt de la santé publique.* »

A l'appui de cette disposition spéciale M. Roussel s'exprime de la façon suivante :

« Il n'est pas nécessaire d'expliquer comment la diversité prévue des décisions du juge correspond à la différence des situations des mineures. Le juge peut se trouver et se trouvera trop souvent en présence d'une prostituée de dix-neuf ou vingt ans, tout à fait adulte

____

(1) *Bulletin de l'Académie de médecine* (séance du 13 mars 1888), page 385.
(2) *Loco citato,* pages 392 et 393.

au physique et au moral, faite à son métier, l'exerçant de son plein gré, incapable d'en apprendre un meilleur, peu susceptible d'une réformation qui exigerait d'ailleurs un temps moins court que celui qui sépare de la majorité civile.

« Dans ces cas, le juge ne peut que rendre la jeune prostituée à la liberté, c'est-à-dire à la prostitution, non toutefois sans prendre les garanties voulues pour la santé publique : *l'examen médical et l'inscription*. Prise ainsi à bon escient, par la justice, cette dernière mesure pourra être prise sans remords ; elle le sera sans les inconvénients dont s'est justement préoccupée la commission de l'Académie. Le juge aura de plus l'avantage de se trouver en présence non d'un fait juridiquement insaisissable de provocation publique, mais du fait de prostitution habituelle ; il saura n'atteindre que les mineures dont l'avenir est déjà perdu ; il le fera sans aucun appareil judiciaire et sans les formalités et les difficultés attachées à la constatation et à la punition d'un délit. »

La proposition si importante de M. Th. Roussel ne fut pas discutée à l'Académie de médecine ; mais elle a été reprise par la commission sanitaire du Conseil municipal et Emile Richard, son rapporteur, a demandé que le Conseil émît le vœu que le pouvoir législatif adoptât cette disposition. Depuis, elle a figuré, en partie, dans le projet de M. Bérenger et le Sénat a voté, le 27 juin 1895, un article qui reproduit, en beaucoup de points, la disposition de M. Roussel. Cet article est le suivant :

Article 2. — Tout mineur de l'un ou l'autre sexe, âgé de moins de dix-huit ans, saisi en état habituel de prostitution, sera conduit, après instruction ou enquête, devant le tribunal correctionnel statuant en chambre de conseil, qui ordonnera, suivant les circonstances, sa remise à ses parents, son envoi jusqu'à sa vingtième année, dans les conditions prévues par la loi du 5 août 1850, dans tel établissement de correction, d'éducation ou de réforme, ou telle famille honorable qu'il désignera ou sa remise à l'assistance publique dans les termes de la loi de 1889.

Le Sénat a substitué le pouvoir correctionnel, statuant il est vrai en chambre de conseil, au juge de paix, ce que nous regrettons. Il résulte de ce texte que la mineure au-dessous de dix-huit ans ne pourra pas être inscrite sur les registres de la prostitution, ce qui constitue une règle absolue et uniforme et a l'avantage de ne pas laisser prise à l'arbitraire. L'expression « saisie en état habituel de prostitution » fait disparaître les inconvénients reprochés à l'article 1er du premier projet de la commission que le Sénat a repoussé, parce qu'il a trouvé impossible de définir nettement l'action de se livrer au racolage. Il est évident que les termes adoptés, en deuxième lecture, par le Sénat ne prêtent pas à l'équivoque ; on ne peut pas se tromper ; lorsqu'une personne a été arrêtée plusieurs fois pour actes de prostitution, on a bien le droit de dire, dans ces cas, qu'elle est saisie en état habituel de prostitution. Dans l'article voté par le Sénat, il y a une omission grave, puisqu'il n'est pas question des mineures malades. On peut faire remarquer cependant que le rapporteur de la commission a fait allusion à ce côté spécial, lorsque dans sa réponse à M. le garde des sceaux, en parlant des prérogatives de la Préfecture de police, il a dit : « Tout ce qui concerne la surveillance de la prostitution, tout ce qui touche à la protection de la santé publique, resterait dans son domaine. » C'est reconnaître, que, sous ce rapport, la manière de procéder actuelle est bonne et qu'il n'y a rien à changer ; mais, pourquoi, lorsqu'il s'agit d'une loi spéciale sur la prostitution, laisser dans l'ombre des points qui ont une si grande importance?

M. Georges Berry a eu raison de reprendre la proposition de M. le Dr Th. Roussel ; il l'a adoptée dans toutes ses parties et il l'a reproduite dans l'article 12 du projet de loi, qu'il a soumis à la Chambre des députés ; il dit en effet, comme M. Roussel : « Qu'elle (la mineure) sera, en raison de son état de santé, soumise à telles autres mesures qui seraient reconnues nécessaires dans l'intérêt de la santé publique. »

Ce paragraphe est net, précis, ne fournit pas matière à discussion et ne permet pas de crier à l'arbitraire administratif. Ce serait une heureuse modification au texte voté par le Sénat : il est à souhaiter que la Chambre des députés l'adopte, lorsque le projet de loi du Sénat lui sera envoyé. En décidant que la mineure serait rendue à ses parents ou envoyée dans une maison de correction ou de réforme, la commission du Sénat s'est inspirée des longues délibérations du Conseil municipal.

Nous avons rappelé cette discussion dans le chapitre III de notre livre ; nous avons insisté, d'une façon particulière, dans le chapitre V, sur ce que devrait être l'asile spécial réclamé par le Conseil municipal en faveur des mineures. Nous n'avons qu'à répéter, ce que nous avons dit précédemment : lorsque cet asile existera, médecins, philanthropes, hygiénistes ou administrateurs seront ravis de n'avoir plus à constater l'inscription des prostituées mineures. Mais, jusqu'à la réalisation de ce desideratum, que doit-on faire des mineures qui vivent de la prostitution depuis plusieurs années et qui sont incapables de gagner leur vie autrement qu'en continuant le métier de prostituée, le seul qu'elles connaissent?

C'est là le nœud du problème; aussi tous les membres qui ont pris part à la discussion de l'Académie de médecine, M. le Dr Roussel, comme les autres, ont-ils été unanimes à reconnaître que les insoumises mineures étaient les plus dangereuses des prostituées, au point de vue de la propagation de la syphilis. Presque tous ont demandé leur inscription, pourvu que l'inscription soit décidée par l'autorité judiciaire. La difficulté c'est d'obtenir que le pouvoir judiciaire prenne cette détermination et que la loi lui en donne le pouvoir. Le Fort avait dit, à ce sujet, que la conférence Molé-Tocqueville avait tourné la difficulté en disant dans son article 9 : « Les mineures ne seront jamais inscrites; le fait par elles de s'être prostituées entraînera la détention dans une maison de correction jusqu'à leur majorité. » Ce n'est pas résoudre le problème, car toutes ces filles envoyées en correction deviendront des prostituées, un peu plus tôt ou un peu plus tard. Ce sont ces difficultés qui ont poussé M. le professeur Brouardel et l'Académie, à sa suite, à solliciter une loi de police sanitaire contre la prostitution. La discussion récente du Sénat sur ce sujet a prouvé combien le Doyen de la faculté de médecine avait raison et combien il est difficile de faire une loi complète sur cette matière.

Dans ses délibérations, le Sénat a passé sous silence le point capital de la prostitution; il ne s'est pas occupé de l'inscription des filles qui vivent de la prostitution. En matière de prostitution y a-t-il rien de plus important que l'acte de l'inscription? M. le sénateur Bérenger, dans une de ses harangues au Sénat, se félicite du résultat obtenu par le vote de l'article 2 qui permet désormais d'arracher à la prostitution toutes les filles âgées de moins de dix-huit ans; mais il ne dit pas ce qu'on fera de celles qui ont plus de dix-huit ans et qui auront été saisies en état habituel de prostitution? Il laisse évidemment à l'administration le soin d'en disposer comme elle le fait actuellement en les envoyant devant la commission des mœurs qui décide de l'inscription (1). Ne pas parler de ce grave problème, ce n'est pas le résoudre. On arrache à la prostitution des filles au-dessous de dix-huit ans, mais on ne spécifie rien pour celles qui ont dépassé cet âge?

Pourquoi ne pas dire que ces filles, qui font de la prostitution un métier, doivent être inscrites? Lorsqu'on désire faire une loi sur la prostitution, n'est-il pas indispensable d'étudier tous les points de la question? Passer sous silence ou laisser dans l'ombre le côté le plus important de la prostitution, c'est-à-dire la réglementation et l'inscription, ce n'est pas donner une solution, c'est éluder la difficulté. En pareille matière il y a lieu d'avoir le courage d'examiner tout ce qui se rattache à ce sujet; il faut oser avoir une opinion et se prononcer pour ou contre l'inscription. Il ne convient pas qu'il y ait doute sur ce point. La loi doit être complète. Il ne suffit pas de

(1) Pour révéler la pensée du rapporteur de la commission sénatoriale il est nécessaire de citer ce qu'il dit des droits de l'administration; en réponse à M. le garde des sceaux Trarieux, M. le sénateur Bérenger s'exprime ainsi : « M. le garde des sceaux a supposé évidemment que, du moment que nous demandons un régime légal, nous voulions dépouiller la police du droit d'arrestation; qu'ainsi toute investigation, au point de vue sanitaire, deviendrait impossible. C'est une pure erreur et nous n'avons jamais entendu rien faire de semblable.

« Le flagrant délit sur la voie publique autorise l'arrestation en vertu des principes généraux de nos lois, et nous n'entendons rien y changer.

« La femme qui racole sera donc, comme aujourd'hui, amenée devant l'autorité compétente; elle donnera ses explications. Si, dans les faits recueillis par la police, il y a présomption que des investigations corporelles soient nécessaires, elles auront lieu dans les mêmes termes qu'à l'heure actuelle. » — A une interruption de M. le garde des sceaux qui pose la question de légalité, M. Bérenger répond : « Mais ignorez-vous, M. le garde des sceaux, quels sont les droits de l'administration au point de vue de la santé publique? Est-ce que, par hasard, votre attention n'aurait pas été appelée sur ce point que l'administration a toujours le droit de retenir, quand ce ne serait que pour l'isoler, l'individu dont l'état de contagion est un danger? Est-ce que vous admettriez que l'administration pût laisser en liberté un individu atteint de la rage? A-t-elle besoin d'une loi spéciale et ses attributions générales ne suffisent-elles pas pour retenir dans la maison infectée par le choléra les habitants qui chercheraient à en sortir? Lui conteste-t-on le droit de détenir, de faire garder, tout au moins, dans les hôpitaux, les individus suspects de contagion jusqu'à guérison? — Et les quarantaines? L'arrivée d'un bâtiment venant d'un pays soupçonné d'infection ne donne-t-elle pas légitimement lieu à exercer les mêmes droits, non plus même sur des gens infectés, mais simplement sur des suspects? Le droit de détenir, dans ces matières, existe et a toujours existé; il en est de même en matière de contagion syphilitique. L'ordonnance de 1778 le contient expressément, si je ne me trompe; il a été sans cesse répété et confirmé par toutes les ordonnances de police qui ont été rendues depuis. Nous ne parlons pas de renoncer à ces règles sanitaires. Tout ce qui concerne la surveillance de la prostitution, tout ce qui touche à la protection de la santé publique resterait dans son domaine. Nous ne voulons lui enlever que les attributions pénales dont elle est, en fait, arbitrairement investie. »

dire, en effet, qu'au point de vue de l'inscription, on laisse à la Préfecture de police les prérogatives qu'elle exerçait avant la préparation d'une loi dont on désire l'application.

Qu'est-ce, en définitive, que l'inscription? C'est l'obligation, pour la femme qui vit de la prostitution, d'être soumise à des visites médicales; c'est, pour l'administration, le droit de surveiller l'exercice d'une profession malsaine. L'inscription n'oblige pas la femme à continuer son métier de prostituée; elle peut reprendre une profession honorable, l'exercer sans entraves et se faire ensuite rayer des registres des prostituées, si elle est résolue à vivre en honnête femme.

Pour beaucoup d'écrivains, il semble que l'immoralité de la femme ne commence que du jour où elle est inscrite sur les registres de la prostitution ; mais la dégradation morale n'a-t-elle pas commencé du jour où la femme a vendu son corps comme une marchandise? C'est la prostitution, et non l'inscription, qui constitue la déchéance morale et la flétrissure. L'inscription ne change rien à l'état ordinaire de la personne qui se livre depuis longtemps à la prostitution; il n'y a pour elle qu'une obligation, celle de faire constater l'état de sa santé. Il ne suffit pas d'examiner la question de haut; il faut l'étudier au point de vue terre à terre, en regardant le côté pratique et la triste réalité. La créature humaine qui a choisi la prostitution comme un métier, a dépouillé, depuis longtemps, toute dignité personnelle; qu'elle soit une prostituée numérotée ou une prostituée insoumise, elle n'en reste pas moins une prostituée, dont le relèvement moral est possible, mais malheureusement trop souvent problématique. Les faits parlent plus haut que les théories et fournissent un douloureux enseignement. Prenons, au hasard, quelques exemples dans la multitude de ceux que nous avons observés.

Le 29 mai 1883 a été examinée au dispensaire de salubrité la nommée S... qui avait, à ce moment, dix-huit ans et neuf mois. Cette fille, trouvée plusieurs fois malade, avait été arrêtée *quinze fois* pour actes de prostitution depuis 1880; elle avait donc été saisie en état habituel de prostitution. A chacune de ses arrestations, cette insoumise faisait la promesse solennelle de se bien conduire et de travailler, mais elle recommençait chaque fois à se livrer à la prostitution. Reconduite huit fois, par les soins de l'administration, chez ses parents, elle les avait abandonnés, dès le lendemain de son arrivée. Envoyée, à plusieurs reprises, en correction, elle n'avait modifié en rien ses dispositions mauvaises. Lorsqu'elle a quitté l'infirmerie de Saint-Lazare, elle avait dix-neuf ans ; elle n'a pas été inscrite, mais envoyée encore en correction pour deux mois. En quoi l'inscription aurait-elle porté atteinte à la dignité morale d'une personne vouée, à jamais de son plein gré, à la prostitution?

Le 18 septembre 1883, la fille H..., orpheline âgée de dix-neuf ans, est reconnue atteinte d'accidents syphilitiques au dispensaire ; elle avait été arrêtée, la première fois, pour actes de prostitution, le 19 août 1880. Depuis plus de trois ans, elle n'avait pas cessé de se livrer à la prostitution. La commission des mœurs n'a pas cru devoir inscrire cette fille de dix-neuf ans, qui était syphilitique cependant, parce qu'elle refusait son inscription. Elle a rendu cette personne à la liberté, c'est-à-dire à la prostitution. En quoi l'inscription aurait-elle aggravé la déchéance morale de cette prostituée insoumise?

La fille B..., qui est atteinte d'accidents syphilitiques, a été arrêtée, pour la première fois, à l'âge de quinze ans ; elle n'a pas cessé, du 22 mai 1880 au mois de mars 1887, c'est-à-dire pendant sept ans, de se livrer à la prostitution, à l'exception de quelques semaines passées au Bon Pasteur et dans un refuge. Les bons exemples et les bons conseils n'ont pas modifié ses instincts. Elle a été arrêtée, à plusieurs reprises, notamment en 1885, et il a été constaté au dispensaire qu'elle avait des accidents syphilitiques graves. Elle avait, à ce moment, vingt ans. Comme elle était orpheline, on aurait pu l'inscrire, ce qui n'a pas eu lieu cependant! Elle n'a été inscrite qu'en 1887, lorsqu'elle avait vingt-deux ans. Y avait-il vraiment nécessité d'attendre que cette insoumise syphilitique fût arrivée à sa majorité pour l'obliger à se soumettre aux visites hygiéniques absolument indispensables, en raison de sa situation permanente de prostituée et de son état pathologique si grave?

Tout récemment, au mois de juin 1895, nous avons eu à examiner au dispensaire de salubrité deux jeunes filles qui étaient également dans des conditions spéciales.

Voici une grande et forte fille de dix-huit ans, qui revient de passer six semaines en correction à Nanterre ; elle a été déjà précédemment envoyée en correction trois fois, sans que son état moral se soit modifié. Elle a commencé à se livrer à la débauche à l'âge de treize ans, et, depuis cinq ans, elle a constamment vécu de la prostitution. Elle déclare vouloir continuer à se livrer à ce métier et attend avec impatience qu'on lui délivre une carte de fille inscrite.

Dans le second exemple, il s'agit d'une mineure de dix-sept ans et demi, qui se livre à la prostitution depuis l'âge de douze ans et demi.

Cette jeune fille, qui est à Paris depuis l'âge de quatre ans, a perdu sa mère à l'âge de douze ans et son père, tout récemment. Elle n'a jamais travaillé. Depuis cinq ans, elle a constamment vécu de la prostitution. Elle a été arrêtée huit fois pour racolage et trouvée malade trois fois ; elle a été envoyée deux fois en correction. Bien entendu, elle n'a pas été corrigée, ses instincts sont restés les mêmes ; dès qu'elle était rendue à la liberté, elle recommençait à se livrer à sa vie de désordres. Cette mineure de dix-sept ans et demi, qui n'a plus de parents, déclare vouloir continuer le métier qu'elle exerce depuis cinq ans et demande à être inscrite sur les registres des filles soumises.

La commission de l'inscription fera-t-elle droit à la demande de cette insoumise, tout à fait adulte au physique et au moral? En quoi l'inscription changerait-elle ses habitudes? Elle avoue vivre de la prostitution et est résolue à continuer la même existence ; qu'elle soit ou non inscrite, elle restera donc toujours une prostituée ; seulement, dans un cas, elle sera une prostituée libre de ses mouvements et échappant à tout contrôle médical ; dans le cas d'inscription, elle sera obligée à des visites médicales, qui permettront de surveiller sa santé et l'obligeront à se faire soigner, lorsqu'elle sera malade. En quoi l'inscription portera-t-elle atteinte à la dignité d'une personne qui a pris pour profession la prostitution? Son âge doit-il faire obstacle à ce qu'elle soit inscrite, puisqu'elle continuera la même existence, qu'on l'inscrive ou qu'on la laisse libre? Et si cette personne, comme cela arrive si fréquemment, est atteinte d'accidents syphilitiques, son inscription ne s'impose-t-elle pas, pour sauvegarder la santé publique?

On a beaucoup discuté sur l'âge où il serait possible d'inscrire une mineure ; mais on a toujours négligé de tenir compte du développement physique, souvent plus considérable chez elles que chez beaucoup de filles majeures ; on a négligé de considérer aussi que la syphilis et la prostitution sont, pour la femme, de terribles facteurs d'émancipation !

D'après le projet de loi adopté par le Sénat, les mineures ne peuvent pas être inscrites au-dessous de dix-huit ans; ce projet sera envoyé à la Chambre des députés et sera probablement examiné en même temps que celui qui a été déposé par M. Georges Berry. Il est à souhaiter qu'une décision soit prise en ce qui regarde les mineures.

Pour nous, qui avons vu les désastres occasionnés par la prostitution des mineures et qui avons constaté que, sur un personnel de 4,712 mineures, il y avait eu 2,651 fois des accidents syphilitiques, c'est-à-dire 56,26 pour 100, nous avons bien le droit de déclarer, fort de nos constatations et de nos recherches, que les mineures et spécialement les mineures syphilitiques doivent être inscrites, tant qu'on n'aura pas obtenu l'asile sanitaire réclamé par la sollicitude du Conseil municipal, et tant qu'une loi n'aura pas fixé l'âge où elles peuvent être inscrites.

Pour compléter l'étude sur la réglementation, il nous reste à examiner et à discuter les opinions des partisans de la liberté de la prostitution et des adversaires de l'inscription.

IV

Les filles insoumises ne sont pas plus malades que les prostituées inscrites, disent les partisans de la liberté de la prostitution; ils ajoutent qu'elles ne sont pas plus dangereuses, et ils trouvent, en ce qui concerne leur arrestation, qu'il est inutile d'en saisir un certain nombre, du moment qu'on ne peut pas arrêter toutes les prostituées clandestines. Dans mon mémoire, *Recherches sur les maladies vénériennes à Paris* (1), j'ai démontré que la proportion des maladies vénériennes était plus forte chez les insoumises que chez les filles inscrites, soit qu'on établisse des statistiques comparativement au nombre des femmes ou comparativement au nombre des visites; j'ai eu soin de faire toutes les réserves nécessaires, au point de vue des résultats obtenus par les statistiques, basées sur le nombre des visites, ce qui ne m'a pas empêché, à cette occasion,

____

(1) G. Masson, éditeur, 1890.

d'être l'objet d'attaques assez vives. J'ai montré, cependant, ce que je crois être la vérité, qu'il ne faut pas examiner un seul élément de la question et que c'est en comparant les statistiques qui ont, à la fois, pour base le nombre des femmes visitées et le nombre des visites faites qu'on arrive à la certitude. Le simple bon sens indique que plus on fait des visites, plus on a l'occasion de trouver des malades. C'est pour cela que tous les médecins qui étudient la prostitution et la syphilis préconisent des visites fréquentes ; c'est pour cela aussi que ce facteur important de la question doit être pris en considération. Les statistiques qui se trouvent dans mon livre actuel démontrent bien que, pour être exact, j'ai dû tenir compte et du nombre des unités insoumises et du nombre de fois où elles ont été arrêtées et reconnues malades ; elles démontrent éloquemment la gravité des affections trouvées chez les insoumises, qu'elles soient majeures ou mineures.

Il me paraît superflu d'insister plus longtemps sur ce point. Je dois rappeler, néanmoins, qu'à l'Académie de médecine, dans la discussion sur la prostitution, tous les orateurs, M. Brouardel comme M. Fournier, Léon Le Fort comme M. Le Roy de Méricourt, M. Théophile Roussel, ainsi que Trélat ont été unanimes à signaler les dangers de la prostitution clandestine : ils ont été d'accord pour affirmer que les insoumises, notamment les insoumises mineures, contribuent, dans une large mesure, à la propagation de la syphilis.

Dans une brochure publiée en 1875, M. le Dr Mauriac (1) dit :

« Dans les statistiques des malades qui sont venus à ma consultation de l'hôpital, pendant l'année 1869 et le premier trimestre de 1870, j'ai noté, chaque fois que je l'ai pu, les principales circonstances relatives à la femme. Or, les résultats auxquels je suis arrivé, m'ont démontré, de la manière la plus évidente, que la source incomparablement la plus féconde de la contagion vénérienne, c'est la prostitution clandestine. »

Et plus loin :

« Les malades qui m'ont consulté pendant ces dix-huit mois sont au nombre de 5,008. Eh bien, sur mes 5,008 malades, 4,012 ont été contaminés par des filles insoumises et 733 seule-

____

(1) *Diminution des maladies vénériennes dans la ville de Paris depuis la guerre de* 1870-1871.

ment par des filles soumises. La contagion par les premières est donc cinq fois et demie plus considérable que par les secondes. »

Dans une autre brochure publiée en 1876 (1) M. le Dr Mauriac, à propos des 1,741 syphilitiques qu'il a soignés à l'hôpital du Midi, en 1869 et pendant le premier semestre de 1870, déclare avoir obtenu de 1,633 malades des détails précis sur les femmes qui les avaient contaminés.

« Dans ce nombre, la prostitution clandestine fournit le chiffre énorme de 1,414, tandis que la prostitution inscrite ne donne que le chiffre relativement très faible de 219.

« Il en résulte que l'infection syphilitique par les premières est six fois et demie plus considérable que par les secondes; c'est-à-dire qu'on s'expose six fois et demie plus, en ayant commerce avec une fille insoumise qu'avec une fille soumise. »

Emile Richard (2), dans le livre déjà mentionné, signale, d'après M. Charles Mauriac, les causes et l'augmentation des maladies vénériennes, dans la période de 1876-1881, que le savant syphiligraphe caractérise ainsi : 1° augmentation de la population parisienne; 2° affluence des ouvriers nécessitée par les travaux de l'exposition universelle; 3° invasion de la ville par les visiteurs de l'exposition universelle de 1878; 4° diminution de la prostitution inscrite et augmentation toujours progressive de la prostitution clandestine; 5° modifications survenues dans la surveillance et l'assainissement de la prostitution parisienne. Après cette citation, il ajoute :

« Les trois premières causes ont évidemment influé sur l'augmentation des maladies vénériennes, spécialement sur celle du chancre simple, réimporté à Paris par les ouvriers venus de province et surtout de l'étranger. Mais elles ne sauraient suffire à expliquer la proportion énorme dans laquelle elles se sont accrues. *Il ne paraît pas contestable que la diminution de la prostitution inscrite, c'est-à-dire des femmes soumises à des visites sanitaires périodiques, et astreintes à un traitement obligatoire, n'ait été pour une part considérable dans ce fâcheux développement de ces affections contagieuses.* C'est du reste l'avis de tous les médecins bien placés pour étudier cette question. »

L'appréciation d'Émile Richard est d'autant plus intéressante et

(1) *Rareté actuelle du chancre simple.*
(2) *La Prostitution à Paris*, 1890, pages 99, 100 et 101.

remarquable que le milieu où il vivait au Conseil municipal ne paraissait pas favorable aux idées que nous défendons.

L'ancien président du Conseil municipal emprunte au Dr Martineau (1) une opinion analogue que nous devons reproduire : « La contagion des maladies vénériennes par les filles insoumises est cinq fois et demie plus considérable que parmi les filles soumises. La contagion chancreuse est quatre fois plus fréquente avec les prostituées libres qu'avec les prostituées inscrites. L'infection syphilitique est six fois et demie plus fréquente avec les premières qu'avec les secondes. »

Après cette citation, Émile Richard dit ensuite :

« La simple logique indique d'ailleurs que si, grâce aux visites sanitaires, on arrive à retirer de la circulation, pendant la période la plus dangereuse des maladies dont elles sont atteintes, environ 1,500 prostituées chaque année, la santé publique ne peut qu'en recevoir un salutaire effet, M. Fiaux, lui-même, s'est vu forcé de le reconnaître :

« Il est bien évident, dit-il dans son rapport, que si par une
« mesure corrective quelconque, internement à l'hôpital ou empri-
« sonnement, l'on empêche une femme atteinte de syphilis d'avoir
« des rapprochements sexuels, on soustrait les hommes qu'elle
« aurait reçus à une contagion à peu près certaine (2). »

« Je n'ajouterai rien à cette citation, dit Émile Richard, qui me paraît absolument topique, étant surtout donnés les sentiments bien connus de son auteur. »

La réglementation n'a pas d'autre but que de pouvoir atteindre et retirer de la circulation les femmes qui sont malades. Ce but est obtenu lorsque les filles qui se livrent à la prostitution sont obligées à des visites sanitaires périodiques qui permettent de constater le moindre symptôme vénérien; ces visites mettent la femme malade dans l'impossibilité de transmettre les accidents dont elle est atteinte.

Dans mon travail (3) publié en 1890, j'ai montré, en m'occupant uniquement des manifestations syphilitiques, le résultat des visites

____

(1) *Prostitution clandestine*, page 150.
(2) Dr Fiaux. *Rapport* de 1883, page 55.
(3) *Recherches sur les maladies vénériennes à Paris*, pages 36 et 37, G. Masson, éditeur.

sanitaires, en ce qui concerne les filles inscrites ; voici ce qu'on a constaté dans la période décennale (1878-1887) :

1° 954 fois, des accidents syphilitiques chez les filles en carte ;

2° 1,361 fois, des accidents syphilitiques chez les filles en maison ;

3° 1,849 fois, des accidents syphilitiques chez les filles du dépôt.

Ce qui donne un total de 4,164 syphilitiques. En ajoutant le nombre d'insoumises syphilitiques trouvées malades, pendant la même période, qui est de 4,428, nous avons un total de 8,592 femmes syphilitiques envoyées à l'infirmerie de Saint-Lazare.

Les visites ont donc eu pour conséquence de mettre 8,592 femmes dans l'impossibilité de transmettre des accidents syphilitiques.

En fixant à trente jours la durée du séjour de chaque prostituée syphilitique à l'infirmerie de Saint-Lazare, terme de beaucoup inférieur à la réalité, il s'ensuit que ces femmes atteintes 8,592 fois d'accidents syphilitiques contagieux ont été mises pendant 257,760 jours dans l'impossibilité de transmettre cette maladie.

Si ces femmes envoyées à l'infirmerie de Saint-Lazare, pendant la période où les accidents syphilitiques étaient à l'état de transmissibilité, avaient été laissées en liberté, elles auraient contaminé un nombre plus ou moins considérable d'individus ; si on suppose que chaque femme ait pu contaminer en moyenne dix individus, et on avouera que cette proportion est bien restreinte, on arrive à ce résultat que 85,920 individus auraient été contaminés et auraient propagé cette redoutable maladie autour d'eux. Les visites médicales, réglementaires pour les filles inscrites, et accidentelles pour les insoumises, ont eu pour conséquence de les faire échapper à la contamination, alors qu'ils auraient été fatalement victimes de leur imprudence, si la prostitution avait pu se faire en toute liberté. Ne doit-on pas se féliciter, par suite, au point de vue de l'hygiène, des avantages incontestables obtenus par les visites médicales?

Il y a lieu de faire remarquer la différence qui existe entre les filles inscrites, qui vont régulièrement à leurs visites, et les insoumises, visitées accidentellement lorsqu'elles sont arrêtées.

Les filles se livrant à la prostitution clandestine ont eu, à leur actif, dans cette période de dix ans, 27,007 arrestations et visites. 6,842 de ces insoumises ont été trouvées malades une ou plusieurs fois, puisque les manifestations pathologiques ont été au nombre de 8,476, sur lesquelles il y avait 4,428 fois des accidents syphilitiques transmissibles. Lorsque les prostituées clandestines ont été arrêtées, elles étaient, pour le plus grand nombre, malades depuis plusieurs mois; elles n'en continuaient pas moins à exercer leur métier sans scrupule, n'ayant nul souci des maladies qu'elles transmettaient, à tort et à travers. Pendant la période de leur internement à l'infirmerie de Saint-Lazare, elles ont été mises dans l'impossibilité de nuire; mais, dès qu'elles ont été rendues à la liberté, elles ont recommencé à se livrer à la prostitution. Il en résulte que celles qui avaient des accidents syphilitiques ont pu avoir des manifestations nouvelles de la syphilis et les communiquer autour d'elles.

Lorsque la fille en carte ou en maison quitte l'infirmerie de Saint-Lazare, après avoir été soignée pour des accidents syphilitiques, elle reste toujours en observation, puisqu'elle est soumise à des visites régulières. Dès que le moindre symptôme spécifique apparaît de nouveau, elle est envoyée immédiatement à l'infirmerie de Saint-Lazare; elle n'a donc pas le temps de contaminer ses clients. La fille insoumise, au contraire, continuant son métier de prostituée libre, n'est plus en observation; elle échappe à tout contrôle. Lorsque des accidents syphilitiques apparaissent de nouveau, elle ne s'en préoccupe pas; elle cherche des amateurs, parce qu'elle vit de la prostitution, et si elle transmet la maladie dont elle est atteinte, elle n'en a cure. Il faudra qu'un hasard la fasse arrêter pour qu'elle soit mise dans l'impossibilité de transmettre la syphilis. Qui dira le nombre de syphilitiques qu'elle aura produits, pendant toute la période où elle a pu, en pleine liberté, se livrer à sa profession de prostituée clandestine?

Aux chiffres que nous venons de donner pour démontrer l'utilité de la réglementation et le résultat favorable des visites sanitaires, nous pouvons ajouter d'autres chiffres empruntés à un auteur qui s'est occupé avec beaucoup de soin de la question : M. le Dr Butte, médecin du dispensaire de salubrité, dans un article publié au mois de mai 1894 (1), après avoir montré la nécessité et l'utilité de la

____

(1) *Annales de la polyclinique de Paris.*

surveillance médicale pour les prostituées de toute catégorie, soumises ou insoumises, dit : « Dans une brochure, *Prostitution, syphilis,* j'ai donné des chiffres qui montrent que de 1859 à 1889, c'est-à-dire pendant trente années, le dispensaire de salubrité de la ville de Paris a reconnu l'existence de la syphilis 31,228 fois chez les prostituées de toutes les catégories.

« En fixant à un mois le séjour à l'infirmerie spéciale pour chaque cas, chiffre au-dessous de la réalité, nous voyons que pendant 936,840 journées, ces filles ont été mises dans l'impossibilité de nuire.

« Si l'on songe que la plupart d'entre elles voient au moins quatre ou cinq hommes par jour, on est véritablement stupéfait du nombre considérable d'individus qui, grâce à la surveillance médicale, ont été préservés d'un contact dangereux. »

Il y a, dans tous ces chiffres, une réponse bien éloquente à ceux qui prétendent que les visites sanitaires sont sans utilité, puisqu'on ne peut pas examiner toutes les femmes qui se livrent à la prostitution.

Un des arguments des apôtres de la liberté de la prostitution contre la réglementation, c'est que la prostitution d'État, la prostitution officielle, comme ils disent, est en décroissance, puisque la plupart des maisons disparaissent.

Nous devons exprimer notre étonnement de voir sous la plume d'hommes de valeur, comme M. Jeanhenry, des expressions analogues ; nous trouvons étrange qu'on puisse dire que les municipalités en province et le Préfet de police à Paris promettent toute sécurité à ceux qui fréquentent les filles soumises à la visite. Comment pareille idée a-t-elle pu surgir dans l'imagination d'hommes sérieux? Où a-t-on vu que les pouvoirs publics protègent la prostitution réglementée? Nous l'avons déjà dit : la réglementation et l'inscription ont uniquement pour but de surveiller une industrie malsaine et d'obliger les femmes qui se livrent à un commerce dangereux et éminemment contagieux à subir les obligations imposées à toutes les industries nuisibles. Nous pouvons rappeler ce que M. Delavau, Préfet de police en 1823, disait à ce sujet : « La police n'autorise pas la prostitution, elle la surveille et se donne tous les moyens possibles de rendre cette surveillance efficace. » Il nous paraît superflu d'insister sur ce point ; mais nous pouvons bien dire un mot de la diminution des maisons publiques et expliquer leur disparition progressive.

Dans la discussion sur la prostitution au Sénat, l'impression de M. Trarieux, Garde des sceaux, comme celle de M. Bérenger, semblent identiques : les deux orateurs ont paru se féliciter de la disparition des maisons publiques; M. Bérenger a fait remarquer cependant qu'il n'y avait pas, dans ce fait, l'indice d'une amélioration dans les mœurs.

Actuellement, ainsi que l'a déclaré au Sénat M. Lépine, Préfet de police, le nombre des maisons tolérées est de 53.

En 1870, d'après M. Carlier, ce nombre était de 143; il était de 217 en 1852, d'après Maxime du Camp.

Il y a donc une diminution incontestablement assez rapide. C'est une preuve manifeste d'une transformation dans la prostitution et c'est la prostitution clandestine qui a gagné ce que la prostitution réglementaire a perdu. Il faut bien convenir que ce n'est à l'avantage ni de la morale ni de la santé publique. Maxime du Camp (1) a écrit à ce sujet :

« Depuis vingt ans, la diminution des maisons est notable; on peut en juger par ce fait que, en 1852, il existait 217 maisons à Paris; en 1871, il n'y en a plus que 140. Un moraliste superficiel peut s'en réjouir et voir là une preuve de l'amélioration des mœurs publiques; il faut s'en affliger, au contraire, car cet état de choses indique une démoralisation croissante et des plus dangereuses. »

A l'époque où Maxime du Camp écrivait ces lignes, on n'avait pas encore vu le développement extraordinaire des brasseries à femmes, véritables lupanars, développement qui a commencé la transformation de la prostitution. Dans le chapitre 1er de cet ouvrage, à propos des causes de la prostitution, j'ai donné le relevé des brasseries existant à Paris au mois de juin 1894 : il y avait 115 brasseries qui occupaient 500 femmes servantes et 154 gérantes, caissières ou propriétaires. Voilà donc plus de 600 femmes qui se livraient à la prostitution clandestine, sous prétexte de servir des consommations plus ou moins frelatées. Parallèlement à la création des brasseries à femmes, il y a eu une notable augmentation dans les maisons de passe et dans les maisons de rendez-vous. M. Georges

____

(1) *Paris, ses organes, ses fonctions et sa vie,* tome III, page 453.

Berry (1) a prétendu qu'il y en avait 400 qui étaient connues de la Préfecture de police et 2,000 qui n'avaient pas attiré l'attention de l'autorité. Nous croyons que ce chiffre est exagéré et que le nombre de ces maisons spéciales connues de la Préfecture de police ne dépassait pas 100, à l'époque où M. Berry a fait son rapport. L'existence de ces maisons n'est révélée, le plus souvent, à l'autorité que par les plaintes qui sont adressées au Parquet, aux commissaires de police du quartier ou directement à la Préfecture de police. Le nombre de ces maisons de passe ou de rendez-vous a augmenté dans ces derniers temps. A côté de ces maisons spéciales de passe, il existe des maisons meublées, des restaurants, des marchands de vin avec garnis, des hôtels peu rigides qui accueillent, accidentellement et sans scrupules, tous les couples qui sollicitent l'hospitalité pour quelques heures ou pour une nuit. On peut affirmer que le nombre de ces maisons hospitalières est de 10,000. Ne faut-il pas signaler l'appel fait dans les journaux, à certains jours déterminés, aux curiosités lubriques du public? N'est-ce pas un signe des temps, de voir la grande publicité donnée à la prostitution clandestine plus ou moins déguisée! Une fois par semaine au moins, certains journaux mondains très répandus, consacrent une grande page aux annonces les plus fantaisistes. Ce sont des agences matrimoniales, des agences théâtrales, des agences lyriques, des agences littéraires, des agences pour institutrices ou jeunes femmes de chambre, qui sont, en réalité, sous ces différentes dénominations, des agences de rendez-vous. Il y a aussi des instituts pour massages hygiéniques, pour massages des vieillards, etc.; lorsque ces masseuses, d'un genre spécial, ne sont pas en nom collectif, elles figurent sous la dénomination de Mme X... ou Mme Z..., avec l'indication de l'adresse et des heures de consultation. Bien qu'il n'y ait là rien de mystérieux, ce déguisement particulier de la prostitution clandestine, semble avoir quelque attrait pour une classe nombreuse d'individus. Il faut signaler, en outre, une variété de maisons spéciales dirigées souvent par d'anciennes tenancières de maisons publiques et où sont admises seulement des filles en carte. Une de ces anciennes tenancières a installé, dans trois quartiers différents de Paris, une de ces maisons où se rendent, de midi à onze heures du soir, des filles en

____

(1) *Bulletin municipal officiel.* 24 mars 1882.

carte. Elle exige que les femmes qui se prostituent dans ces établissements soient en règle avec leurs visites obligatoires. C'est une sécurité relative pour le public. Il y a lieu de remarquer cependant que dans les maisons publiques ordinaires, les pensionnaires sont soumises à l'examen médical tous les huit jours, tandis que les femmes en carte n'ont de visite obligatoire que tous les quinze jours.

Voilà, certes, des raisons suffisantes pour expliquer la disparition des maisons publiques et pour approuver M. G. Berry, lorsqu'il demande, dans son projet de loi, que les maisons de rendez-vous soient assimilées aux maisons de tolérance.

Si la morale n'a rien gagné à la transformation de la prostitution et à la diminution des maisons publiques, il est indubitable que la santé publique y a perdu.

Pourquoi, disent les partisans de la liberté de la prostitution, vouloir protéger les individus qui s'exposent volontairement à contracter la syphilis? Il est certain, au point de vue de la morale pure, qu'il serait préférable que le rapprochement des sexes n'eût lieu que pendant le mariage; mais il faudrait admettre alors que l'organisation sociale est si parfaite que le mariage est possible à l'âge où les besoins sexuels se font impérieusement sentir. Comme il n'en est pas ainsi, il faut bien avouer que s'il est des êtres privilégiés qui ont la force morale et la volonté de vivre dans la continence absolue jusqu'au mariage, il en est un plus grand nombre dont la violence de tempérament a des exigences physiques qu'il est bien difficile de ne pas satisfaire. Ne faut-il pas protéger ces malheureux? En prenant des précautions sanitaires indispensables, ne se préoccupe-t-on pas, en même temps, de sauvegarder la race? Y a-t-il d'ailleurs dans les garanties hygiéniques imposées des mesures plus graves que celles que l'on prend si facilement pour la vente de certaines denrées alimentaires? On trouve très naturel, par exemple, qu'on exerce une surveillance rigoureuse sur la vente de certains champignons qui n'entrent pas dans la consommation générale et sont l'apanage exclusif de certains amateurs; on protesterait énergiquement contre l'incurie de l'administration si on laissait vendre des aliments capables de provoquer des empoisonnements. Ne devrait-on pas être logique et protester avec une égale énergie, si des mesures hygiéniques spéciales n'étaient pas appliquées aux femmes qui font marchandise de leur corps et qui peuvent empoisonner toute une génération? En protégeant ceux qui s'exposent, *proprio motu,* à contracter la syphilis, n'a-t-on pas, en même temps, le devoir de se préoccuper des malheureuses victimes innocentes de cette triste maladie ? Il n'y a pas que ceux qui courent volontairement le risque des contaminations sexuelles qui contractent la syphilis. Combien sont nombreuses les victimes innocentes qui, en dehors de tout rapport sexuel, ont gagné cette affection ! Dans le chapitre VII de ce livre, où j'étudie la prostitution des domestiques, j'ai cité de très nombreux exemples d'individus ayant pris la syphilis, en se servant des mêmes instruments de travail, des mêmes ustensiles de cuisine, et en dehors de tout rapport sexuel. Le docteur Sormani (1) fait remarquer que si la contagion syphilitique ne se propage pas à distance, n'ayant pas pour véhicules les molécules de l'air, comme la plupart des maladies épidémiques, la syphilis s'insinue cependant d'une manière si insidieuse, qu'elle peut avoir envahi, avant qu'on y ait pris garde, tous les membres des familles même aux mœurs les plus pures ; elle a, de plus, cela de fatal qu'elle peut se transmettre même à la progéniture, ce qui ne se produit pas avec les germes des autres affections épidémiques et contagieuses. Il fait observer, à ce propos, que des enfants qui naissent syphilitiques deviennent des foyers d'infection d'autant plus dangereux que leur innocence et l'état latent de leur maladie ne laissent pas soupçonner qu'ils puissent être le réceptacle d'un poison si subtil et si traître. Il cite des exemples de propagation de syphilis dans ces conditions ; il rappelle que Riccordi a rapporté l'histoire de l'épidémie de syphilis en 1863, par un enfant trouvé qu'on avait mis en nourrice ; cet enfant communiqua l'infection à 23 personnes. Dans la même année, à Uboldo, un autre enfant trouvé transmit la syphilis à la nourrice et successivement à 18 autres individus. En 1864, une troisième épidémie, qui fit 16 victimes, a été observée dans la commune de Marcello.

« Qui ne connaît l'histoire de l'épidémie de Capistrello, dans les Abruzzes ! La syphilis y fut propagée par un enfant à la mamelle ; inconnue pendant huit années, par suite de l'inexpérience des médecins de cette localité, lorsqu'en 1867 on en constata l'existence, elle avait déjà infecté plus de 300 personnes. »

(1) *Revue d'hygiène et de police sanitaire,* 1881-1882.

Dans le livre si intéressant du Dr Duncan Bulkley (1) dont le titre dit suffisamment combien il y a des victimes malheureuses de la syphilis, en dehors de ceux qui s'exposent volontairement à la contagion, nous avons trouvé des nombreux exemples de contamination syphilitique chez des innocents. La syphilis vaccinale s'est développée souvent et a produit beaucoup de victimes ; elle s'est manifestée fréquemment sous forme d'épidémies. Duncan Bulkley énumère trente épidémies vaccinales de 1814 à 1891. Quelques-unes de ces épidémies ont produit un nombre de victimes s'élevant à 52, 53, 58, 66, 72, 80, 100, 150, « des centaines » dans l'épidémie de Port-Smith en 1863, des centaines encore dans une épidémie survenue dans l'armée américaine en 1873.

M. le professeur Fournier, dans une leçon professée à l'hôpital Saint-Louis et publiée dans le *Bulletin médical* (2) a étudié et cité de nombreux exemples de contamination syphilitique déterminée par l'emploi d'instruments médicaux n'ayant pas subi une purification absolue : stylets, sondes d'exploration, crayons de nitrate d'argent, spéculums, abaisse-langue, etc. Il mentionne « la célèbre épidémie de syphilis par cathétérisme de la trompe d'Eustache, qui sévit sur Paris, il y a plus d'une trentaine d'années. Environ 70 personnes furent contaminées de la sorte par un spécialiste en maladies d'oreilles, alors fort en vogue, qui commettait l'impardonnable imprudence de sonder tous ses malades avec le même instrument non essuyé, non purifié. Et nombre de cas aboutirent à des syphilis graves, voire des plus graves. »

M. le Dr Lancereaux a communiqué à l'Académie de médecine, au mois de novembre 1889, deux exemples de transmission de la syphilis par des instruments malpropres.

On a cité de nombreux cas de syphilis inoculée par le tatouage.

Le Dr Josias (3) a, un des premiers en France, publié, pendant son internat, une observation de syphilis consécutive au tatouage, observation recueillie dans le service du Dr Simonet, à l'hôpital du Midi.

M. le médecin-major de 1re classe Robert, a publié dans le *Recueil de mémoires de médecine et de chirurgie militaires*, trois

____

(1) *Syphilis in the innocent.* New-York, 1894.
(2) Numéros du 15 et du 19 mai 1895.
(3) *Progrès médical* du 17 mars 1877.

observations de transmission de la syphilis par la salive d'un tatoueur. Barker (1) a également recueilli trois observations de transmission de la syphilis par la salive. « Trois soldats du district de Portsmouth se firent tatouer par un ancien soldat qui portait fréquemment les aiguilles à sa bouche et délayait avec sa salive les couleurs qu'il appliquait à l'aide de ses doigts sur les piqûres. Il était syphilitique depuis un an et avait la bouche remplie de plaques muqueuses. Les trois soldats furent infectés et d'autres aussi. »

M. le Dr Bergasse, médecin aide-major de 1re classe, a recueilli (2) sept nouvelles observations de soldats ayant contracté la syphilis par tatouage. « L'inoculateur L... (entré à l'hôpital militaire de Biskra pour une bronchite), était traité depuis longtemps au corps pour des poussées successives d'accidents secondaires consécutifs à une syphilis qui remontait au mois d'août 1887, et contractée antérieurement à son arrivée à la 2e compagnie de discipline. Au moment de son entrée à l'hôpital, il subissait une poussée de plaques muqueuses à l'anus et dans la bouche. C'est dans cet état, avec les accidents dans toute leur virulence, que l'inoculateur L... tatouait ses camarades.

« Il se servait de quatre aiguilles fines fixées sur un manche et enduites d'encre de Chine, qui devait être délayée dans un peu d'eau. La trousse opératoire était peu richement assortie ; les mêmes aiguilles servaient pour tous les individus et, malheureusement, il lui arrivait à chaque séance, au dire des patients, soit de délayer son encre de Chine en prenant de sa salive au bout de ses aiguilles, soit d'humecter machinalement ses aiguilles, comme on le fait pour un crayon, en les portant à sa bouche, soit d'enduire avec sa salive la partie tatouée, pour mieux faire pénétrer la couleur ou faire disparaître le sang échappé par les orifices des piqûres. »

Les exemples de médecins ayant contracté la syphilis en soignant des malades atteints de cette affection sont très nombreux. M. le Dr Fournier cite, dans la leçon mentionnée plus haut, un exemple caractéristique et douloureux d'un médecin ayant contracté la syphilis après s'être servi imprudemment d'un abaisse-langue. Le fait mérite d'être signalé.

(1) *Britch med. J.*
(2) *Archives de médecine et de pharmacie militaires,* mars 1895.

« Un médecin, dont le nom est resté entouré d'une légitime considération, se trouvait en villégiature dans une petite maison de campagne, lorsqu'une bonne du voisinage vint réclamer un avis de lui, pour un mal de gorge dont elle souffrait depuis longtemps et qui n'était autre qu'une angine spécifique avec plaques muqueuses amygdaliennes. N'ayant rien sous la main pour inspecter la gorge, le médecin prit son coupe-papier en bois dont il se servit en guise d'abaisse-langue, constata les plaques muqueuses et les cautérisa. Comme, à ce moment, on l'appelait pour déjeuner, il laissa sur son bureau son coupe-papier sans se donner le temps de le laver. Puis, après déjeuner, ne songeant plus à sa consultation, il se remit à lire, et, en lisant, à mâchonner, suivant son habitude, ledit coupe-papier. Résultats : trois semaines après débutait chez notre confrère un chancre amygdalien. Et, soit dit au passage, ce chancre devint l'origine d'une syphilis qui, quelques années plus tard, se traduisait par des accidents cérébraux suivis de mort. »

M. le Dr Fournier après avoir énuméré plusieurs cas de médecins ayant contracté la syphilis en soignant des malades, ajoute :

« Donc, voilà un fait incontestable, à savoir que nombre de médecins, ayant professionnellement contracté la syphilis par la face ou par les doigts, ont été éprouvés d'une façon grave par la maladie, qui a abouti sur eux à des manifestations tertiaires sérieuses, menaçantes, parfois même mortelles. »

Empruntons encore à M. le Dr Fournier des documents dont la gravité n'échappera à personne. Dans une leçon récente professée à l'hôpital Saint-Louis (1), notre savant confrère s'exprime ainsi :

« L'influence hérédo-syphilitique est désastreuse, essentiellement *meurtrière* pour le fœtus et cela à des points de vue très divers. A ne parler que de la mort, la syphilis tue très fréquemment le fœtus, soit avant sa naissance, soit au moment où il naît, soit quelques semaines après la naissance et au delà. Chiffres en mains, voici ce que je l'ai vue faire :

« En ville, 42 pour 100 de mortalité.

« A Saint-Louis, 84 pour 100 et à Lourcine 86 pour 100 de mortalité.

____

(1) *Bulletin médical* du 29 avril 1896 et du 3 mai 1896.

« Moyenne : 63 enfants morts sur 100 grossesses ! C'est-à-dire de véritables hécatombes d'enfants ! »

« Cette syphilis des innocents, dit encore le Dr Fournier, est beaucoup plus commune qu'on ne le croyait jadis et que quantité de nos confrères ne l'admettent encore aujourd'hui. Je crois que, sans exagération, on peut l'évaluer comme fréquence à 7 ou 8 pour 100 de tous les cas de syphilis. »

Voici encore quelques extraits : « Envisagée dans son ensemble, la syphilis est une des maladies les plus graves qui affectent l'humanité. Elle est grave : pour l'individu ; pour sa descendance ; pour la famille ; pour la société. »

Grave pour l'individu et pour la descendance des sujets syphilitiques ; grave pour la famille où elle introduit une contagion aussi imméritée qu'odieuse ; où elle sème les deuils par la mort des enfants ; où elle importe souvent la misère par l'incapacité ou la mort de son chef, de son soutien naturel ; grave enfin pour la société, car entrant pour un contingent très notable dans la mortalité infantile ou le défaut de natalité, elle devient un véritable facteur de dépopulation.

M. Fournier donne, plus loin, un extrait d'une leçon du professeur Pinard au sujet des conséquences héréditaires de la syphilis ; il s'exprime ainsi :

« Un syphilitique est plus redoutable qu'un chien enragé, quant au mal qu'il peut faire. Un chien enragé mordra ou pourra mordre, un, deux, trois passants ; mais ces passants, grâce à Pasteur, on les guérira. Tandis qu'un syphilitique peut servir d'origine à deux, trois, dix, quinze syphilis, dont plusieurs aboutiront bien certainement à la mort. »

A cette énumération si complète, ajoutons le fait suivant :

Tout récemment, au commencement de 1896, on a appris dans le monde médical, avec une vive émotion et une légitime surprise, la fin prématurée de deux jeunes et distingués chirurgiens des hôpitaux, qui semblaient appelés à un brillant avenir et qui ont succombé à des affections cérébrales syphilitiques, à la suite d'une contamination contractée dans un service hospitalier.

C'est par milliers qu'on trouve dans les recueils scientifiques des exemples lamentables de la contamination syphilitique frappant des innocents. Ces malheureuses victimes de la syphilis, qui ont été atteintes d'une façon inconsciente, en dehors de tout rapport sexuel, protestent avec indignation contre les audacieuses assertions des partisans de la liberté de la prostitution.

Un autre argument mis en avant par les adversaires de la réglementation, c'est qu'il n'y a pas lieu de surveiller les prostituées, puisqu'on n'exerce pas de surveillance analogue sur les hommes. Un médecin d'une grande valeur, M. le Dr Mauriac (1), a développé cet argument dans le livre important qu'il a publié récemment.

J'ai cité, dans les pages précédentes, les opinions de M. le Dr Mauriac qui affirmait, en 1875 et en 1876, que la prostitution clandestine était six fois plus dangereuse que la prostitution réglementée, et qui reconnaissait, par suite, la nécessité de la réglementation. Il est indispensable d'examiner ses nouvelles opinions et de citer ce qu'il a écrit à ce sujet. A la page xv de sa préface, il dit : « Les mesures coercitives, si tant est qu'on les juge encore indispensables, doivent être appliquées aussi bien à l'homme qu'à la femme, parce que la femme n'est pas plus coupable que l'homme.

« J'ai soutenu cette thèse avec la plus grande indépendance d'argumentation et de parole, en me tenant dans la région des principes de droits, de devoirs, de liberté individuelle, d'égalité et de solidarité, dont il me semble souverainement injuste d'exclure la femme, comme si elle était d'une essence morale inférieure à la nôtre. *Peut-être ai-je mis dans ce sujet, si fastidieusement ressassé, une pointe de fantaisie, de paradoxe et d'hyperbole. Je ne m'en défends pas.* »

L'aveu est caractéristique. Il semble bien que c'est la peur de la banalité qui a jeté le Dr Mauriac dans la fantaisie et qui lui a fait oublier ce qu'il avait écrit autrefois, au sujet de la réglementation. Examinons néanmoins son argumentation, sans nous préoccuper autrement de l'hyperbole qu'il nous signale.

« La surveillance médicale (2) des maisons publiques et de la prostitution réglementée, restreint, à n'en pas douter, dans une grande mesure, la propagation des maladies vénériennes. Et cependant, quoiqu'elle soit pratiquée par un personnel nombreux, instruit et expérimenté, combien de cas lui échappent à Paris et en province ! »

(1) *Traitement de la syphilis.* Masson, éditeur, 1896.
(2) *Loco citato*, page 52.

Dans ce paragraphe, M. le Dr Mauriac reconnaît l'utilité de la surveillance médicale et cependant il repousse la réglementation, parce qu'on n'atteint pas toutes les femmes qui vivent de la prostitution.

C'est comme si on disait : à quoi bon arrêter quelques escrocs et quelques voleurs, puisqu'on ne parvient pas à mettre sous les verrous tous les escrocs, tous les voleurs, puisque le plus grand nombre échappe à la justice?

J'ai montré, plus haut, par des chiffres bien probants, quels avaient été les résultats obtenus en enlevant de la circulation les femmes syphilitiques ou vénériennes, qui répandaient, *larga manu*, les affections dont elles étaient atteintes. Il me paraît superflu d'insister sur ce point.

A la page 800, nous lisons encore : « Si nous croyons qu'une pareille prophylaxie (la visite sanitaire) soit indispensable à la santé publique, qu'elle frappe, répéterai-je toujours, *les hommes aussi bien que les femmes.* »

Le Dr Mauriac oublie que la situation n'est pas analogue pour la femme et pour l'homme. La prostituée exerce un métier, on ne saurait trop le répéter, et ce métier étant insalubre et dangereux pour la santé publique, il y a tout droit et toute raison de lui appliquer les règlements et les moyens prophylactiques que l'on impose aux industries malsaines et dangereuses. On apporte des restrictions légitimes à la liberté des négociants qui exploitent des industries malsaines ; on trouve naturelles ces atteintes à la liberté individuelle, en faveur de la sécurité collective, et on trouve barbares les précautions prises contre les femmes qui exercent un commerce qu'elles savent être dangereux! On parle de dignité humaine, de personnalité humaine, lorsqu'il s'agit de malheureuses créatures qui roulent volontairement dans la fange depuis l'âge le plus tendre ! On a tenté tous les moyens pour les arracher au bourbier où elles se vautrent avec délices, sans obtenir une amélioration dans leurs instincts pervers.

Lorsqu'on a essayé, à plusieurs reprises, de l'influence morale de la famille, de l'influence sédative des institutions charitables, sans obtenir un résultat favorable quelconque ; lorsqu'on a cherché à agir par le régime pénitentiaire, en envoyant ces prostituées clandestines en correction et que toutes ces tentatives sont restées vaines, la société serait désarmée devant ces femmes qui, n'ayant d'autre profession que la prostitution, ont pu, pendant plusieurs années, répandre en toute liberté cette maladie si dangereuse de la syphilis! La société n'aurait pas le droit de mettre un terme à ce dévergondage sans nom, et d'apporter des restrictions à cette liberté d'empoisonnement sans scrupule? On est surpris que des médecins de valeur, qui ont fait une étude consciencieuse de la syphilis, puissent professer cette tolérance inexplicable. Cette atteinte à la liberté de la prostituée, qui n'a et ne veut exercer d'autre profession, consiste, en définitive, à la soumettre à des visites hygiéniques, qui lui permettront d'être soignée, lorsqu'elle est malade, et auront, en même temps, l'avantage d'arrêter la propagation d'une maladie contagieuse. Où voit-on qu'il y a là un attentat aux principes de 89? La liberté du citoyen ne peut pas être respectée, lorsqu'elle a pour résultat de nuire à la santé publique; elle s'arrête devant les dangers qu'elle fait courir à la collectivité. Dois-je examiner spécialement le point mis en avant par le Dr Mauriac et où il spécifie qu'il faut frapper les hommes aussi bien que les femmes?

On s'est occupé, avec juste raison, d'une classe spéciale d'individus, qui ont, avec la prostitution, les ramifications les plus étroites et qui sont aussi dangereux que les prostituées. J'ai cité, dans les causes de la prostitution, les souteneurs, espèce abominable, qui contribuent, pour une large part, au développement de la prostitution et à la propagation de la syphilis. J'ai dit les mesures prises à leur égard, dans les pays étrangers. En France, on a étudié les moyens de les atteindre. Cette classe forme, parmi les hommes, une catégorie étrange, analogue à la catégorie particulière que les prostituées constituent parmi les autres femmes. Comme les malheureuses qu'ils exploitent, ils vivent de l'exercice d'une profession malsaine et contagieuse. Les mesures les plus sévères doivent leur être appliquées.

Dans la loi sur la prostitution, qui est sortie des délibérations du Sénat en 1895, il y a un article spécial concernant les souteneurs, il est dit :

Article premier. — Ceux qui auront aidé, assisté ou soutenu la prostitution d'autrui sur la voie publique ou dans les lieux gratuitement accessibles au public, ou qui en auront sciemment partagé les profits, seront condamnés à un emprisonnement de trois mois à deux ans et à une amende de 100 à 1,000 francs.

Ils seront, en outre, soumis, après l'expiration de leur peine, pendant cinq ans au moins et dix ans au plus, à l'interdiction de séjour édictée par l'article 29 de la loi du 27 mai 1885.

En cas de récidive, dans un délai de cinq ans et si la dernière peine est supérieure à six mois d'emprisonnement, les tribunaux pourront en outre prononcer la rélégation.

Tout cela est fort juste et aura l'approbation de tous les partisans de la réglementation. Rien de plus légitime que de frapper ces individus abjects qui vivent de la prostitution d'autrui. M. le D' Mauriac voudra bien convenir que les condamnations graves qui atteindront cette variété particulière de l'espèce masculine, alors qu'elle exerce un commerce, corollaire de la prostitution, sont autrement sérieuses que les mesures prises contre les prostituées. Puisque les hommes qui vivent de la prostitution sont atteints comme les femmes, je ne désespère pas de voir le D' Mauriac revenir à ses prémières convictions, dans la prochaine édition de son livre.

Il nous reste à examiner ce que les abolitionnistes regardent comme une citadelle formidable dressée contre les partisans de la réglementation : ils affirment que l'abolition des Acts en Angleterre et a mise en pratique de la liberté de la prostitution, sous l'influence de la loi Crispi en Italie, sont une démonstration, sans réplique, de l'inutilité des mesures de réglementation. Le sujet est intéressant et mérite une étude sérieuse; il a droit aux développements les plus complets et les plus topiques.

V

Il importe de montrer quelle est la situation de l'armée anglaise en ce qui concerne les maladies vénériennes et syphilitiques, soit avant et pendant l'essai de réglementation qui a été fait dans le Royaume-Uni, soit postérieurement à l'abolition des *Contagious Diseases Acts.*

Au mois de juin 1894, à l'occasion de la discussion du budget à la Chambre des communes, un membre du Parlement, M. Jeffrys, communiqua un rapport officiel qui lui avait été fourni par le département de la guerre. Ce rapport contient une série de tableaux tirés des comptes rendus annuels sur la santé des troupes, de 1870 à 1892, pour l'armée du Royaume-Uni, et de 1879 à 1892, pour les troupes des colonies. Ce rapport a révélé une situation des plus graves, puisqu'on a constaté, par exemple, qu'en 1892, sur un effectif de 196,336 soldats, il y a eu 52,155 hommes, qui sont entrés dans les hôpitaux, pour maladies vénériennes, c'est-à-dire plus du quart de l'armée anglaise !

De pareils documents étaient faits pour éveiller l'attention médicale. Beaucoup de journaux de médecine en France, comme à l'étranger, ont cherché à expliquer les causes qui avaient donné de tels résultats. Tous, ou presque tous, ont trouvé dans l'abolition des *Contagious Diseases Acts* la raison du grand nombre de maladies vénériennes dans l'armée anglaise. A quelques détails près, c'est la même argumentation et la même conclusion. Citer un de ces articles, c'est donner une idée de tous les autres.

Notre très distingué confrère de l'armée, le Dr Longuet, qui s'occupe au ministère de la guerre, avec autant de zèle que de soin, de la statistique des maladies dans l'armée française, a résumé, d'une façon très méthodique, dans les *Archives de médecine et de pharmacie militaires* (1), les différents documents concernant cette question. Cet article, très intéressant à tous égards, me paraît devoir être cité dans son entier :

« On sait que depuis quelques années, à la suite d'une vive campagne où les intérêts de l'hygiène n'ont pu trouver grâce devant le parti pris politique, les *Contagious Diseases Acts*, c'est-à-dire les mesures légales de surveillance et de répression de la prostitution, ont été supprimés dans toute l'Angleterre, bien qu'un essai de cette suppression de toute réglementation, pratiqué pendant plusieurs années dans quelques grandes garnisons, en eût démontré, à l'avance, tous les périls.

« Il était naturel de chercher dans les statistiques militaires de l'armée quelles étaient les conséquences du nouvel état de choses; c'est ce qui a été fait à plusieurs reprises dans l'un et l'autre camp; mais le problème est abordé avec une telle passion, et il est d'ailleurs, dans son apparente simplicité, d'une telle complexité, qu'aucune solution satisfaisante n'a pu encore être donnée.

« Une enquête, prescrite par la Chambre des communes en date du 21 décembre 1893, vient d'aboutir à un rapport qui projette enfin sur la question une réelle clarté.

(1) Octobre 1894.

« L'enquête embrasse une série de vingt-trois ans, de 1870 à 1892. Cette série a été divisée en quatre périodes d'inégale durée, division nécessitée par la diversité des réglementations particulières sous laquelle a été placée l'armée.

« De 1870 à 1873, les *Contagious Diseases Acts* dans toute leur rigueur, sont appliqués sans aucune restriction. Ces quatre années correspondent donc à la préservation la plus efficace que les *Acts* aient assurée à l'armée qui compte alors 12,33 hommes constamment (c'est-à-dire *journellement* malades) pour maladies vénériennes de toute nature et par 1,000 hommes d'effectif.

« A la fin de cette période, les opposants aux Acts, changeant de tactique, obtiennent que des mesures disciplinaires soient prises contre tout homme atteint de maladie vénérienne : c'est ainsi qu'on opère la retenue de la solde entière des vénériens pendant leur séjour à l'hôpital. Le résultat inévitable devait être, non la diminution effective, mais la dissimulation systématique des maladies contagieuses, et le scandale devient si criant que l'opinion publique obtient en 1879 le rappel de cette inique réglementation. Telle est la clef de cette atténuation tout artificielle, dont les adversaires de la surveillance de la prostitution devaient prétendre plus tard tirer un argument, et qui attribue à la période 1874-1879 une moyenne de 9,53 constamment malades pour 1,000 hommes.

« En 1880, l'agitation contre les Acts redouble ; grâce à la connivence de nouveaux fonctionnaires, leur application est de plus en plus entravée ; elle devient même périlleuse pour les agents subalternes. On peut donc dire que leur abrogation effective date de cette année même, bien que ce ne soit qu'en 1883 que la visite obligatoire des femmes ait été supprimée, et en 1886 que leurs derniers vestiges aient légalement disparu. C'est ce que démontre l'élévation à 17,46 constamment malades pour 1,000, observée pendant la période 1880-1886.

« Et, en effet, c'est à ce taux que se maintiendra dorénavant la morbidité de l'armée anglaise sous le régime du laisser-aller absolu et de la liberté sans restriction qui l'abandonne actuellement sans défense à tous les risques de la contagion vénérienne. De 1886 à 1892, en effet, on compte la proportion presque identique de 17,48 constamment malades pour 1,000. Cette proportion correspond à l'indisponibilité permanente de deux gros bataillons d'infanterie. On peut affirmer, d'après les précédents, que le rétablissement de l'ancienne réglementation réduirait immédiatement ce déchet énorme de la moitié, sinon des deux tiers.

« Il ne s'agit dans les précédents calculs que de l'armée de l'intérieur. Les chiffres des troupes des colonies restent constamment plus élevés. Quelques chiffres concrets, embrassant l'armée de l'intérieur et des colonies, donneront une idée plus explicite de la gravité de l'ensemble de la situation. L'armée anglaise compte, sur toute la surface du globe, 196,334 hommes; la moyenne annuelle des hospitalisations pour maladies vénériennes atteint 52,155 (plus du quart de l'effectif), la moyenne journalière des vénériens hospitalisés est de 4,191 hommes, soit la valeur de quatre gros bataillons.»

La publication de la statistique des maladies vénériennes dans l'armée anglaise a été bien probante, puisqu'elle a pu modifier les opinions d'un journal qui s'était toujours fait remarquer parmi les adversaires de la réglementation. Après avoir analysé le tableau des maladies vénériennes dans l'armée anglaise, le journal d'hygiène (1) conclut de la façon suivante : « Ce genre de constatations et de recherches limitées à l'armée de terre et à la marine royale dans les grands ports auxiliaires du Royaume-Uni a été très contesté; toutefois, malgré les variations et les défaillances de la statistique, il serait injuste de ne pas considérer les résultats obtenus comme un facteur important de la solution du problème. *Un seul fait reste inattaquable, c'est la nécessité d'une réglementation modérée et légale.* »

La nécessité de la réglementation, admise par le journal de notre distingué confrère, le Dr de Pietra Santa, constitue une démonstration éclatante de l'impression produite par les statistiques anglaises.

Pour ceux qui avaient suivi le mouvement depuis plusieurs années et qui avaient étudié la question de près, la surprise a été moins grande; ils attendaient l'effet qui vient de se manifester.

Il n'est peut-être pas inutile de rappeler qu'en 1888 (2) j'ai signalé un document important communiqué à l'Académie de médecine de Belgique, dans sa séance du 18 décembre 1886.

Le Dr Graham Balfour, membre correspondant de l'Académie de médecine de Belgique, qui avait été à la tête du bureau

(1) 22 novembre 1894.
(2) *La prostitution devant l'Académie de médecine de Belgique.*

de statistique du département médical de l'armée anglaise, donne son opinion sur l'application des *Acts* en Angleterre, de la façon suivante :

« J'ai lu dans le procès-verbal du 27 novembre dernier un paragraphe ainsi conçu : « L'essai de réglementation de la prosti-« tution en Angleterre est également défavorable à cette mesure. « Si on examine la marche des affections vénériennes dans les « localités où cet essai a été tenté, et si on la compare à celle des « villes où la réglementation n'a pas été appliquée, on constate « que la fréquence de la syphilis n'a guère été modifiée par ces « mesures. »

« En ma qualité de membre correspondant de l'Académie, il est de mon devoir de vous montrer combien cette opinion est erronée et de vous indiquer les documents authentiques qui le prouvent.

« Le rapport du département médical de l'année 1882 (vol. XXIV) contient un tableau qui établit l'influence que les Acts, concernant les maladies contagieuses, ont exercée, chaque année, à partir du moment où la réglementation a été mise en vigueur, c'est-à-dire à partir de 1864 jusqu'à la fin de 1882.

« Les Acts n'ont été appliqués qu'à quatorze villes de garnison et ports de mer. Les maladies vénériennes qui ont été constatées dans ces localités ont été mises en parallèle avec les mêmes affections observées dans quatorze villes de garnison où les Acts n'ont pas été mis en vigueur. Cette comparaison donne les résultats suivants : Pendant les quatre années qui ont précédé l'application des Acts, les admissions dans les hôpitaux, pour ulcère vénérien primitif de soldats casernés dans les quatorze stations régies subséquemment par ces Acts, ont été de 130 pour 1,000, tandis que dans les quatorze autres stations, elles étaient de 116 pour 1,000.

« Pendant les six premières années (1864 à 1869) où les Acts ont été mis graduellement en vigueur, les admissions dans les hôpitaux ont été de 87 pour 1,000 dans les stations soumises à la réglementation et, dans les quatorze autres stations, de 108 pour 1,000.

« De 1870 à 1882, années pendant lesquelles les Acts ont été en pleine vigueur, les entrées des militaires aux hôpitaux, pour ulcère vénérien primitif, n'ont été que de 50 pour 1,000 dans les quatorze stations régies par les Acts, tandis qu'elles s'élevaient à 118 pour les quatorze autres.

« Les résultats, loin d'être défavorables à la réglementation, montrent donc qu'il y a eu une réduction de plus de moitié dans ces stations où les Acts ont été mis en vigueur.

« A la page 10 du recueil précité se trouve un autre tableau qui confirme ces résultats. Il établit que le nombre des malades, constamment en traitement dans les hôpitaux pendant les treize années sus-mentionnées, pour ulcère vénérien primitif, a été, en moyenne, dans la proportion de 3,97 pour 1,000 dans les stations régies par les Acts et de 9,16 pour 1,000 dans les autres.

« Ces statistiques n'ont été établies que jusqu'à la fin de 1882, parce qu'en mai 1883 les Acts ont été suspendus en ce qui concernait l'examen des prostituées. La conséquence de ce changement peut être appréciée par l'état suivant des admissions dans les hôpitaux pour ulcère vénérien primitif.

	Stations régies par l'acte	Stations non régies par l'acte
Moyenne pour 100 des 13 années (1870-1882).	50	118
1883, acte suspendu en mai................	110	188
1884, acte suspendu toute l'année...........	138	160

« Les résultats qui concernent l'armée sont pleinement confirmés par ceux qui ont été constatés dans la marine.

« Je crois devoir faire remarquer que j'étais à la tête du bureau de statistique du département médical de l'armée, lorsque les Acts prémentionnés ont été mis en vigueur; mon opinion était alors défavorable à la réglementation; mais j'estimais qu'il était de mon devoir de constater loyalement les résultats obtenus. Dans ce but, j'indiquai la marche à suivre dans la rédaction des tableaux statistiques des rapports.

« *Ce ne fut qu'après un examen soigneux des faits recueillis et établis par la statistique que je changeai d'opinion : les résultats utiles obtenus pendant l'application des Acts m'avaient pleinement convaincu.* »

Cet aveu important d'un adversaire des Acts, qui est obligé de changer d'opinion devant les résultats constatés, a toujours été laissé dans l'ombre par les adversaires de la réglementation. C'était, en effet, une réfutation trop éloquente de leurs théories et ils ne voulaient pas fournir à leurs adversaires un argument d'une aussi grande valeur (1).

Le journal anglais *The Lancet* (2) a fait connaître, d'après la statistique établie par le *War office*, à la date du 25 juin 1889, le résultat de l'abrogation des *Contagious Diseases Acts*.

Il prouve que la syphilis secondaire a augmenté depuis le mois de mai 1885, époque où les visites des femmes ont été suspendues, parmi les soldats des garnisons des anciennes villes protégées. Le rapport de l'office de la guerre donne la moyenne des admissions à l'hôpital pour cas secondaires, par 1,000 hommes de troupes, dans ces stations du Royaume-Uni pendant les années de 1881 à 1888. La moyenne de chacune de ces quatorze stations fut de 27 pour 1,000

(1) Dans le courant du mois de décembre 1896, pendant que je corrigeais les dernières épreuves de mon livre, j'ai reçu de M. le Dʳ Nevins de Liverpool, Président de la Fédération internationale, une lettre accompagnée de l'envoi d'une brochure qu'il avait publiée à Berne.

La lettre de M. le Dʳ Nevins, qui était des plus aimables et des plus courtoises, en ce qui me concerne, contestait la valeur des faits signalés par M. le Dʳ Balfour. M. le Dʳ Nevins affirme que les documents envoyés par M. le Dʳ Balfour à l'Académie de médecine de Belgique, en 1886, n'ont pas la portée que je leur donne et qu'on leur a généralement reconnue, parce qu'ils ne s'appliquent qu'à un certain nombre de corps d'armée et à des localités spéciales. Je n'ai pas à apprécier les critiques de M. le Dʳ Nevins ; c'est à M. le Dʳ Balfour qu'il appartient de les réfuter. Mais du moment que le Président de la Fédération internationale discute l'autorité des documents publiés par le médecin chargé de la statistique officielle du ministère de la guerre, pendant l'application des Acts, j'ai le devoir, et il me semble de toute équité, de signaler les objections qui m'ont été faites.

J'ai vivement regretté que la brochure que M. le Dʳ Nevins consacre à combattre les opinions que j'ai émises dans mon travail : *Les maladies vénériennes dans les armées anglaise, française et russe* ne m'ait pas été envoyée en temps opportun. J'aurais mis un soin particulier à étudier et à discuter, avec toute la déférence que je dois à des opinions sincères, une œuvre sortie de la plume d'un adversaire très distingué. Il me paraît utile, dans tous les cas, de faire remarquer que, personnellement, j'ai volontairement négligé de m'occuper des résultats de l'abolition des Acts, les opinions étant très divisées sur ce point, me contentant de signaler les appréciations faites par d'autres médecins, notamment par des médecins anglais. Ce que j'ai voulu spécialement, c'est mettre en lumière, d'après les documents officiels du *War office*, la situation sanitaire de l'armée anglaise, comparativement à l'état sanitaire des armées des autres nations. Je me suis servi des publications fournies à un membre de la Chambre des communes par le ministère de la guerre anglais, et portant sur une période de vingt-trois ans, pour l'armée indigène, et de quatorze ans pour l'armée des colonies. Comme dans ces documents il est question de toute l'armée du Royaume Uni et de toute l'armée des colonies, il n'y a ni armées choisies à part, ni garnisons délimitées d'une façon arbitraire.

La critique adressée par M. le Dʳ Nevins à M. le Dʳ Balfour ne pourra pas s'appliquer aux résultats consignés dans mon livre, puisqu'ils ont pour base des pièces officielles concernant une très longue période d'années et s'appliquant à l'ensemble des garnisons indigènes, ainsi qu'à l'armée de toutes les colonies anglaises.

(2) 20 juillet 1889.

pendant l'année 1881 ; en 1888, elle fut de 42 pour 1,000.

Les nombres oscillent de 1881 à 1884 et sont successivement de 27, 22, 25, 25 pour 1,000 ; la moyenne était de 26 en 1885, tandis qu'en 1886, 1887 et 1888, cette moyenne arrive à 32, 45 et 42 pour 1,000.

Dans plusieurs districts, l'augmentation est encore plus marquée.

A Devanport et à Plymouth, la moyenne s'élève de 21 à 39 pour 1,000 de 1884 à 1885 ; elle monte à 51 en 1886 tandis que dans les années 1887 et 1888, elle fut de 49 et de 41 pour 1,000.

A Portsmouth, la moyenne en 1884 fut de 20 pour 1,000 et de 15 en 1885, mais en 1886 elle atteignit 42 et 72 en 1887 ; elle fut de 59 en 1888.

Dans les districts combinés de Chatham Scheerwers et Gravesend, elle s'éleva de 22 en 1884 à 41 en 1888.

A Wolwich, la moyenne était aussi de 22 pour 1,000 en 1884, mais elle s'éleva dans les années suivantes à 28, 39 et 49 pour 1,000 ; en 1888, elle fut de 31.

A Aldershots, les moyennes respectives oscillent de 1884 à 1888 entre 34, 23, 30, 47 et 52 pour 1,000.

A Windsor, la proportion a augmenté progressivement de 28 en 1884 à 61 pour 1,000 en 1888.

A Shorncliffe, la moyenne monte de 18 en 1884 à 70 pour 1,000 en 1885 ; depuis cette date, elle a été de 38, 37 et 30.

A Colchester, la proportion a oscillé de 29 en 1884 à 48 en 1888.

A Canterburg, la moyenne a été de 20 en 1884 à 68 en 1887 et 66 en 1888.

A Maidstone, la proportion était de 39 en 1884 ; en 1887, elle avait atteint 69.

A l'exception de Winchester, il y eut une augmentation dans toutes les stations, quoique cette augmentation fût moins sensible dans les comtés de Corck et de Currah que dans les districts sus-nommés.

Ces citations me semblent suffisantes pour démontrer l'importance des documents publiés par le journal anglais sans qu'il soit nécessaire d'y joindre les réflexions qui les accompagnent.

Les abolitionnistes ont cherché à atténuer l'effet produit par la publication des statistiques anglaises. Ils ont expédié et répandu dans toutes les directions des feuilles volantes pour contester la valeur de ces documents et l'importance des révélations qu'elles contiennent. L'examen des arguments mis en avant pour prouver que la suppression des *Acts* n'a eu aucune influence sur le développement des maladies vénériennes, s'impose. Il est utile, par suite, d'étudier les trois documents répandus à profusion : 1° *La vérité sur les effets de la suppression de la réglementation en Angleterre*, contenant une lettre, sans date, de M. James Stuart, membre du Parlement ; 2° *Suppression de la réglementation en Angleterre*, ses résultats officiellement constatés, lettre de M. James Stuart portant la date du 6 décembre 1894 ; 3° *Adresse d'un groupe de médecins* au Stadtrath de Zurich. Ce sont les lettres de M. James Stuart qui fournissent les arguments mis en avant, et constituent le fond du débat. En analysant ces lettres, j'aurai fait connaître les opinions des abolitionnistes.

Le professeur James Stuart assure que les journaux médicaux ont commis une erreur en affirmant que la statistique anglaise publiée sur les maladies vénériennes était le résultat d'une enquête spéciale ou parlementaire. Cette objection n'a véritablement aucune importance. Que le document livré à la publicité soit le résultat d'une enquête spéciale ou qu'il soit simplement la reproduction des documents fournis par le Ministre de la guerre, l'essentiel c'est que les chiffres fournis soient exacts. Sur ce point, il n'y a nulle contestation. M. James Stuart dit en effet : « En premier lieu, le document duquel M. Jeffreys a tiré ses chiffres n'est le résultat d'aucune enquête spéciale ou parlementaire. Il n'y a pas eu d'enquête pareille. C'est simplement un de ces rapports (*Returns*) parlementaires que notre département de la guerre est toujours prêt à fournir à ceux quelconques des membres du Parlement qui les lui demandent, dans lesquels, pour répondre au but désiré, l'ensemble des chiffres relatifs aux maladies vénériennes dans l'armée britannique sont groupés en une série de tableaux tirés des rapports annuels sur la santé des troupes de 1870 à 1892 pour l'armée dans la mère-patrie et de 1879 à 1892 pour les autres parties de l'armée. Il n'y a par conséquent rien de nouveau dans ce rapport, ni rien qui n'ait été soumis, année par année, à la Chambre des communes d'Angleterre, ni porté à la connaissance des conférences annuelles de la Fédération. »

Cet extrait de la lettre de M. James Stuart prouve péremptoirement, ce qui est important à constater, l'authenticité des chiffres cités. C'est le rapport (n° 509 de 1894) qui va me fournir les éléments de la discussion; ce sont les chiffres donnés dans ce rapport qui constituent la statistique des maladies vénériennes dans l'armée anglaise.

Je n'ai pas à examiner l'argumentation opposée par M. James Stuart à la thèse soutenue par M. Jeffreys, d'une façon générale, argumentation reproduite en partie dans les articles consacrés à cette question par les journaux de médecine de Paris et en particulier dans l'article du Dr Longuet cité plus haut; je n'ai pas à savoir davantage si c'est à juste titre qu'on reproche aux journaux français la division de la statistique de l'armée anglaise en quatre périodes pour faire ressortir l'influence désastreuse de l'abolition des *Acts*; je me contenterai de reproduire la statistique anglaise et d'examiner le chiffre des malades admis dans les hôpitaux, pour maladies vénériennes, sans me préoccuper des différentes périodes et sans chercher à savoir si la suppression des *Acts* a eu plus ou moins d'influence sur le développement de ces affections. Les opinions étant fort divisées sur cette interprétation, il m'a semblé inutile d'insister sur ce côté spécial de la question qui a été sérieusement étudié dans les articles cités plus haut; il m'a paru plus intéressant de comparer ce qui se passe en Angleterre, pays où la prostitution prend librement tous ses ébats, avec ce qui se produit en France où existe la réglementation de la prostitution; mais avant d'établir cette comparaison très instructive, il est nécessaire de donner un extrait du discours du Ministre anglais dans la discussion du budget de la guerre (juin 1894); ce ministre s'exprime de la façon suivante à propos de la suppression des *Acts* : « J'étais, dit-il, secrétaire de l'Amirauté lors de la grande agitation contre les *Acts* sur les maladies contagieuses et j'examinai très soigneusement, avec l'assistance de quelques-unes des autorités médicales les plus éminentes et les plus compétentes de la marine, les statistiques concernant ce sujet, pour autant qu'elles concernaient la marine, et la conclusion à laquelle j'arrivai, la conclusion à laquelle, j'en suis certain, tous ceux qui étudièrent la question sont arrivés, c'est que les *Acts* n'eurent aucun effet pratique et n'arrêtèrent pas le progrès de la maladie. Les orateurs qui viennent de prendre la parole ont fait allusion au grand nombre d'hommes atteints de ces affections, *il n'est pas douteux que ce nombre ne soit considérable, même* EFFRAYANT; mais, même en fait, je trouve que le nombre des soldats, en Angleterre, qui sont atteints a diminué. Le chiffre total des admissions à l'hôpital était en 1880 de 245 pour 1,000; pendant les années suivantes, les chiffres respectifs étaient : 245, 246, 260, 270, 275, 267, 252, 224, 212, 197, 201, de sorte qu'il y a eu diminution constante. En ce qui concerne la moyenne des constamment malades, le pour 100 a été : 16,77, 16,46, 18,54, 20,14, 19,34, 19,29, 19,10, 18,19, 16,96, 17,07, 15,34 et 16,46. Il n'y a rien dans ces chiffres qui permette de croire que le rappel des *Acts* sur les maladies contagieuses a eu pour effet d'accroître la maladie. »

La citation que je viens de faire du discours du Ministre de la guerre, M. Campbell-Bannerman, a été copiée dans une des feuilles envoyées par la Fédération des abolitionnistes; il y a donc lieu de croire à son authenticité. Il est important de constater que si le Ministre de la guerre anglais conteste l'utilité des *Acts*, il est obligé d'avouer que le nombre des soldats atteints de maladies vénériennes est *considérable, même effrayant.*

Quant aux chiffres cités par le Ministre, il y a erreur quand il affirme que le total par 1,000 des hommes admis dans les hôpitaux de la métropole a diminué à partir de 1880; il a augmenté à partir de 1881 jusqu'en 1888; après 1888, les chiffres sont en effet inférieurs. Quant à la moyenne, par jour, des constamment malades, elle a été progressivement en augmentant, d'une façon presque régulière, jusqu'en 1891, ainsi que le prouvent les chiffres mêmes cités par le Ministre. Si M. Campbell-Bannerman avait eu la curiosité de pousser ses investigations plus loin, et s'il avait étudié la proportion pour 1,000 hommes admis dans les hôpitaux, pour accidents syphilitiques secondaires, il aurait constaté, en examinant le tableau (page 3 du rapport), que cette proportion, à peu près stationnaire pendant une dizaine d'années, avait été en augmentant progressivement depuis 1879 (à l'exception des années 1882, 1883 et 1885) jusqu'en 1888 qui a 40,3 pour 1,000. La proportion des années suivantes n'est que de 35,7 en 1889, puis 37,3, 32,2 et 33,8 en 1892. Il est nécessaire de constater que si les chiffres des syphilitiques des quatre dernières années sont moins forts que ceux des années 1887 et 1888, ils n'en restent pas cependant beaucoup plus élevés que ceux des années antérieures à 1879, puisqu'on a 21,2 pour 1,000 syphilitiques en 1871 et 33,8 pour 1,000 en 1892.

Il y avait donc une erreur manifeste à prétendre qu'une diminution s'était produite dans la proportion des syphilitiques hospitalisés dans ces dernières années.

Les affirmations du Ministre de la guerre anglais ne pèsent donc pas d'un grand poids et ne sont pas d'un grand secours pour la Fédération des abolitionnistes. Cela n'empêche pas les partisans acharnés de la liberté de la prostitution de déclarer que les nations qui maintiennent la réglementation courent à leur ruine. Voici ce qu'écrit un groupe de médecins dans une adresse au Stadtrath de Zurich :

« L'hygiène officielle ne doit pas entrer en conflit avec la morale. Il est absurde de vouloir sauvegarder les intérêts de la santé publique par des actes immoraux. L'hygiène et la morale marchent de concert, la main dans la main, et quand les hygiénistes croient sauvegarder les intérêts du peuple par des compromis avec le vice, nous disons qu'ils commettent une erreur volontaire. *Que l'on jette un coup d'œil sur la France, le pays par excellence de la réglementation. Que s'y passe-t-il? Les maladies sexuelles infectieuses y poussent comme des plantes dans une terre fertile ; la population y décroît... le niveau moral s'y affaisse. Toute société dans laquelle les mesures d'hygiène publique sont en contradiction avec la morale va à sa ruine et c'est peut-être un bien qu'une telle société vienne à disparaître.* »

Je me serais fait un scrupule de ne pas donner intégralement ce morceau de littérature scientifique si plein d'aménité et de logique! Nous voilà donc estimés à notre valeur réelle, et destinés à disparaître! Notre crime n'est-il pas monstrueux, puisque nous voulons empêcher la syphilis de se répandre et de contaminer de malheureux innocents!

En présence de cet état mental spécial qui guide certains prétendus moralistes, n'est-il pas indispensable de montrer aux hommes de bonne foi, aux médecins sans parti pris, ce qui se passe au point de vue des maladies vénériennes et syphilitiques en Angleterre, dans le pays par excellence de la liberté de la prostitution? En examinant ce qui se produit dans l'armée anglaise comparativement à ce qui est constaté dans l'armée française, on pourra porter un jugement sain sur cette question. L'influence salutaire des *Acts* ayant été contestée par les abolitionnistes, je laisse de côté ce point de la question, pour ne pas entrer dans des discussions superflues ; j'examine ce qui a été signalé en Angleterre, depuis 1870 jusqu'en 1892, en ce qui concerne le Royaume-Uni, et de 1879 à 1892 pour ce qui regarde l'armée des colonies.

Dans un premier tableau (n° 1) divisé en dix colonnes, j'établis par année l'effectif des troupes, le nombre de soldats atteints de maladies vénériennes et la proportion par 1,000 hommes des soldats hospitalisés pour ces affections ; je forme des divisions successives suivant la nature des accidents et la proportion par 1,000 hommes, des soldats atteints. Il suffit d'un simple coup d'œil jeté sur ce tableau pour vérifier le chiffre des malades, et la proportion des accidents syphilitiques ou des accidents vénériens. Ce tableau est consacré exclusivement aux troupes indigènes pendant la période de 1870 à 1892.

Dans un second tableau (n° 2) j'étudie les maladies vénériennes qui ont atteint les soldats des colonies de 1879 à 1892.

J'ai réuni dans un troisième tableau (n° 3) le nombre des soldats hospitalisés pour maladies vénériennes, tant en Angleterre que dans les colonies, pendant la période comprise entre 1879 et 1892. J'établis enfin un quatrième tableau (n° 4) pour les maladies vénériennes signalées dans l'armée française, à partir de 1875.

N° I

ANGLETERRE — ROYAUME-UNI

Résumé montrant l'effectif annuel sous les drapeaux des troupes du Royaume-Uni, les admissions dans les hôpitaux des hommes atteints de maladies vénériennes avec la proportion par mille des effectifs.

1870-1892

Années	Effectif	Nombre de soldats atteints de maladies vénériennes	Proportion par mille hommes	Nombre de soldats atteints d'accidents primitifs vénériens	Proportion par mille hommes	Nombre de soldats atteints d'accidents secondaires syphilitiques	Proportion par mille hommes	Nombre de soldats atteints de gonorrhée et ses suites	Proportion par mille hommes
1870	75.314	15.141	201	5.402	71.7	1.933	25.7	7.806	103.6
1871	92.667	18.673	201.5	5.885	63.5	1.967	21.2	10.821	116.8
1872	92.218	18.642	202.2	6.488	70.4	2.223	24.1	9.931	107.7
1873	88.957	15.714	167.6	5.727	64.4	2.065	23.2	7.922	89
1874	86.837	12.656	145.7	4.594	52.9	2.126	24.5	5.936	68.4
1875	88.147	12.286	139.4	4.041	48.8	2.537	28.8	5.708	64.8
1876	86.693	12.704	146.5	4.038	46.6	2.338	27	6.328	73
1877	92.143	14.114	153.2	4.499	48.8	2.191	23.8	7.424	80.6
1878	101.129	17.760	175.5	6.205	61.3	2.691	26.6	8.864	87.6
1879	80.700	14.485	179.5	5.113	63.4	2.341	29	7.031	87.1
1880	83.895	20.623	245.9	8.036	95.8	2.556	30.5	10.031	119.6
1881	84.742	20.805	245.5	8.593	101.4	2.603	30.7	9.609	113.4
1882	86.847	21.362	246	8.857	102	2.413	27.8	10.092	116.2
1883	81.677	21.227	260	9.511	116.5	2.330	28.5	9.386	115
1884	83.125	22.510	270.7	10.410	125.2	2.508	30.1	9.592	115.4
1885	87.105	23.992	275.4	11.095	127.4	2.336	26.8	10.561	121.2
1886	92.601	24.731	267.1	11.002	118.8	3.097	23.5	10.632	114.8
1887	101.114	25.574	252.9	10.846	107.3	4.311	42.6	10.417	103
1888	101.695	22.842	224.5	9.479	93.1	4.095	40.3	9.268	91.1
1889	100.790	21.377	212.1	8.414	83.5	3.601	35.7	9.362	92.9
1890	100.120	21.262	212.4	8.580	85.7	3.734	37.3	8.948	89.4
1891	93.308	19.603	197.4	7.655	77.1	3.493	32.2	8.455	85.1
1892	100.302	20.188	201.2	7.940	79.1	3.392	33.8	8.856	88.3

N° II   **ANGLETERRE — COLONIES**

Résumé montrant l'effectif annuel sous les drapeaux des troupes des Colonies anglaises, les admissions dans les hôpitaux des hommes atteints de maladies vénériennes avec la proportion par mille des effectifs.

1879-1892

Années	Effectifs	Nombre de soldats atteints de maladies vénériennes	Proportion par mille hommes	Nombre de soldats atteints d'accidents primitifs vénériens	Proportion par mille hommes	Nombre de soldats atteints d'accidents secondaires syphilitiques	Proportion par mille hommes	Nombre de soldats atteints de gonorrhée et de ses suites	Proportion par mille hommes
1879	79.805	15.347	192.3	5.629	70.5	1.795	22.5	7.923	99.3
1880	83.324	15.991	191.7	5.404	76.9	1.698	20.4	7.889	94.7
1881	85.879	16.818	195.8	6.767	78.8	1.754	20.4	8.297	96.6
1882	77.935	16.738	214.7	6.284	80.6	1.722	22.1	8.732	112
1883	83.917	19.513	232.5	8.172	97.4	1.780	21.2	9.561	113.9
1884	81.843	20.826	254.5	8.135	99.4	2.034	24.8	10.657	130.2
1885	87.417	25.486	291.5	10.672	122.1	2.618	29.9	12.196	139.5
1886	93.631	28.817	308.4	13.221	141.2	2.975	31.8	12.621	134.8
1887	90.618	26.689	294.5	11.962	132	2.671	29.5	12.056	133
1888	94.852	30.492	321.5	12.501	131.8	3.226	34	14.765	155.6
1889	95.356	37.411	392.3	18.337	192.3	4.318	45.3	14.756	154.7
1890	93.986	36.733	390.8	17.380	184.9	5.435	57.8	13.918	148.1
1891	94.024	30.831	327.9	13.359	142.1	5.108	54.3	12.364	131.5
1892	96.034	31.967	332.9	13.340	139	4.853	50.5	13.774	143.4

N° III   ARMÉE ANGLAISE (Royaume-Uni et Colonies).

Résumé montrant l'effectif annuel des troupes de l'armée anglaise (Royaume-Uni et Colonies), les admissions dans les hôpitaux des soldats atteints de maladies vénériennes avec la proportion par mille de l'effectif.

1879-1892

Années	Effectifs			Nombre de malades vénériens		Proportion des malades par mille hommes de l'effectif	
1879	Royaume-Uni	80.700	} 160.505	14.485 } 29.832		179.5 } 185.8	
	Colonies......	79.805		15.347		192.3	
1880	Royaume-Uni	83.895	} 167.219	20.623 } 36.614		245.9 } 219	
	Colonies......	83.324		15.991		191.7	
1881	Royaume-Uni	84.742	} 170.621	20.805 } 37.623		245.5 } 220.5	
	Colonies......	85.879		16.818		195.8	
1882	Royaume-Uni	86.847	} 164.782	21.362 } 38.100		246 } 231.2	
	Colonies......	77.935		16.738		214.7	
1883	Royaume-Uni	81.677	} 165.594	21.227 } 40.740		260 } 246	
	Colonies......	83.917		19.513		232.5	
1884	Royaume-Uni	83.125	} 164.968	22.510 } 43.336		270.7 } 262.7	
	Colonies......	81.843		20.826		254.5	
1885	Royaume-Uni	87.105	} 174.522	23.992 } 49.478		275.4 } 283.5	
	Colonies......	87.417		25.486		291.5	
1886	Royaume-Uni	92.601	} 186.232	24.731 } 53.548		267.1 } 287.5	
	Colonies......	93.631		28.817		308.4	
1887	Royaume-Uni	101.114	} 191.732	25.574 } 52.263		252.9 } 272.6	
	Colonies......	90.618		26.689		294.5	
1888	Royaume-Uni	101.695	} 196.547	22.842 } 53.334		224.5 } 271.4	
	Colonies......	94.852		30.492		321.5	
1889	Royaume-Uni	100.790	} 196.146	21.377 } 58.788		242.1 } 299.7	
	Colonies......	95.356		37.411		392.3	
1890	Royaume-Uni	100.120	} 194.106	21.262 } 57.995		212.4 } 298.8	
	Colonies......	93.986		36.733		390.8	
1891	Royaume-Uni	93.308	} 187.332	19.603 } 50.434		210.1 } 269.2	
	Colonies......	94.024		30.831		327.9	
1892	Royaume-Uni	100.302	} 196.336	20.188 } 52.155		201.2 } 265.6	
	Colonies......	96.034		31.967		332.9	

N° IV

Statistique des maladies vénériennes dans l'armée française.
1875-1892

Années	Effectifs de l'armée	Nombre de soldats atteints de maladies vénériennes	Proportion par mille hommes	Nombre de soldats atteints d'accidents syphilitiques	Proportion par mille hommes	Nombre de soldats atteints de chancre mou	Proportion par mille hommes	Nombre de soldats atteints d'uréthrite et orchite	Proportion par mille hommes
1875	432.218	32.391	74.9	4.888	11.3	3.829	8.8	23.674	54.7
1876	449.950	25.683	57	3.324	7.3	3.243	7.2	19.114	42.5
1877	468.805	27.090	57.8	3.218	6.9	3.795	8	20.017	42.7
1878	486.655	29.020	59.7	4.238	8.7	5.302	10.9	19.480	40
1879	470.393	29.996	63.7	4.690	9.9	5.960	12.7	19.337	41.1
1880	490.949	32.349	65.5	4.798	9.7	7.218	14.7	20.333	41.4
1881	519.852	31.472	60.6	4.560	8.8	7.622	14.7	19.300	37.1
1882	463.818	28.735	62	4.822	.10.4	6.994	15.1	16.919	36.5
1883	455.608	26.847	58.9	4.708	10.3	5.784	12.7	16.358	35.9
1884	456.172	23.795	52.1	4.152	9.1	5.121	11.2	14.522	31.8
1885	451.941	22.791	50.7	3.887	8.6	3.616	9.7	14.524	32.4
1886	471.517	23.435	49.6	4.163	8.8	4.565	9.7	14.707	31.1
1887	457.677	23.626	51.6	4.067	8.9	4.259	9.3	15.300	33.4
1888	507.360	23.731	46.7	4.751	9.3	3.870	7.6	15.110	29.8
1889	524.733	24.012	45.8	4.757	9.1	4.402	8.4	14.853	28.3
1890	533.042	23.327	43.8	4.872	9.1	3.607	6.8	14.848	27.9
1891	523.372	22.829	43.7	4.490	8.6	3.795	7.3	14.544	27.8
1892	524.719	23.107	44	4.824	9.2	3.418	6.5	14.865	28.3

La guerre a empêché de recueillir les documents nécessaires aux statistiques de 1870 et de 1871 ; comme, d'un autre côté, c'est à partir de 1875 que les maladies vénériennes ont été classées dans les statistiques de la même façon, j'ai dû, afin d'avoir des résultats uniformes, prendre pour point de départ l'année 1875. Ce tableau avec ses divisions correspond aux tableaux concernant l'armée anglaise. La comparaison est donc des plus faciles, puisqu'il suffit de se reporter aux mêmes numéros dans les différents tableaux pour avoir le chiffre que l'on cherche. Il y a lieu de faire remarquer que les chiffres du tableau français peuvent avoir été majorés, certains soldats ayant été comptés en double, parce qu'ils ont figuré, à la fois, dans les chiffres des soldats soignés à l'infirmerie et dans ceux qui ont été envoyés à l'hôpital.

Dans le tableau des maladies vénériennes concernant l'armée française, le chiffre le plus élevé a été constaté en 1875 : il est de 74,9 pour 1,000. Pendant cette même période, le chiffre des maladies vénériennes dans l'armée anglaise a été de 139,4 pour 1,000. Le chiffre le plus élevé du tableau de l'armée anglaise se rapporte à l'année 1885 : il est de 274,4 pour 1,000. Dans l'armée française, la proportion des maladies vénériennes n'a été, durant cette même année 1885, que de 52,1 pour 1,000.

Pendant les cinq dernières années 1888, 1889, 1890, 1891 et 1892, la proportion des soldats entrés dans les hôpitaux pour maladies vénériennes a été dans l'armée anglaise de 224,5 pour 1,000, 212,1 pour 1,000, 212,4 pour 1,000, 197,4 pour 1,000, 201,2 pour 1,000.

Pour la même période, nous trouvons dans l'armée française 46,7 pour 1,000, 45,8 pour 1.000, 43,8 pour 1,000, 43,7 pour 1,000, 44 pour 1,000.

On peut comparer indistinctement n'importe quelle année, on a la certitude de trouver toujours la même différence.

L'examen de la colonne n° 6, qui donne la proportion des maladies syphilitiques, montre que le chiffre le plus élevé, pour l'armée française, qui est, en 1875, de 11,3 pour 1,000 est, cette même année, de 28,8 pour 1,000 dans l'armée anglaise.

Le chiffre le plus élevé dans l'armée anglaise a été de 46,6 pour 1,000 en 1887. Dans l'armée française, pendant la même période, la proportion des syphilitiques a été de 8,9 pour 1,000, c'est-à-dire cinq fois moindre.

La comparaison des cinq dernières années, au point de vue de la syphilis donne :

En 1888. . . . .   40.3 pour 1,000 en Angleterre ;   9.3 pour 1,000 en France.
En 1889. . . . .   35.7   —   —   9.1   —   —
En 1890. . . . .   37.3   —   —   9.1   —   —
En 1891. . . . .   32.2   —   —   8.6   —   —
En 1892. . . . .   33.8   —   —   9.2   —   —

Qu'on examine l'ensemble des maladies vénériennes ou qu'on s'attache spécialement aux accidents syphilitiques, on constate, d'une façon régulière, l'énorme différence qui existe entre ce qui se passe en France et ce qui se produit en Angleterre. La liberté de la prostitution amène chez nos voisins les résultats qui ne peuvent pas nous surprendre, et qui ne doivent pas nous faire regretter les restrictions apportées, dans notre pays, à cet empoisonnement général.

Que dire de ce qui a lieu dans les colonies anglaises? Le progrès des maladies vénériennes y est encore plus lamentable. L'examen du tableau n° 2 permet de juger cette situation.

Il m'a paru intéressant de faire des recherches analogues pour savoir ce qui se passe dans d'autres pays où existe la réglementation et la surveillance de la prostitution. J'ai étudié l'état sanitaire de l'armée allemande, de l'armée bavaroise, de l'armée austro-hongroise, de l'armée roumaine et de l'armée russe. Pour la Russie, les investigations que j'ai faites n'ont pu porter que sur un petit nombre d'années, les documents pour les années antérieures faisant défaut. Je dois à l'extrême amabilité de M. le professeur Tarnowski, de Saint-Pétersbourg, la communication des quatre volumes contenant les rapports de l'état sanitaire de l'armée russe pendant les années 1889, 1890, 1891 et 1892 (1). J'ai pu relever la statistique des maladies vénériennes dont les troupes russes ont été atteintes pendant cette période; il m'a été facile de constituer un tableau analogue aux précédents. Pour l'armée roumaine, c'est M. le professeur Théodori, inspecteur général du service sanitaire de l'armée, qui a bien voulu faire dresser ce tableau des maladies vénériennes et syphilitiques. Je remplis un devoir très agréable en lui disant ici toute ma gratitude. Je dois aussi tous mes très vifs remercîments à

______

(1) Notre très distingué confrère de l'armée, M. le Dr Longuet, m'a fourni les renseignements pour l'année 1893.

M. le professeur Kalindéro, membre correspondant de notre Académie de médecine, qui m'a donné les détails les plus circonstanciés sur la prostitution en Roumanie et qui m'a fourni, sur ce sujet, les documents les plus complets.

Pour l'armée allemande, j'ai trouvé les indications nécessaires dans un excellent travail du D* Wilhelm Miche (1), pour les huit années de 1882/83 à 1889/90. Pour les deux années 1890/91 et 1891/92, je dois les notes qui m'étaient nécessaires aux très obligeantes recherches de M. le D* Oppenheimer de Strasbourg.

En ce qui concerne l'armée austro-hongroise, j'ai cherché dans les annales statistiques militaires pour les années 88, 89, 90 et 91, les renseignements nécessaires. Ces annales statistiques, qui se trouvent au bureau de la statistique du Ministère de la guerre en France, ont été très gracieusement mises à ma disposition par M. le D* Longuet, qui a bien voulu me servir de guide ; il m'a également fourni très aimablement les renseignements qui concernent l'armée bavaroise. Je lui adresse ici l'expression de ma gratitude.

(1) *Archiv für Dermatologie und Syphilis*, 1895.

N° V

Statistique des maladies vénériennes dans l'armée russe.
1889-1893

Années	Effectifs	Nombre de soldats atteints de maladies vénériennes	Proportion par mille hommes	Nombre de soldats atteints de syphilis	Proportion par mille hommes	Nombre de soldats atteints de chancre mou	Proportion par mille hommes	Nombre de soldats atteints d'uréthrite	Proportion par mille hommes
1889	816.806	33.243	40.7	10.524	12.9	5.903	7.2	16.816	20.6
1890	831.233	35.743	43	11.126	13.4	6.111	7.3	18.606	22.3
1891	852.916	35.396	41.5	10.486	12.2	6.003	7	18.907	22.1
1892	872.560	38.916	44.6	12.010	13.7	7.021	8	19.885	22.7
1893	937.471	38.524	43.1	12.089	13.5	7.399	8.3	19.036	21.3

N° VI

Statistique des maladies vénériennes dans l'armée allemande moins l'armée bavaroise.

1882-1892

Années	Effectifs	Nombre de soldats atteints de maladies vénériennes	Proportion par mille hommes	Nombre de soldats atteints de maladies syphilitiques	Proportion par mille hommes
1882-1883	382.192	14.602	38.2	3.889	10.2
1883-1884	383.021	13.199	34.5	3.349	8.7
1884-1885	383.714	12.575	32.6	3.277	8.5
1885-1886	383.269	11.366	29.7	2.850	7.4
1886-1887	386.662	11.048	28.6	2.652	6.9
1887-1888	417.104	10.955	26.3	2.626	6.3
1888-1889	420.320	11.222	26.7	2.469	5.9
1889-1890	418.913	11.200	26.7	2.275	5.4
1890-1891	435.699	11.847	27.2	2.359	5.4
1891-1892	434.680	12.149	27.9	2.488	5.7

Moyenne annuelle par 1,000 hommes des maladies vénériennes dans l'armée bavaroise.

1886-1893

Périodes	Moyenne annuelle des maladies vénériennes	Uréthrite	Chancre mou	Syphilis
De 1886 à 1889	33.5 °/oo	19.6 °/oo	7.1 °/oo	6.8 °/oo
De 1889 à 1891	35 °/oo	21.6 °/oo	6.1 °/oo	7.3 °/oo
De 1891 à 1893	36.5 °/oo	21.5 °/oo	6 °/oo	9 °/oo

N° VII Statistique des maladies vénériennes et syphilitiques dans l'armée austro-hongroise.
1888-1891

Années	Effectifs	MALADIES VÉNÉRIENNES ET SYPHILITIQUES		SYPHILIS, CHANCRE MOU ET URÉTHRITE PAR MILLE VÉNÉRIENS					
		Nombre de soldats atteints de maladies vénériennes et syphilitiques	Proportion par mille hommes	Nombre de soldats atteints de syphilis sur mille vénériens	Proportion par mille hommes	Nombre de soldats atteints de chancre mou sur mille vénériens	Proportion par mille hommes	Nombre de soldats atteints d'uréthrite sur mille vénériens	Proportion par mille hommes
1888	271.860	17.787	65.4	290	18.97	188	12.26	522	36.27
1889	281.569	18.382	65.3	303	19.78	177	11.55	520	33.94
1890	282.905	18.511	65.4	260	17.12	201	13.15	539	35.26
1891	284.743	18.154	63.7	290	19.11	175	11.15	535	34.10

N° VIII   Statistique des maladies vénériennes et syphilitiques traitées dans les infirmeries et dans les hôpitaux de l'armée roumaine.

1884-1894

ANNÉES	EFFECTIF DE L'ARMÉE			MALADIES VÉNÉRIENNES		MALADIES SYPHILITIQUES		TOTAL DES MALADIES VÉNÉRIENNES ET SYPHILITIQUES		OBSERVATIONS
	Permanent	Territorial	Total	Nombre des malades	Proportion par mille	Nombre des malades	Proportion par mille	Nombre des malades	Proportion par mille	
1884	29.254	31.383	60.637	2.691	44	815	13	3.506	57	
1885	28.304	15.713	44.017	2.748	63	782	17	3.530	80	
1886	31.878	22.924	54.802	2.986	54	932	17	3.918	71	
1887	53.331	26.913	80.244	3.216	40	1.134	14	4.350	54	
1888	83.154	31.528	114.682	3.537	31	1.165	10	4.702	41	
1889	45.608	26.476	72.084	3.131	43	986	14	4.117	57	
1890	34.612	26.153	60.765	2.932	48	989	16	3.921	64	
1891	30.555	29.132	59.687	3.162	53	923	15	4.085	68	
1892	28.760	38.432	67.192	3.205	48	850	12	4.055	60	
1893	30.877	41.953	72.830	2.944	40	862	12	3.806	52	
1894	49.535	44.775	94.310	2.916	31	805	8	3.721	39	

Pour conformité,
Professeur : Dr Théodori, médecin inspecteur général du service sanitaire de l'armée roumaine.

L'examen de ces différents tableaux montre que, pour l'ensemble des maladies vénériennes, il y a peu de différence entre la France et la Russie ; la proportion est un peu moindre dans l'armée russe que dans l'armée française ; par contre le chiffre des syphilitiques est plus élevé en Russie qu'en France, mais il est de beaucoup inférieur à la proportion constatée dans l'armée anglaise.

En Allemagne, la proportion des maladies vénériennes, comme celle des maladies syphilitiques, est très inférieure à la proportion constatée en France et se trouve, par suite, dans des proportions infinitésimales, comparativement à l'armée anglaise. Dans l'armée bavaroise, les proportions sont plus élevées que dans l'armée allemande. En ce qui concerne l'armée roumaine, la proportion, pour les maladies vénériennes, est supérieure à celle de l'armée française ; la proportion des maladies syphilitiques est sensiblement plus forte en Roumanie qu'en France, mais très notablement inférieure à ce qui a été constaté en Angleterre. C'est dans l'armée austro-hongroise que nous trouvons les chiffres les plus élevés, après l'armée anglaise.

En comparant les années 1888, 1889, 1890, 1891 et 1892, nous trouvons dans les sept armées respectives au point de vue des maladies vénériennes, comme au point de vue des maladies syphilitiques, les proportions suivantes :

N° IX

Maladies vénériennes non syphilitiques.

Années	Angleterre	Allemagne	Autriche-Hongrie	France	Roumanie	Russie	Bavière	
1888	224.5 °/₀₀	26.3 °/₀₀	65.4 °/₀₀	46.7 °/₀₀	41 °/₀₀	»	35.5 °/₀₀	de 1886 à 1889
1889	212.1 °/₀₀	26.7 °/₀₀	65.3 °/₀₀	45.8 °/₀₀	57 °/₀₀	40.7 °/₀₀		
1890	214.4 °/₀₀	26.7 °/₀₀	65.4 °/₀₀	43.8 °/₀₀	64 °/₀₀	43 °/₀₀	35 °/₀₀	de 1889 à 1891
1891	197.7 °/₀₀	27.2 °/₀₀	63.7 °/₀₀	43.7 °/₀₀	68 °/₀₀	41.5 °/₀₀		
1892	201.2 °/₀₀	27.9 °/₀₀	»	44 °/₀₀	60 °/₀₀	44.6 °/₀₀	36.5 °/₀₀	de 1891 à 1893
1893	»	»	»	»	52 °/₀₀	43.1 °/₀₀		

Maladies syphilitiques.

Années	Angleterre	Allemagne	Autriche-Hongrie	France	Roumanie	Russie	Bavière	
1888	40.3 °/₀₀	6.3 °/₀₀	18.97 °/₀₀	9.3 °/₀₀	10 °/₀₀	»	6.8	de 1886 à 1889
1889	35.7 °/₀₀	5.9 °/₀₀	19.78 °/₀₀	9.1 °/₀₀	14 °/₀₀	12.9 °/₀₀		
1890	37.3 °/₀₀	5.4 °/₀₀	17.12 °/₀₀	9.1 °/₀₀	16 °/₀₀	13.4 °/₀₀	9.3	de 1889 à 1891
1891	32.2 °/₀₀	5.4 °/₀₀	19.11 °/₀₀	8.6 °/₀₀	15 °/₀₀	12.2 °/₀₀		
1892	33.8 °/₀₀	5.7 °/₀₀	»	9.2 °/₀₀	12 °/₀₀	13.7 °/₀₀	9	de 1891 à 1893
1893	»	»	»	»	12 °/₀₀	13.5 °/₀₀		

En regard de ces différents tableaux, il est utile de donner quelques renseignements sur la façon dont se pratique la surveillance de la prostitution dans ces différents pays.

A Moscou, ainsi que l'a dit le professeur Pospelow au Congrès de dermatologie et de syphiligraphie de Paris en 1889, la prostituée est obligée de se rendre au bureau sanitaire, deux fois par semaine, pour subir l'examen médical.

A Saint-Pétersbourg, les filles de maison sont soumises à la visite tous les trois jours. Celles des prostituées, qui ont un domicile particulier, doivent, toutes les semaines ou deux fois par mois, suivant la décision du Comité, se présenter à l'hôpital Kalinkine ou au commissariat de police de leur quartier, pour être visitées.

En dehors de ces femmes, il y a les prostituées vagabondes, que le Comité de police sanitaire recherche activement, parce qu'elles ont surtout des rapports avec les soldats de la garnison. Parmi ces prostituées vagabondes, il y a celles qui, ne possédant pas de domicile fixe, fréquentent les cabarets, les asiles de nuit, les gargotes et autres établissements analogues ; il y a, en outre, une autre catégorie de femmes qui exercent la prostitution dans des maisons secrètes dirigées par des entremetteuses, ou encore qui ont un domicile particulier où elles reçoivent les visiteurs. Le Comité de police sanitaire fait exécuter régulièrement des perquisitions, au moins une fois par semaine, dans ces différents endroits. Les femmes sont soumises à la visite et envoyées à l'hôpital Kalinkine, si elles sont malades.

Le Comité de police sanitaire exerce une surveillance des plus actives sur les maisons de prostitution clandestine. Les tenancières de ces maisons sont soumises à un règlement spécial.

En Roumanie, il y a quatre classes de prostituées. Il y a, au moins, une visite par semaine, quelle que soit la classe à laquelle appartienne la prostituée.

Les femmes de la 1re classe sont celles qui demeurent seules et préfèrent être visitées chez elles, en payant la visite ; dans la 2e classe sont comprises celles qui demeurent dans une maison publique de prostitution de 1re classe et qui préfèrent être visitées par les médecins de ces maisons. Toutes les femmes demeurant dans une même maison appartiennent à la même classe. La 3e classe comprend les femmes publiques qui demeurent seules et sont visitées au dispensaire, sans payer de rémunération. La 4e classe, enfin, comprend les femmes qui demeurent dans une maison publique de prostitution, sous la direction d'une tenancière et sont visitées au dispensaire, sans payer.

En Allemagne, la réglementation a varié, de 1882 à 1890, suivant les États et suivant les villes.

En Prusse, les maisons de prostitution sont officiellement défendues ; elles sont tolérées cependant dans quelques villes, comme Aix-la-Chapelle, Altona-Hambourg, Magdebourg, Brunswig, Heidelberg, Francfort-sur-Mein, Leipsig. En Alsace-Lorraine, il y a encore des maisons de tolérance à Metz, Mulhouse, Sarrebrouck et Strasbourg, pendant qu'elles sont proscrites, par ordre du maire, à Colmar. Partout ailleurs, les filles inscrites sont des filles en carte, isolées. Ces filles en carte sont visitées, une fois par semaine, à Berlin, Cologne, Dantzig, Dresde, Leipsig et Stettin. Elles sont visitées deux fois par semaine à Altona-Hambourg et Posen. Elles sont visitées quatre fois par semaine à Hanovre. A Francfort-sur-Mein, il y a deux classes de filles : l'une est visitée une fois et l'autre deux fois par mois. A Strasbourg, les filles isolées sont visitées une fois par semaine et les filles en maison deux fois par semaine. Les filles isolées sont visitées à l'hôpital civil et les filles en maison dans les maisons mêmes. A Berlin, les visites sont faites au dispensaire de la Préfecture de police. La prostitution clandestine est l'objet de mesures très rigoureuses. En Autriche, notamment à Vienne et à Budapesth, les filles isolées inscrites sont beaucoup moins nombreuses que les filles de maison, surtout depuis 1882. Les unes et les autres sont visitées deux fois par semaine. La prostitution clandestine, comme nous le dirons plus loin, dans une note particulière, est très répandue. On a essayé de toutes les

L'examen du tableau comparatif n° IX montre que l'armée anglaise fournit les chiffres les plus élevés, et dans des proportions exceptionnelles, dans la statistique des maladies vénériennes et syphilitiques. L'armée austro-hongroise vient au second rang, mais notablement distancée par l'armée anglaise.

Prenons les proportions les plus élevées dans l'armée austro-hongroise, qui sont de 65,4 pour 1,000 en 1888, de 65,3 pour 1,000 en 1889, de 65,4 pour 1,000 en 1890.

Que donne l'armée anglaise pendant ces trois mêmes années? 224,5 pour 1,000 en 1888, 212,1 pour 1,000 en 1889, et 214,4 pour 1,000 en 1890.

Ce qui montre qu'il y a trois fois plus de maladies vénériennes dans l'armée anglaise que dans l'armée austro-hongroise.

Au point de vue syphilitique, les chiffres les plus élevés dans l'armée austro-hongroise sont : 18,97 pour 1,000 en 1888, 19,78 pour 1,000 en 1889 et 19,11 pour 1,000 en 1891. Comparativement, nous trouvons en Angleterre : 40,3 pour 1,000 en 1888, 35,7 pour 1,000 en 1889 et 32,2 pour 1,000 en 1891.

Il y a donc deux fois plus de maladies syphilitiques dans l'armée anglaise que dans l'armée austro-hongroise (1).

méthodes pour faire la guerre à la prostitution clandestine. Le moyen qui a paru le plus pratique pour obtenir un résultat salutaire a été de poursuivre très rigoureusement les proxénètes et les entremetteurs qui sont tous effectivement connus de la police.

(1) Il peut être très instructif d'étudier comment on arrive à des chiffres relativement élevés en Autriche-Hongrie, comparativement, par exemple, à ce qui se produit en Allemagne. M. le Dr Vaquez a publié dans le *Bulletin médical* (5 et 8 février 1888), deux articles qui me fourniront des renseignements intéressants sur ce qui s'est fait en Autriche, au point de vue de la réglementation. Pendant une trentaine d'années, il y a eu une grande incertitude et une hésitation incontestable dans les mesures à prendre. En 1873, pour la première fois, on organise une surveillance légale de la prostitution et on remet à Vienne un carnet de santé aux filles inscrites; ce sont les médecins attachés aux commissariats de police qui ont seuls l'autorisation de constater l'état de santé de leurs clientes. En 1875 et en 1878 on décréta des prescriptions nouvelles. En 1882, il y a eu un changement dans la direction de la police; ce changement a eu pour conséquence plus de régularité dans la visite des femmes. En 1885, une loi spéciale sur la répression du vagabondage a été publiée et, comme les prostituées tombent sous le coup de cette loi, il y a eu une surveillance plus grande de la prostitution et une soumission plus marquée, de la part des filles inscrites, à observer les règlements. Comme nous le verrons plus loin, il y a eu, depuis cette époque, une diminution marquée dans la statistique des maladies.

De 1870 à 1882, la garnison de Budapesth comptait 91 syphilitiques sur 1,000 hommes.

En Autriche, sur un effectif moyen de 261,632 hommes, de 1870 à 1884, on a

L'armée roumaine, qui a la proportion la plus élevée de maladies, après l'armée austro-hongroise, compte quatre fois moins de maladies vénériennes et deux fois et demie moins de maladies syphilitiques que l'armée anglaise. En étudiant le tableau comparatif, nous voyons que si, en Allemagne, le nombre des soldats hospitalisés, pour la syphilis, est le 1/6 du nombre des soldats anglais entrés dans les hôpitaux pour la même affection, il est en France quatre fois inférieur au chiffre anglais; en Bavière, le chiffre des syphilitiques est, à peu près, analogue à celui qui est observé dans l'armée française; en Russie, le nombre des syphilitiques est, à quelques fractions près, le 1/3 du nombre des syphilitiques de l'armée anglaise; en Roumanie, ce chiffre est deux fois et demie moins élevé qu'en Angleterre; enfin en Autriche-Hongrie, il y a deux fois moins de syphilitiques que dans l'armée anglaise. Nous devons faire observer que, dans les statistiques anglaises, on signale les accidents syphilitiques secondaires, mais on passe sous silence les accidents syphilitiques primitifs; il est donc probable que les chiffres mentionnés ne donnent pas la totalité des hommes atteints de la syphilis.

Quoi qu'il en soit, nous trouvons dans l'examen minutieux de ce qui existe en Angleterre, pays de la liberté de la prostitution, avec ce que nous constatons chez six autres nations, où la réglementa-

---

compté 18,324 soldats atteints de syphilis, ce qui donne une moyenne de 70 pour 1,000.

Dans la garnison de Vienne, la proportion des syphilitiques a été de 56 pour 1,000 de 1870 à 1882.

Le chiffre le plus élevé de syphilitiques trouvés dans l'armée austro-hongroise, dans notre tableau comparatif, est celui de l'année 1889, qui donne 19,78 pour 1,000.

On voit donc le résultat favorable des mesures prises depuis 1885, puisque la diminution est des 2/3.

Si les chiffres des maladies vénériennes dans l'armée austro-hongroise restent élevés comparativement aux armées des autres nations, — l'Angleterre se trouvant toujours à part, dans une situation prédominante, — cela tient au développement considérable de la prostitution clandestine en Autriche comme en Hongrie. A Vienne, la prostitution clandestine se fait sur une vaste échelle et les commissaires de police ne la répriment qu'à leur corps défendant. A Budapesth, il existe de nombreuses maisons de passe, malgré l'arrêt de police de 1885 qui les interdit. Beaucoup d'établissements de bains chauds, si nombreux dans cette ville, sont de véritables maisons de prostitution clandestine. Après le bain, on offre généralement une compagne agréable, et si le client accepte, on lui amène une jeune fille, ordinairement jolie, qui se met à sa disposition. N'est-ce pas ce qui se produit, d'ailleurs, dans les hôtels les plus achalandés et les mieux tenus? Au voyageur qui arrive dans un de ces hôtels, on demande s'il désire avoir un lit *complet*, et si la réponse est affirmative, il trouve, à son retour à l'hôtel, une jeune personne installée dans sa chambre et attendant sa venue.

tion a été maintenue d'une façon plus ou moins régulière, la preuve indéniable que la liberté de la prostitution amène un développement considérable des maladies vénériennes et syphilitiques.

A l'appui de cette démonstration, il me semble utile de prouver, par ce qui se passe dans l'armée française, l'influence de la prostitution clandestine sur l'augmentation des maladies vénériennes parmi les différents corps d'armée. Il suffit, pour arriver à ce résultat, d'examiner les trois derniers volumes publiés sur la statistique des maladies observées dans l'armée pendant les années 1890, 1891 et 1892.

Au point de vue des maladies vénériennes, le Dr Longuet fait observer, avec beaucoup d'à-propos, que les différents corps d'armée restent atteints, dans des proportions presque identiques : ce sont toujours les corps d'armée du midi, de l'Algérie et de la Tunisie, le 3e corps d'armée et celui du gouvernement militaire de Paris qui ont le plus de malades.

L'examen successif des observations faites pendant ces trois dernières années nous fournit un enseignement précieux.

En 1890, les maladies vénériennes fournissent, pour l'ensemble de l'armée, une morbidité totale de 43,8 pour 1,000 ; la moyenne la plus forte appartient au 3e corps d'armée qui a 84 pour 1,000 soldats hospitalisés pour affections vénériennes.

Après le 3e corps, c'est la division d'Alger qui a la moyenne la plus élevée, puisqu'elle compte 82,9 pour 1,000 de soldats atteints.

La moyenne la plus faible appartient au 11e corps, qui n'a que 26,3 pour 1,000 de soldats malades.

En 1891, les maladies vénériennes donnent, pour toute l'armée, une morbidité générale de 43,7 pour 1,000.

La moyenne la plus forte appartient à la division d'Alger qui compte 83,9 pour 1,000 de soldats malades.

Le 3e corps fournit une moyenne de 67,4 pour 1,000.

Le 8e corps, qui a la moyenne la plus faible, figure dans le total général pour 26,6 pour 1,000.

En 1892, les soldats atteints de maladies vénériennes sont au nombre de 32,107 sur un effectif de 524,719 hommes, ce qui donne une moyenne générale de 44 pour 1,000.

La division d'Alger fournit une moyenne de 98,6 pour 1,000.

Le 3e corps a une moyenne de 74,2 pour 1,000.

Le gouvernement militaire de Paris est représenté par une moyenne de 54,8 pour 1,000.

Le 11ᵉ corps a la moyenne la plus faible, elle est de 26,5 pour 1,000.

Cette grande diversité, dans les proportions des maladies vénériennes, tient à la facilité, plus ou moins grande, que les différentes garnisons fournissent aux soldats qui cherchent aventure.

En Algérie, comme à Paris, la prostitution clandestine étant très répandue, la proportion des soldats atteints est très grande; il en est de même pour le 3ᵉ corps (1) qui occupe une région où les villes manufacturières sont très nombreuses et où les jeunes filles se livrent facilement à la débauche.

Le 11ᵉ corps (2), qui a une moyenne très faible de maladies vénériennes, occupe la Bretagne où les mœurs sont moins dissolues.

En poussant plus loin nos investigations, nous voyons que les différentes garnisons sont inégalement atteintes par les maladies vénériennes. En prenant, par exemple, l'année 1892 et le 3ᵉ corps d'armée, nous constatons une très grande variété dans la morbidité générale; nous trouvons, en effet, un contraste extraordinaire, suivant les garnisons, dans les proportions des maladies vénériennes. Voici la morbidité suivant les garnisons. Elbeuf 6,84 pour 1,000, Vernon 6,75 pour 1,000, Lisieux 35,70 pour 1,000, Falaise 62,78 pour 1,000, Dieppe 73,71 pour 1,000, Caen 78,56 pour 1,000, Évreux 83,95 pour 1,000, Bernay 89,51 pour 1,000, Le Havre 97,27 pour 1,000, Rouen 98,32 pour 1,000.

Si Le Havre et Rouen, qui fournissent à la prostitution clandestine de si nombreuses recrues, ont, parmi les soldats, une proportion si élevée et à peu près identique de maladies vénériennes, 97,27 pour 1,000 d'un côté et 98,32 pour 1,000 de l'autre, combien paraît rudimentaire le chiffre des vénériens trouvés dans la garnison d'Elbeuf, puisqu'il n'est que de 6,84 pour 1,000! C'est que la progression ascendante est bien en proportion avec le développement de la prostitution clandestine.

Ce que nous avons observé en France doit se produire dans les

(1) Les garnisons occupées par le 3ᵉ corps sont les suivantes: Elbeuf, Vernon, Lisieux, Falaise, Dieppe, Caen, Évreux, Bernay, Le Havre, Rouen.

(2) Le 11ᵉ corps est en garnison dans les localités suivantes : Nantes, Angers, Saint-Nazaire, La Roche-sur-Yon; Fontenay-le-Comte, Les Sables d'Olonne, Noirmoutiers, Vannes, Lorient, Auray, Belle-Isle, Pontivy, Brest, Quimper, Morlaix, Landerneau.

autres pays, sous l'influence des mêmes causes. En examinant les statistiques de l'armée allemande suivant les différents corps, nous remarquons qu'en 1891 et 1892, en ce qui concerne les maladies vénériennes, le 16e corps a 38,2 pour 1,000 et 32,2 pour 1,000 ; le 17e a 46,7 pour 1,000 et 36,7 pour 1,000. Si nous mettons en regard les 11e et 13e corps, nous avons une proportion beaucoup moins forte puisqu'il y a, pour le 11e corps, 15,3 pour 1,000 et 19,4 pour 1,000 d'un côté ; pour le 13e corps la proportion est de 15,8 pour 1,000 en 1891 et 14,8 pour 1,000 en 1892.

Au point de vue de la syphilis, nous trouvons des ressemblances analogues.

Le 11e corps a 3,1 pour 1,000 d'accidents syphilitiques en 1891 et 4,2 pour 1,000 en 1892 ; le 17e corps, au contraire, a 12,5 pour 1,000 d'accidents syphilitiques en 1891 et 9,9 pour 1,000 d'accidents syphilitiques en 1892.

Cette longue et minutieuse étude montre bien ce que valent les arguments des adversaires de la réglementation, lorsqu'ils préconisent ce qui s'est produit en Angleterre et lorsqu'ils nous vantent les avantages de la liberté de la prostitution.

Il nous reste à étudier ce qui s'est passé en Italie, sous l'influence de la loi Crispi et de la liberté de la prostitution.

VI

Avant d'aborder la question qui touche à la liberté de la prostitution en Italie, comme conséquence de la loi Crispi, et des résultats qui en ont été la suite naturelle, il m'a paru utile d'analyser et de donner quelques extraits d'un travail publié, il y a quelques années, par le Dr Sormani. Dans un rapport présenté à la réunion des hygiénistes italiens, à Milan, le 3 septembre 1881, notre savant confrère est arrivé, après des recherches nombreuses, à conclure à la nécessité de la réglementation.

Dans son travail très important, le Dr Sormani (1) rappelle que la session d'hygiène du congrès de Genève (septembre 1877) repoussait tous les systèmes de police des mœurs basés sur la réglementation et appuyait sa prétention sur les motifs suivants : « La visite

(1) *Revue d'hygiène et de police sanitaire*, 1881-1882.

obligatoire des femmes est révoltante pour la nature humaine ; elle ne peut atteindre qu'un certain nombre de prostituées ; elle ne donne pas la certitude de découvrir la syphilis constitutionnelle et, par conséquent, elle donne une fausse sécurité en ce qui concerne les femmes visitées (1). »

Il répond à cette argumentation de la façon suivante : « La visite a été instituée pour que les maladies vénériennes ne deviennent pas tellement fréquentes dans la classe des débauchés des deux sexes, qu'elles puissent se répandre sur la population innocente, contaminant les familles et la société tout entière. »

Il examine ce qui se produisait dans l'armée française, au point de vue des maladies vénériennes ; je puis citer ses chiffres, puisque mes recherches n'ont pas porté sur cette période :

« L'armée française en Algérie, par le défaut de surveillance sanitaire et à cause de l'abondance de la syphilis parmi les Arabes, a toujours des proportions de vénériens bien supérieures : dans les deux années 1872-1873, ce rapport a été de 150 pour 1,000.

« L'armée française de service à l'intérieur, dans l'année 1864, avait 113 vénériens pour 1,000 : dix ans après, grâce à une meilleure surveillance des prostituées, la proportion n'était plus que de 73 pour 1,000. »

En parlant de l'armée anglaise, il dit : « L'armée anglaise de service *at home*, dans les cinq années qui ont précédé la publication des Acts, de 1859 à 1864, eut 312 malades vénériens sur 1,000 hommes d'effectif. »

Il signale la diminution progressive de ces maladies pendant l'application des Acts et il ajoute : « C'est là surtout où la prostitution est libre et non surveillée que pullulent les maladies vénériennes et spécialement la syphilis ; mais, et cela semble un paradoxe, ces maladies pullulent et s'aggravent aussi dans les pays où la prostitution est persécutée, et, si l'on en juge par les apparences, abolie.

« Un exemple nous en est fourni par la ville de Munich :

« En 1861, le Parlement bavarois vota une loi qui infligeait des peines sévères (d'un mois à deux ans de prison) à toutes les femmes qui se livraient à la prostitution. On ferma immédiatement toutes

____

(1) *Actes du congrès de Genève*, tome II.

les maisons de tolérance ; on cessa toute visite médicale ; qu'arriva-t-il ? *Dans les deux années précédentes, les vénériens, hommes et femmes, admis dans les hôpitaux de la ville, avaient été de 1,006 en moyenne par année ; dans les cinq années suivantes, leur nombre s'éleva jusqu'à 1,500 en moyenne, et, en 1866, il atteignit le chiffre de 1,835. Presque le double des malades, et cependant les maisons de tolérance étaient fermées et les visites suspendues !*

« Ces faits nous offrent un autre enseignement, qui se rapporte à la proportion des vénériens des deux sexes. Pendant la période de tolérance et de surveillance de la prostitution, 203 hommes ont été reçus dans les hôpitaux, comme vénériens, sur 100 femmes, tandis que pendant la période de l'absence de toute visite, on nota 335 hommes pour 100 femmes. Ce qui veut dire que les femmes, même malades, ne se rendent pas à l'hôpital, mais restent en dehors et répandent la contagion, sans se soucier le moins du monde des tristes conséquences qui en résultent.

Le Dr Sormani termine l'exposé des faits qu'il a étudiés en disant : « Des considérations et des recherches qui précèdent, je crois devoir conclure que, dans l'intérêt de l'hygiène, la surveillance sanitaire des prostituées et de ceux qui les fréquentent, surveillance exercée dans les limites du possible, constitue un moyen très apte à limiter la diffusion des affections vénériennes, et surtout de la syphilis. » Il termine son travail par les lignes suivantes qui sont bien caractéristiques.

« Lorsque j'ai commencé cette étude, je suis resté longtemps incertain sur la résolution à prendre. Les théories de la Fédération m'avaient séduit, mais au fur et à mesure que je recueillais et étudiais les faits eux-mêmes et non les déclamations retentissantes, j'ai dû me convaincre que les théories de la Fédération, si elles ont le mérite de rappeler l'attention des philanthropes sur l'état misérable de la plus malheureuse catégorie sociale, ont cependant le tort de prétendre que la société se dépouille de toute sauvegarde contre les dangers dont cette classe nous menace sans cesse. *La Fédération britannique veut bien abolir les règlements, mais nous laisser les prostituées ; je me permettrai de lui conseiller une œuvre plus utile : qu'elle nous délivre des prostituées et les règlements tomberont d'eux-mêmes !* »

Comme le Dr Balfour dont j'ai cité, plus haut, la lettre si instructive, le Dr Sormani est obligé de reconnaître que la réglementation est indispensable. Ce double aveu de deux partisans de la liberté de la prostitution, qui sont obligés de confesser leur erreur devant l'examen des faits, n'est-il pas bien éloquent et bien démonstratif?

Ce qui s'est passé récemment en Italie où on a essayé, pendant trois ans, de la liberté de la prostitution, et où on a été forcé de revenir aux errements antérieurs, vient à l'appui des résultats constatés en Angleterre. Nous n'avons qu'à résumer ce qui a été déjà publié pour faire connaître la situation exacte de la question.

M. le professeur Tarnowski de Saint-Pétersbourg a communiqué à la Société russe de dermatologie et de syphiligraphie le résultat d'une enquête faite en Italie, au sujet de l'application de la loi Crispi; cette communication a été publiée dans la gazette hebdomadaire de médecine et de chirurgie de Paris (1). Il nous semble nécessaire d'en donner un résumé : sous le ministère Crispi, en mars 1888, la réglementation de la prostitution fut supprimée, d'abord dans neuf provinces, puis bientôt après (10 juillet 1888) dans toutes les villes de l'Italie sans exception. A partir de juillet 1888, il n'y eut plus officiellement en Italie des prostituées inscrites. Il y eut simplement un peu plus de femmes dépravées, qui n'étaient responsables de leur conduite que devant leur conscience. Aucune liste de ces femmes n'est plus établie désormais; elles ne sont plus soumises à aucune visite obligatoire. Chaque femme a le droit de se faire examiner par un médecin, si elle le veut, mais elle n'y est pas forcée, si elle ne veut pas. En cas de maladie elle peut, à son gré, aller à l'hôpital ou se faire soigner à domicile, ou rester sans traitement, si cela lui convient. Si plusieurs de ces femmes, qui font du vice un métier, vivent en commun sous la tutelle d'un hôtelier ou d'une hôtelière, cela est considéré comme une maison publique. Le propriétaire ou la propriétaire de cette maison ont le droit de veiller sur la santé de leurs locataires, comme ils le jugent bon, c'est-à-dire qu'ils peuvent faire examiner les prostituées par un médecin de leur choix, mais jamais contre la volonté de ces dernières; ils peuvent aussi, quand ces femmes sont malades, leur conseiller d'aller à l'hôpital, mais, en aucun cas, ils n'ont le droit de les y conduire contre leur propre gré.

(1) *Gazette hebdomadaire*, 11 décembre 1892, 24 décembre 1892.

Les propriétaires ont le devoir, dans leur maison, de soustraire les femmes malades aux rapports sexuels. Si un médecin, lors de sa visite, trouve une femme infectée, il doit lui conseiller d'aller à l'hôpital ; si elle n'y consent pas, il doit conseiller au tenancier de cette maison de ne pas la laisser approcher d'un visiteur. Mais si la prostituée et le tenancier ne tiennent aucun compte du conseil du médecin, l'affaire en reste là.

La prostituée continuera à infecter ses visiteurs, et le médecin qui la visite... à lui conseiller de se faire soigner. Toutefois le gouvernement s'est réservé le droit de soumettre les maisons, de temps en temps, à une inspection, pour se rendre compte de l'état sanitaire des femmes qui s'y trouvent.

Les maisons qui, lors de la visite de l'autorité compétente, renferment des femmes malades, peuvent être fermées immédiatement. Mais cette mesure est illusoire ; en effet, l'ouverture d'une maison publique n'a nul besoin d'autorisation, de telle sorte que, fermée aujourd'hui, elle peut se rouvrir le lendemain dans le voisinage.

Si une prostituée entre à l'hôpital pour s'y faire soigner, elle conserve le droit de le quitter aussitôt que cela lui plaît. Le médecin de l'hôpital n'a pas qualité pour la retenir, même un jour, contre son gré, quittât-elle l'hôpital avec des lésions évidemment contagieuses, pour retourner dans une maison publique.

Ainsi, pour la prostituée, liberté complète de sa personne sans la moindre entrave !

Le règlement Crispi avait été accepté avec beaucoup d'enthousiasme par les abolitionnistes et par beaucoup de médecins de la péninsule. Mais après trois années de cette liberté absolue de la prostitution, une réaction se produisit en présence des résultats constatés par les médecins.

Dès la première année qui suivit la suppression de la réglementation, en 1889, le nombre de soldats atteints de maladies vénériennes et traités dans les hôpitaux des divisions, qui se trouvent dans les grandes villes d'Italie, avait augmenté de 62 pour 100, bien que le nombre des soldats de chaque division fût resté le même que celui des années précédentes.

Dans toute l'armée italienne, le nombre des malades vénériens augmenta rapidement dans les mêmes proportions.

La dernière année du régime de la réglementation en Italie,

c'est-à-dire de mars 1887 à mars 1888, le nombre des soldats atteints de
maladies vénériennes, dans l'armée italienne, était de 4,25 pour 100.
Dès la première année de la suppression de la visite médico-poli-
cière, c'est-à-dire de 1888 à 1889, le nombre de ces malades était
plus que doublé, puisqu'il atteignait 10,25 pour 100.

Dans les neuf mois suivants de l'année 1890, le nombre des malades resta dans les mêmes proportions, c'est-à-dire qu'il atteignit
10 pour 100 des soldats.

L'autorité militaire fut effrayée par cette augmentation rapide
des maladies vénériennes dans l'armée, et eut le courage de faire au
gouvernement un rapport d'une scrupuleuse vérité.

Du 1er octobre 1887 au 1er octobre 1888, c'est-à-dire dans la dernière année du maintien de la prostitution réglementée, il y eut
dans les hôpitaux de Milan 5,916 malades vénériens en traitement,
dont 816 pour la syphilis.

Du 1er octobre 1888 au 1er octobre 1889, c'est-à-dire la première
année de la liberté de la prostitution, le nombre des malades vénériens à Milan atteignit 7,570, dont 1,323 syphilitiques. Ainsi, dans
le courant d'une seule année, le nombre des vénériens à Milan avait
augmenté de 1,651 dont 504 syphilitiques.

L'année suivante, du 1er octobre 1889 au 1er octobre 1890, l'ac-
croissement du nombre de malades vénériens continua et atteignit
7,764; le nombre des syphilitiques avait encore plus augmenté relativement, puisque, sur 7,764 vénériens, on comptait 1,555 syphilitiques.

Ainsi à Milan seulement, pendant ces deux années de prostitution
libre, le nombre des syphilitiques était augmenté de 1,343 hommes
et celui des malades atteints d'autres maladies vénériennes de 3,503
comparativement, à la période précédente.

La même augmentation de syphilitiques fut constatée chez les
malades qui se présentaient dans les hôpitaux de toutes les villes
d'Italie.

Le nombre des hommes en traitement dans les hôpitaux, pour
des maladies vénériennes et particulièrement pour la syphilis, a
doublé au minimum dans toute l'Italie, alors que le nombre des
femmes admises dans les hôpitaux, pour les mêmes maladies, est
devenu deux fois moindre.

Cela veut dire, en d'autres termes, que le nombre réel des femmes se livrant à la prostitution a considérablement augmenté, d'où augmentation de la morbidité chez les hommes. Mais tandis que ces derniers viennent à l'hôpital comme auparavant, les femmes, jouissant de leur liberté, évitent les hôpitaux; elles se font traiter à domicile et continuent leur métier de prostituées. Cela explique pourquoi la propagation progressive de l'infection par la liberté de la prostitution a eu pour résultat d'augmenter constamment le nombre des hommes venant à l'hôpital pour les maladies vénériennes, et de diminuer celui des femmes pour les mêmes maladies. A ce point de vue, les inspections faites deux ou trois fois par an, dans les maisons publiques de quelques villes d'Italie, sont des plus démonstratives.

A Milan, ces visites, faites par des médecins compétents, permirent de constater dans les maisons publiques d'abord 30 pour 100, puis, plus tard, 77 pour 100 de femmes malades, c'est-à-dire des femmes présentant des lésions contagieuses, en majeure partie syphilitiques, mais aussi blennorrhagiques et chancreuses. Ainsi un homme qui entrait dans une de ces maisons avait trois chances contre une d'y contracter une maladie vénérienne. Et, c'est là l'importance du fait, le nombre des femmes en traitement dans les hôpitaux pour les maladies vénériennes diminuait. Ces femmes ne restaient point dans les hôpitaux, mais dans leurs demeures et dans les maisons publiques et continuaient la propagation des maladies vénériennes.

Après avoir signalé les conséquences de la liberté de la prostitution en Italie, M. le professeur Tarnowski fait remarquer que la Société médicale de Milan réclama, en 1890, la surveillance sanitaire des prostituées.

L'enquête faite en Italie par M. le professeur Tarnowski et les résultats qu'il indiquait, produisirent une grande impression; aussi a-t-on cherché à atténuer la portée des documents publiés par le savant médecin russe. M. le professeur Celzo Pellizari (1) s'est attaché spécialement à réfuter les opinions du professeur Tarnowski en ce qui concerne la réforme crispienne et ses conséquences; il discute la valeur des documents fournis à M. Tarnowski et conteste l'importance des chiffres cités au sujet des hôpitaux de Milan; il ajoute que le règlement Crispi n'a jamais été mis en pratique, par

(1) *Gazette hebdomadaire de médecine et de chirurgie*, du 20 janvier 1894.

la négligence des uns et le mauvais vouloir des autres. Pour faire connaître exactement la pensée de ce médecin distingué, il est équitable de citer textuellement ce qu'il dit à ce sujet : « Je sens le découragement m'envahir quand je vois une expérience qui aurait dû se faire avec tant de droiture et de bonne volonté échouer par l'indifférence des uns, le mauvais vouloir du plus grand nombre, et ne servir, en définitive, qu'à convaincre les gens sérieux qu'il n'y a plus de salut hors de la prostitution d'État. »

Après avoir exprimé son découragement, le professeur Pellizari cherche à démontrer que l'augmentation des maladies vénériennes et syphilitiques, augmentation attribuée au règlement Crispi, peut tenir à des causes multiples, notamment à des oscillations brusques constatées dans la marche de ces affections dans beaucoup de pays. Pour diminuer, en outre, l'importance des faits signalés en Italie, le professeur Pellizari ajoute : « J'ai écrit aussi, et je le répète, qu'à mon avis la dernière période de recrudescence peut très bien s'expliquer par l'épidémie d'influenza qui a frappé une si grande partie de notre population. »

Ces différentes raisons ne nous paraissent pas avoir l'importance que notre confrère d'Italie veut leur attribuer; mais terminons la citation empruntée à son travail.

« Telles sont les principales raisons pour lesquelles je maintiens que, même si le règlement Crispi a contribué, *dans une certaine mesure, à l'augmentation des maladies vénériennes et spécialement de la syphilis, il n'est pas établi que tout le mal doive lui être attribué.* »

Ne trouvera-t-on pas, dans cette phrase, comme un aveu fait, à regret, du mal produit par le règlement Crispi? Il y a incontestablement une concession importante accordée aux adversaires de cette législation; ce n'est pas, dans tous les cas, le langage d'un partisan bien enthousiaste de ce règlement!

Plus loin, M. le professeur Pellizari s'occupe du soin que les femmes ont de leur santé; il semble persuadé que c'est un de leurs grands soucis; il pense qu'avec le régime de la liberté de la prostitution, elles ne tarderaient pas à reconnaître elles-mêmes qu'elles devraient se faire examiner et se faire soigner. Je cite encore :

« Les lois inéluctables de la concurrence — puisque les rapports sexuels en sont venus à être considérés dans certains milieux comme un commerce pur et simple — auraient fini par amener les femmes qui vivent hors des maisons à solliciter spontanément, non seulement la visite, mais aussi le certificat de santé. »

Il y a là une profonde illusion que ne peuvent partager, en aucune façon, ceux qui savent comment agissent les femmes qui se livrent à la prostitution clandestine !

J'ai dit toute ma pensée, à ce sujet, dans le chapitre V de ce livre ; il me paraît inutile d'insister, de nouveau, sur ce point.

Si M. le professeur Pellizari plaide les circonstances atténuantes en faveur de la réforme Crispi, un de ses éminents compatriotes et collègues se montre, au contraire, l'adversaire énergique de cette mesure qu'il juge avec la plus grande sévérité.

Dans un livre remarquable (1), M. le professeur Guiseppe Profeta s'exprime ainsi :

« Mon expérience et les statistiques recueillies me permettent d'affirmer que la réforme Crispi a amené une augmentation des maladies vénériennes, dans la population militaire comme dans la population civile. Ce fait d'observation a évolué avec une précipitation extrême, les maladies vénériennes étant comme les cerises de l'ancien adage, l'une d'elles entraînant beaucoup d'autres cerises ; de telle sorte que, même aujourd'hui avec la réforme Nicotera, il n'est pas étrange de prédire, si l'on ne remédie pas sérieusement à la situation, que nous finirons, à une époque plus ou moins éloignée, par marcher de pair, avec l'Abyssinie notre amie, nation chez laquelle les médecins européens sur 100 malades trouvent 90 syphilitiques.

« Je commence par quelques questions préliminaires. Puisque depuis quelques mois la preuve n'est pas faite, les quelques fauteurs de la loi Crispi iront répétant à Montecitorio et en dehors, jusqu'au congrès médical de Sienne, depuis trois ans (août 1891) et peut-être jusqu'à la consommation des siècles, que le temps n'était pas suffisant pour avoir des faits démonstratifs ; j'oppose, fort des enseignements de la pathologie et de la clinique, que la preuve fut faite en très peu de temps, et que très vite les résultats furent palpables pour tous ceux qui n'avaient pas de parti pris. Du reste, l'incubation, à moins de cas exceptionnels, manquant pour l'ulcère non infectieux,

____

(1) *Igiene publica e privata delle malattie venere*, Palermo 1893, pages 128-129.

voit les premiers symptômes se manifester après environ vingt-quatre heures ; l'incubation variant entre deux, cinq et sept jours pour la blennorrhagie, entre dix et vingt-huit jours pour la syphilis, moins quelques cas de plus longue incubation, il est clair que depuis le 1er août 1888, il y eut le temps de voir se produire de nombreuses générations de maladies, sans qu'il fût nécessaire d'attendre des années pour voir l'Italie devenue un hôpital de vénériens et une place forte de la syphilis. J'ajoute que la récente loi italienne de sécurité publique, dans l'esprit de son article 319, consacre le sage principe qu'une année suffit pour se former une opinion sur ce que vaut un règlement sur la prostitution.

« Et puisque dans la Chambre des députés on répète sans cesse, pour atténuer la valeur des statistiques contre la réforme Crispi, que ces nombres ne sont pas officiels, je déclare tenir peu de compte de la statistique officielle ou non officielle, la vérité étant une, et la statistique représentant, en chiffres, la vérité.

« Si l'on veut ensuite, de chaque côté, mettre des points d'interrogation sur les faits invoqués pour la défense d'une thèse, nous les mettrons sur ce qu'on affirme dans certains documents officiels, estimant que la raison d'État peut conseiller quelques retouches auxquelles ne consentirait pas l'homme de science. »

Après ces déclarations, le professeur Profeta montre ce qui s'est produit dans l'année, avant et après la réforme Crispi. Il compare, à ce sujet, la statistique des hôpitaux militaires pendant l'année 1888, qui a précédé la réforme, à la statistique de l'année 1889, pendant laquelle la réforme a été en vigueur.

Il montre que le nombre des malades s'est élevé (1) :

A Florence	de	250	malades en	1888	à	308	en	1889
A Messine	de	69	—		à	98	—	
A Parme	de	49	—		à	67	—	
A Rome	de	150	—		à	215	—	
A Bologne	de	107	—		à	158	—	
A Gênes	de	67	—		à	120	—	
A Livourne	de	29	—		à	58	—	
A Naples	de	279	—		à	601	—	
		1000				1625		

En additionnant les chiffres recueillis dans les huit hôpitaux, on

(1) *Loco citato*, page 131.

trouve 1,000 malades pour la période antérieure à la réforme, tandis que dans l'année qui suit la réforme, on voit le nombre des malades s'élever à 1,625.

En examinant ce qui s'est produit parmi les troupes de la marine, le professeur Profeta constate (1) que le nombre des malades qui était de 128,47 pour 1,000 en 1888, arrive, en 1889, à 140,86 pour 1,000, en 1890, à 199,25 pour 1,000 et dans les huit premiers mois de 1891, la progression ascendante devient « vertigineuse », puisqu'elle arrive à 284,33 pour 1,000.

Les faits signalés dans la population civile sont analogues.

A la salle de consultation annexée à la clinique de l'hôpital Saint-Lazare, à Turin (2), on reçoit 375 hommes dans le dernier trimestre de 1888. Le chiffre s'élève à 567 dans le premier trimestre 1889, et à 635 dans le second trimestre. A Turin la syphilis a augmenté de 92 pour 100 et les autres maladies vénériennes de 61 pour 100.

Les statistiques du professeur Profeta sont aussi éloquentes que celles qui ont été publiées par M. le professeur Tarnowski et démontrent bien le résultat déplorable de la loi Crispi.

Après la chute du ministère Crispi, la Direction générale de la santé soumet au conseil supérieur de la santé un nouveau règlement pour la surveillance de la prostitution.

Le conseil supérieur de la santé (3) étudie et discute ce règlement dans ses séances des 5, 8, 9, 10 et 11 octobre 1891 et de ses délibérations sort un règlement en 56 articles qui modifie ce qui avait été fait par le règlement Crispi.

Ce nouveau règlement, inséré dans le *Recueil officiel des lois*, reçoit la sanction royale le 21 octobre 1891. Le Ministre Nicotera décrète l'abolition des règlements des 29 mars 1883 et 29 mars 1888 et approuve le nouveau règlement à la date du 27 octobre 1891.

En présence des mesures que l'Italie désabusée a dû prendre, dans l'intérêt de la santé publique, après une triste expérience de la liberté de la prostitution, il est nécessaire de citer l'opinion d'un adversaire énergique de la réglementation.

(1) *Loco citato*, page 133.
(2) *Loco citato*, page 138.
(3) Ce conseil était composé de MM. Moleschott, président; Pagliani, Nocito, Inghilleri, Corradi, Comandu, Bizzozero, Carnellutti, Panizza, Carito, Nazzani, Cucca, Bartoli, Piutti, Gui, Baroffio.

M. le Dr Fiaux (1), en parlant de la commission d'enquête nommée par M. Depretis, le 23 août 1883, pour étudier la question de la prostitution et qui, dans sa séance du 5 juin 1884, s'était prononcée contre toute visite coercitive et tout traitement obligatoire, dit : « Ce jour-là, la liberté de la personne humaine, même sous sa forme socialement si méprisée de femme publique, a été enfin officiellement, gouvernementalement reconnue sur le vieux continent. Après l'Angleterre, l'Italie scientifique, juridique et **parlementaire, poussée par** une démocratie d'élite, a eu cet enviable mérite. »

A ce chant d'allégresse politique, qui semble si étrange, il n'y a qu'à opposer le tableau des désastres causés par la liberté de la prostitution en Angleterre et en Italie. Aux mécomptes éprouvés dans ces deux pays, on reconnaîtra facilement ce qu'exigent l'hygiène sociale et l'intérêt de la santé publique, même dans les démocraties.

(1) *La police des mœurs*, 1888, page 631.

CONCLUSION

Arrivé au terme de la tâche que je m'étais assignée, j'ai le devoir de jeter un regard en arrière pour examiner le chemin parcouru. J'ai essayé de montrer la physionomie particulière, la caractéristique de ces femmes qui vivent de la prostitution comme si elles s'acquittaient du travail le plus honorable et le plus régulier. J'ai mis tous mes soins à rechercher la prostitution clandestine dans ses évolutions diverses ; je l'ai étudiée sous ses différentes manifestations, chez les filles de l'âge le plus tendre jusqu'à une époque plus avancée de leur vie. En suivant l'insoumise dans les multiples transformations qu'elle subit, j'ai signalé son état mental, ses habitudes, ses mœurs que l'on est si impuissant à modifier. Laissant de côté toutes les spéculations philosophiques, pour ne voir que le caractère tristement brutal de la réalité, il a bien fallu se convaincre qu'il y a, dans ce milieu, une population spéciale de femmes qui ne ressemblent en rien à la femme, dans la saine acception du mot. Elles font sciemment beaucoup de mal ; on doit donc forcément les mettre dans l'impossibilité de nuire, autant que faire se peut.

En constatant les misères morales et physiques rencontrées à chaque pas, je me suis trouvé porté, tout naturellement, à signaler les conséquences si graves de la maladie qui vient rappeler à ses victimes qu'elle est toujours menaçante, malgré des années de tranquillité apparente. M. le Dr Fournier a mis un soin particulier à prouver la gravité des étapes multiples de la syphilis. Dans une leçon professée à l'hôpital Saint-Louis et reproduite dans un journal de médecine, il dit (1) :

« Un des faits surprenants de la syphilis, c'est la durée consi-

(1) *Bulletin médical* du 25 avril 1894.

dérable pendant laquelle elle peut attester sa permanence dans l'économie par des manifestations spécifiques non équivoques.

« Durée considérable, ai-je dit. Et, en effet, il est de notion vulgaire que l'infection syphilitique s'est maintes fois attestée, par des accidents propres, à longue, très longue échéance de sa prise de possession de l'organisme, à savoir : non pas seulement, dix, quinze, vingt ans au delà du chancre, mais vingt-cinq, trente, trente-cinq, quarante, cinquante ans et même davantage après le chancre. J'ai vu, pour ma part, un cas très authentique où une syphilis, datant de cinquante-cinq ans, a déterminé une volumineuse gomme de la cuisse. »

N'y a-t-il pas lieu de surveiller et de combattre une affection qui manifeste sa prise de possession de l'individu après des périodes d'état si lointaines? Y a-t-il quelque chose de plus lamentable que l'existence de ce syphilitique constamment préoccupé des accidents qui peuvent l'atteindre, alors même que la maladie aura eu, depuis son début, une longue période de silence? Après avoir, pendant plusieurs années, suivi un traitement méthodique et régulier, il a, sur la foi des médecins, lui affirmant sa guérison, contracté un mariage; il a eu des enfants, et puis, après une série d'années d'une santé relativement bonne, il est pris d'accidents que l'on met sur le compte de la syphilis. A partir de ce moment, sa vie n'est que tristesses ! Qu'un de ses enfants soit malade, il sera obsédé par la pensée que l'affection qui retient son enfant au lit peut se trouver sous l'influence, plus ou moins directe, de la syphilis; c'est une préoccupation et une appréhension quotidiennes! S'il contracte lui-même une maladie, telle éloignée soit-elle de la syphilis, il cherchera dans les auteurs, pour découvrir si la syphilis n'a pas été signalée comme une des causes de la maladie nouvelle! La vie de cet homme sera empoisonnée par cette idée fixe, qu'il doit subir l'influence néfaste de cette triste affection, et que ses enfants en seront, peut-être, les innocentes victimes. Cette préoccupation constante a, par beaucoup de côtés, une analogie frappante avec l'état mental de celui qui, après avoir été mordu par un chien, alors même que ce chien n'est pas atteint de la rage, est constamment obsédé par la pensée qu'il sera victime du virus rabique! N'est-ce pas une torture morale lamentable? Combien la situation sera encore plus digne de commisération, si cet homme a contracté la syphilis, en dehors de tout rapport sexuel, et par une de ces fatalités professionnelles ou autres qui ont fait, comme nous l'avons démontré, tant de nombreuses et malheureuses victimes !

De pareils désastres ne réclament-ils pas des mesures de sauvegarde sociale? On a trouvé naturel de réglementer le travail des femmes et des enfants, dans les manufactures et les ateliers; il a paru logique de prendre des arrêtés spéciaux contre les établissements insalubres; on a fait une loi contre les accidents dont sont victimes les ouvriers; on a pris des précautions particulières contre les épidémies, contre les maladies contagieuses, et on n'aurait pas le droit d'agir contre la syphilis, maladie contagieuse au premier chef !

J'ai examiné avec le plus grand soin les opinions des partisans de la liberté de la prostitution; j'ai discuté tous leurs arguments; je crois avoir démontré la fausseté de leur thèse. J'ai fait un tableau aussi complet qu'on pouvait le souhaiter de tous les maux engendrés par les prostituées insoumises. De cet exposé ressort très clairement la nécessité de poursuivre, avec la dernière rigueur, la prostitution clandestine, si nombreuse à Paris; c'est contre elle qu'il faudrait faire une guerre énergique de tous les jours, de tous les instants. En dévoilant ses agissements, j'ai montré les périls qu'elle faisait courir à la santé publique, en propageant, de tous côtés, les germes de la syphilis. Je voudrais qu'on parvînt à atteindre la prostitution partout où elle s'exerce.

On a pu dire, avec un semblant de raison, qu'il y a une certaine inégalité dans les rigueurs que l'on déploie. On n'atteint pas la prostitution élégante aussi facilement que la prostitution de bas étage. Dans notre pays, où l'amour de l'égalité est une vertu intransigeante, on est choqué de l'inégalité des mesures prises à l'égard de la prostitution, suivant qu'elle est plus ou moins affinée. Cela tient en partie à ce que cette prostitution élégante est moins brutale, et se dissimule davantage que la débauche de la rue. On peut la retrouver cependant, et on la saisit encore dans les maisons clandestines, chez les proxénètes de haut parage, où elle ne dédaigne pas de se produire. On doit donc la frapper, comme on frappe la prostitution des régions inférieures. De cette prostitution spéciale, ce sont les hommes appartenant à ce qu'on appelle les classes élevées, les hommes plus ou moins riches, qui sont les tributaires. Ceux-là sont mieux en état de se défendre et de choisir, tandis qu'il n'en est pas de même dans les sphères de bas étage. Quoi qu'il en soit, il convient de réagir, dans toutes les classes, contre cet empoisonnement qui sévit sur les générations présentes, qui menace l'avenir du pays en diminuant la natalité, en rendant l'homme impuissant et la femme inféconde !

J'ai une profonde pitié pour les malheureuses qui sont tombées dans la prostitution, quel que soit le chemin parcouru, quels que soient les motifs de leur chute ; mais ma pitié est plus ardente et ma sympathie est plus vive, lorsqu'il s'agit de toutes ces infortunées victimes innocentes que la syphilis est venue atteindre !

La prostitution doit être surveillée, pour diminuer les dangers qn'elle fait courir à la santé publique. Je n'ai jamais compris pourquoi on a voulu rattacher à une question politique ou à une question religieuse, ce qui touche à la prostitution. Pourquoi mêler la politique ou la religion à des mesures qui ne doivent ressortir que du domaine de la prophylaxie? Le médecin doit avoir une préoccupation constante et exclusive, l'intérêt de l'hygiène publique, la conservation de l'espèce et son développement dans l'état de santé parfaite.

L'inscription, a-t-on dit, est une déchéance pour la femme. Est-ce bien l'inscription qui constitue la déchéance ? On ne saurait assez le répéter, la déchéance morale et physique, pour la femme, a commencé le jour où elle a vendu son corps, comme elle aurait vendu une marchandise quelconque. La personnalité humaine a disparu, puisqu'il ne reste plus rien de ce qui en constitue l'essence.

L'inscription vient-elle aggraver cette déchéance? Je ne le crois pas. J'ai la ferme conviction d'avoir démontré qu'il n'y a, dans cet acte, qu'une obligation d'hygiène imposée. Cette mesure force la femme, qui exerce une profession malsaine, à se soumettre à une visite sanitaire. C'est le seul changement à sa situation antérieure. L'insoumise qui se livrait, sans vergogne, à la prostitution, avant l'inscription, continuera probablement à s'y livrer après ; mais l'inscription ne lui en fait pas une obligation ; elle peut, si elle le veut, reprendre une vie honnête. L'inscription n'imprime au front de la fille soumise aucun caractère spécial, qui puisse faire penser, comme quelques-uns l'ont écrit, qu'elle a le droit de se réclamer de la prostitution d'État, et qu'elle est rangée dans la prostitution officielle. Il n'y a rien de semblable dans la mesure adoptée. On ne pousse pas les femmes à faire de la prostitution ; on les oblige à se soumettre à des mesures hygiéniques, lorsqu'elles s'obstinent à exercer une profession malsaine; voilà la vérité.

J'ai démontré la nécessité de cette mesure par l'étude si probante de ce qui se passe dans les pays où existe la liberté de la prostitution; tout système de préservation est une arme salutaire dont les pouvoirs publics ne doivent pas se dessaisir.

Les médecins sont unanimes à reconnaître que la propagation des maladies syphilitiques et des maladies vénériennes se fait, d'une façon spéciale, par les jeunes prostituées dont l'âge varie entre seize et vingt et un ans. L'Académie de médecine, dans la mémorable discussion de 1888, a insisté, d'une façon particulière, pour signaler les dangers que les filles de cet âge font courir à la santé publique. Il y a donc une nécessité d'ordre social à les mettre dans l'impossibilité de disséminer des maladies si pernicieuses. Tant qu'elles auront la liberté de leurs actes et la possibilité, par suite, de continuer à exercer un métier éminemment suspect, aussi bien pour elles-mêmes que pour autrui, il est indispensable de les soumettre aux mesures administratives qui les rendent moins nuisibles; mais le jour où la loi les aura mises dans l'impossibilité de propager les maladies syphilitiques, en les isolant dans des asiles sanitaires, il n'y aura plus de mineures à inscrire!

Je souhaite ardemment que la nécessité de l'inscription des mineures disparaisse, et nul n'applaudira plus vivement à la réalisation d'une semblable décision, lorsqu'elle sera prise, sans crainte, pour la santé publique.

Je souhaite vivement que le Conseil municipal de Paris et que le Conseil général du département de la Seine puissent compléter les mesures salutaires adoptées en faveur de l'enfance. Ils ont fait beaucoup, lorsqu'ils ont entrepris l'œuvre des moralement abandonnés. Qu'ils achèvent ce qu'ils ont si bien commencé, en fondant l'asile destiné aux prostituées mineures! Que la Chambre des députés améliore et complète le projet de loi sorti des délibérations du Sénat; que cette loi donne la possibilité de garder dans un refuge hospitalier, jusqu'à leur majorité, les jeunes filles qui n'ont d'autre ressource que la prostitution, profession éminemment dangereuse pour la santé générale du pays. Ce jour-là, on aura accompli une œuvre utile, à la fois humanitaire et sanitaire. C'est à réaliser un semblable projet que doivent travailler tous les hommes de bonne volonté.

Si les pouvoirs publics ont le devoir de soumettre les prostituées à des règles hygiéniques indispensables, ils peuvent, par des mesures efficaces, leur faciliter la possibilité d'échapper à la triste existence qu'elles ont choisie. Il faut que la femme qui a le désir de se relever et la ferme volonté de reprendre la vie du labeur honnête, sache bien qu'elle peut le faire sans difficulté, et que l'administration facilitera ce désir légitime !

Dans l'étude que j'ai voulu faire, il fallait délimiter l'espace à parcourir, c'est pour cela que mes recherches ont porté sur une période de dix années. Ce laps de temps est assez étendu pour permettre de bien observer et de bien juger ce qui se produit d'habitude. Mes investigations ayant commencé en 1887, j'ai dû revenir en arrière en remontant aux années antérieures; la période décennale a été ainsi comprise entre 1878 et 1887. Les déductions auxquelles je suis arrivé s'appuient sur des faits assez nombreux pour me donner le droit de généraliser mes impressions.

En publiant ce livre, j'ai l'espérance d'avoir fait un acte utile. J'ai essayé d'apporter un peu de lumière dans une question que l'on cherche à obscurcir à plaisir.

Ai-je réussi dans la mission que je m'étais imposée? Je veux le croire. Je souhaite que le lecteur qui aura bien voulu me suivre dans les développements donnés à mon travail, quelles que soient d'ailleurs ses convictions personnelles, et les impressions ressenties au cours de sa lecture, puisse dire : Ceci est un livre de bonne foi.

TABLE DES MATIÈRES

CHAPITRE PREMIER

Des causes de la prostitution en général et de la prostitution clandestine en particulier.

Définition de la prostitution. — Prostitution clandestine. — Où commence, où finit la prostitution. — Causes de la prostitution pour la province, causes particulières pour Paris... 1

Bals publics, bals champêtres. — Entraînement par les camarades. — Vagabondage. — Discussion au Conseil général de la Seine, à propos des enfants traduits en justice. — Ateliers, usines et grands magasins..................... 6

Variété d'ateliers de contrebande facilitant la prostitution......................... 13

Séduction. — Grossesse. — Abandon.. 17

Salaires insuffisants. —Misère.— Chômage.—Budget des ouvrières de l'aiguille. 20

Orphelines. — Causes de la prostitution dans la famille. — Mère poussant sa fille à la prostitution. — Exemples analogues dans l'antiquité. — Le mari poussant sa femme à la prostitution... 29

Mme Denis, massage avec élèves... 38

Influence pernicieuse de certaines camaraderies. — État moral spécial de certaines filles. — Absence de pudeur. — Inconscience et facilité de se livrer au premier venu, sans cause déterminante appréciable............................ 43

Lilia et la comtesse X.. 49

Bureaux de placement. — Logeuses. — Brasseries. — État des brasseries à Paris. — Interdiction de l'emploi des filles mineures dans les brasseries...... 52

Proxénètes. — Maisons de rendez-vous. — Magasins de ganterie, de parfumerie, de confiserie, de cravates, cabinets de lecture, etc........................... 59

Classification des proxénètes... 60

Maisons de passe et publicité des journaux. — Rendez-vous donnés par l'intermédiaire des journaux. — Agence théâtrale. — Maison de retraite pour jeunes filles. — Avocat et filles mineures.. 64

Composition de la troupe des entremetteuses. — Souvenirs d'un Préfet de police. — L'espionne, femme galante. — Les entremetteurs........................... 70

Influence des marchands de vin et des hôtels garnis............................ 89

Les souteneurs. — Rescrit de l'empereur d'Allemagne. — Deux ménages interlopes... 90

État mental spécial de certaines femmes. — Absence de sens moral............. 101

La baronne de B. dite de L. — Femme du monde, ayant eu grand train de maison, finissant par être pensionnaire dans une maison publique........... 104

CHAPITRE II

Arrestations.

Dans quelles conditions se font les arrestations. — Agents spéciaux. — Circonstances caractérisant la prostitution clandestine. — Prostitution clandestine. — Filles insoumises... 108

Arrestations isolées. — Rafles. — Erreurs commises dans les arrestations collectives. — Campagne de la presse contre la Préfecture de police, à l'occasion de certaines arrestations... 112

Filles arrêtées et conduites au poste de police, puis chez le commissaire de police. — Mise en liberté ou envoi au dépôt. — Filles mineures. — Femmes mariées. — Filles majeures. — Femmes veuves.. 119

Nombre d'arrestations et conditions de ces arrestations. — Arrestations par quartiers. — Discours de M. le Préfet de police Lépine, au Sénat, à propos des arrestations.. 123

Depuis quelle époque les insoumises se livraient-elles à la prostitution lorsqu'elles ont été arrêtées ?.. 127

Prostitution et vol. — Le vol et la prostitution se complètent. — Nombre d'insoumises malades condamnées pour vol... 129

Insoumises condamnées d'abord à la prison, puis envoyées à l'infirmerie de Saint-Lazare, lorsqu'on a constaté leur maladie. — Utilité de l'examen médical avant l'envoi en prison. — Nécessité d'un examen médical pendant le séjour à la prison... 132

La permanence. — Le dépôt de la Préfecture de police. — Séjour des insoumises au dépôt, leur interrogatoire, leur dossier. — Difficultés pour arriver à la vérité. — Soins minutieux pour constituer un dossier exact..................... 134

Sollicitations en faveur des insoumises arrêtées. — Dans quels cas on surseoit à la visite corporelle. — Passage des insoumises au dispensaire..................... 137

Rapports de la Préfecture de police avec les parents. — État d'esprit des parents et état moral des jeunes filles. — Lettres des parents..................... 141

Embarras et situation difficile de l'administration.. 142

Constitution des dossiers, leur nombre.. 176

CHAPITRE III

Du dispensaire de salubrité et de son fonctionnement spécial en ce qui concerne les insoumises.

Dispensaire de salubrité. — Sa situation. — Historique. — Création de plusieurs dispensaires. — Habitudes des prostituées. — Opinion de M. Lozé. — Transfert du dispensaire à Saint-Lazare. — Essai d'un dispensaire local. — Discussion au Conseil municipal. — Asile spécial pour les insoumises mineures. — Asile sanitaire indépendant de Saint-Lazare.. 177

Fonctionnement du dispensaire en ce qui concerne les insoumises..................... 178

Nombre de visites pratiquées sur les insoumises en dix ans. — Nombre des maladies. — Insoumises mineures. — Insoumises majeures. — Traditions du dispensaire. — Nouveau procédé pour l'établissement des statistiques. — Mission du médecin du dispensaire. — Classification et statistique des

maladies. — Première partie : Insoumises mineures. — Années 1878 à 1887. Nombre des arrestations. — Énumération et classification des différents accidents constatés. — Classification des accidents morbides suivant l'âge des malades 186
Résumé et conclusion 232
Tableau A donnant le nombre des mineures malades, par années, avec la proportion pour cent des maladies comparativement aux unités malades 235

CHAPITRE IV

Classification et statistique des maladies.

Classification et statistique des maladies. — Deuxième partie : Insoumises majeures. — Mode de classification 237
Années 1878 à 1887. — Nombre d'arrestations et de visites. — Énumération et classification des différents accidents constatés. — Accidents morbides classés suivant l'âge des malades 238
Résumé des dix années 263
Tableau B donnant le nombre des insoumises majeures, par années, avec la proportion pour cent des maladies comparativement aux unités malades 265
Statistique générale. — Mineures et majeures 266
Tableau C donnant le groupement de toutes les insoumises (mineures et majeures) avec l'énumération des visites par années et des maladies constatées, par années, et dans la période décennale 267
Tableau D. Résumé décennal donnant la comparaison générale des maladies et des malades, avec le nombre des visites, ainsi que la proportion des différentes affections avec l'ensemble des maladies 268
Observations générales 269
Tableaux graphiques nᵒ 1 et nᵒ 2, donnant le nombre d'arrestations et le nombre des maladies par année 271
Énumération du nombre des maladies comparées au nombre des arrestations 273

CHAPITRE V

Infirmerie de Saint-Lazare.

Infirmerie de Saint-Lazare. — Sa situation. — Salles des malades. — Conditions hygiéniques. — Les prostituées doivent-elles être soignées dans les hôpitaux ordinaires ? — Opinion du Dʳ Martineau. — Inconvénients de la liberté laissée aux malades de Lourcine de sortir selon leur volonté. — Hôpital fermé. — Incurie des insoumises au point de vue de leur santé. — Nécessité des asiles fermés. — Opinion du Dʳ Fournier. — Opinion de M. Yves Guyot 275
Saint-Lazare devrait être réservé aux filles inscrites. — Nécessité d'avoir pour les insoumises, spécialement pour les mineures, un asile à la campagne. — Décision du Conseil municipal, à ce sujet. — Opinion de M. Lozé. — Avec l'asile sanitaire pour les mineures, on éviterait leur inscription 276
Après guérison, les insoumises quittent l'infirmerie de Saint-Lazare, et sont examinées, de nouveau, au dispensaire. — Utilité de ces visites. — Nombre de malades renvoyées à l'infirmerie de Saint-Lazare, de 1885 à 1894 286

Exemples d'insoumises se livrant à la prostitution, malgré la gravité de leur
maladie ; elles négligent tous les soins médicaux. — Incurie étrange. — Série
d'observations d'insoumises gravement malades qui continuent à se livrer
à la prostitution 289
Gravité exceptionnelle des accidents syphilitiques signalés dans ces différents
faits. — Insouciance extraordinaire de toutes ces malades 298

CHAPITRE VI

Origine des insoumises.

Origine des insoumises. — Mineures et majeures. — Tableau des départements
qui ont fourni des recrues à la prostitution clandestine. — Insoumises originaires des pays étrangers. — Paris et les autres communes du département
de la Seine fournissent un contingent très important à la prostitution clan-
destine 301
Nombre des insoumises mineures, originaires du département de la Seine,
trouvées malades de 1878 à 1887 ; leurs maladies ; nombre des mineures
nées à Paris ; leurs maladies 304
Ensemble des dix années pour les mineures de Paris et des autres communes
du département de la Seine. — Tableau des mineures, originaires de Paris
et classées suivant l'arrondissement où elles sont nées. — Rang des différents arrondissements, suivant le nombre de mineures fournies à la pros-
titution 305
Insoumises majeures, originaires de Paris ou du département de la Seine et
trouvées malades de 1878 à 1887 317
Ensemble des malades et des maladies pour Paris et les communes suburbaines.
— Tableau des insoumises majeures, originaires de Paris et classées suivant
l'arrondissement d'origine 325
Résidence des insoumises. — Importance de la question de l'habitation. —
Garnis et marchands de vin. — Marchands de vin logeurs favorisant la
prostitution des mineures. — Façon d'agir des mineures. — Tableau des
résidences des différentes mineures malades. — Résidence des insoumises
majeures 326
Projets de loi de M. Fallières, de M. Georges Berry et de M. Bérenger. — Moyen
d'atteindre les logeurs. — Opinion de M. Lépine, Préfet de police 330
Degré d'instruction des insoumises 332
Classification des insoumises, suivant leur degré d'instruction. — Beaucoup
d'insoumises originaires de Paris ou des communes suburbaines ne savent
ni lire ni écrire 333

CHAPITRE VII

Professions antérieures des insoumises.

Énumération générale des différentes professions des insoumises. — Professions
qui fournissent le contingent le plus élevé à la prostitution 335
Domesticité et prostitution. — Syphilis chez les domestiques 336
Étude spéciale sur les domestiques. — Camaraderie de garnis. — Bals. — Souteneurs. — Domestiques de marchands de vin. — Domestiques de brasseries.

— Bureaux de placement pour domestiques. — Promiscuité dangereuse dans les logements des domestiques. — Facilité étrange à passer de l'état de domestique à celui de prostituée. — Les domestiques d'autrefois et les domestiques d'aujourd'hui. — Opinion de Mme Séverine. — La domesticité serait un état dégradant. — Réfutation de cette théorie. — Opinion des écrivains américains sur la difficulté d'avoir de bons serviteurs et sur les moyens de remédier à cette situation 337

Syphilis chez les domestiques. — Accidents syphilitiques chez les domestiques majeures et mineures pendant la période de 1878 à 1887. — Enumération annuelle des accidents. — Résumé général des maladies constatées avec indication du nombre des domestiques malades. — Accidents syphilitiques, leur proportion. — Gravité de cette constatation. — Syphilis chez les domestiques employées auprès des jeunes enfants 356

Transmission de la syphilis, par les domestiques, en dehors des rapports sexuels. 370

Opinion des médecins russes 373

CHAPITRE VIII

Que sont devenues les insoumises après leur guérison et leur sortie de l'infirmerie de Saint-Lazare ?

Que sont devenues les insoumises après leur sortie de l'infirmerie de Saint-Lazare ? 381

Insoumises relaxées. — Conditions de la mise en liberté. — Majeures et mineures relaxées. — Leur situation respective. — Les différentes alternatives où se trouve l'administration. — Combien des insoumises rendues à la liberté ont été inscrites plus tard ? — Insoumises rendues à leurs parents à Paris. — Insoumises envoyées dans leur famille en province. — Argent envoyé par la famille ou réquisition de transport. — Comment on procède dans les deux cas. — Précautions prises. — Arrêt d'éloignement. — Arrêt d'expulsion 395

Le Bon Pasteur. — Sa situation. — Son origine. — Les religieuses de Saint-Thomas de Villeneuve. — Les dames de l'œuvre du Bon Pasteur. — Age de l'admission des insoumises au Bon Pasteur. — Durée de séjour. — Nombre habituel des pensionnaires. — Difficultés qui attendent les filles qui quittent le Bon Pasteur et qui sont sans ressources. — Nombre des insoumises entrées au Bon Pasteur en dix ans, après leur sortie de Saint-Lazare. — Nombre de décès. — Opinion de Parent-Duchatelet. — Insoumises quittant le Bon Pasteur, après un séjour plus ou moins prolongé. — Chevelures coupées. — Nombre des insoumises qui ont été inscrites après avoir quitté le Bon Pasteur 403

L'Hospitalité du travail pour les femmes. — Sa situation. — Ses débuts. — Maison de la rue d'Auteuil. — Maison de l'avenue de Versailles. — Maxime du Camp. — L'idée qui a présidé à la création de l'Hospitalité du travail. — Soins donnés aux personnes admises dans la maison. — Nombre de femmes admises. — Difficultés du début. — Subvention du Conseil municipal et du Conseil général. — Opinion du Directeur de l'Assistance publique 417

La sœur Saint-Antoine. — Son influence. — Organisation des travaux de blanchissage. — Seconde manière dans les habitudes de l'Hospitalité du travail. — Règlement. — Gain des ouvrières. — Recherches de places pour les hospitalisées. — Initiative individuelle. — Rapports de la sœur Saint-Antoine avec les personnes qui accordent des places aux femmes hospitalisées. — Esprit de tolérance de la sœur Saint-Antoine. — Pas de devoirs religieux imposés. — Résultats obtenus en 1894 420

Asiles municipaux... 426
Correction. —Insoumises envoyées en correction antérieurement à leur entrée
     à l'infirmerie de Saint-Lazare. — Insoumises condamnées à la correction
     après leur séjour à l'infirmerie. — Influence des maisons de correction sur
     les insoumises. — Opinion de M. Puibaraud. — Maisons paternelles........ 427

CHAPITRE IX

Inscription et réglementation

Inscription. — Tableau des inscriptions par années. — Indication de l'âge, du
     nombre d'arrestations, du nombre de maladies, de l'année de l'inscription.
     — Tableaux allant de 1878 à 1887. — Analyse de chacun de ces tableaux. —
     Nombre des mineures et des majeures inscrites comparativement au chiffre
     total des insoumises trouvées malades. — Nombre total des inscriptions...... 428
Age adopté pour l'inscription. — Opinion, à ce sujet, des différents Préfets de
     police.—Opinion de Parent-Duchatelet. — Comment procède-t-on pour l'ins-
     cription des insoumises ? — Ce qui se faisait autrefois, ce que l'on fait aujour-
     d'hui. — Instruction de M. Albert Gigot. — Institution d'une commission
     spéciale pour l'inscription. — Sa façon de procéder. — Desiderata. — Cartes
     de visites. — Obligations imposées aux filles inscrites. — Modification à
     apporter aux cartes actuelles. — Possibilité pour la femme inscrite d'être
     rayée des contrôles de la prostitution. — Recherche des filles disparues. —
     Nombre et cause des radiations... 439
Question de la réglementation. — Opinions de Saint-Augustin, de Cicéron, d'Ho-
     race, du Dr Rollet, du Dr Mireur, du Dr Martineau, de Maxime du Camp sur
     la prostitution. — La prostitution est un métier. — Résolution de l'Acadé-
     mie de médecine de Belgique. — La revue de morale progressive. — Opi-
     nion de M. Jeanhenry. — Soi-disant prostitution d'Etat. — Opinion de M. le
     professeur Fournier, de M. le Dr Reuss. — Gravité de la syphilis. — Opinion
     d'Emile Richard. — Discussion à l'Académie de médecine. — Le professeur
     Brouardel. — Le professeur Le Fort. — Loi de police sanitaire. — Opinion
     de M. le sénateur Roussel.— Maison de correction ou de réforme.— Danger
     de la prostitution des mineures. — Discussion au Sénat. — M. Bérenger. —
     M. Trarieux. — Droits de l'administration d'après M. Bérenger. — Qu'est-ce
     que l'inscription ?—Age de l'inscription.—Nécessité d'inscrire les mineures. 474
Les filles insoumises sont-elles plus malades que les filles inscrites ? — Opinions
     du Dr Mauriac en 1875 et 1876. — Opinion d'Emile Richard. — Dr Fiaux.
     — Nombre de femmes syphilitiques envoyées à Saint-Lazare en dix ans. —
     La réglementation. — Son but. — Différence entre la prostituée insoumise
     et la prostituée réglementée, au point de vue du danger de la contagion. —
     Diminution du nombre des maisons publiques. — Augmentation des mai-
     sons clandestines. — Annonces des journaux. — Victimes innocentes de la
     syphilis. — Dr Duncan-Bulkley, Dr Sormani, Dr Fournier, Dr Lancereaux,
     Dr Josias, Dr Bergasse. — Contagion syphilitique par les instruments de chi-
     rurgie, par la vaccination, le tatouage, etc. — Médecins, victimes innocentes
     de la syphilis. — Contagion syphilitique par les domestiques. — Loi contre
     les souteneurs... 494
Les maladies vénériennes dans l'armée anglaise. — Influence de l'abolition
     des Contagious diseases Acts. — Opinion du Dr Longuet. — Opinion du
     Dr Balfour. — Surprise causée par la publication des statistiques des mala-
     dies vénériennes dans l'armée anglaise. — Tableaux des maladies véné-

riennes dans les armées anglaise et française. — Comparaison. — Maladies vénériennes dans les armées allemande, bavaroise, austro-hongroise, roumaine et russe. — Tableau comparatif avec les statistiques des armées de France et d'Angleterre. — Nombre considérablement supérieur des maladies vénériennes en Angleterre. — Différence dans les statistiques des maladies vénériennes suivant que les corps d'armée occupent des régions différentes. — Raison de cette différence.. 512

La liberté de la prostitution en Italie. — Loi Crispi. — Opinion du Dr Sormani. — Rapport du professeur Tarnowski. — Augmentation des maladies vénériennes sous l'influence de l'abolition de la réglementation. — Opinion du professeur Pellizari. — Opinion du professeur Profeta. — Statistiques importantes à l'appui.. 543

CONCLUSION 555

Paris. — Imprimerie Paul SCHMIDT, 20, rue du Dragon.

Catalogue Général

Illustré

Librairie C. Reinwald

SCHLEICHER FRÈRES

ÉDITEURS

15, Rue des Saints-Pères, 15

Paris

Février 1897

DIVISIONS DU CATALOGUE

Publications périodiques. 2
Bibliothèque des Sciences contemporaines. 3
I. Sciences naturelles. — Médecine. —
    Anthropologie. 4
II. Philosophie. 20
III. Archéologie. — Préhistorique. 22

IV. Histoire. — Géographie. — Politique. 23
V. Linguistique. — Littérature. — Livres
    classiques 25
VI. Bibliographie. — Divers. 25
VII. Dictionnaires. 26

PUBLICATIONS PÉRIODIQUES

Archives de Zoologie expérimentale et générale. — Histoire naturelle. — Morphologie. — Histologie. — Évolution des Animaux. — Publiées sous la direction de H. DE LACAZE-DUTHIERS, membre de l'Institut. (Voir page 17.)

Bulletin mensuel de la Librairie française, publié par la Librairie C. REINWALD. (Voir page 25.)

CONDITIONS DE VENTE

Tous les Ouvrages portés sur ce Catalogue sont expédiés **franco** *dans toute la France et à l'Étranger, sans augmentation de prix.*

Toutes les demandes doivent être accompagnées du montant en un mandat-poste ou en une valeur sur Paris.

BIBLIOTHÈQUE
DES
SCIENCES CONTEMPORAINES

PUBLIÉE AVEC LE CONCOURS

DES SAVANTS ET DES LITTÉRATEURS LES PLUS DISTINGUÉS

Depuis le siècle dernier, les sciences ont pris un énergique essor en s'inspirant de la féconde méthode de l'observation et de l'expérience. On s'est mis à recueillir, dans toutes les directions, les faits positifs, à les comparer, à les classer et à en tirer des conséquences légitimes. Les résultats déjà obtenus sont merveilleux. Des problèmes qui semblaient devoir à jamais échapper à la connaissance de l'homme ont été abordés et en partie résolus. Mais jusqu'à présent ces magnifiques acquisitions de la libre recherche n'ont pas été mises à la portée des gens du monde; elles sont éparses dans une multitude de recueils, mémoires et ouvrages spéciaux, et, cependant, il n'est plus permis de rester étranger à ces conquêtes de l'esprit scientifique moderne, de quelque œil qu'on les envisage. De ces réflexions est née la présente entreprise. Chaque traité formera un volume, avec gravures quand ce sera nécessaire, et de prix modique.

Un plan uniforme, fermement maintenu par un comité de rédaction, préside à la distribution des matières, aux proportions de l'œuvre et à l'esprit général de la collection. Un auteur dont l'œuvre est publiée sous ce patronage présente donc toutes les garanties de savoir et de compétence.

Conditions de la souscription. — Cette collection paraît par volumes in-12 format anglais; chaque volume a de 10 à 15 feuilles, ou de 350 à 500 pages au moins. Les prix varient, suivant la nécessité, de 4 à 5 francs.

EN VENTE

I. **La Biologie,** par le Dr Charles Letourneau. 4e édition. 1 vol. de XII-506 pages avec 113 gravures intercalées dans le texte. . . . . Broché, 4.50; relié toile anglaise, **5 fr.**

II. **La Linguistique,** par Abel Hovelacque. 4e édition, revue et augmentée.
1 vol. de XVI-450 pages . . . . Broché, 4.50; relié toile anglaise, **5 fr.**

III. **L'Anthropologie,** par le Dr Paul Topinard, avec préface du professeur Paul Broca. 5e édition.
1 vol. de XVI-560 pages avec 52 grav. . . . . . . Broché, 5 fr.; relié toile anglaise, **5.75**

IV. **L'Esthétique,** par Eugène Véron. 3e édition.
1 vol. de XXVIII-496 pages. . . . . Broché, 4.50; relié toile anglaise, **5 fr.**

V. **La Philosophie,** par André Lefèvre. 2e édition, revue et augmentée.
1 vol. de IV-636 pages. . . . . Broché, 5 fr.; relié toile anglaise, **5.75**

VI. **La Sociologie** d'après l'Ethnographie, par le Dr Charles Letourneau. 3e édit., revue et augmentée. 1 vol. de XVI-608 pages. . . . . Broché, 5 fr.; relié toile anglaise, **5.75**

VII. **La Science économique,** par Yves Guyot. 2e édit., revue et augm. 1 vol. de XXXVIII-552 pages avec 67 graphiques . . . . Broché, 5 fr.; relié toile anglaise, **5 75**

VIII. **Le Préhistorique.** Antiquité de l'homme, par Gabriel de Mortillet. 2e édit., revue et complétée. Épuisé. 3e édition entièrement refondue et complètement au courant des découvertes modernes en préparation pour paraître en avril 1897.

IX. **La Botanique,** par J.-L. de Lanessan. 1 vol. de VIII-562 pages avec 132 figures intercalées dans le texte. . . . . Broché, 5 fr.; relié toile anglaise, **5 75**

X. **La Géographie médicale,** par le Dr A. Bordier. 1 vol. de XXIV-662 pages.   Broché, **5 fr.**
Le cahier de 21 cartes explicatives se vend séparément en sus du prix du volume, 2 fr. — Les exemplaires reliés en toile anglaise, avec les cartes insérées aux endroits utiles, se vendent **7 fr. 50.**

XI. **La Morale,** par Eugène Véron.
1 vol. de XXXII-484 pages. . . . . Broché, 4.50; relié toile anglaise, **5 fr.**

XII. **La Politique expérimentale,** par Léon Donnat. 2e édition, revue, corrigée et augmentée d'un appendice sur les récentes applications de la Méthode expérimentale en France.
1 vol. de XII-588 pages. . . . . Broché, 5 fr.; relié toile anglaise, **5 75**

XIII. **Les Problèmes de l'Histoire,** par Paul Mougeolle, avec préface par Yves Guyot.
1 vol. de XXVI-472 pages . . . . Broché, 5 fr.; relié toile anglaise, **5.75**

XIV. **La Pédagogie.** Son évolution et son histoire, par C. Issaurat.
1 vol. de XII-500 pages. . . . . Broché, 5 fr.; relié toile anglaise, **5.75**

XV. **L'Agriculture et la Science agronomique,** par Albert Larbalétrier.
1 volume de XXIV-568 pages. . . . . Broché, 5 fr.; relié toile anglaise, **5.75**

XVI. **La Physico-Chimie.** Son rôle dans les phénomènes naturels astronomiques, géologiques et biologiques, par le docteur Fauvelle.
1 vol. de XXIV-512 pages. . . . . Broché, 5 fr.; relié toile anglaise, **5 75**

XVII. **La Religion,** par André Lefèvre.
1 vol. de XLI-586 pages. . . . . Broché, 5 fr.; relié toile anglaise, **5.75**

XVIII. **L'Embryologie générale,** par le Dr Louis Roule. 1 vol. de XIV-510 pages avec 121 figures intercalées dans le texte. . . . . Broché, 5 fr.; relié toile anglaise, **5.75**

XIX. **L'Ethnographie criminelle,** d'après les observations et les statistiques judiciaires recueillies dans les Colonies françaises, par le Dr A. Corre.
1 vol. de X-521 pages . . . . Broché, 5 fr.; relié toile anglaise, **5.75**

I. — *Sciences naturelles — Médecine — Anthropologie*

OUVRAGES DE CHARLES DARWIN

La Descendance de l'Homme et la Sélection sexuelle. Traduit d'après la seconde édition anglaise revue et augm. par l'auteur, par Edmond Barbier, préface de Carl Vogt. 3e édit. française (2e tirage).
   1 volume in-8° avec gravures sur bois. . . . . Cartonné à l'anglaise, **12.50**

L'Expression des Émotions chez l'Homme et les Animaux. Traduit de l'anglais par les Drs Samuel Pozzi et René Benoît. 2e édition, revue et corrigée (nouveau tirage).
   1 volume in-8° avec 21 grav. sur bois et 7 planches photographiées. . . Cartonné à l'anglaise, **10 fr.**

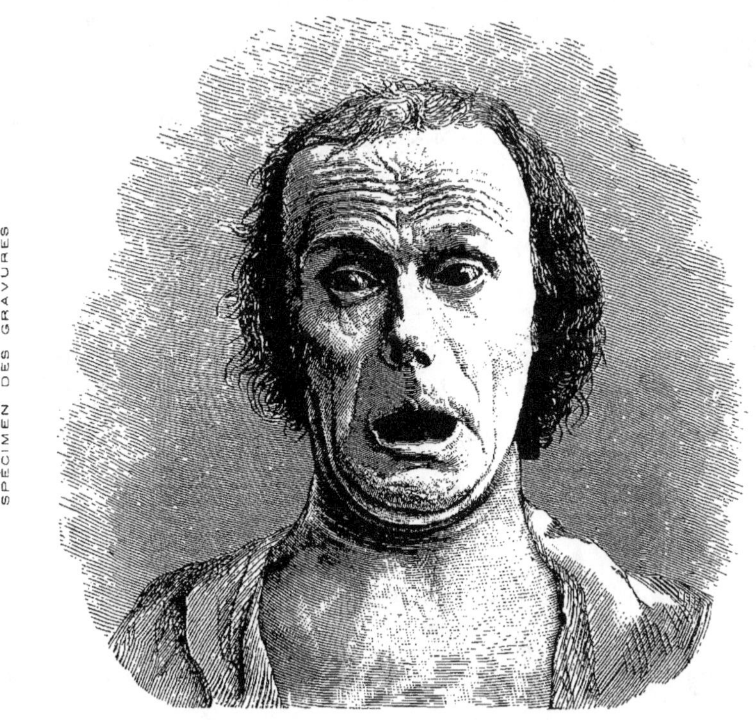

Terreur (d'après une photographie du docteur Duchenne).

L'Origine des Espèces au moyen de la sélection naturelle, ou la Lutte pour l'existence dans la nature. Traduit sur l'édition anglaise définitive par Edmond Barbier.
   1 vol. in-8° . . . . Cartonné à l'anglaise, **8 fr.**

De la Variation des Animaux et des Plantes à l'état domestique. Traduit sur la seconde édition anglaise par Ed. Barbier, préface par Carl Vogt.
   2 vol. in-8°, avec 43 gravures sur bois . . . . Cartonné à l'anglaise, **20 fr.**

De la Fécondation des Orchidées par les Insectes et des bons résultats du croisement. Traduit de l'anglais par L. Rérolle, 2e édition.
   1 vol. in-8°, avec 34 gravures dans le texte . . . . Cartonné à l'anglaise, **8 fr.**

Voyage d'un naturaliste autour du monde, fait à bord du navire *Beagle,* de 1831 à 1836. Traduit de l'anglais par M. Ed. Barbier. 2e édition.
   1 vol. in-8° avec gravures sur bois . . . . Cartonné à l'anglaise, **10** fr.

Les Mouvements et les Habitudes des Plantes grimpantes. Traduit de l'anglais sur la deuxième
édition par le Dr Richard Gordon. 2e édition.
1 vol. in-8° avec 13 figures dans le texte . . . . Cartonné à l'anglaise, **6 fr.**

Les Plantes insectivores. Traduit de l'anglais par Ed. Barbier, précédé d'une introduction biogra-
phique et augmenté de notes complémentaires par le professeur Charles Martins.
1 vol. in-8° avec 30 figures dans le texte . . . . Cartonné à l'anglaise, **10 fr.**

Des Effets de la Fécondation croisée et directe dans le règne végétal. Traduit de l'anglais et
annoté avec l'autorisation de l'auteur, par le Dr Edouard Heckel.
1 vol. in-8° . . . . Cartonné à l'anglaise, **10 fr.**

Des différentes Formes de Fleurs dans les plantes de la même espèce. Traduit de l'anglais avec
l'autorisation de l'auteur et annoté par le Dr Edouard Heckel, précédé d'une préface analytique du
professeur Coutance. 1 vol. in-8° avec 15 gravures dans le texte . . . Cartonné à l'anglaise, **8 fr.**

La Faculté motrice dans les Plantes. Avec la collaboration de Fr. Darwin fils. Traduit de l'anglais,
annoté et augmenté d'une préface par le Dr Edouard Heckel.
1 vol. in-8° avec gravures . . . . Cartonné à l'anglaise, **10 fr.**

Rôle des Vers de terre dans la formation de la terre végétale. Traduit de l'anglais par M. Levêque,
préface de M. Edmond Perrier.
1 vol. in-8° avec 15 gravures sur bois, intercalées dans le texte . . . Cartonné à l'anglaise, **7 fr.**

Les Récifs de Corail, leur structure et leur distribution. Traduit de l'anglais d'après la 2e édition
par M. L. Cosserat. 1 vol. in-8° avec 3 planches hors texte . . . . . . Cartonné à l'anglaise, **8 fr.**

LA VIE ET LA CORRESPONDANCE

DE

CHARLES DARWIN

Avec un chapitre autobiographique

Publiés par son fils M. FRANCIS DARWIN

Traduit de l'anglais

Par Henry C. de VARIGNY

Docteur ès sciences

2 vol. in-8°, avec portraits, gravure et autographe. Cartonnés à l'anglaise. . . . . **20 fr.**

OUVRAGES DE ERNEST HAECKEL

PROFESSEUR DE ZOOLOGIE A L'UNIVERSITÉ D'IÉNA.

Histoire de la Création des Etres organisés d'après les lois naturelles. Conférences scientifiques sur la doctrine de l'évolution en général et celle de Darwin, Goethe et Lamarck en particulier.
Traduit de l'allemand et revu sur la septième édition allemande, par le Dr Ch. Letourneau.
3e édition. 1 vol. in-8° avec 17 planches, 20 gravures sur bois, 21 tableaux généalogiques et une carte
chromolithographique . . . . Cartonné à l'anglaise, **12 50**

Lettres d'un voyageur dans l'Inde. Traduit de l'allemand par le Dr Ch. Letourneau.
1 vol. in-8° . . . . Cartonné à l'anglaise, **8 fr.**

TRAITÉ
D'ANATOMIE COMPARÉE PRATIQUE

PAR

Carl VOGT et Émile YUNG

DIRECTEUR   PRÉPARATEUR

du Laboratoire d'Anatomie comparée et de Microscopie de l'Université de Genève.

Tome I. Un volume gr. in-8 de 900 pages, avec 425 gravures, dont un grand nombre tirées en couleurs. Cartonné à l'anglaise.. 32 fr.

Tome II. Un volume gr. in-8 de 1000 pages, avec 373 gravures, dont un grand nombre tirées en couleurs. Cartonné à l'anglaise.................................... 32 fr.

Le Tome Ier ne se vend plus séparément.

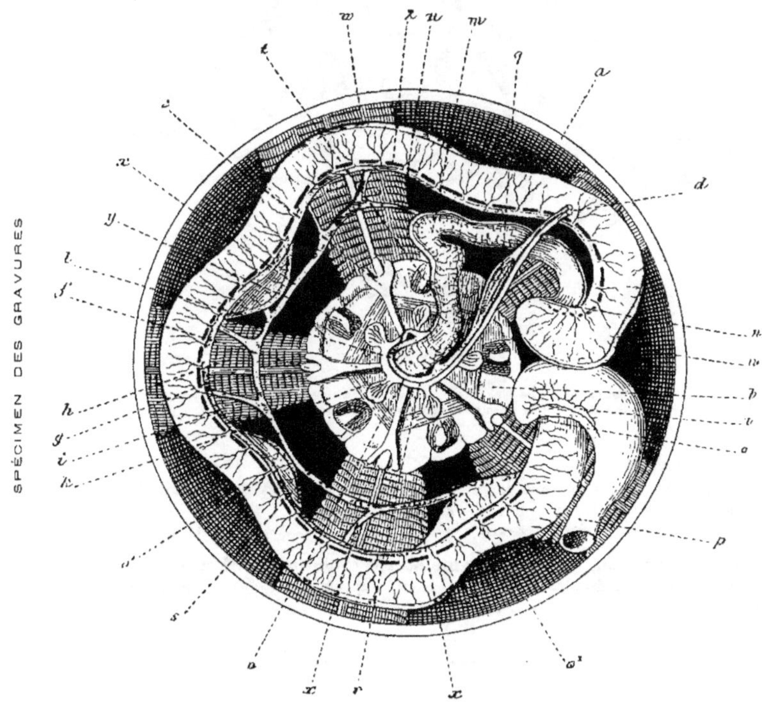

Gravure tirée du chapitre des Echinides.

Le *Traité d'Anatomie comparée pratique*, dont nous annonçons la publication, est destiné surtout à servir de guide dans les laboratoires zoologiques.

Une longue expérience, acquise autant dans divers laboratoires et stations maritimes que dans la direction du laboratoire d'anatomie comparée et de microscopie de Genève, a démontré à MM. C. Vogt et E. Yung l'utilité d'un traité résumant la technique à suivre pour atteindre à la connaissance intime d'un type donné du règne animal.

Le but de ce *Traité*, qui sera composé d'une série de monographies anatomiques de types résumant l'organisation animale tout entière, est de mettre l'étudiant en mesure de questionner méthodiquement la nature pour lui arracher ses secrets. En sortant des écoles préparatoires, le jeune homme doit apprendre à voir, à observer, à faire des expériences, et c'est alors qu'il lui faut des jalons, des points de repère pour suivre une route aussi hérissée de difficultés.

OUVRAGES DE CARL VOGT

Lettres physiologiques. Première édition française de l'auteur. 1 vol. in-8º avec 110 gravures sur bois . . . . Cartonné à l'anglaise, **12.50**

Leçons sur les animaux utiles et nuisibles, les bêtes calomniées et mal jugées. Traduit de l'allemand par M. G. Bayvet, revu par l'auteur et accompagné de gravures sur bois. 3e édition. Ouvrage couronné par la Société protectrice des animaux.
    1 vol. in-12 . . . . Broché, 2 fr.; cartonné à l'anglaise, **2.50**

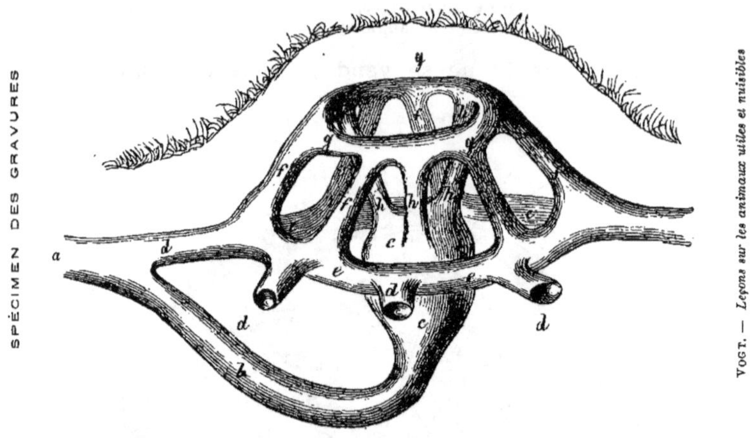

Habitation de la Taupe.

a, trou de sortie habituel ; *b*, conduit en forme de siphon qui mène à la chambre *c*; *d*, conduits qui rayonnent vers *e*, chemin circulaire inférieur ; *f*, conduits ascendants qui relient le chemin circulaire inférieur au chemin supérieur *g*; *h*, conduits de communication de ce chemin à la chambre *c*.

Leçons sur l'Homme, sa place dans la création et dans l'histoire de la terre. Traduction française de J. J. Moulinié. 2e édition, revue par M. Edmond Barbier.
    1 vol. in-8º avec gravures dans le texte. . . . . Cartonné à l'anglaise, **10 fr.**

La Provenance des Entozoaires de l'homme et leur évolution. Conférence faite au Congrès international des sciences médicales à Genève, le 15 septembre 1877. 1 vol. in-8º avec 61 figures dans le texte.. . . . . **2 fr.**

OUVRAGES DE LOUIS BÜCHNER

L'Homme selon la Science, son passé, son présent, son avenir, ou D'où venons-nous? — Qui sommes-nous? — Où allons-nous? Exposé très simple, suivi d'un grand nombre d'éclaircissements et remarques scientifiques. Traduit de l'allemand par le Dr Ch. Letourneau. 4e édition, revue et augmentée par l'auteur. 1 vol. in-8º orné de nombreuses gravures sur bois. . . . . **7 fr.**

Force et Matière, ou principes de l'ordre naturel de l'univers mis à la portée de tous, avec une théorie de la morale basée sur ces principes. Traduit sur la dix-septième édition allemande, avec l'approbation de l'auteur, par A. Regnard. 7e édition, avec une biographie de l'auteur et une préface du traducteur. 1 vol. in-8º avec le portrait de l'auteur. . . . . **7 fr.**

Conférences sur la Théorie darwinienne de la transmutation des espèces et de l'apparition du monde organique. Application de cette théorie à l'homme. Ses rapports avec la doctrine du progrès et avec la philosophie matérialiste du passé et du présent. Traduit de l'allemand d'après la seconde édition, avec l'approbation de l'auteur, par Auguste Jacquot. 1 vol. in-8° . . . . **5 fr.**

La Vie psychique des bêtes. Traduit de l'allemand par le Dr Ch. Letourneau. 1 vol. in-8° avec gravures sur bois. Broché, 7 fr.; relié toile, tr. dorées. . . . . **9 fr.**

Lumière et Vie. Trois leçons populaires d'histoire naturelle sur le soleil dans ses rapports avec la vie, sur la circulation des forces et la fin du monde, sur la philosophie de la génération. Traduit de l'allemand par le Dr Ch. Letourneau. 1 vol. in-8°. . . . . **6 fr.**

Nature et Science. Études, critiques et mémoires, mis à la portée de tous. Deuxième volume. Traduit de l'allemand par le Dr Gustave Lauth (de Strasbourg). 1 vol. in-8°. . . . . **7 fr.**

MÉMOIRES D'ANTHROPOLOGIE

De PAUL BROCA

SECRÉTAIRE GÉNÉRAL DE LA SOCIÉTÉ D'ANTHROPOLOGIE DE PARIS
PROFESSEUR A LA FACULTÉ DE MÉDECINE, MEMBRE DE L'ACADÉMIE DE MÉDECINE

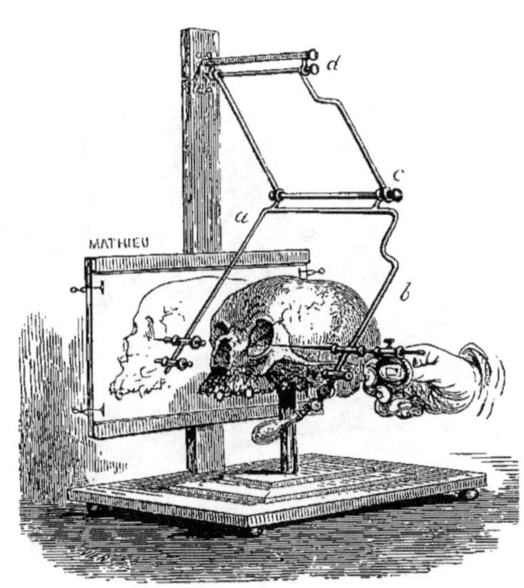

Stéréographe de Broca.

Tomes I, II et III. 3 vol. in-8° avec cartes, planches et gravures. . . . Cartonnés à l'anglaise, **22.50**

Le tome III se vend seul séparément. **7.50**

Tome IV. 1 vol. in-8° avec gravures . . . . Cartonné à l'anglaise, **10 fr.**

Tome V. Publié avec une introduction et des notes par le Dr S. Pozzi, Président de la Société d'Anthropologie de Paris, Agrégé à la Faculté de Médecine, Secrétaire de la Société de Chirurgie.
    1 vol. in-8° avec gravures. . . . . Cartonné à l'anglaise, **14 fr.**

Le tome V a encore été publié à part sous le titre : *Mémoires sur le cerveau de l'homme et des primates*, publiés avec une introduction et des notes par le Dr S. Pozzi.
    1 vol. in-8° . . . . Broché, **12 50**

ANATOMIE DESCRIPTIVE & TOPOGRAPHIQUE

DU

CHIEN

PAR LES DOCTEURS

W. ELLENBERGER et H. BAUM

PROFESSEUR   PROSECTEUR

A L'ÉCOLE VÉTÉRINAIRE SUPÉRIEURE DE DRESDE

Traduit de l'allemand par J. DENIKER

Docteur ès sciences naturelles, Bibliothécaire du Muséum d'Histoire naturelle de Paris.

Un volume grand in-8°, orné de 208 figures dans le texte et de 37 planches lithographiées, dont un grand nombre en couleurs. Cartonné à l'anglaise............. **35 fr.**

SPÉCIMEN DES GRAVURES

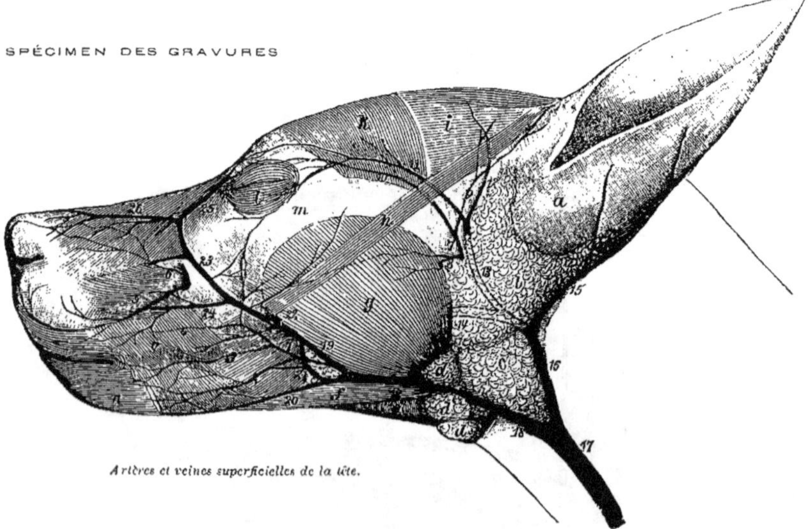

Artères et veines superficielles de la tête.

Parmi les animaux dont se servent pour leurs expériences ou leurs démonstrations les physiologistes, les pathologistes, les zoologistes et les anatomistes, le chien occupe la première place à côté de la grenouille et du lapin. D'autre part ce même chien est, après le cheval et le bœuf, un des animaux domestiques auxquels ont le plus souvent affaire les vétérinaires. Et cependant, tandis que des traités spéciaux ont été consacrés à l'anatomie du lapin, du cheval et du bœuf, il n'existait jusqu'à présent rien de semblable pour le chien. Cette lacune, si longtemps regrettée, vient d'être heureusement comblée par le travail de MM. Ellenberger et Baum.

Les descriptions des os, des muscles, des viscères, des vaisseaux, des nerfs et des organes des sens y sont faits avec le même souci des détails, leurs rapports sont indiqués avec le même soin que dans n'importe quel traité d'anatomie humaine. Les différences suivant les races sont également signalées chaque fois qu'il y a lieu.

En somme, l'*Anatomie du Chien* est un guide indispensable et précieux, non seulement pour les zoologistes et les vétérinaires, mais encore pour tous ceux qui font de la physiologie ou de la pathologie expérimentale. Les artistes et les éleveurs y trouveront également des renseignements très utiles pour leurs études spéciales.

Les nombreuses figures originales dans le texte, et les 37 planches représentant les coupes pratiquées sur des cadavres congelés, complètent d'une façon heureuse le texte et ne laissent échapper sans l'avoir représenté graphiquement aucun détail important, soit de la conformation des différentes parties du corps du chien, soit de leurs rapports.

TRAITÉ

DE

PHYSIOLOGIE HUMAINE

COMPRENANT

l'Histologie et l'Anatomie microscopique et les principales applications

A LA

MÉDECINE PRATIQUE

Par L. LANDOIS

Professeur de Physiologie et Directeur de l'Institut physiologique de l'Université de Greifswald.

TRADUIT SUR LA SEPTIÈME ÉDITION ALLEMANDE

Par G. MOQUIN-TANDON

Professeur de Zoologie et d'Anatomie comparée à la Faculté des Sciences de Toulouse.

Un fort volume gr. in-8°, orné de **356** figures dans le texte. Cartonné à l'anglaise..... **32 fr.**

SPÉCIMEN DES GRAVURES

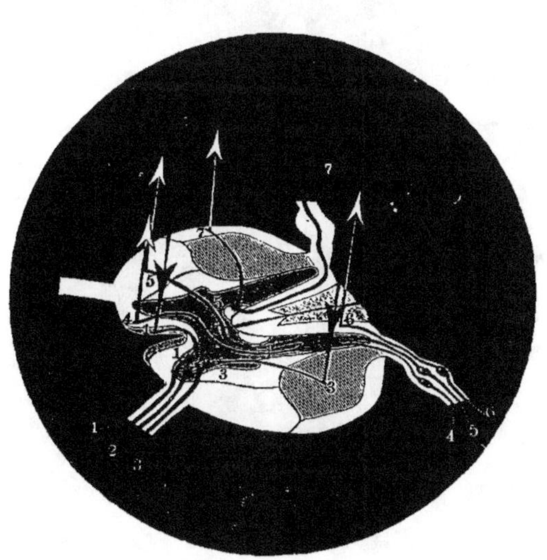

Trajet des voies motrices et sensitives dans la moelle.

Le traité du Professeur Landois, dont la première édition date de 1880, est rapidement devenu classique en Allemagne. Le savant Professeur, que ses nombreux travaux sur les différentes branches de la physiologie, sa vaste érudition, son expérience de l'enseignement avaient préparé de longue main à une œuvre de ce genre, a su condenser sous une forme claire et concise, sans rien omettre d'essentiel, l'ensemble de nos connaissances actuelles sur le fonctionnement du corps humain. Mais ce qui constitue surtout l'originalité de son ouvrage et ce qui n'a pas peu contribué à en assurer le succès, c'est la large part qu'il a faite aux applications à la médecine pratique. C'est ainsi que l'étude des processus normaux est toujours suivie d'un court exposé de leurs altérations pathologiques ; de la sorte le lecteur peut embrasser d'un coup d'œil les rapports qui lient les uns aux autres et aborder plus tard avec plus de fruit l'étude de la pathologie. C'est également dans le même esprit que l'auteur décrit avec plus de détails qu'on n'a l'habitude de le faire dans les traités de physiologie les méthodes et les procédés qu'il importe au praticien de connaître, et qu'il met largement à contribution l'histologie et l'anatomie microscopique.

TRAITÉ
D'ANATOMIE HUMAINE

PAR

C. GEGENBAUR

PROFESSEUR D'ANATOMIE ET DIRECTEUR DE L'INSTITUT ANATOMIQUE DE HEIDELBERG

Traduit sur la troisième édition allemande
Par Charles JULIN

Docteur ès sciences naturelles, chargé des cours d'Anatomie comparée et d'Anatomie topographique
à la Faculté de Médecine de Liège.

Un volume gr. in-8 orné de 626 figures dans le texte, dont un grand nombre tirées en couleurs
Cartonné à l'anglaise.................................... 35 fr.

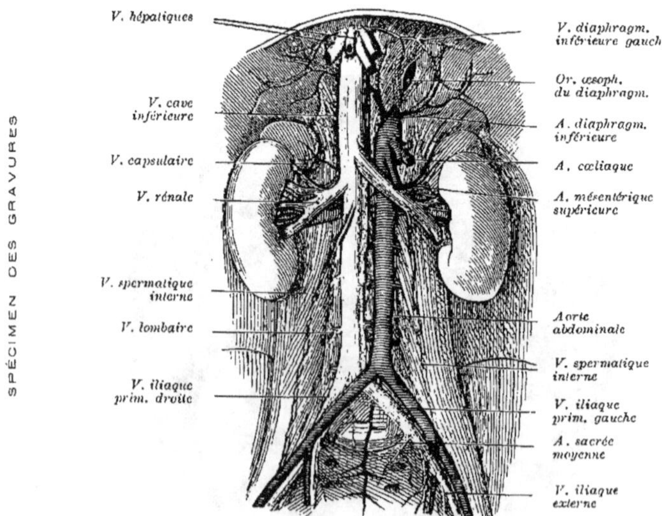

Veine cave inférieure et aorte abdominale.

Personne n'était mieux à même de publier un Traité d'anatomie humaine, au point de vue comparatif et phylogénique, que M. C. Gegenbaur, à qui nous devons de si importants ouvrages spéciaux et un *Traité d'Anatomie comparée* dont la publication a fait époque dans la science. Aussi sa nouvelle œuvre a-t-elle eu un succès éclatant. C'est de la troisième édition que nous avons entrepris la traduction française que nous livrons au monde scientifique et médical. Nous ne doutons nullement que la publication de cet ouvrage ne soit bien accueillie en France, où les sciences morphologiques et médicales ont reçu une si grande impulsion dans ces dernières années.

Le *Traité d'Anatomie humaine* est divisé en huit chapitres. Le premier est consacré aux notions générales d'Histologie et d'Embryogénie. Dans le deuxième chapitre, l'auteur étudie le *système squelettique*. Le troisième comprend l'étude du *système musculaire;* le quatrième, celle du *système digestif,* auquel est rattaché l'appareil respiratoire. Le cinquième chapitre traite du *système vasculaire;* le sixième, du *système uro-génital;* le septième, du *système nerveux,* et enfin le huitième, du *système cutané,* comprenant la peau et ses dérivés, ainsi que les organes des sens.

RECHERCHES SUR LA PRODUCTION ARTIFICIELLE

DES

MONSTRUOSITÉS

OU

ESSAIS DE TÉRATOGÉNIE EXPÉRIMENTALE

Par M. Camille DARESTE

Docteur ès sciences et en médecine ; directeur du Laboratoire de Tératologie à l'Ecole des Hautes Études ; ancien professeur à la Faculté des Sciences de Lille. Lauréat de l'Institut. Prix : *Alhumbert, 1862 ; Lacaze, 1877 ; Serres, 1890.*

DEUXIÈME ÉDITION, REVUE ET AUGMENTÉE

Un vol. gr. in-8⁰ orné de 62 fig. dans le texte et de 16 planches chromolithographiques.

Cartonné à l'anglaise...................... **28 fr.**

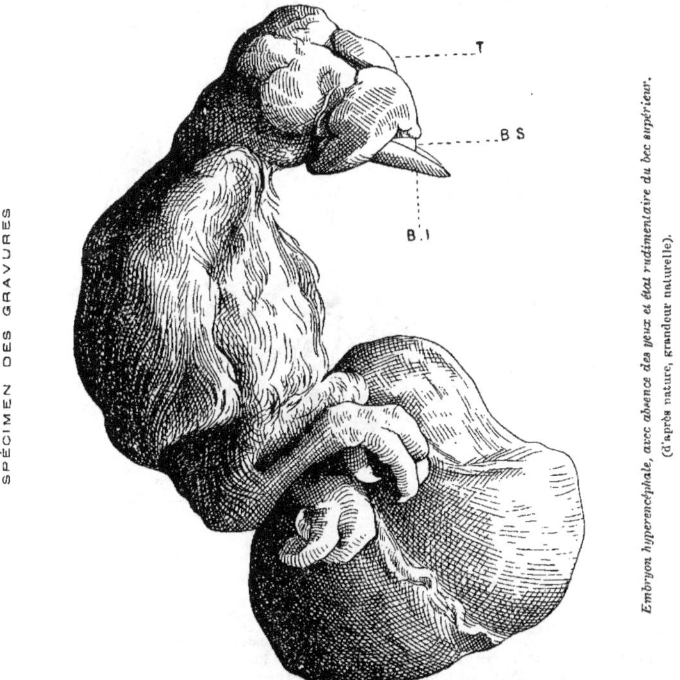

Si le mérite d'avoir créé la tératologie appartient aux deux illustres Geoffroy Saint-Hilaire, le Dr Dareste a celui d'avoir ouvert une voie nouvelle et fondé la tératogénie.

Dans son premier essai, il s'était principalement occupé de l'évolution normale et monstrueuse, dont il n'avait pu qu'entrevoir les conditions. Aujourd'hui il complète cette étude en montrant les modifications qu'éprouve le germe pendant l'époque qui sépare la ponte de la mise en incubation : il y a sur ce point un chapitre nouveau consacré à l'influence des conditions physiques et surtout des conditions chimiques, telles que celles de l'air, de l'humidité (moisissures), du retournement de l'œuf, etc., etc. La deuxième partie, qui traite de la tératogénie générale, est peu modifiée, sauf les paragraphes relatifs aux excès de développement et aux métamorphoses.

La troisième partie comprend la tératogénie spéciale : depuis la première édition, l'embryogénie du poulet a été l'objet de découvertes nouvelles importantes dues en partie à Mathias-Duval : grâce à ces faits, M. Dareste a pu se montrer plus explicite sur divers points. C'est dans cette partie de l'ouvrage qu'est exposée la question de la dualité normale et tératologique du cœur : il est aujourd'hui incontestable que c'est bien à M. Dareste que l'on doit cette découverte, qui plus tard, en 1883, a été consacrée par les expériences directes de Warynski et Fol : ces physiologistes ont pu maintenir l'écartement des blastèmes cardiaques de manière à les contraindre à se développer isolément.

TRAITÉ D'EMBRYOLOGIE
OU
HISTOIRE DU DÉVELOPPEMENT
DE L'HOMME ET DES VERTÉBRÉS
PAR
Oscar HERTWIG
Directeur du IIe Institut anatomique de l'Université de Berlin.

Traduit sur la troisième édition allemande

Par Charles JULIN

Un volume grand in-8° orné de 339 fig. dans le texte et 2 planches en chromolithographie.
Broché............ 15 fr.; cartonné à l'anglaise............ 16.50

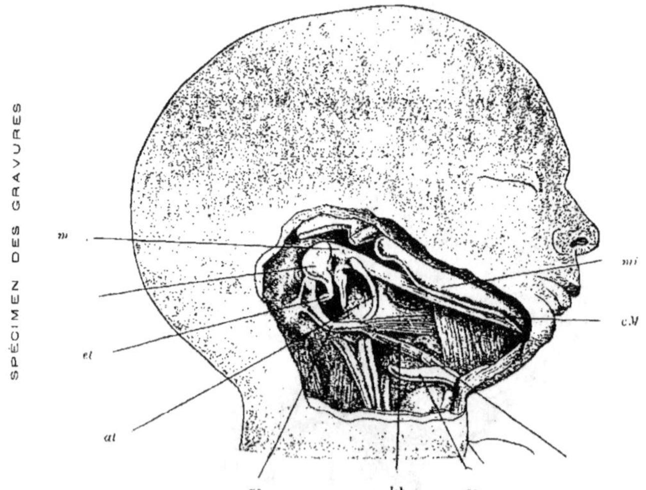

Tête et cou d'un embryon humain de 18 semaines, dont on a disséqué le squelette viscéral. Plus grand que nature.
D'après Kölliker.

L'embryologie nous sert maintenant tous les jours pour reconstituer l'histoire, non seulement des organismes, mais encore des organes ; tous les traités d'anatomie modernes l'ont prise pour base, et pourtant elle apparaît encore hérissée de difficultés à l'étudiant, qui se perd dans la complexité des plis et des fentes branchiales de l'embryon. Nous croyons que rarement un professeur a pu arriver à la puissance démonstrative, à l'extrême clarté qui éclate à chaque page de ce livre d'Hertwig, que l'on trouve toujours trop bref, tant il a su rassembler toutes les matières relatives à son sujet et les grouper de telle sorte que, chacune s'expliquant par les autres, il en résultât un tout d'apparence très simple.

Le traité de M. Hertwig a obtenu un tel succès en Allemagne qu'en moins de quatre ans il a eu trois éditions. Il répondait, en effet, à une nécessité : *faire connaître succinctement l'état actuel de nos connaissances fondamentales sur l'histoire du développement embryonnaire de l'homme, afin d'en faire comprendre l'organisation.*

Chacun sait qu'il est impossible de bien comprendre l'anatomie humaine sans connaître dans ses traits essentiels le développement de l'embryon humain. Aussi, dans la plupart des Facultés de médecine existe-t-il actuellement un enseignement spécial de l'embryologie.

Cette pensée, qui déjà avait inspiré M. C. Gegenbaur dans la publication de son *Traité d'Anatomie humaine,* a déterminé M. Hertwig à écrire le présent ouvrage.

Ce traité élémentaire est donc destiné aux médecins ainsi qu'aux étudiants en médecine et en sciences naturelles. Il contribuera à répandre et à faciliter l'étude de l'embryologie en même temps que celle de l'anatomie humaine.

Les nombreuses figures et planches chromolithographiées dont il est orné aideront beaucoup à la compréhension des divers processus du développement.

MANUEL D'ANATOMIE COMPARÉE

DES

VERTÉBRÉS

Par R. WIEDERSHEIM

Professeur d'anatomie humaine et comparée à l'Université de Fribourg en Brisgau.

Traduit sur la deuxième édition allemande par **G. MOQUIN-TANDON**, *Professeur de zoologie et d'anatomie comparée à la Faculté des sciences de Toulouse.*

Un vol. gr. in-8° orné de 302 fig. dans le texte. Broché, **12 fr.**; cart. à l'anglaise, **13 fr. 50**

COURS

DE

ZOOLOGIE GÉNÉRALE

ET MÉDICALE

DESTINÉ AUX

ÉTUDIANTS EN MÉDECINE ET EN PHARMACIE

Rédigé d'après les leçons

du Dr Louis ROULE

PROFESSEUR A LA FACULTÉ DES SCIENCES DE TOULOUSE

par

les Drs A. SUIS et L. JAMMES

Chefs de travaux pratiques aux Facultés de Médecine et des Sciences de Toulouse.

Deuxième édition corrigée et considérablement augmentée

Un vol. in-8° orné de 466 fig. et d'un frontispice en couleur. — Broché, **9 fr.**; cart., **10 fr.**

A. NICOLAS et CH. THIRY
Professeur d'Anatomie   Aide d'Anatomie

A LA FACULTÉ DE MÉDECINE DE NANCY

ESQUISSES OSTÉOLOGIQUES

CAHIER DE 91 CROQUIS

Facilitant aux étudiants en Médecine les dessins d'Anatomie

Brochure in-4°. Prix........ .... **3 fr. 50**

Cet album comprend 53 pages, 91 figures et une dizaine de feuilles blanches à la fin. Chaque page n'est imprimée que sur le verso, de sorte que le recto de la page suivante servira pour les notes.

LA STRUCTURE DU PROTOPLASMA

ET LES THÉORIES

SUR

L'HÉRÉDITÉ

ET LES GRANDS PROBLÈMES

DE LA

BIOLOGIE GÉNÉRALE

PAR

YVES DELAGE

PROFESSEUR A LA SORBONNE

Un fort volume gr. in-8° de XVI-878 pages avec figures. Cart. toile angl. . . . **24 fr.**

LES FORMES DES ANIMAUX

LEUR DÉBUT, LEUR SUITE, LEUR LIAISON.

> La nature va du simple au complexe; elle pro-
> cède au moyen d'une différenciation morpholo-
> gique, continue et progressive, liée à la division
> du travail physiologique.
>
> (*Principe fondamental,*
> d'après H. MILNE-EDWARDS.)

L'EMBRYOLOGIE COMPARÉE

PAR

Le Dr Louis ROULE

LAURÉAT DE L'INSTITUT (GRAND PRIX DES SCIENCES PHYSIQUES),
PROFESSEUR A LA FACULTÉ DES SCIENCES DE TOULOUSE

Un vol. gr. in-8° de XXVI-1162 pag., orné de 1014 fig. dans le texte et d'un frontispice en couleur.
Cartonné à l'anglaise.................... **32 fr.**

MANUEL TECHNIQUE

DE PHYSIOLOGIE VÉGÉTALE

Par le Docteur W. DETMER

Professeur de l'Université d'Iéna.

TRADUIT DE L'ALLEMAND PAR LE DOCTEUR HENRI MICHEELS

Revu et augmenté par l'auteur.

Un volume gr. in-8° avec 130 figures dans le texte. Broché, 10 fr. ; cartonné à l'anglaise, 11 fr. 50

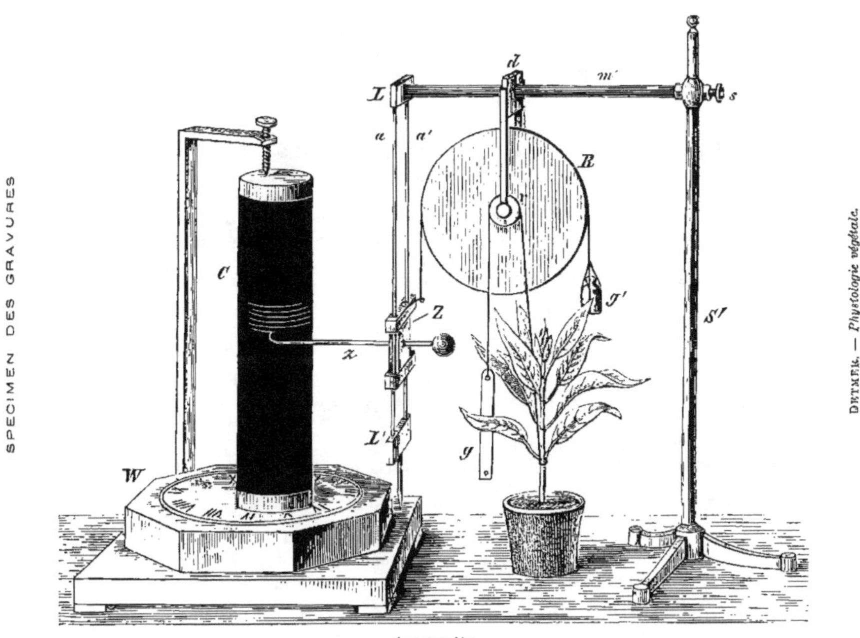

Auxanomètre.

FORMULAIRE

DE LA

FACULTÉ DE MÉDECINE DE VIENNE

DONNANT LES PRESCRIPTIONS THÉRAPEUTIQUES

UTILISÉES PAR LES PROFESSEURS

Albert, Bamberger, Benedikt, Billroth, C. Braun, Gruber, Kaposi, Meynert, Monti, Neumann, Schnitzler, Stellwag de Carion, Ultzmann, Widerhofer

Publié par le Dr **Théod. WIETHE**, ancien chef de clinique à Vienne.

Traduit sur la 8e édition allemande par le Dr **E. VOGT.**

Deuxième édition, revue, corrigée et augmentée d'un **Formulaire destiné à l'art dentaire.**

Un fort vol. in-32, cart. toile, tranches rouges, coins arrondis........ **4 francs.**

ARCHIVES

DE

ZOOLOGIE EXPÉRIMENTALE

ET GÉNÉRALE

Histoire naturelle — Morphologie — Histologie — Évolution des animaux

PUBLIÉES SOUS LA DIRECTION DE

HENRI DE LACAZE-DUTHIERS

Membre de l'Institut de France (Académie des sciences),
Professeur d'Anatomie comparée et de Zoologie à la Sorbonne (Faculté des sciences),
Fondateur et directeur des laboratoires de Zoologie expérimentale de Roscoff et de la station de Banyuls-sur-Mer (Laboratoire Arago),
Président de la Section des Sciences naturelles (Ecole des Hautes Études).

Fondée en 1872, cette importante collection se compose à ce jour de 21 volumes, plus 2 volumes supplémentaires

LE DEUXIÈME VOLUME DE LA 3ᵉ SÉRIE (1894) EST EN COURS DE PUBLICATION

Presque tous les travaux et recherches faits dans les Laboratoires de Zoologie expérimentale de Roscoff (Finistère) et de la Station maritime de Banyuls-sur-Mer (Pyrénées-Orientales) sont publiés dans les *Archives de Zoologie*, qui comptent au nombre de leurs collaborateurs des Professeurs de la Sorbonne et du Muséum, des Facultés des Sciences de France et de nombreux savants étrangers.

Les *Archives de Zoologie expérimentale et générale* paraissent par cahiers trimestriels. Quatre cahiers ou numéros forment un volume grand in-8°, avec planches noires et coloriées. Prix de l'abonnement. — Paris : **40 fr.** — Départements et Etranger : **42 fr.**

Aucun cahier n'est vendu séparément.

Les tomes I à X (années 1872 à 1882) forment la Première Série. — Les tomes XI à XX (années 1883 à 1892) forment la Deuxième Série.
Prix de chaque volume gr. in-8°. Cartonné toile. . . . . **50 fr.**
Les tomes XXI (année 1893), XXII (année 1894) et XXIII (année 1895) forment les trois premiers volumes de la troisième série. Cartonné toile . . . . **50 fr.**
Le tome XXIV (année 1896) est en cours de publication.

Il a paru en outre de la collection :

Le tome XIII *bis* (supplémentaire à l'année 1885) ou tome III *bis* de la deuxième série.
Le tome XV *bis* (supplémentaire à l'année 1887) ou tome V *bis* de la deuxième série.

Prix de chaque volume gr. in-8°. Cartonné toile . . . . **50 fr.**

LES NOUVELLES IDÉES

SUR

LA STRUCTURE DU

SYSTÈME NERVEUX

CHEZ L'HOMME ET CHEZ LES VERTÉBRÉS

Par le Dʳ S.-R. CAJAL

Professeur d'histologie à la Faculté de médecine de Madrid.

ÉDITION FRANÇAISE REVUE ET AUGMENTÉE PAR L'AUTEUR

Traduite de l'espagnol par le Dʳ L. AZOULAY

Préface de M. MATHIAS-DUVAL, professeur à la Faculté de médecine de Paris.

(DEUXIÈME TIRAGE)

Un volume in-8, avec 49 figures dans le texte. . . . . **3 fr.**

ANAGNOSTAKIS (A.) — *Contribution à l'histoire de la chirurgie*. **La Méthode antiseptique chez les Anciens**, par A. Anagnostakis, prof. à l'Université d'Athènes, président honoraire perpétuel de la Société de médecine, Grand-Officier de l'ordre du Sauveur. Brochure in-4°. . . . . **2 fr.**

BLANC (Dr H.) — **Aide-mémoire de Zoologie**, par le Dr Henri Blanc, professeur de zoologie et d'anatomie comparée à l'Université de Lausanne. 1 forte brochure in-8°. . . . . **3 fr.**

BRUNNER (Dr Henri). — **Guide pour l'analyse chimique qualitative** des substances minérales et des acides organiques et alcaloïdes les plus importants, par le Dr Henri Brunner, professeur de chimie à l'Académie de Lausanne, directeur de l'Ecole de pharmacie. 1 vol. gr. in-8°.
Cartonné à l'anglaise, **5 fr.**

CASSELMANN (Dr Arthur). — **Guide pour l'analyse de l'urine**, des sédiments et des concrétions urinaires au point de vue physiologique et pathologique, par le Dr Arthur Casselmann. Traduit de l'allemand, avec l'autorisation de l'auteur, par G. E. Strohl. Brochure in-8°, avec 2 planches. **2 fr.**

CHEPMELL (le Dr E. C.). — **Médecine homœopathique** à l'usage des familles. Régime, hygiène et traitement, par le docteur Chepmell. Traduit avec l'autorisation de l'auteur, sur la huitième et dernière édition anglaise, par Ernest Lemoine, docteur en médecine de la Faculté de Paris. 2e édit. 1 vol. in-12 . . .   . **4 fr.**

—— **Traitement homœopathique du choléra.** Extrait de l'*Homœopathie des Familles*, du docteur Chepmell. Traduit sur la dernière édition anglaise, par Ernest Lemoine, docteur en médecine de la Faculté de Paris. Brochure in-12 . . . . **25 c.**

COULON (Raimond). — **Synthèse du Transformisme.** Description élémentaire de l'évolution universelle, par Raimond Coulon. 1 volume grand in-8°. . . . . '. . . . **5 fr.**

COUTANCE (A.). — **La Lutte pour l'existence**, par A. Coutance, professeur d'histoire naturelle à l'Ecole de médecine navale de Brest. 1 vol. in-8°. **7.50**

FOSTER (M.) et **BALFOUR (F.).** — **Éléments d'Embryologie**, par M. Foster et Francis Balfour. Traduit de l'anglais par le Dr E. Rochefort. 1 vol. in-8°, avec 71 gravures sur bois.
Cartonné à l'anglaise, **7 fr.**

GADEAU DE KERVILLE (Henri). — **Causeries sur le Transformisme**, par Henri Gadeau de Kerville. 1 vol. in-12. . . . . **3.50**

GEGENBAUR (C.) — **Manuel d'Anatomie comparée**, par Carl Gegenbaur, professeur à l'Université d'Heidelberg. Traduit en français sous la direction du professeur Carl Vogt. 1 vol. gr. in-8°, avec 319 gravures sur bois intercalées dans le texte. . . . Broché, 18 fr. ; cartonné à l'anglaise, **20 fr.**

GORUP-BESANEZ (Dr E.). — **Traité d'analyse zoochimique qualitative et quantitative.** Guide pratique pour les recherches physiologiques et cliniques, par le Dr E. Gorup-Besanez, prof. de chimie à l'Université d'Erlangen. Traduit sur la troisième édition allemande et augmenté par le Dr L. Gautier. 1 vol. grand in-8°, avec 128 figures dans le texte. . . . Cartonné à l'anglaise, **12.50**

GRÆBE (C.). — **Guide pratique pour l'analyse quantitative**, par C. Græbe, professeur à l'Université de Genève. 1 volume grand in-8°. . . . . Cartonné, **3 fr.**

HUXLEY (T. H.). — **Leçons de Physiologie élémentaire**, par T. H. Huxley. Traduit de l'anglais sur la troisième édition, par le Dr E. Dally. 1 vol. in-12, avec de nombreuses figures dans le texte.
Broché, 3.50 ; cartonné à l'anglaise, **4 fr.**

JAMMES (Dr Léon). — **Recherches sur l'Organisation et le Développement des Nematodes**, par le Dr Léon Jammes, préparateur à la Faculté des Sciences de Toulouse. 1 vol. gr. in-8°, orné de 11 figures dans le texte et de 11 planches en couleurs hors texte. **7 50**

JORISSENNE (Dr G.). — **Nouveau signe de la Grossesse**, par le Dr G. Jorissenne. Brochure gr. in-8° **2.50**

KÖLLIKER (Albert). — **Embryologie** ou **Traité complet du Développement de l'Homme et des Animaux supérieurs**, par Albert Kölliker, professeur d'anatomie à l'Université de Wurzbourg. Traduction faite sur la 2e édition allemande, par Aimé Schneider, professeur à la Faculté des sciences de Poitiers. Revue et mise au courant des dernières connaissances par l'auteur, avec une préface par H. de Lacaze-Duthiers, membre de l'Institut de France, sous les auspices duquel la traduction a été faite. 1 vol. gr. in-8°, avec 606 fig. dans le texte. Cartonné toile anglaise, **30 fr.**

LABARTHE (P.). — **Les Eaux minérales et les Bains de mer de la France.** Nouveau guide pratique du médecin et du baigneur, par le Dr Paul Labarthe. Précédé d'une Introduction par M. A. Gubler. 1 vol. in-12 . . . . Cartonné, **5 fr.**

LARBALÉTRIER (A.). — **Le Tabac.** Études historiques, chimiques, agronomiques, industrielles, hygiéniques et fiscales sur le tabac à fumer, à priser et à mâcher. Manuel pratique à l'usage des Consommateurs-Amateurs, Planteurs et Débitants, par Albert Larbalétrier, professeur de chimie agricole et industrielle à l'Ecole d'agriculture du Pas-de-Calais. 1 vol. in-12 avec 18 grav. **3 fr.**

LUBBOCK (Sir John). — **Les Insectes et les Fleurs sauvages,** leurs rapports réciproques, par Sir John Lubbock. Trad. par Edmond Barbier. 1 vol. in-12 avec 131 gravures dans le texte.
Broché, 2.50; cartonné à l'anglaise, plaque spéciale, **3 fr.**

—— **De l'Origine et des Métamorphoses des Insectes,** par Sir John Lubbock. Traduit par Jules Grolous. 1 volume in-12, avec de nombreuses gravures dans le texte. Broché, 2 fr. 50.
Cartonné à l'anglaise, plaque spéciale, **3 fr.**

MAGNUS (Hugo). — **Histoire de l'Évolution du sens des couleurs,** par Hugo Magnus, professeur d'ophthalmologie à l'Université de Breslau, avec une Introd. par Jules Soury. 1 vol. in-12. . **3 fr.**

MARCOU (J.). — **De la Science en France,** par J. Marcou. 1 vol. in-8°. . . . . **5 fr.**

MARTIN (Ernest). — **Histoire des Monstres,** depuis l'antiquité jusqu'à nos jours, par le Dr Ernest Martin. 1 vol. in-8°. . . . . **7 fr.**

MOHR (Fr.). — **Toxicologie chimique.** Guide pratique pour la détermination chimique des poisons, par le docteur Frédéric Mohr, professeur de pharmacie à l'Université de Bonn. Traduit de l'allemand par le docteur L. Gautier. 1 volume in-8°, avec 56 gravures dans le texte. . . . . **5 fr.**

REICHARDT (E.). — **Guide pour l'analyse de l'Eau,** au point de vue de l'hygiène et de l'industrie. Précédé de l'Examen des principes sur lesquels on doit s'appliquer dans l'appréciation de l'eau potable, par le docteur E. Reichardt. Traduit de l'allemand avec l'autorisation de l'auteur, par G. E. Strohl. 1 vol. in-8°, avec 31 fig. dans le texte. **4.50**

Revue d'Anthropologie. Publiée sous la direction de M. Paul Broca, secrétaire général de la Société d'Anthropologie, directeur du Laboratoire d'Anthropologie de l'Ecole des Hautes Etudes, professeur à la Faculté de médecine. 1872, 1873 et 1874.
1re, 2e et 3e années ou volumes I, II, III. Chaque volume, **20 fr.**

ROMANES (G. J.). — **L'Évolution mentale chez les Animaux,** par George John Romanes. Suivi d'un essai posthume sur l'instinct par Charles Darwin. Traduit de l'anglais par le Dr Henry C. de Varigny. 1 vol. in-8° avec 4 figures dans le texte et 1 frontispice. . . Cartonné à l'anglaise, **8 fr.**

ROSSI (D. C.). — **Le Darwinisme et les Générations spontanées,** ou Réponse aux réfutations de MM. P. Flourens, de Quatrefages, L. Simon, Chauvet, etc., suivie d'une Lettre de M. le Dr F. Pouchet, par D. C. Rossi. 1 vol. in-12 . . . . · **2.50**

SACHS (Dr J. von). — **Histoire de la Botanique,** du xvie siècle à 1860, par le Dr J. von Sachs, professeur de botanique à l'Université de Würzbourg, etc. Traduction française par Henry de Varigny, docteur ès sciences. 1 vol. in-8°. . . . . Cartonné à l'anglaise, **9 fr.**

SCHLESINGER (R.). — **Examen microscopique et microchimique des fibres textiles,** tant naturelles que teintes, suivi d'un Essai sur la Caractérisation de la laine régénérée (shoddy), par le Dr Robert Schlesinger. Précédé d'une préface, par le Dr Emile Kopp. Traduit de l'allemand par le Dr L. Gautier. 1 volume in-8°, avec 32 gravures dans le texte. . . . . **4 fr.**

SCHMID et Fr. **WOLFRUM.** — **Instruction sur l'Essai chimique des médicaments,** à l'usage des Médecins, des Pharmaciens, des Droguistes et des Elèves qui préparent leurs derniers examens de pharmacien, par le docteur Christophe Schmid et F. Wolfrum. Traduit de l'allemand avec l'autorisation des auteurs par le docteur G. E. Strohl. 1 vol. gr. in-8°. . . . Cartonné à l'anglaise, **6 fr.**

SCHŒDLER (F.). — **Le Livre de la Nature** ou Leçons élémentaires de Physique, d'Astronomie, de Chimie, de Minéralogie, de Géologie, de Botanique, de Physiologie et de Zoologie, par le Dr Frédéric Schœdler. Traduit sur la 18e édition allemande, avec l'autorisation de l'auteur et des éditeurs, par Adolphe Scheler et Henri Welter. 2 vol. in-8°, avec 1,026 gravures dans le texte, 2 cartes astronomiques et 2 planches coloriées. Broché, 12 fr.; relié, toile tr. jaspées, 14 fr.; relié avec plaque spéciale et tr. dorées . . . . **16 fr.**
On vend séparément :
Éléments de Botanique. 1 vol. in-8°, avec 237 gravures. **2.50**
Eléments de Zoologie, d'Anatomie et de Physiologie. 1 vol. in-8°, avec 226 gravures. . . . . . **4 fr.**

SCHORLEMMER (C.). — **Origine et développement de la Chimie organique,** par C. Schorlemmer. Traduit de l'anglais, avec l'autorisation de l'auteur, par Alexandre Claparède. 1 vol. in-12, avec figures. . . . . Cartonné à l'anglaise, tranches rouges, **3.50**

SMITT (F. A.). — **A History of Scandinavian Fishes,** by B. Fries, C. U. Eckström and C. Sundevall with couloured plates by W. von Wright. Second édition revised and completed by Professor F. A. Smitt, member of the royal Swedish Academy of Science. 3 volumes dont deux volumes de texte (en anglais) et un volume de planches. Cet ouvrage se compose de 1239 pages de texte et de 570 figures de poissons (190 en chromolithographie et 380 en zincotypie) . . . . **280 fr.**

STAEDELER (G.). — **Instruction sur l'Analyse chimique qualitative des substances minérales**, par G. Staedeler, revue par H. Kolbe. Traduit sur la sixième édition allemande, par le Dʳ L. Gautier, avec une gravure dans le texte et un tableau colorié d'analyse spectrale. 1 volume in-12. . . . . Cartonné à l'anglaise, **2.50**

WALLACE (A. R.). — **La Sélection naturelle**. Essais par Alfred-Russel Wallace. Traduit de l'anglais sur la deuxième édition, avec l'autorisation de l'auteur, par Lucien de Candolle. 1 volume in-8°. Cartonné à l'anglaise, **8 fr.**

WEISMANN (A.). — **Essais sur l'Hérédité** et la **Sélection naturelle**, par A. Weismann, professeur à l'Université de Fribourg en Brisgau. Traduction française par Henry de Varigny, docteur ès sciences naturelles, membre de la Société de Biologie. 1 vol. in-8°. Cartonné à l'anglaise, **8 fr.**

YUNG (Émile). — **Hypnotisme et Spiritisme** (Les faits positifs et les faits présumés). Conférences publiques prononcées dans l'aula de l'Université de Genève. 1 volume in-8°. . . . . **2 fr.**

—— **Propos scientifiques**, par Émile Yung. 1 vol. in-12 . . . . **3 fr.**

—— **Tableaux synoptiques de la classification des Animaux**, dressés par Émile Yung, professeur extraordinaire de zoologie à l'Université de Genève. Troisième édition, revue et corrigée. Brochure in-8°. . . . . **2 fr.**

II. — *Philosophie*

ASSIER (Adolphe d'). — **Essai de Philosophie naturelle**. Le Ciel, la Terre, l'Homme, par Adolphe d'Assier.
    Première partie : le Ciel. 1 vol. in-12. . . . . **2.50**
    Troisième partie : L'Homme, 1 vol. in-12 . . . . **3.50**

BÉRAUD (P. M.). — **Étude sur l'Idée de Dieu dans le spiritualisme moderne**, par P. M. Béraud. 1 vol. in-12. . . . . **4 fr.**

BORDIER (Dʳ A.). — **La Vie des sociétés**, par le Dʳ A. Bordier, professeur à l'École d'Anthropologie de Paris. 1 volume in-8°. . . . . **6 fr.**

BRESSON (Léopold). — **Idées modernes**. Cosmologie, Sociologie, par Léopold Bresson. 1 volume in-8° . . . . **5 fr.**

—— *Études de sociologie*. **Les trois évolutions**, intellectuelle, sociale, morale, par Léopold Bresson. 1 volume in-8°. . . . . **6 fr.**

BURNOUF (Émile). — **La Vie et la Pensée**. Éléments réels de Philosophie, par Émile Burnouf, directeur honoraire de l'École d'Athènes. 1 vol. in-8° avec gravures dans le texte . . . . **7 fr.**

COSTE (Adolphe). — **Dieu et l'Ame**. Essai d'idéalisme expérimental, par Adolphe Coste. 1 volume in-12. . . . . **2.50**

DIDEROT. — **Œuvres choisies**. Édition du centenaire (30 juillet 1884), publiée par les soins de MM. Dutailly, Gillet-Vital, Yves Guyot, Issaurat, de Lanessan, André Lefèvre, Ch. Letourneau, M. Tourneux, E. Véron. 1 vol. in-12 . . . . **3.50**

DODEL (Dʳ Arnold). — **Moïse ou Darwin?** Trois conférences populaires offertes aux réflexions de tous ceux qui cherchent la vérité, par le Dʳ Arnold Dodel, professeur titulaire de botanique à l'Université de Zurich. Traduit, avec l'autorisation de l'auteur, sur la troisième édition allemande, par Ch. Fulpius, président de la Société des Libre-Penseurs de la ville de Genève. 1 vol. in-8°. . . **2.50**

GENER (Pompeyo). — *Contribution à l'étude de l'évolution des idées*. **La Mort et le Diable**. Histoire et philosophie des deux négations suprêmes, par Pompeyo Gener. Précédé d'une lettre de E. Littré à l'auteur. 1 vol. in-8° . . . . Cartonné à l'anglaise, **12 fr.**

GIRARD DE RIALLE. — **La Mythologie comparée**. Tome premier : Théorie du fétichisme. — Sorciers et sorcellerie. — Le fétichisme chez les Cafres, chez les anciens Chinois, chez les peuples civilisés. — Théorie du polythéisme. — Mythologie des nations civilisées de l'Amérique. 1 volume in-12 . . . . Broché 3.50; cartonné à l'anglaise, **4 fr.**

GUBERNATIS (Angelo de). — **La Mythologie des Plantes, ou les Légendes du règne végétal**. 2 vol. in-8° . . . . Cartonnés à l'anglaise, **14 fr.**

ISNARD (le docteur Félix). — **Spiritualisme et Matérialisme**, par le docteur Félix Isnard. 1 vol. in-12 . . . . **3 fr.**

ISSAURAT (C.). — **Diderot pédagogue**. Conférence, par C. Issaurat. Brochure in-8°. . . . . . **1 fr.**

LANGE (F. A.). — **Histoire du Matérialisme** et critique de son importance à notre époque, par F.-A. Lange, professeur à l'Université de Marbourg. Traduit de l'allemand sur la dernière édition, avec l'autorisation de l'auteur, par B. Pommerol, avec une Introduction par D. Nolen. 2 vol. in-8°. . . . . Cartonnés à l'anglaise, **20 fr.**

LETOURNEAU (Ch.). — **L'Évolution religieuse dans les diverses races humaines,** par Charles Letourneau, Secrétaire général de la Société d'Anthropologie, professeur à l'École d'Anthropologie. 1 vol. in-8°. . . . . **10 fr.**

—— **Physiologie des Passions,** par Ch. Letourneau. 2ᵉ édit., revue et augmentée. 1 vol. in-12.
                                        Broché, 3.50; cartonné à l'anglaise, **4.50**

—— **Science et Matérialisme,** par Ch. Letourneau. 1 vol. in-12.
                                        Broché, 4.50; cartonné à l'anglaise, **5.25**

MANTEGAZZA. — **Physiologie du Plaisir,** par le professeur Mantegazza, sénateur du royaume d'Italie, président de la Société anthropologique. Traduit et annoté par M. Combes de Lestrade. 1 vol. in-8°. . . . . **6 fr.**

MAUDSLEY (Henry). — **Physiologie de l'esprit,** par Henry Maudsley. Traduit de l'anglais par A. Herzen. 1 vol. in-8° . . . . Cartonné à l'anglaise, **10 fr.**

MICHEL (Louis). — **Libre arbitre et liberté,** par Louis Michel. 1 volume in-12. . . . . **2.50**

MULLER (F. Max). — **Origine et développement de la Religion,** étudiés à la lumière des religions de l'Inde. Leçons faites à Westminster Abbey, par F. Max Muller. Traduites de l'anglais par J. Darmesteter. 1 vol. in-8° . . . . **7 fr.**

PICHARD (Prosper). — **Doctrine du réel.** Catéchisme à l'usage des gens qui ne se payent pas de mots. Précédé d'une préface par E. Littré. Nouvelle édition. 1 vol. in-12. . . . . **2 fr.**

POL DE SAINT-LÉONARD. — **Les Fils de Dieu et les Célestes intermédiaires.** 1 volume in-12. . . . . **2.50**

POMPERY (E. de). — **La morale naturelle et la religion de l'humanité,** par Edouard de Pompery. 1 vol. in-12 élégamment br. avec couverture simili-japon. **3.50**

—— **Quintessences féminines,** par E. de Pompery. 1 vol. in-12. . . . . **3.50**

—— **Simple métaphysique,** par Edouard de Pompery. 1 broch. in-8°, avec supplément. . . . **1 fr.**

—— **Les Thélémites de Rabelais et les Harmoniens de Fourier,** par E. de Pompery. 1 brochure gr. in-8° **0.50**

—— **La Vie de Voltaire.** L'homme et son œuvre, par E. de Pompery. 1 vol. in-12 . . . . **2 fr.**

RUELLE (Ch.). — **De la vérité dans l'Histoire du christianisme.** Lettres d'un laïque sur Jésus, par Ch. Ruelle, auteur de la *Science populaire de Claudius*. — La théologie et la science. — M. Renan et les théologiens. — La résurrection de Jésus d'après les textes. — Lecture de l'encyclique. 1 vol. in-8° . . . . **6 fr.**

SETCHÉNOFF (Ivan). — **Études psychologiques.** Traduit du russe par Victor Derély. Avec une introduction de M. G. Wyrouboff. 1 vol. in-8° . . . . **5 fr.**

SOURY (Jules). — **Études historiques sur les religions, les arts, la civilisation** de l'Asie antérieure et de la Grèce, par Jules Soury. 1 vol. in-8°. **7.50**

SPINOZA (B. de). — **Lettres** de B. de Spinoza inédites en français. Traduites et annotées par J.-G. Prat. 1 vol. in-12, avec portrait et autographe . . . . **3 fr.**

STRAUSS (David-Frédéric). — **L'Ancienne et la Nouvelle foi.** Confession par David-Frédéric Strauss. Traduit de l'allemand sur la 8ᵉ édition par Louis Narval, et augmenté d'une Préface par E. Littré. 1 volume in-8°. . . . . **7 fr.**

—— **Voltaire.** Six conférences de David-Frédéric Strauss. Traduit de l'allemand sur la troisième édition par Louis Narval, précédé d'une Lettre-Préface du traducteur à M. E. Littré. 1 vol. in-8° . . . . **7 fr.**

TYLOR (M. Edward B.). — **La Civilisation primitive,** par M. Edward B. Tylor. Tome I. Traduit de l'anglais sur la deuxième édition par Mᵐᵉ Pauline Brunet. — Tome II. Traduit de l'anglais sur la deuxième édition par Ed. Barbier. 2 vol. in-8°. . . . . Cartonnés à l'anglaise, **20 fr.**

VIARDOT (Louis). — **Libre examen.** Apologie d'un incrédule, par Louis Viardot. 6ᵉ édition très augmentée (édition populaire). 1 vol. in-12 . . . . **1.50**

III. — *Archéologie* — *Préhistorique*

TIRYNTHE
LE PALAIS PRÉHISTORIQUE
DES ROIS DE TIRYNTHE
RÉSULTAT DES DERNIÈRES FOUILLES
Par Henri SCHLIEMANN
AVEC UNE PRÉFACE DE M. LE PROFESSEUR F. ADLER ET DES CONTRIBUTIONS DU Dr W. DÖRPFELD

Un volume gr. in-8° jésus. Illustré d'une carte, de 4 plans, de 24 planches en chromolithographie et de 188 gravures sur bois.

Cartonnage anglais non rogné, avec titre en noir.................................... **32** fr.
Relié en demi-maroquin, plaques spéciales or et noir, doré sur tranches.............. **40** fr.

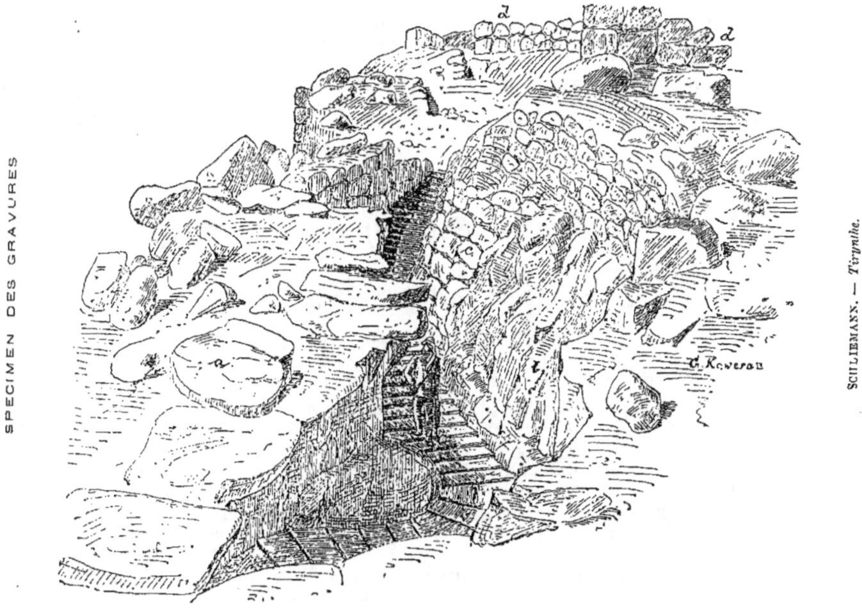

Coup d'œil sur l'escalier latéral de la citadelle de Tirynthe.

CHANTRE (Ernest). — **Recherches anthropologiques dans le Caucase,** par Ernest Chantre, sous-directeur du Muséum de Lyon, chargé de missions scientifiques dans l'Asie occidentale par M. le Ministre de l'Instruction publique. Tome I. Période préhistorique. Tome II. Période proto-historique; Premier âge du fer, avec atlas. Tome III. Période historique; Epoque scytho-byzantine. Tome IV. Période historique; Populations actuelles (1879-1881). 4 volumes de texte grand in-4°, avec gravures, planches et cartes, et accompagnés d'un atlas au tome II, en tout 5 volumes grand in-4°. . **300** fr.

DESOR (E.) et P. de **LORIOL.** — **Échinologie helvétique. Description des Oursins fossiles de la Suisse,** par E. Desor et P. de Loriol. Echinides de la période jurassique. 1 vol. in-4° et atlas in-fol. de 61 pl. Cart . . . . **100** fr.
   L'ouvrage a été publié en 16 livraisons.

HABERT (Théophile). — **La Poterie antique parlante.** Monographie contenant plus de 1,800 noms et marques de potiers gallo-romains, 37 planches intéressant l'Aube, la Côte-d'Or, la Marne, la Haute-Marne et l'Yonne, par Théophile Habert, archéologue.
1 vol. de texte et un album de 37 planches in-4°. . . . . **45 fr.**

LEPIC (le vicomte). — **Grottes de Savigny**, commune de la Biolle, canton d'Albens (Savoie), par M. le vicomte Lepic. Gr. in-4°, avec 6 planches lithographiées . . . . **9 fr.**

LEPIC (le vicomte) et Jules de **LUBAC.** — **Stations préhistoriques de la vallée du Rhône, en Vivarais. Châteaubourg et Soyons.** Notes présentées au Congrès de Bruxelles dans la session de 1872, par MM. le vicomte Lepic et Jules de Lubac. In-folio, avec 9 planches. . . . . **9 fr.**

Matériaux pour l'histoire primitive et naturelle de l'Homme. Revue mensuelle illustrée, fondée par M. G. de Mortillet, 1865 à 1868, dirigée de 1869 à 1882 par M. Émile Cartailhac et E. Chantre. Format in-8°, avec de nombreuses gravures. La collection des *Matériaux* se compose en tout de 22 volumes et coûte 500 fr. Prix de chaque volume séparé, 20 fr. Il reste peu de volumes séparés, la plupart étant épuisés.

MORTILLET (Gabriel de). — **Le Signe de la croix avant le christianisme**, par Gabriel de Mortillet. 1 vol. in-8°, avec 117 gravures sur bois . . . . **6 fr.**

MORTILLET (Gabriel et Adrien de). **Musée préhistorique**, par Gabriel et Adrien de Mortillet. Album de 100 planches contenant 800 dessins classés méthodiquement. 1 vol. in-4°. . . . . . **35 fr.**

NILSSON (Sven). — **Les Habitants primitifs de la Scandinavie.** Essai d'ethnographie comparée, matériaux pour servir à l'histoire de l'homme, par Sven Nilsson. 1re partie : L'Age de pierre. Traduit du suédois sur le manuscrit de la troisième édition préparée par l'auteur. 1 vol. in-8°, avec 16 planches. . . . . Cartonné à l'anglaise, **12 fr.**

RHOMAÏDÈS (C.). — **Les Musées d'Athènes**, gr. in-4° avec texte grec, allemand, français et anglais. (Athènes).
Cet ouvrage paraît par livraisons avec texte et planches. Les 2 premières sont en vente. Chaque livraison, **7 fr. 50**

SALMON (Philippe). — **Dictionnaire paléoethnologique** du département de l'Aube, par Philippe Salmon, membre de la Commission des monuments mégalithiques de France et d'Algérie, membre correspondant de la Société académique de l'Aube. 1 vol. gr. in-8°, avec 3 cartes . . . . . . **15 fr.**

—— **Les Races humaines préhistoriques**, par Philippe Salmon. Brochure gr. in-8° **2.50**

VANDEN-BERGHE (Maximilien). — *Études anthropologiques.* **L'homme avant l'histoire, notions générales de paléoethnologie**, par Vanden-Berghe. 2e édition, précédée d'une lettre de M. Abel Hovelacque, professeur de linguistique à l'Ecole d'Anthropologie. Brochure in-8° . . . . , **1.50**

IV. — *Histoire — Géographie — Politique*

BORDIER (Dr A.). — **La Colonisation scientifique et les colonies françaises**, par le Dr A. Bordier, prof. de géographie médicale à l'Ecole d'Anthropologie. 1 vol. in-8°.
Broché, 7.50; cartonné à l'anglaise, **8.50**

BULWER (Sir H.). — **Essai sur Talleyrand**, par Sir Henri Lytton Bulwer, ancien ambassadeur. Traduit de l'anglais, avec l'autorisation de l'auteur, par Georges Perrot. 1 vol. in-8°. . . . . . **5 fr.**

CHAMPION (Edme). — **Esprit de la Révolution française,** par Edme Champion. 1 vol. in-12. **3.50**

DELTUF (Paul). — **Essai sur les Œuvres et la Doctrine de Machiavel**, avec la traduction littérale du *Prince* et de quelques Fragments historiques et littéraires, par Paul Deltuf. 1 volume in-8°. **7.50**

DEVAUX (Paul). — **Études politiques sur l'Histoire ancienne et moderne** et sur l'influence de l'état de guerre et de l'état de paix, par Paul Devaux. 1 vol. gr. in-8°. . . . . **9 fr.**

ENGELMANN (R.). — **L'Œuvre d'Homère** illustrée par l'art des anciens. Traduit de l'allemand. Trente-six planches précédées d'un texte explicatif et d'un avant-propos de L. Benlœw. 1 vol. in-4° oblong. . . . . Cartonnage classique, **4.50**

FRIEDLÄNDER. — **Mœurs romaines du règne d'Auguste à la fin des Antonins**, par L. Friedländer, professeur à l'Université de Königsberg. Traduction libre faite sur le texte de la deuxième édition allemande, avec des considérations générales et des remarques, par Ch. Vogel. 4 vol. in-8°.
Brochés, 28 fr. Reliés en demi-maroquin, **35 fr.**

GUYOT (Yves). — **Lettres sur la politique coloniale.** 1 vol. in-12, avec 1 carte et 2 graphiques. **4 fr.**

LÉFÈVRE (André). — **L'Homme à travers les âges.** Essais de critique historique. 1 vol. in-12.
Broché, 3.50; cartonné à l'anglaise, **4 fr.**

MOHL (Jules). — **Le Livre des Rois**, par Abou'l Kasim Firdousi. Traduit et commenté par Jules Mohl, membre de l'Institut, professeur au Collège de France. Publié par Mme Mohl. 7 vol. in-12. (Imprimerie nationale) **52.50**

MOLINARI (G. de). — **L'Évolution économique du XIXe siècle**, théorie du progrès, par M. G. de Molinari, membre correspondant de l'Institut. 1 vol. in-8° . . . . **6 fr.**

MOLINARI (G. de). — **L'Évolution politique et la révolution**, par M. G. de Molinari, membre correspondant de l'Institut. 1 vol. in-8° **7 50**

MOLINARI. — **Au Canada et aux Montagnes Rocheuses**, en Russie, en Corse et à l'Exposition universelle d'Anvers. Lettres adressées au *Journal des Débats* par M. G. de Molinari. 1 vol. in-12. **3.50**

MOREAU DE JONNÈS (A.). — **État économique et social de la France depuis Henri IV jusqu'à Louis XIV (1589-1715)**, par A. Moreau de Jonnès, membre de l'Institut. 1 vol. in-8º . . . . . . **7 fr.**

POPPER. — **Terre de feu.** Conférence donnée à l'Institut géographique argentin, le 5 mars 1887, par l'ingénieur Jules Popper. Traduit du *Bulletin de l'Institut* par M. G. Lemarchand. Brochure in-12. . . . . , ... **4.50**

ROBIQUET (Paul). — **Histoire municipale de Paris** depuis les origines jusqu'à l'avènement de Henri III, par Paul Robiquet. 1 vol. in-8º. Broché, 10 fr.; relié toile aux armes de la ville de Paris, **12 fr.**

TISCHENDORF (Constantin). — **Terre sainte**, par Constantin Tischendorf, avec les souvenirs du pèlerinage de S. A. I. le grand-duc Constantin. 1 vol. in-8º avec 3 gravures. . . . . **5 fr.**

VOGEL (Charles). — **Le Monde terrestre** au point actuel de la civilisation. Nouveau récit de Géographie comparée descriptive et commerciale avec une Introduction, l'indication des sources et cartes, et un répertoire alphabétique, par Charles Vogel.

    L'ouvrage complet forme 3 volumes, divisés en 5 parties, gr. in-8º :

      Premier volume. Cartonné à l'anglaise. . . . . **15 fr.**
      Deuxième volume. Cartonné à l'anglaise . . . . **18 fr.**
      Première partie du troisième volume. Cartonnée à l'anglaise. . . . . **9 fr.**
      Deuxième —   —   —   —   — . . . . **12 fr.**
      Troisième —   —   —   —   — . . . . **12 fr**
    L'ouvrage complet en 3 volumes, divisés en 5 parties. Cartonné à l'anglaise. . . . . **66 fr.**
                                  Relié en demi-maroquin, tr. peigne, **72 fr.**

Il a été fait un tirage spécial de la 1ʳᵉ partie du tome III de cet ouvrage, sous le titre :

L'EUROPE ORIENTALE DEPUIS LE TRAITÉ DE BERLIN

Cette partie contient la Russie, la Pologne et la Finlande, la Roumanie, la Serbie et le Monténégro la Bulgarie, la Turquie, l'Albanie et la Grèce. Elle forme un volume gr. in-8º, cart. à l'angl. **9 fr.**

VOGEL (Charles). — **Le Portugal et ses colonies.** Tableau politique et commercial de la monarchie portugaise dans son état actuel, avec des annexes et des notes supplémentaires, par Charles Vogel. 1 vol. in-8º. **8.50**

LETTRES SUR LE CONGO
RÉCIT D'UN VOYAGE SCIENTIFIQUE
ENTRE L'EMBOUCHURE DU FLEUVE ET LE CONFLUENT DU KASSAÏ

Par Édouard DUPONT
Directeur du Musée royal d'histoire naturelle de Bruxelles.

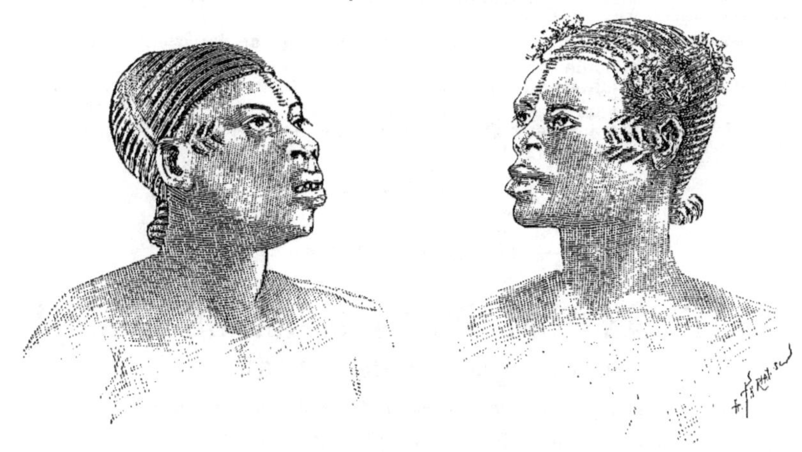

Tatouage de la tribu des Bangalas (dessin du lieutenant R...).

Un volume grand in-8º, illustré de 12 gravures sur bois et de 11 cartes et planches hors texte.
Broché. . . . 15 fr. Cartonné toile anglaise. . . . . **16 fr.**

V. — *Linguistique — Littérature — Livres classiques*

BRÉMER (Mlle Frédérika). — **Hertha, ou l'Histoire d'une âme,** par Mlle Frédérika Brémer. Traduit du suédois avec l'autorisation de l'auteur et des éditeurs, par A. Geffroy. 1 vol. in-12 . . . . **3.50**

BRET-HARTE. — **Scènes de la vie californienne** et Esquisses de mœurs transatlantiques, par Bret-Harte. Traduit par M. Amédée Pichot et ses collaborateurs de la *Revue britannique.* 1 volume in-12 . . . . **2 fr.**

BROUGHTON (Miss). — **Comme une fleur,** autobiographie. Traduit de l'anglais par Auguste de Viguerie. 2e édition, revue. 1 vol. in-12, imprimé avec encadrement en couleur.
Relié toile, tr. dor. et plaque spéciale, **5 fr.**

BRUHNS (C.). — **Nouveau Manuel de logarithmes** à sept décimales, pour les nombres et les fonctions trigonométriques, rédigé par C. Brunhs, docteur en philosophie, directeur de l'observatoire et professeur d'astronomie à Leipzig. 1 vol. gr. in-8°, édit. stéréotype. (Leipzig, B. Tauchnitz.) **5 fr.**

Choix de Nouvelles russes, de Lermontoff, de Pouchkine, Von Wiesen, etc. Traduit du russe par M. J. N. Chopin, auteur d'une *Histoire de Russie,* de l'*Histoire des révolutions des peuples du Nord,* etc. Nouvelle édition. 1 vol. in-12 . . . . **2 fr.**

DELTUF (Paul). — **Les Tragédies du foyer,** par Paul Deltuf, 1 vol. in-12 . . . . **2 fr.**

FAURIEL (C.). — **Histoire de la Poésie provençale.** Cours fait à la Faculté des lettres de Paris, par M. C. Fauriel, membre de l'Institut. 3 volumes in-8° . . . . **24 fr.**

GOLOVINE (M. Ivan). — **Mémoires d'un Prêtre russe,** ou la Russie religieuse, par M. Ivan Golovine. 1 vol. in-8° . . . . **7 fr.**

HEYSE (Paul). — **La Rabbiata et d'autres Nouvelles,** par Paul Heyse. Traduit de l'allemand par MM. G. Bayvet et E. Jonveaux. 1 vol. in-12 . . . . **2 fr.**

HOVELACQUE (A.) et Julien **VINSON**. — **Études de Linguistique** et d'Ethnographie. 1 volume in-12.
Broché, 4 fr.; cartonné à l'anglaise, **5 fr.**

Impressions de voyage d'un Russe en Europe. 1 vol. in-12 . . . . **2 50**

MAIGNE (Jules). — **Traité de Prononciation française** et Manuel de lecture à haute voix. Guide théorique et pratique des Français et des étrangers, par M. Jules Maigne. 1 vol. in-12.
Cartonné à l'anglaise, **3 fr**

MANTEGAZZA (P.). — **Une Journée à Madère,** par P. Mantegazza. Traduit de l'italien avec l'autorisation de l'auteur, par Mme C. Thiry. 1 vol. in-12. . . . . **2 fr.**

MARSH (Mrs.). — **Emilia Wyndham,** par l'auteur de « Two old men's tales; Mount Sorel », etc. (Mrs. Marsh.) Traduit librement de l'anglais. 2 vol. in-12 réunis en un seul . . . . **5 fr.**

MARY LAFON. — **Histoire littéraire du Midi de la France,** par Mary Lafon. 1 vol. in-8°. **7.50**

MOHL (Jules). — **Vingt-sept ans d'histoire des études orientales.** Rapports faits à la Société asiatique de Paris de 1840 à 1867, par Jules Mohl, membre de l'Institut, secrétaire de la Société asiatique. Ouvrage publié par sa veuve. 2 volumes in-8° . . . . **15 fr.**

MÜLLER (Otto). — **Charlotte Ackermann.** Souvenirs du théâtre de Hambourg au xviiie siècle, par Otto Müller. Traduit par J.-J. Porchat. 1 vol. in-8° . . . . **2 fr.**

OLIVIER (Léon A.). — **Grammaire élémentaire du grec moderne.** (Athènes.) 1 vol. in-8°. . **5 fr.**

SANDER (E. H.). — **Promenade de Paris au Rigi,** racontée (en allemand) pour servir d'introduction à la lecture des auteurs allemands, par E. H. Sander. 2e édition revue et corrigée. 1 vol. in-18.
Cartonnage classique, **75 cent.**

WITT (Mmes de). — **La Vie des deux côtés de l'Atlantique,** autrefois et aujourd'hui. Traduit de l'anglais par Mmes de Witt, 1 vol. in-12 . . . . **2 fr.**

VI. — *Bibliographie — Divers*

BULLETIN MENSUEL DE LA LIBRAIRIE FRANÇAISE

Publié par la Librairie C. REINWALD

1896. — 39e année. Format in-8°. — 8 pages par mois.

Prix de l'abonnement : Paris et la France, 2 fr. 50. Étranger, 3 fr.

Ce Bulletin paraît au commencement de chaque mois et donne les titres et les prix des principales nouvelles publications de France, ainsi que de celles en langue française éditées en Belgique, en Suisse, en Allemagne, etc., etc.

BERLEPSCH. — **Nouveau Guide en Suisse**, par Berlepsch. 2ᵉ édition, illustrée. 1 vol. in-12, avec 23 cartes et plans, 10 panoramas des Alpes et 38 gravures sur acier d'après des photographies
                                             Cartonné à l'anglaise, **5 fr.**

Instructions aux capitaines de la marine marchande naviguant sur les côtes du Royaume-Uni, en cas de naufrage ou d'avaries. 1 vol. in-8º **2.50**

LIEBIG (J. de). — **Sur un nouvel Aliment pour nourrissons** (la Bouillie de Liebig), avec Instructions pour sa préparation et son emploi. 1 vol. in-12 . . . . **1 fr.**

MOLTKE (de). — **Campagnes des Russes dans la Turquie d'Europe** en 1828 et 1829. Traduit de l'allemand du colonel baron de Moltke, par A. Demmler, professeur à l'École impériale d'état-major. 2 vol. in-8º . . . . **6 fr.**
         Les cartes accompagnant cet ouvrage sont épuisées.

RAMÉE (Daniel). — **Dictionnaire général des termes d'Architecture**, en français, allemand, anglais et italien, par Daniel Ramée, architecte. 1 volume in-8º . . . . **8 fr.**

—— **Histoire générale de l'Architecture**, par Daniel Ramée, architecte. 2 vol. gr. in-8º avec 523 gravures sur bois . . . . Brochés, **30 fr.**

STCHERBATOW (Général prince). — **Le feld-maréchal prince Paskevitsch**, sa vie politique et militaire d'après des documents inédits, par le général prince Stcherbatow, de l'État-major russe. Traduit par une Russe. Tome premier (1782-1826). Tome second (août 1826-octobre 1828). Tome troisième (1827-1831). 3 beaux vol. gr. in-8º, avec un portrait en lithog. (Saint-Pétersbourg). . . **45 fr.**

TÉLIAKOFFSKY (A.). — **Manuel de Fortification permanente**, par A. Téliakoffsky, colonel du génie. Traduit du russe par Goureau. 1 vol. gr. in-8º, avec un atlas in-4º de 40 planches. . . **20 fr.**

WELTER (Henri). — **Essai sur l'histoire du café**, par Henri Welter. 1 vol. in-12 . . . . **3 50**

VII. — *Dictionnaires*

DICTIONNAIRE UNIVERSEL DE LA LANGUE FRANÇAISE

Rédigé d'après les travaux et les mémoires des membres des cinq classes de l'Institut, enrichi d'exemples empruntés aux écrivains, aux philologues et aux savants les plus célèbres, depuis le seizième siècle jusqu'à nos jours par M. P. Poitevin, auteur du *Cours théorique et pratique de la langue française*, adopté par l'Université. Nouvelle édition, revue et corrigée, 2 vol. in-4, imprimés sur papier grand raisin. Prix de l'ouvrage complet, broché, 40 fr.; relié en demi-maroquin, très solide. . . . . **50 fr.**

Dictionnaire technologique dans les langues française, anglaise et allemande, renfermant les termes techniques usités dans les arts et métiers et dans l'industrie en général, rédigé par M. A. Tolhausen, revu par M. L. Tolhausen.
     1ʳᵉ partie : Français-allemand-anglais. 1 vol. in-12, avec un nouveau grand suppl.   **12 fr.**
         Le nouveau grand supplément de la 1ʳᵉ partie se vend aussi séparément. . .   **3 75**
     IIᵉ partie. Anglais-allemand-français. 1 vol. in-12. . . . .   **11.25**
     IIIᵉ partie. Allemand-anglais-français. 1 vol. in-12. . . . .   **10. »**

Dictionary of the English and French Languages with the Accentuation and a litteral Pronunciation, by W. James and A. Molé. 1 volume in-12. . . . . **7 fr.**

Dictionary of the English and Italian Languages with the Italian Pronunciation, by W. James and Gius. Grassi. 1 vol. in-12. . . . . **6 fr.**

Dictionary of the English and German Languages by W. James, thoroughly revised and partly rewritten, by C. Stoffel. 1 vol. in-12 . . . . **6 fr.**

Dictionnaire anglais-allemand et allemand-anglais, par Wessely. 1 vol. in-16.
                                           Cartonné à l'anglaise, **3 fr.**

Dictionnaire anglais-espagnol et espagnol-anglais, par Wessely et Gironès. 1 vol. in-16.
                                           Cartonné à l'anglaise, **3 fr.**

Dictionnaire anglais-français et français-anglais, par Wessely. 1 vol. in-16.
                                           Cartonné à l'anglaise, **2 fr.**

Dictionnaire anglais-italien et italien-anglais, par Wessely. 1 volume in-16.
                                           Cartonné à l'anglaise, **3 fr.**

Dictionnaire espagnol-français et français-espagnol, par Louis Tolhausen. 1 vol in-16.
                                           Cartonné à l'anglaise, **2 fr.**

Dictionnaire français-allemand et allemand-français, par Wessely. 1 vol. in-16.
                   Cartonnage classique, 1 fr.; cartonné à l'anglaise, **2 fr.**

Dictionnaire italien-allemand et allemand-italien, par Locella. 1 volume in-16.
                           Broché, 2 fr.; cartonné à l'anglaise, **3 fr.**

Dictionnaire latin-anglais et anglais-latin. 1 vol. in-16.   Cartonné à l'anglaise, **3 fr.**

TABLE ALPHABÉTIQUE

PAR NOMS D'AUTEURS

ABOU'L KASIM FIRDOUSI, le Livre des Rois. Voy. Mohl 23
ANAGNOSTAKIS (A.). La Médecine antiseptique .. 18
ARCHIVES DE ZOOLOGIE, par Lacaze-Duthiers. 2, 17
ASSIER (Ad. d'). Essai de philosophie naturelle. 20
BALFOUR. Embryologie. Voy. Foster .. 18
BAUM. Anatomie du Chien. Voy. Ellenberger ... 9
BÉRAUD (P. M.). Étude sur l'idée de Dieu.. ... 20
BERLEPSCH. Nouveau guide en Suisse 26
BIBLIOTHÈQUE des sciences contemporaines... . 3
BLANC (Dr H.). Aide-mémoire de Zoologie 18
BORDIER (A.). Colonisation scientifique 23
— Géographie médicale 3
— La Vie des sociétés 20
BREMER (Mlle F.). Hertha 25
BRESSON (L.). Idées modernes 20
— Les Trois évolutions 20
BRET-HARTE. Scènes de la vie californienne 25
BROCA (P.). Mémoires d'Anthropologie. 8
— Revue d'Anthropologie 19
BROUGHTON (Miss). Comme une fleur 25
BRUHNS (C.). Nouveau manuel de logarithmes .. 25
BRUNNER (H.). Guide pour l'analyse chimique. 18
BÜCHNER (L.). Conférences sur la théorie darwinienne 8
— Force et matière 7
— L'homme selon la science 7
— Lumière et Vie 8
— Nature et Science, 2e volume 8
— Vie psychique des bêtes 8
BULLETIN mensuel de la Librairie française .. 2, 25
BULWER (H.). Essai sur Talleyrand 23
BURNOUF (Émile). La Vie et la Pensée 20
CAJAL (S. R.). Système nerveux 17
CARTAILHAC. Matériaux pour l'hist. de l'homme. 23
CASSELMANN (A.). Guide pour l'analyse de l'urine. 18
CENTENAIRE de Diderot. Voy. Diderot 20
CHAMPION (E.). Esprit de la Révolution française 23
CHANTRE (E.). Recherches dans le Caucase 22
CHEPMELL. Médecine homœopathique 18
— Traitement du Choléra. 18
CHOIX de nouvelles russes 25
COMME une fleur. Voy. Broughton 25
CORRE (A.). L'Ethnographie criminelle 3
COSTE (Ad.). Dieu et l'Ame 20
COULON (R.). Synthèse du Transformisme 18
COUTANCE (A.). Lutte pour l'existence 18
DARESTE (C.). Monstruosités 12
DARWIN (C.). Descendance de l'homme 4
— Expression des émotions 4
— Faculté motrice dans les plantes 5
— Fécondation croisée et directe 5
— Fécondation des Orchidées 4
— Les différentes Formes des Fleurs 5
— Origine des espèces 4
— Plantes grimpantes 5
— Plantes insectivores 5
— Récifs de corail 5
— Rôle des vers de terre 5
— Variation des animaux 4
— Vie et Correspondance 4
— Voyage d'un naturaliste. 4
DARWIN (F.). La vie et la Correspondance de Charles Darwin 5
DELAGE (Y.). Structure du Protoplasma, Hérédité. Biologie générale 15
DELTUF (P.). Essai sur Machiavel 23
— Tragédies du foyer 25
DESOR (E.) et DE LORIOL. Echinologie helvétique 22

DETMER (W.). Manuel technique de Physiologie végétale 16
DEVAUX. Etudes politiques. 23
DICTIONNAIRE universel de la langue française, par P. Poitevin 26
— technologique en 3 langues, par Tolhausen ... 26
— des termes d'Architecture, par D. Ramée 26
— latin-anglais et anglais-latin 26
DIDEROT. Œuvres choisies. Edition du centenaire 20
DODEL. Moïse ou Darwin 20
DONNAT (L.). Politique expérimentale. 3
DUPONT (E.). Lettres sur le Congo 24
ELLENBERGER et BAUM. Anatomie descriptive et topographique du chien 9
ENGELMANN. L'Œuvre d'Homère 23
FAURIEL (C.). Histoire de la Poésie provençale . 25
FAUVELLE. La Physico-Chimie 3
FORMULAIRE de la Faculté de médecine de Vienne. 16
FOSTER et BALFOUR. Embryologie 18
FRIEDLÆNDER. Mœurs romaines 23
GADEAU DE KERVILLE (H.). Causeries sur le Transformisme 18
GEGENBAUR (C.). Anatomie comparée 18
— Anatomie humaine 11
GENER (P.). La Mort et le Diable 20
GIRARD DE RIALLE. Mythologie comparée 20
GIRONÈS et WESSELY. Dictionnaire anglais-espagnol. Voy. Wessely 26
GOLOVINE (I.). Mémoires d'un prêtre russe 25
GORUP-BESANEZ. Analyse zoochimique 18
GRAEBE (C.). Guide pratique pour l'analyse quantitative 18
GRASSI. Voy. James 26
GUBERNATIS (A. de). Mythologie des plantes 20
GUYOT (Y.). Lettres sur la politique coloniale .. 23
— Science économique 3
HABERT. Poterie antique parlante 23
HAECKEL (E.). Histoire de la création naturelle. 5
— Lettres d'un voyageur dans l'Inde 5
HERTWIG (O.). Traité d'embryologie de l'homme et des vertébrés 13
HEYSE (P.). La Rabbiata 25
HOVELACQUE (A.). La Linguistique 3
— et VINSON. Etudes de Linguistique 25
HUXLEY (T. H.). Leçons de Physiologie élémentaire. 18
IMPRESSIONS de voyage d'un Russe 25
INSTRUCTIONS aux capitaines de la marine marchande 26
ISNARD (F.). Spiritualisme et Matérialisme 20
ISSAURAT (C.). Diderot pédagogue 20
— La Pédagogie 3
JAMES (W.). Dictionnaire anglais-allemand 26
— et GRASSI. Dictionnaire anglais-italien 26
— et MOLÉ. Dictionnaire anglais-français 26
JAMMES (L.). Cours de Zoologie générale et médicale. 14
— Nématodes 18
JORISSENNE (Dr G.). Nouveau signe de la grossesse. 18
KÖLLIKER (A.). Embryologie 18
LABARTHE (P.). Les Eaux minérales et les bains de mer de la France 18
LACAZE-DUTHIERS (H. de). Archives de Zoologie. 2, 17
LANDOIS. Physiologie humaine 10
LANESSAN (J. L. de). La Botanique 3
LANGE (F. A.). Histoire du Matérialisme 21
LARBALÉTRIER (A.). L'Agriculture. 3
— Le Tabac 18

LEFÈVRE (A.). L'Homme à travers les âges..... 23
LEFÈVRE (A.) La Philosophie.................. 3
— La Religion............................... 3
LEPIC (le Vᵉ). Grottes de Savigny............ 23
LEPIC et DE LUBAC. Stations préhistoriques de la vallée du Rhône............................. 23
LETOURNEAU (Ch.). La Biologie................ 3
— Evolution religieuse....................... 21
— Physiologie des Passions................... 20
— Science et Matérialisme.................... 20
— La Sociologie.............................. 3
LIEBIG (J. de). Sur un nouvel aliment......... 26
LIVRE (le) de la Nature...................... 16
LOCELLA. Dictionnaire italien-allemand........ 26
LORIOL (P. de). Voy. Desor................... 22
LUBAC (J. de). Voy. Lepic................... 23
LUBBOCK (Sir John). Insectes et Fleurs sauvages. 19
— Métamorphoses des Insectes................. 19
MAGNUS (H.). Evolution du sens des Couleurs... 19
MAIGNE (J.). Traité de prononciation......... 25
MANTEGAZZA (P.) Physiologie du plaisir........ 21
— Une Journée à Madère...................... 25
MARCOU. De la science en France............. 19
MARSH (Mrs). Emilia Wyndham................. 25
MARTIN (E.). Histoire des monstres........... 19
MARY-LAFON. Histoire littéraire du Midi de la France................................... 25
MATÉRIAUX pour l'histoire de l'Homme......... 23
MAUDSLEY (H.). Physiologie de l'Esprit....... 21
MICHEL (L.). Libre arbitre et liberté....... 21
MOHL (J.). Le Livres des Rois............... 23
— Vingt-sept ans d'histoire des études orientales.. 25
MOHR (Fr.) Toxicologie chimique............. 19
MOLÉ (A.). Voy. James...................... 26
MOLINARI (G. de). Au Canada................. 24
— L'Evolution économique.................... 23
— L'Evolution politique..................... 23
MOLTKE (De). Campagne des Russes............ 26
MOREAU DE JONNÈS (A.). Etat économique et social de la France........................ 24
MORTILLET (G. de). Le Préhistorique......... 3
— Signe de la Croix......................... 23
— (G. et A. de). Musée préhistorique........ 23
MOUGEOLLE (P.). Les Problèmes de l'histoire... 3
MULLER (Max). Origine et développement de la religion.................................... 21
MULLER (Otto). Charlotte Ackermann.......... 25
MUSÉE préhistorique. Voy. Mortillet......... 23
NICOLAS (A.) et THIRY. Esquisses Ostéologiques. 14
NILSSON (S.). Habitants de la Scandinavie..... 23
OLIVIER (L. A.). Grammaire du grec moderne.. 25
PASKÉVITSCH (le feld-maréchal prince). Voy. Stcherbatow................................. 26
PICHARD (P.). Doctrine du réel.............. 21
POITEVIN (P.). Dictionnaire de la langue française....................................... 26
POL DE SAINT-LÉONARD. Les Fils de Dieu...... 21
POMPÉRY (E. de). La morale naturelle........ 21
— Quintessences féminines................... 21
— Simple métaphysique....................... 21
— Thélémites de Rabelais.................... 21
— La Vie de Voltaire........................ 21
POPPER. Terre de feu........................ 24
RAMÉE (D.). Dictionn. des termes d'Architecture 26
— Histoire de l'Architecture................ 26
REICHARDT. Guide pour l'analyse de l'eau..... 19
REINWALD. Bulletin mensuel.............. 2, 25
REVUE d'Anthropologie....................... 19
RHOMAÏDÈS (C.), Les Musées d'Athènes........ 23
ROBIQUET (P.). Histoire municipale de Paris... 24

ROMANES (G. J.). Evolution mentale des animaux.. 19
ROSSI. Le Darwinisme........................ 19
ROULE (L.). L'embryologie générale.......... 3
— L'embryologie comparée.................... 15
— Cours de Zoologie générale et médicale.... 14
RUELLE. De la Vérité dans l'histoire du christianisme.................................... 21
SACHS (J. von). Histoire de la Botanique..... 19
SALMON (P.). Dictionnaire paléoethnologique... 23
— Races humaines préhistoriques............. 23
SANDER (E. H.). Promenades de Paris au Rigi. 25
SCHLESINGER (R.). Examen des fibres textiles... 19
SCHLIEMANN (H.). Tirynthe................... 22
SCHMID et WOLFRUM. Essai des Médicaments... 19
SCHOEDLER. Livre de la Nature............... 19
SCHORLEMMER (C.). Chimie organique.......... 19
SETCHÉNOFF (J.). Etudes psychologiques....... 21
SMITT (F. A.). Scandinavian Fishes.......... 19
SOURY (J.). Etudes histor. sur les religions... 21
SPINOZA (B. de). Lettres inédites........... 21
STAEDELER (G.). Analyse qualitative......... 20
STCHERBATOW. Le Feld-maréchal Prince Paskévitsch...................................... 26
STRAUSS (D. F.). L'ancienne et la nouvelle Foi. 21
— Voltaire. Six conférences................. 21
SUIS (A.). Cours de Zoologie générale et médicale... 14
TÉLIAKOFFSKY (A.). Manuel de Fortification permanente.................................... 26
THIRY (Ch.). Esquisses Ostéologiques. Voy. Nicolas....................................... 14
TISCHENDORF (C.). Terre sainte.............. 24
TOLHAUSEN (A.). Dictionnaire technologique... 26
TOLHAUSEN (L.). Dictionnaire espagnol-français. 26
TOPINARD (P.). Anthropologie................ 3
TYLOR (M. E. B.). La Civilisation primitive... 21
VANDEN-BERGHE. L'Homme avant l'Histoire.... 23
VÉRON (E.). L'Esthétique.................... 3
— La Morale................................. 3
VIARDOT (L.). Libre Examen................. 21
VIE et Correspondance de Ch. Darwin......... 4
VINSON. Etudes de Linguistique. V. Hovelacque. 25
VOGEL. L'Europe orientale................... 24
— Le Monde terrestre........................ 24
— Le Portugal et ses colonies............... 24
VOGT (C.). Leçons sur les Animaux utiles..... 7
— Leçons sur l'Homme........................ 7
— Lettres physiologiques.................... 7
— Provenance des Entozoaïres................ 7
VOGT et YUNG. Anatomie comparée pratique.... 6
WALLACE (A. R.). Sélection naturelle........ 20
WEISMANN. Essais sur l'Hérédité............. 20
WELTER (H.). Essai sur l'histoire du Café....
WESSELY. Dictionnaire anglais-allemand...... 26
— Dictionnaire anglais-français............. 26
— Dictionnaire anglais-italien.............. 26
— Dictionnaire français-allemand........... 26
— et GIRONÈS. Dictionnaire anglais-espagnol. 26
WIEDERSHEIM. Anatomie comparée des Vertébrés...................................... 14
WIETHE (Th.). Formulaire. Voy. Formulaire... 16
WITT (Mᵐᵉ de). La Vie des deux côtés de l'Atlantique..................................... 25
WOLFRUM. Essai des médicaments. Voy. Schmid. 19
YUNG (E.). Anatomie comparée pratique. Voy. Vogt... 6
— Hypnotisme et Spiritisme.................. 20
— Propos scientifiques...................... 20
— Tableaux synoptiques de la classification des animaux.................................... 20

Imprimerie Paul SCHMIDT, 5, avenue Verdier, Grand-Montrouge (Seine)

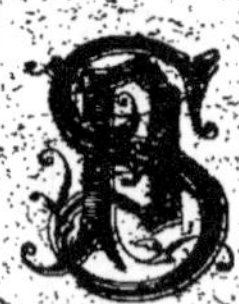

Paris. — Imprimerie Paul Schmidt, 20, rue du Dragon.